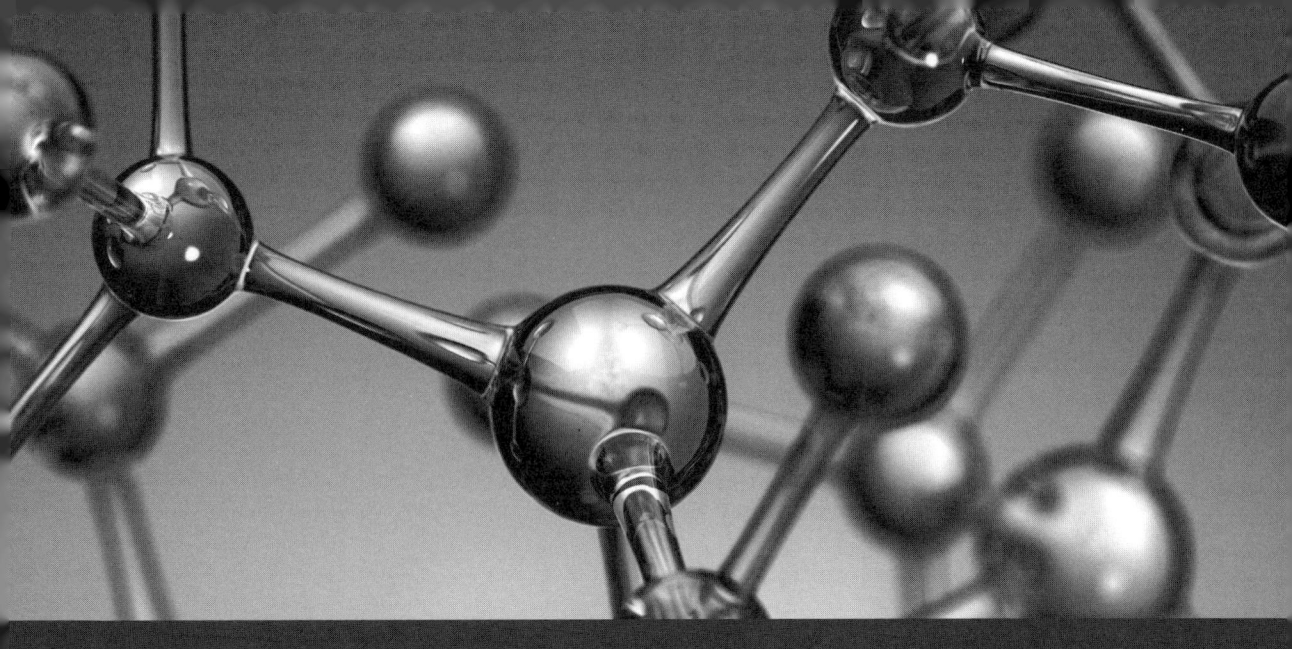

医薬品医療機器法の基礎
第 一 版

RAPS REGULATORY AFFAIRS PROFESSIONALS SOCIETY
Driving Regulatory Excellence™

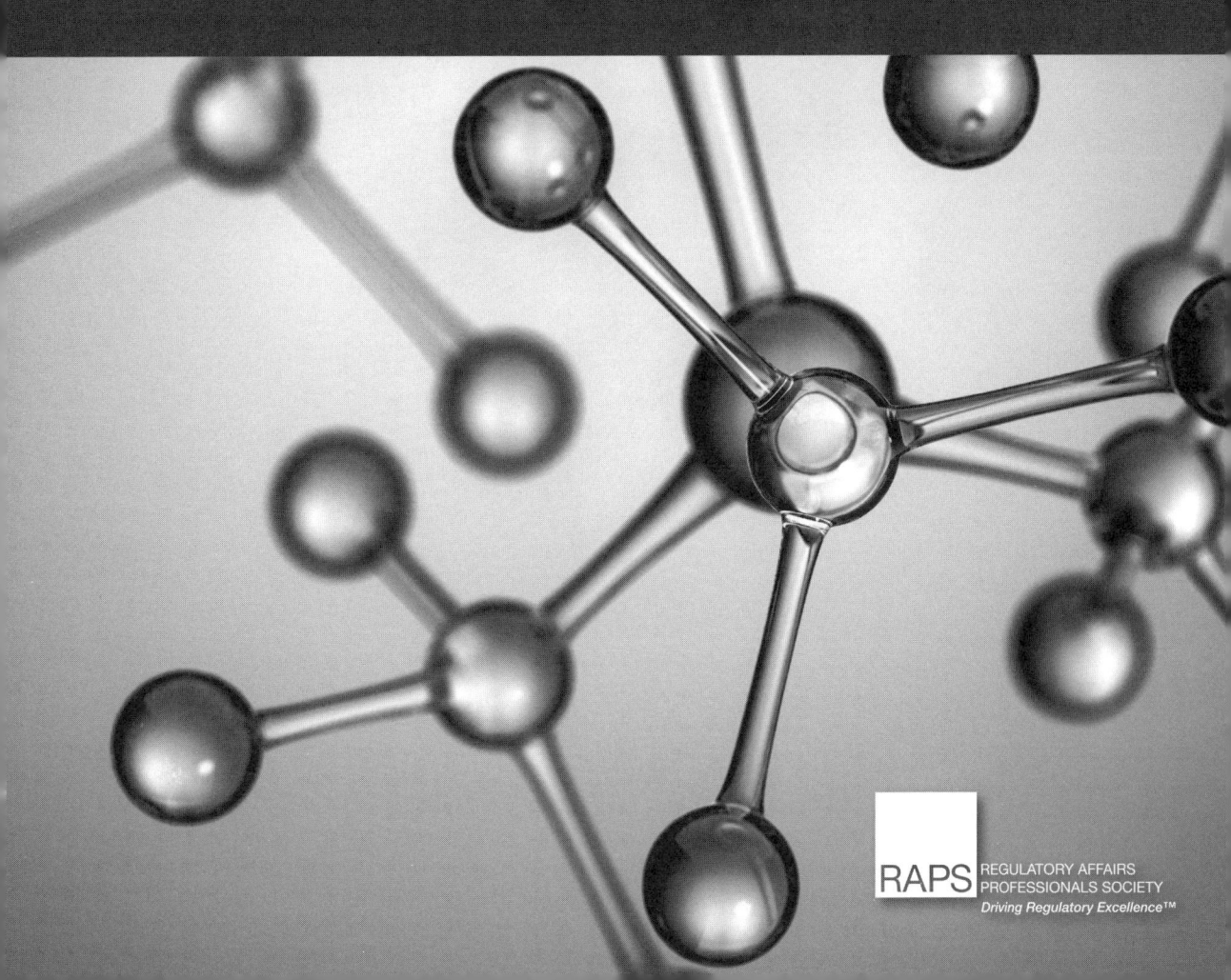

はじめに

　疾病に悩み、苦しまれている患者の皆様や関係する医療従事者の方々に高品質な医薬品を製造し供給することを目的に、昭和35（1960）年に制定された薬事法は、その後の医療技術の革新とグローバル化に合わせ、幾度と改正されてきました。医療現場で使用される医薬品・医療機器も日本国内で製造される製品に加えて、海外から輸入される製品の種類や総数は飛躍的に増加し、日本国民が最新の医療技術の恩恵を被る機会も増えました。その一方、サリドマイド事件、スモン事件、ソリブジン事件、薬害肝炎をはじめとする痛ましい薬害の発生が、薬事法改正のきっかけになったことも事実です。

　近々では、平成14（2002）年に薬事法が大幅に改正され、それまでの幅広い製品を対象とするのみならず、日本国外の製造所等に対する要求事項も明示されました。また、平成26年（2014年）には、「医療機器及び体外診断用医薬品の特性に合わせた規制を可能にする」ための改正が行われ、薬事法の名称も医薬品医療機器法となりました。本改正では、日本国内で実務を行う製造販売業者に対して、日本国内で販売される製品に係る「製品実現の全プロセス」についての監督責任を課す等、真にグローバルな医薬品医療機器規制への一歩を踏み出しました。

　本書においては、医薬品・体外診断用医薬品・医療機器業界の第一線でご活躍の皆様からのご協力を頂き、日本における医薬品・体外診断用医薬品・医療機器に関わる規制の歴史から製造販売する際の規制当局（厚生労働省や独立行政法人医薬品医療機器総合機構）からの要求事項等を簡潔にまとめて頂きました。また、「日本市場へのロードマップ」、「コンビネーション製品の申請」、「保険償還」等、平成22年に出版された「薬事法の基礎」ではご紹介できなかった内容も掲載しました。今回の法改正の柱の一つとして、再生医療の規制が新設されましたが、本書の執筆段階では、制度自体が本格的に稼働しておらず、本書上において紙面を割く状態に至っていないとの編集チームの判断から、再生医療に関する記述は、割愛させていただいたことを、ご理解ください。

　本書が、これから初めて薬事業務に携わる初心者の方はもとより、今までとは異なった製品の薬事業務に携わる方にも実務者の基礎読本としてご活用頂けるものと確信しております。今回の日本語での出版に続き、近々に英語翻訳版の出版も予定しております。外国において日本を対象とした薬事業務に携わる方へ規制当局からの要求事項を紹介する等、いろいろな場での教育や研修にも併せてご活用頂ければ幸いです。

平成28年1月

　　　　　　　　編集委員　　野澤　　進
　　　　　　　　　　　　　　　ベクトン・ディッキンソン・アンド・カンパニー（米国本社）
　　　　　　　　　　　　　　　コーポレート・レギュラトリー・アフェアーズ

　　　　　　　　　　　　　　足立　秀之
　　　　　　　　　　　　　　　エーザイ株式会社　メディカルアフェアーズ推進室

　　　　　　　　　　　　　　石黒　克典
　　　　　　　　　　　　　　　公益財団法人医療機器センター附属医療機器産業研究所

　　　　　　　　　　　　　　西井　美佐子
　　　　　　　　　　　　　　　オフィス・アール・イー

謝　辞

本書作成におきましては、医薬品・体外診断用医薬品・医療機器業界の第一線でご活躍の下記の皆様にご協力を頂きました。心よりお礼申し上げます。

RAPS本部
エグゼクティブディレクター

シェリー　ケラミダス

〈編集委員〉

（敬称略）

野澤　進
　ベクトン・ディッキンソン・アンド・カンパニー（米国本社）　コーポレート・レギュラトリー・アフェアーズ

足立　秀之
　エーザイ株式会社　メディカルアフェアーズ推進室

石黒　克典
　公益財団法人医療機器センター附属医療機器産業研究所

西井　美佐子
　オフィス・アール・イー

〈執筆及びレビュー作業へご協力いただいた方々〉

（50音順、敬称略）

秋葉　直人
　エーザイ株式会社　安全管理部

池田　曜子
　日本ベクトン・ディッキンソン株式会社　薬事部

石井　美佳
　エーザイ株式会社　育薬企画部

井上　雅之
　エルメッド エーザイ株式会社　安全管理部

加藤　美和
　ボシュロム・ジャパン株式会社　薬事部

鎌田　美和
　エーザイ株式会社　安全管理部

菊地　克史
　東北大学　客員教授

小松　奈穂
　エーザイ株式会社　メディカルアフェアーズ推進室

佐藤　則子
　バクスター株式会社　薬事本部

佐藤　央英
　エドワーズライフサイエンス株式会社
　クオリティーアシュアランス、アジアパシフィック

城倉　洋二
　Cook Japan株式会社　臨床開発部

田中　志穂
　日本メドトロニック株式会社

谷岡　寛子
　京セラメディカル株式会社
　研究開発統括部　薬事開発部

田村　誠
　アボットジャパン株式会社
　ガバメント・アフェアーズ

近見　永一
　前 一般社団法人日本臨床検査薬協会

中島　伸子
　ロッシュ・モレキュラー・システムズ（米国）
　レギュラトリー・アフェアーズ

新村　智昭
　日本ベクトン・ディッキンソン株式会社
　薬事部／品質保証部安全管理グループ

平井　二郎
　オリンパステルモバイオマテリアル株式会社
　品質薬事部

前田　昭夫
　オフィスDRA 代表

益山　光一
　東京薬科大学

右田　奈美
　ソラテック コーポレーション（米国）
　レギュラトリー・アフェアーズ

向　洋子
　日本ベクトン・ディッキンソン株式会社
　コーポレートアフェアーズ

矢野　一男
　東京女子医科大学　先端生命医科学研究所

山下　恭示
　前 エーザイ株式会社　日本リージョナルクオリティ部

ウイリアム　ビショップ
　日本ベクトン・ディッキンソン株式会社
　コーポレートアフェアーズ

目次

第1章　薬事規制の歴史及びその規制範囲 ……………………………… 1

　　はじめに ……………………………………………………………… 1
　1．江戸時代まで ……………………………………………………… 1
　2．明治時代以後～第二次世界大戦 ………………………………… 3
　3．第二次世界大戦～「薬事法」の制定 …………………………… 4
　4．「薬事法」の制定以後 …………………………………………… 5

第2章　監督官庁・組織及びその監督範囲 …………………………… 13

　　はじめに ……………………………………………………………… 14
　1．厚生労働省 ………………………………………………………… 14
　2．独立行政法人医薬品医療機器総合機構 ………………………… 21
　3．国と都道府県の業務分掌 ………………………………………… 33
　　まとめ ………………………………………………………………… 35

第3章　立法・施行プロセス及び医薬品医療機器等規制関連情報の種類 ……………………………………………………………………… 37

　　はじめに ……………………………………………………………… 37
　1．立法・施行のプロセス …………………………………………… 38
　2．法の体系と医薬品医療機器法の構成 …………………………… 41
　3．情報の入手先 ……………………………………………………… 47
　　まとめ ………………………………………………………………… 48

第4章　日本市場へのロードマップ …………………………………… 53

　　はじめに ……………………………………………………………… 53
　1．日本市場に製品導入する際の市販前・市販後の手続き ……… 54
　2．市販前手続き－業許可と承認取得等 …………………………… 54
　3．市販前手続き－保険適用関連 …………………………………… 56
　4．市販前手続き－販売関連 ………………………………………… 58
　5．市販前手続き－その他 …………………………………………… 59
　6．市販後手続き－メンテナンス …………………………………… 60
　7．外資系企業による日本市場参入へのキーストラテジー ……… 62
　8．日本市場への製品導入手順（例） ……………………………… 64
　　まとめ ………………………………………………………………… 65

第5章　医療機器の一般的名称と分類 ………………………………… 73

　　はじめに ……………………………………………………………… 73
　1．医療機器の定義 …………………………………………………… 74
　2．一般的名称設定の経緯 …………………………………………… 77
　3．JMDNコードの設定 ……………………………………………… 78
　4．医療機器の分類 …………………………………………………… 80

5．新たな一般的名称の設定……………………………………………… 82
　　　6．他地域の状況…………………………………………………………… 83
　　まとめ………………………………………………………………………… 84

第 6 章　必要な業許可等……………………………………………………… **87**
　　はじめに……………………………………………………………………… 87
　　　1．業許可の定義及び種類………………………………………………… 88
　　　2．製造販売業許可………………………………………………………… 89
　　　3．医薬品等の製造業許可、外国製造業者の認定……………………… 92
　　　4．医療機器等の製造業の登録…………………………………………… 96
　　　5．販売業許可……………………………………………………………… 100
　　　6．貸与業許可……………………………………………………………… 107
　　　7．修理業許可……………………………………………………………… 107
　　まとめ………………………………………………………………………… 109

第 7 章　行政による薬事監視指導及び調査………………………………… **111**
　　はじめに……………………………………………………………………… 111
　　　1．医薬品医療機器法上の違反行為……………………………………… 112
　　　2．厚生労働省による法の施行及び薬事監視指導……………………… 112
　　　3．行政による調査………………………………………………………… 113
　　　4．自主的な是正措置（回収）…………………………………………… 126
　　　5．罰則等…………………………………………………………………… 136
　　まとめ………………………………………………………………………… 141

第 8 章　非臨床試験の実施の基準（GLP）………………………………… **143**
　　はじめに……………………………………………………………………… 143
　　　1．GLP の目的と適用範囲………………………………………………… 145
　　　2．GLP の概略……………………………………………………………… 145
　　　3．国際規制との比較……………………………………………………… 152
　　　4．外国資料の受入れ……………………………………………………… 158
　　まとめ………………………………………………………………………… 158

第 9 章　医薬品の製造管理及び品質管理の基準（GMP）………………… **161**
　　はじめに……………………………………………………………………… 161
　　　1．GMP 省令の構成………………………………………………………… 162
　　　2．GMP 省令の骨子と解釈にあたってのポイント……………………… 163
　　まとめ………………………………………………………………………… 176

第 10 章　品質管理の基準（GQP）…………………………………………… **179**
　　はじめに……………………………………………………………………… 179
　　　1．製造販売制度…………………………………………………………… 180
　　　2．医薬品の製造販売業の許可の種類と許可要件……………………… 180

3．製造販売業者における品質管理体制の概要……………………… 181
　　4．GQP 省令逐条解説…………………………………………………… 181
　　まとめ……………………………………………………………………… 194

第 11 章　医療機器又は体外診断用医薬品の製造管理又は品質管理に係る業務を行う体制の基準 …………………………………………… **195**

　　はじめに…………………………………………………………………… 195
　　1．体制省令の背景………………………………………………………… 196
　　2．体制省令の概要………………………………………………………… 197
　　3．体制省令のポイント…………………………………………………… 198
　　まとめ……………………………………………………………………… 200

第 12 章　医療機器及び体外診断用医薬品の製造管理及び品質管理の基準（QMS）…………………………………………………………………… **201**

　　はじめに…………………………………………………………………… 202
　　1．QMS 省令の概要及び適用範囲……………………………………… 203
　　2．QMS 省令のポイント………………………………………………… 211
　　まとめ……………………………………………………………………… 221

第 13 章　臨床試験の実施の基準（GCP）……………………………………… **223**

　　はじめに…………………………………………………………………… 224
　　1．GCP 制定の歴史……………………………………………………… 224
　　2．GCP 関連の法体系と GCP 省令の構成……………………………… 226
　　3．GCP 省令の内容……………………………………………………… 229
　　4．医薬品 GCP、医療機器 GCP 及び再生医療等製品 GCP…………… 232
　　5．治験計画の届出制度…………………………………………………… 233
　　6．治験中の副作用及び不具合等報告制度……………………………… 234
　　7．治験相談………………………………………………………………… 236
　　8．GCP 調査……………………………………………………………… 237
　　9．本邦の GCP、国際整合化各種 GCP………………………………… 237
　　10．外国臨床データの受入れ…………………………………………… 238
　　まとめ……………………………………………………………………… 239

第 14 章　製造販売後調査及び製造販売後臨床試験の実施の基準（GPSP）………………………………………………………………… **243**

　　はじめに…………………………………………………………………… 243
　　1．医薬品 GPSP 省令の構成……………………………………………… 244
　　2．製造販売後調査及び製造販売後臨床試験…………………………… 249
　　3．再審査、再評価制度と適合性調査…………………………………… 250
　　4．医療機器の使用成績評価……………………………………………… 252
　　まとめ……………………………………………………………………… 252

第 15 章　製造販売後安全管理の基準（GVP） ……………………………… 255
 はじめに …………………………………………………………………… 255
 1．GVP 省令 ……………………………………………………………… 256
 2．GVP のコア業務 ……………………………………………………… 260
 3．コア業務を支える体制及び環境 …………………………………… 263
 4．コア業務から派生する業務 ………………………………………… 268
 5．業務の委託 …………………………………………………………… 275
 まとめ ……………………………………………………………………… 278

第 16 章　医薬品の表示、添付文書、広告及び販売促進 ………………… 279
 はじめに …………………………………………………………………… 279
 1．医薬品の表示の薬事要件 …………………………………………… 279
 2．医薬品の添付文書 …………………………………………………… 282
 3．医薬品の広告規制 …………………………………………………… 286
 4．医薬品のプロモーション …………………………………………… 286
 5．規制官庁と罰則規定 ………………………………………………… 287
 まとめ ……………………………………………………………………… 287

第 17 章　医療機器の表示、添付文書、広告及び販売促進 ……………… 289
 はじめに …………………………………………………………………… 289
 1．医療機器の表示の規制要件 ………………………………………… 290
 2．医療機器の添付文書 ………………………………………………… 291
 3．医療機器の広告規制 ………………………………………………… 295
 4．規制官庁と罰則規定 ………………………………………………… 298
 まとめ ……………………………………………………………………… 299

第 18 章　医薬品に関する申請 ……………………………………………… 303
 はじめに …………………………………………………………………… 304
 1．医薬品の分類 ………………………………………………………… 304
 2．医療用医薬品の承認申請 …………………………………………… 306
 3．要指導・一般用医薬品の申請から承認までのプロセス ………… 328
 まとめ ……………………………………………………………………… 338

第 19 章　医療機器に関する申請 …………………………………………… 345
 はじめに …………………………………………………………………… 345
 1．医療機器とは ………………………………………………………… 346
 2．市販前の品目審査制度の概要 ……………………………………… 346
 3．製造販売届出制度 …………………………………………………… 348
 4．製造販売認証制度 …………………………………………………… 348
 5．製造販売承認制度 …………………………………………………… 349
 6．基本要件基準等について …………………………………………… 352
 7．信頼性調査 …………………………………………………………… 354

8．製造販売承認申請 …………………………………………… 355
　　9．承認事項の変更について ……………………………………… 373
　　まとめ …………………………………………………………………… 374

第20章　体外診断用医薬品に関する申請 ……………………………… **377**

　　はじめに ………………………………………………………………… 378
　　1．体外診断用医薬品の概要 ……………………………………… 378
　　2．製造販売制度の概要 …………………………………………… 381
　　3．製造販売承認申請 ……………………………………………… 384
　　4．製造販売認証申請 ……………………………………………… 398
　　5．製造販売の届出 ………………………………………………… 400
　　6．一般用検査薬について ………………………………………… 401
　　7．コンパニオン診断薬について ………………………………… 403
　　まとめ …………………………………………………………………… 405

第21章　コンビネーション製品に関する申請 ………………………… **409**

　　はじめに ………………………………………………………………… 409
　　1．コンビネーション製品とは …………………………………… 410
　　2．コンビネーション製品の医薬品、医療機器又は再生医療等製品への
　　　　該当性の判断 …………………………………………………… 411
　　3．承認申請の取扱い ……………………………………………… 411
　　4．コンビネーション製品における製造業の許可、認定又は登録並びに
　　　　品質管理 ………………………………………………………… 413
　　5．治験の計画の届出並びに副作用及び不具合の取扱い ……… 414
　　6．市販後の副作用及び不具合の取扱い ………………………… 414
　　7．その他の市販後の要求事項など ……………………………… 415
　　8．コンビネーション製品に関する保険制度 …………………… 416
　　9．コンビネーション製品に関する海外の制度との比較 ……… 416
　　まとめ …………………………………………………………………… 417

第22章　保険償還 …………………………………………………………… **419**

　　はじめに ………………………………………………………………… 419
　　1．医薬品の保険償還 ……………………………………………… 420
　　2．医療機器・材料の保険償還 …………………………………… 428
　　3．体外診断薬の保険償還 ………………………………………… 436
　　4．保険償還に関わる最近の議論 ………………………………… 439
　　まとめ …………………………………………………………………… 440

索引 …………………………………………………………………………… **443**

RAPSについて ……………………………………………………………… **449**

第 1 章

薬事規制の歴史及びその規制範囲

目的
- 薬事法（医薬品医療機器法）の改正経緯と規制の発展過程を理解する。
- 最新の法改正の内容を把握して、現在の医療機器規制の概要を理解する。

関連法令
- 医薬品、医療機器等の品質、有効性及び安全性の確保等に関する法律（昭和35年法律第145号）
- 独立行政法人医薬品医療機器総合機構法（平成14年法律第192号）

はじめに

　日本の製薬業界を資料で確認できる初見は、一説によれば、1658年に大阪道修町の薬種屋33人が「似せ薬」取締りについての連印状を提出したという古文書の記録とされる。徳川封建制度下においては、260年間、戦争のない平和な時代が続き、業界主導の薬事規制が行われていた。これは、世界に類を見ない独特で独自の規制の形である。この後、業界は日本の近代製薬業界へと発展する。薬事規制の歴史は、1960年に制定された「薬事法」（題名改正により、現在「医薬品、医療機器等の品質、有効性及び安全性の確保等に関する法律」：略称「医薬品医療機器法」）に基づき述べられることが多い。しかし、規制の意味を理解するためには時代背景の理解が必要であると考え、製薬業界の歴史も含めて薬事規制の歴史を辿ることとする。

1．江戸時代まで

　1588年の古文書で「道修町」という地名が確認されており、現在の製薬企業に相当する「薬種屋」は1658年の連印状以前から業を行っていた。その後、1722年には道修町薬種中

買仲間124株が公認され、「和薬種改会所」が設置された。この会所は「似せ薬」等を業界全体で監視して良品を市場に流通させるために設置されたものであり、これが日本における医薬品製造管理及び品質管理の基準（以下「GMP」という）の始まりといえる。このように、薬種問屋の業界は、強権力を持つ当時の徳川幕府に対して、業界からの連印状という意見具申を積極的に行い自ら業界を律した。その方法は、法律・制度で規制するのではなく、技術やノウハウを仲間で共有することにより、不良品や不良な業者を事実上排除するというものであり、ここに日本的な業界主導の方法が取られたことに注目したい。

当時の薬種は中国等から輸入される「唐薬種」と日本で栽培、採取される「和薬種」があった。唐薬種は鎖国下で唯一貿易の許された長崎に入り、道修町の「薬種中買仲間」が真偽や量目をチェックし、一手に買い付けて販売していた。その後1779年には「唐物取締仕法」により、すべての唐薬種については、大阪道修町を通じて扱うことが法制化された。

江戸時代以前のもう1つの特徴は、株仲間という許可を得ないと大きな取引網を持つ大商人にはなれないことである。すなわち、この時代から株仲間という業許可に基づいた商取引が行われており、専業者の企業連合が形成された。1799年に5株の増加が認められるまで、株は124株に固定されており、新規参入の制限が行われていた。そのため、薬種中買の親族や永年勤めた従業員が別家・分家して商売をしようとしても、新たに株を得て株仲間に加入できる機会は少なかった。そこで、1791年「神農講」が組織された。これは、別家や分家で新しく商売を始める者が「講」に加入することで、薬種中買仲間と同様な商売を行うことを可能とするものであった。

現在の武田薬品、田辺三菱製薬（田辺製薬）、小野薬品など、薬種中買仲間から今日も続く企業、さらに塩野義製薬、アステラス製薬（藤沢薬品）など、分家・別家から発展を遂げた企業も多数ある。伝統ある製薬業者にとっては江戸時代初期以来の「道修町」の歴史が自社の歴史であり、この伝統と誇りを現在も持ち続けているのである。

17世紀後半からの貨幣経済の発達により、薬種の需要は急速に高まった。和薬種は偽物が出回り、信頼性が薄くなったため、1772年に江戸、駿府、京、大阪、堺の薬種屋の代表を江戸に集めて講習を行い、和薬種の検査の方法と基準である「和薬種六カ條」を制定した。同時にこの5都市に「和薬種改会所」を設置した。この「和薬種六カ條」が後年の「日本薬局方」の草分けともいえ、薬事法の目的の1つである「品質の確保」について当時から重大な関心がもたれており、事実上法制化されていたことがわかる。江戸時代の特記すべき事項を表1に掲げる。

江戸時代全体を通して理解して頂きたいのは、日本においては300年以上前から医薬品について業界主導で様々な取り決めを行い、行政に意見具申を行い、業界があるべき規制の姿を追及して現在に至っているということである。

表1　江戸時代までの主な出来事

年号	事項
万治元（1658）年	道修町薬種屋33人が似せ薬取締りについての連印状を提出
享保7（1722）年	道修町薬種中買仲間124株公認、和薬種改会所設置
安政8（1779）年	「唐物取締仕法」により、大阪ですべての輸入薬の検査を実施
寛政3（1791）年	「神農講」を組織
寛政11（1799）年	中買仲間5株増により129株に増加

2．明治時代以後～第二次世界大戦

　1859年に横浜港、1867年に神戸港が開港されたことにより、西洋薬がわが国に輸入され始めた。1867年に大政奉還がなされ、徳川幕府による封建政府から明治新政府の時代へと移行した。1872年に政府の命令により株仲間は解散し、1874年には「薬種商組合」（1894年に「大阪薬種卸仲買商組合」と改称）が認可され、株仲間以来の活動は一貫して続くことになった。1902年に近代製薬事業の出現に伴い「大阪製薬同業組合」が結成され、第二次世界大戦（太平洋戦争）の経済統制が布かれるまで流通面の大阪薬種卸仲買商組合と製薬面の大阪製薬同業組合の2団体が業界を牽引した。第二次世界大戦後は業種ごとに、又は地域ごとに組合や協会が再編され、現在の業界団体に続いている。このような経緯を経て江戸時代から続く医薬品業界は製薬業と卸売業に分化し、薬事法に受け継がれる「製造業」と「販売業」の元が形成された。

　明治時代はすべての西洋薬を輸入に頼らなければならず、その結果、西洋薬の贋薬、まがいもの、その他いかがわしい製品が多く流通した時代であり、このような不良品対策として医薬品の取締制度や医師、薬剤師の資格制度等が整備された時代ともいえる。明治政府は、1871年「売薬取締規則」を布達、1874年から1875年にかけて薬品の検査機関である司薬場を東京、大阪、京都に設置、1874年「医制」公布等、様々な施策を実施した。1876年には製薬業を免許制とする内容の「製薬免許手続」を公布した。これは、すべての西洋薬を輸入に頼るという弊害から脱して、国内製薬産業の発達を促すことの端緒となった。さらに、1886年に医薬品の品質規格である「日本薬局方」が制定され、1889年に医薬品の製造・販売や取扱いの基本となる「薬品営業並薬品取扱規則」（薬律）が公布された。その後、1914年に「売薬法」の公布等、近代薬事法制の整備が進められた。

　日本では、1903年に最初の全ガラス製注射器が製作され、鋼製小物に加えて新たな機能を持つ医療機器が生まれた。しかしながら、注射が一般に広まったのは大正時代（1912年～1926年）に入って「カンフル注射」が普及した頃と言われており、製薬技術の進歩と洋薬の普及により、送達技術としての医療機器もともに発展したと考えられる。

　第二次世界大戦（1939～1945年）の頃は、戦争のための戦力増強が優先された時代である。医薬品等の分野でも例外ではなく、1943年、「薬事衛生の適正を期し国民体力の向上を以て

目的とす」とする薬事法が公布された。いわゆる「臨戦薬事法」である。これは全条を通じて戦力増強の国家要請に貫かれているものであった。明治から第二次世界大戦までの特記すべき事項を表2に示す。

表2　明治時代〜第二次世界大戦までの主な出来事

年号	事項
明治5（1872）年	道修町の薬種中買仲間解散
明治7（1874）年	「医制」布達、東京司薬場開設
明治8（1875）年	大阪司薬場、京都司薬場の設置
明治19（1886）年	「日本薬局方」の制定
明治22（1889）年	「薬品営業並薬品取扱規則」（薬律）の公布
大正3（1914）年	「売薬法」の公布
昭和18（1943）年	旧々「薬事法」の公布

3．第二次世界大戦〜「薬事法」の制定

　第二次世界大戦により荒廃した国土のもと、政府、業界も大きく混乱した。戦時中の統制経済を経て1944年に大阪薬種卸商組合は解散し、大阪製薬同業組合は医薬品統制会社に統合された。終戦の1945年には「大阪医薬品協会（第一次）」と「大阪府家庭薬組合（のちの大阪家庭薬協会）」が設立され、1946年には「大阪化学工業薬品協会」と「大阪医薬品元卸商組合」が設立されるなど、業界では復興のための努力が続けられた。
　一方、1946年に「企業再建整備法」が、1948年には新たに「薬事法」が公布されたが、製薬企業は戦争による壊滅的な状況から近代的大企業に立ち直るまでの時間が必要であり、1960年公布の「薬事法」の制定まで薬事関係法制の整備が続けられた。この間の特記すべき事項を表3に示す。

表3　第二次世界大戦〜「薬事法」の制定までの主な出来事

年号	事項
昭和19（1944）年	大阪薬種卸商組合の解散 大阪製薬同業組合の医薬品統制会社への統合
昭和20（1945）年	「大阪医薬品協会（第一次）」と大阪府家庭薬組合（のちの大阪家庭薬協会）」の設立
昭和21（1946）年	企業再建整備法の公布。「大阪化学工業薬品協会」と「大阪医薬品元卸商組合」の設立
昭和23（1948）年	旧「薬事法」の公布
昭和35（1960）年	「薬事法」の公布

4．「薬事法」の制定以後

(1) 薬事法の制定（1960年）

1956年にペニシリンショックにより当時の東京大法学部教授が死亡する事件があり、医薬品の安全性に対する関心が急速に高まった。これにより、従来からの「品質の確保」に加えて「安全性の確保」が重大な課題と認識されるようになった。そして1960年に「薬事法」が制定され、以後近代的薬事法制の整備が続けられることになる。「薬事法」の制定当時の内容を表4に示す。

表4　「薬事法」の内容（1960年制定当時）

- 医薬部外品制度を創設
- 薬局、製造業、販売業について、登録制から許可制に移行するとともに、許可基準を整備
- 販売業について、一般販売業、薬種商販売業、配置販売業及び特例販売業を位置付け
- 製造番号や成分分量の表示を義務付け
- がん等の特殊疾病用医薬品や承認前医薬品の広告制限
- 薬剤師の身分関連の事項を分離（薬剤師法の制定）

しかし、制定後間もなく、薬事制度の根幹を揺るがす大事件が発生した。サリドマイド事件である。1961年に西ドイツのレンツ博士がサリドマイドの催奇形性を警告し、グリュネンタール社が回収を決定したにもかかわらず、1962年に当時の厚生省はサリドマイド含有製剤を承認した。この結果、多くの奇形児が生まれ、薬害事件に発展した。当時は医薬品の副作用で奇形を起こすという例は知られておらず、日本以外の国においても、薬事行政は偽薬や不良医薬品の取締りが中心であった。

このサリドマイド事件を契機に、米国では「キーフォーバー・ハリス修正法」（1962年）、英国では薬事法、西ドイツでは新薬事法が制定され、新薬の許可・承認が厳格化され、副作用情報の収集等に係る体制が整備された。わが国においては、「医薬品の製造承認等に関する基本方針」の策定（1967年）、新医薬品の承認後3年間の副作用報告の義務化（1971年）、GMPの策定（1974年、省令化は1980年）等が行われた。

(2) 医薬品の製造承認等に関する基本方針（1967年）

日本における承認審査の質を大きく変換させたのが1967年に出された「医薬品の製造承認等に関する基本方針」である（表5）。これにより、医薬品の承認申請時に添付する資料の明確化が図られ、医療用医薬品と一般用医薬品を区別して審査するようになった。また、承認から2年間、副作用に関する情報を報告することとされ、医薬品、医療機器の薬事制度の確立に寄与した。ただし、臨床試験の実施の基準（GCP）も非臨床試験の実施

の基準（GLP）もない時代であり、データの信頼性確保のために、学会や学会誌での発表を義務付けていた。これは1999年の基本方針の見直しで廃止されるまで続いた。

表5　「医薬品の製造承認等に関する基本方針」の内容

「医薬品の製造承認等に関する基本方針」（1967年）
- 医療用医薬品と一般用医薬品の区分化
- 医療用医薬品の一般向け広告の禁止
- 審査方針の統一化と厳格化
- 新医薬品の製造承認後、少なくとも2年間の副作用報告を義務化

(3) 薬事法の改正と医薬品副作用被害救済基金法の制定（1979年）

　この時期に薬事行政に衝撃を与えたもう一つの事件が薬害スモンである。1960年代にもスモンの症状が散発的に報告されたが原因は判明せず、1967～1968年頃に多くの症例が報告された。1972年に「スモン調査研究協議会」がキノホルム剤による神経障害と結論づけるまで長期間原因不明の奇病と言われていた。キノホルム剤は外用薬として開発されたが、その後内服薬となり、効能が拡大され、短期使用が長期連用となり、スモン症状を呈する患者が拡大して薬害事件へと発展した。このように、副作用の解明には長期を要することもあることから、1979年に医薬品副作用被害救済基金法が制定され（表6）、同時に関係法規の抜本的な見直しが行われた（表7）。スモン事件の教訓は、よく知られた薬剤であっても使用方法（剤形、投与経路等）によっては安全性上の重大な事件となりうるということであった。

　1982年に大阪で63施設172名に及ぶダイアライザー不良品による健康被害が発生した。製造企業は別の理由で回収を開始したが、国立衛生試験所（当時）の調査・研究によって、原料に混入していた不純物、製造工程や製造管理の不備等により混入した不純物等が原因であることが解明された。これを契機として、これまで医薬品に比べて規制の緩かった医療機器に対してGMP等を導入し、規制を強化すべきという議論が高まった。

表6　医薬品副作用被害救済制度の導入経緯

- 「医薬品の副作用による被害者の救済制度検討会」（1973年）
- 「医薬品副作用被害救済制度大綱」（1977年）：副作用被害者の救済のため、必要な給付を行う。費用は製薬企業が負担し、基金を設立する。
- 「医薬品副作用被害救済基金法」成立。「医薬品副作用被害救済基金」設置。（1979年）

表7　1979年の薬事法改正の内容

- 日本薬局方収載品目も承認対象とする等、承認に関する規定を整備
- 承認後の安全性確認のため、新医薬品等の再審査制度を法制化
- 科学技術の進歩等を踏まえた有効性、安全性の見直しを行うため、医薬品再評価制度を法制化
- 医薬品等の使用期限、化粧品等の成分表示を義務化
- 製造業者等から販売業者等に対する情報提供努力義務
- 治験計画の届出を義務化

1985年1月の日米首脳会議を受けて、日米MOSS協議（Market-Oriented, Sector-Selective：市場指向型・分野別協議）が行われ、医薬品と医療機器もその対象分野となった。これ以後、非関税障壁とされた承認審査手続、保険適用手続等の各種制度が見直され、透明化が図られるようになった。これにより、外国製造承認制度の導入等、規制緩和政策がとられるようになり、この頃から医療機器は医薬品行政と歩調を合わせた制度展開がされるようになった。

(4) **薬事法の改正（1993年）**

1993年の薬事法改正により希少疾病用医薬品や医療機器の研究振興制度の導入は、医薬品及び医療機器（当時は「医療用具」）の両方について、特に優れた使用価値を持つものを品目ごとに指定し、優先審査や補助金等が受けられることとした（表8）。

表8　1993年の薬事法改正の内容：希少疾病用医薬品等に係る研究開発振興制度の導入

- 製造業者等から販売業者等に対する情報提供努力義務
- その用途に関し「医療上特にその必要性が高い医薬品及び医療用具の研究開発の促進のために必要な措置を講ずる」ことを薬事法の目的に追加
- 希少疾病用医薬品等、医療上特にその必要性が高いと認められるものについて、優先審査、税制上の措置、試験研究に係る補助金等の制度を導入
- 希少疾病用医薬品等の指定要件
  ① 対象患者数5万人以下
  ② その用途に関し特に優れた使用価値を有するもの
  ③ 開発の可能性

(5) **薬事法の改正（1994年）**

この時期から医療機器の特質に応じて有効性や安全性の評価を行い、医薬品主体から医療機器の特殊性も見据えた薬事行政が行われるようになった。1994年には医療機器についても再審査、及び再評価制度を導入する等、医療機器に係る一連の改正が行われた（表9）。この規制改革の推進には、当時の厚生省薬務局に医療機器開発課が設置され、医療

表9　1994年の薬事法改正の内容：医療機器の特質に応じた安全性確保

- 心臓ペースメーカー等を「特定医療機器」として記録の作成、保存等を義務付け
- 医療機器についても再審査、再評価制度を導入
- 医療機器に係る承認審査事務の一部を指定法人（財団法人医療機器センター）に委託
- 医療機器の製造業の許可要件にGMP（製造管理及び品質管理基準）を追加

機器に特化した政策立案ができるようになったことが寄与している。

医療機器GMPは「医療用具の製造所における品質保証に関する基準（医療用具GMP）について」（昭和62年1月28日薬発第87号）に基づき、1988年10月より実施された。1994年6月制定の「医療用具の製造管理及び品質管理規則」によって省令化、1995年7月に施行され許可要件となった。医薬品が1969年のWHO勧告に基づき、1974年にGMPを定め、1976年から行政指導として実施され、1980年に省令化された経緯と比べて、医療機器GMPの制定は速やかに進められた。

1992年に、ペースメーカーの医療機関への納入に際して不適正な取引が行われている事実が発覚し、医療機器業界を揺るがす問題となった。これを契機として中央社会保険医療協議会（中医協）で1993年に建議が出され、医療機器の価格と流通の適正化が図られてきた。価格の透明化が進むにつれて、保険行政においては医療機器の経済効果が常に問われるようになった。このため、「画像により確実な診断ができる」又は「手術や処置により根本的に治癒する」という医薬品にない医療機器固有の有用性が明確になってきた。また、薬事審査・承認によって有効性や安全性のプロファイルを明確にし、正しく評価しないと、適切に保険点数に反映されないことにもなる。このため、新医療機器の有効性や安全性評価の重要性が高まってきたと考えられる。

(6) 薬事法の改正（1996年）

新薬審査体制の強化や市販後安全対策の強化等が図られる契機となった事件が1993年に起きたソリブジン事件である。この事件は抗ウイルス薬であるソリブジンの代謝物がフルオロウラシル系抗がん剤の代謝を阻害し体内濃度が高まり、その作用が増強されることにより死亡事例が発生したものである。この後に、開発段階における安全性の検討が十分でなかったこと、また企業から医療機関への情報伝達が不十分であったこと等が判明し、1996年に安全性確保のための薬事法の改正がなされた（表10）。

1997年には医薬品GCP、GLP、及び市販後調査の基準（GPMSP）の省令が施行され、1997年6月には「国立医薬品食品衛生研究所医薬品医療機器審査センター」（以下「審査センター」という）が発足した。これに伴い、医薬品等の同一性調査を医薬品副作用被害救済・研究振興調査機構が、医療機器の同一性調査を財団法人医療機器センターが、新医薬品と新医療機器等の審査を審査センターが行い、厚生労働省医薬安全局審査管理課（以下「審査管理課」という）がこれらを監督し、政策を担当するという4極体制となった。

表10　1996年の薬事法改正の内容：医薬品の安全性確保

- 治験薬の副作用報告を義務化
- 承認申請資料、再審査・再評価資料の信頼性確保
- 副作用・感染症報告の義務化（薬事法77条の4の2）
- 回収報告の義務化
- 販売業者等の情報提供、薬剤師による情報提供の強化
- 特例承認制度の導入

1999年に、医薬品の販売規制緩和に伴い、新指定医薬部外品の製造承認基準が制定された。ビタミン等を配合したドリンク剤が規制緩和により薬局以外でも販売されるようになった。これに伴い、医薬部外品の一部についてもGMPが製造業の許可要件となり、医薬品GMPは「医薬品及び医薬部外品の製造管理及び品質管理規則」として施行されることになった。

(7) **薬事法の改正と採血及び供血あっせん業取締法の改正（2002年）**

アメリカに端を発したヒト乾燥硬膜の移植によるクロイツフェルトヤコブ病（CJD：Creutzfeldt-Jakob Disease）への感染が日本も含め世界的な問題となった。日本では、1973年に輸入承認を受けたものが長期間使用されていたが、1997年にWHOがヒト乾燥硬膜の使用停止を勧告したことにより、日本においても回収の緊急命令が出された。承認時点では想像もしなかった病原微生物の存在が科学技術の進歩により判明するという過去に例を見ない事例であった。また、全世界的に問題となった牛海綿状脳症（BSE：Bovine Spongiform Encephalopathy）、日本国内において大きな社会的問題となった薬害ヒト免疫不全ウイルス（HIV：Human Immunodeficiency Virus）やC型肝炎問題等の生物由来製品の安全性に関する問題も発生した。このような薬害等を背景に、2002年に薬事法と採血及び供血あっせん業取締法の一部改正が行われた（表11）。

薬事法については、医療機器に関する規制の見直し、生物由来製品に関する各種規定の整備及び医薬品等の承認・許可制度の総合的な見直しが行われた。この改正における薬事法の最も大きな改正点は、「製造販売業」という制度が導入されたことである。製造販売業者が「製造販売業許可」と「製造販売承認」、製造業者が「製造業許可」とライセンスが分離されたため、従来は一部しか委託出来なかった製造行為の全部委託が可能になり、海外製造所への委託も可能となった。製造行為の委託においては、製造所との取り決めが義務付けられ、QMS省令基準への適合性調査を受けることが必須となり、外国製造所においては、外国製造所認定取得が要求された。また、2004（平成16）年、独立行政法人医薬品医療機器総合機構が設立され、医薬品、医療機器等の承認審査実務を行うこととなった。さらに、医療機器についてはリスクに基づいた承認・認証制度が実施されることとなり、クラスⅡで認証基準が策定された品目については第三者認証機関（薬事法の用語では「登録認証機関」という）が認証を与える制度も発足した。同時に製造販売業者は、

表11　2002年の薬事法改正の内容

- 製造販売業制度の導入
- リスクによる医療機器の分類と第三者認証制度の導入
- 医療機器に係る安全対策の抜本的な見直し
- 生物由来製品の安全確保対策の充実
- 市販後安全対策の充実と、承認・許可制度の見直し

製造段階における品質確保のみならず、市販後の安全確保についても一義的な責任を負う者と位置づけられ、その責任体制が明確化された。

採血及び供血あっせん業取締法については、その名称を安全な血液製剤の安定供給の確保等に関する法律とし、法の目的、基本理念及び関係者の責務の明確化を図るとともに、厚生労働大臣による基本方針、献血推進計画及び血液製剤の安定供給に関する計画の策定等を内容とする全面的な改正が行われた。

(8) 薬事法の改正（2006年）

急速な高齢化の進展、生活習慣病の増加、セルフメディケーションの高まり等の背景により、一般用医薬品はリスクに応じて第1類から第3類に分類されることとなった。

指定薬物については、輸入、製造、販売、授与、販売目的の貯蔵等が禁止されていたが、新たに、所持、使用、購入、譲り受けが禁止された。

表12　2006年の薬事法改正の内容

- 医薬品の販売規制の見直し
  （第1類～第3類のリスク区分に分類し、区分毎に販売方法等を区別）
- 登録販売者制度に関すること
  （一般用医薬品販売を担う、薬剤師とは別の新たな専門家の仕組みの創設）
- 指定薬物の所持・使用等の禁止
  （指定薬物：精神毒性（幻覚など）を有する蓋然性が高い物質）

(9) 現行　医薬品医療機器法の成立（2013年）

医薬品、医療機器等に係る安全対策の強化、医療機器の特性を踏まえた規制の構築、再生医療等製品の特性を踏まえた規制の構築等を目的として、薬事法の改正が行われた。改正の概要を表13に示す。

表13　医薬品医療機器等法における主な改正内容

1. 医薬品・医療機器等の安全対策の強化
   - 保健衛生上の危害の発生・拡大防止を法の目的に明示
   - 最新の知見に基づき添付文書を作成し、厚生労働大臣に届出
2. 医療機器・体外診断用医薬品の特性を踏まえた規制の構築
   - 医薬品や医薬部外品、化粧品とその特性が異なるので、その特性を踏まえた新たな章として製造業及び製造販売業に関する規定を別立て
   - 製造業の許可・認定制を登録制に変更
   - QMS省令を改正し、調査の方法を合理化
   - 高度管理医療機器（クラスⅢ）の一部の審査を民間の登録認証機関に移行
   - 単体プログラムを新たに医療機器（医療機器プログラム）として規制
3. 再生医療等製品の特性を踏まえた規制の構築
   - 従前の医薬品、医薬部外品、化粧品、医療機器及び指定薬物のほか、新たに「再生医療等製品」を加え、定義
   - 均質でない再生医療等製品について、有効性の推定と安全性の確認により、早期に条件・期限付で承認する制度を導入
4. 法律名称（薬事法）の変更
   - これらの内容を踏まえ、法律名称を「薬事法」から「医薬品、医療機器等の品質、有効性及び安全性の確保等に関する法律」に変更

　この改正により、医薬品・医療機器等の安全対策の強化が図られ、法の目的に、保健衛生上の危害の発生・拡大防止のため必要な規制を行うことが明示された。医薬品については、安全対策の強化としての添付文書の届出制が主たる変更点であるが、医療機器については、従前、医薬品の規制との整合を重視して医薬品の規定を準用することが多かったが、今般の改正で医療機器の法律条項が独立した章立てに移行され、これにより、医療機器の特性に応じた規制として運用されることになった。

　特にQMS省令の改正では、対象を製造業者から一義的に製造販売業者に改正した。また、QMS調査は「一製品ごと」個別に行っていた調査を「製品群」ごとの調査に移行した。この「製品群」の区分ごとにQMS基準適合証が発行され、同一製品群区分の承認又は認証を取得する場合、QMS適合性調査は省略されることになった。さらに製造業の許可基準として薬局等構造設備規則が定められていたが、この改正によりQMS省令で規定されることとなり、QMS省令は製造販売業者にとって重要な位置づけを占めることとなった。

　また、クラスⅣ医療機器の添付文書を届出制に移行すること、軽微変更届出の範囲を医療機器の特性にあわせた規定に改正すること、承認の承継と同様に認証も承継可能にすることなどが、その他の改正として行われた。

　なお、再生医療等製品についても、医薬品に準じつつ、その特性も踏まえて条件付の承認制度を導入するなど新たに独立した規制が行われることになった。

参考文献等
- くすりの道修町資料館ウェブサイト
- 田辺三菱製薬株式会社ウェブサイト
- 財団法人日本公定書協会編「実例から学ぶ医薬品のリスクマネジメント」じほう、2007 年
- 財団法人日本公定書協会企画・編集『PMS の概要とノウハウ』じほう、2008 年
- 東京大学ウェブサイト
- 日本薬史学会編『日本医薬品産業史』薬事日報社、1995 年
- 『創立百年記念日本薬剤師会史』社団法人日本薬剤師会、1994 年
- 「医療機器 QMS ガイド」じほう、2013 年
- 厚生労働省ウェブサイト

第 2 章

監督官庁・組織及びその監督範囲

目的
- 日本における薬事行政の監督官庁・組織及びその監督範囲について理解する。
- 厚生労働省の組織と薬事行政に係る主な役割について理解する。
- 独立行政法人医薬品医療機器総合機構の組織と主な役割について理解する。
- 国と都道府県の業務分掌について理解する。

関連法令
- 国家行政組織法（昭和23年法律第120号）第9条
- 内閣府設置法（平成11年法律第89号）第53条から第57条
- 厚生労働省設置法（平成11年法律第97号）
- 医薬品、医療機器等の品質、有効性及び安全性の確保等に関する法律（昭和35年法律第145号）
- 医薬品、医療機器等の品質、有効性及び安全性の確保等に関する法律施行令（昭和36年政令第11号）
- 医薬品、医療機器等の品質、有効性及び安全性の確保等に関する法律施行規則（昭和36年厚生省令第1号）
- 独立行政法人医薬品医療機器総合機構法（平成14年法律第192号）
- 独立行政法人医薬品医療機器総合機構法施行令（平成16年政令第83号）
- 独立行政法人医薬品医療機器総合機構法施行規則（平成16年厚生労働省令第51号）
- 独立行政法人医薬品医療機器総合機構救済業務関係業務方法書（平成16年4月1日厚生労働大臣認可）
- 独立行政法人医薬品医療機器総合機構審査等業務及び安全対策業務関係業務方法書（平成16年4月1日厚生労働大臣認可）
- 薬事・食品衛生審議会令（平成12年政令第286号）

はじめに

　日本において医薬品・医療機器等を製造し、輸入し、販売等するためには、必ず「医薬品、医療機器等の品質、有効性及び安全性の確保等に関する法律」（以下「医薬品医療機器法」という）の規制に従わなければならない。この医薬品医療機器法に基づく行政（以下「薬事行政」という）を実施する中心的な役割を担う官庁が厚生労働省である。厚生労働省は、独立行政法人医薬品医療機器総合機構（Pharmaceuticals and Medical Devices Agency、以下「PMDA」という）や都道府県と連携し、薬事行政等の業務・事務を行っている。

　この3組織（厚生労働省、PMDA及び都道府県）の個々の役割を簡単に述べると、厚生労働省は基本政策の企画立案及び法に基づく行政上の措置・処分（承認、行政命令等）、PMDAは行政的措置が下される前の審査、調査、データ分析等の作業の実施、また都道府県は医薬品医療機器法及び関連法規等に定める許認可権限を有し、その管轄都道府県における薬事行政を担う。

　例えば、医薬品等の製造販売承認・許可に係る権限については、厚生労働大臣が与えること（承認：医薬品医療機器法第14条、第19条の2、第23条の2の5、第23条の2の17　許可：医薬品医療機器法第12条、第23条の2）と規定されているが、厚生労働大臣の権限に属する事務のうち、製造販売に係る承認権限の事務の一部、許可権限の事務のすべては、都道府県知事が行うこととされている（医薬品医療機器法第81条、医薬品医療機器法施行令第80条）。また、厚生労働大臣は医薬品等の承認審査に必要な調査の全部又は一部をPMDAに行わせることができるとされている（医薬品医療機器法第14条の2、医薬品医療機器法施行令第27条）。

　本章では、これら監督官庁の組織と主な役割について述べるとともに、米国の監督官庁との違いについても説明を加えた。各組織の役割を理解するとともに、各国での制度の違いについて理解するための参考とされたい（なお、動物用医薬品等についての記載は省略した）。

1．厚生労働省

　厚生労働省は、行政をつかさどる内閣の下にある中央省庁（1府12省庁）の1つであり、中央省庁の再編により、平成13年1月6日に厚生省と労働省が統合されたことにより発足した行政機関である。

　厚生労働省の任務は、国民生活の保障及び向上を図り、また経済の発展に寄与するため、社会福祉・社会保障及び公衆衛生の向上及び増進並びに労働条件そのほか労働者の働く環境の整備及び職業の確保を図るとともに、引揚援護、戦傷病者、戦没者遺族、未帰還者留守家族等の援護及び旧陸海軍の残務の整理を行うことである（厚生労働省設置法第3条）。

　厚生労働省の組織は、本省と外局から構成されている。本省には、内部部局（大臣官房、11の局及び政策統括官）、施設等機関（国立医薬品食品衛生研究所等の研究機関等）、審議会等（社会保障審議会や薬事・食品衛生審議会等）及び所掌事務を分掌する地方出先機関と

して、地方支分部局（地方厚生〔支〕局及び都道府県労働局）が設置されている（内閣府設置法第53条から第57条、国家行政組織法第9条）。そして、外局は中央労働委員会から成る（表1）。

厚生労働省の組織の中で、主に薬事行政を管轄しているのは、医政局、医薬・生活衛生局及び薬事・食品衛生審議会である。このうち医薬・生活衛生局は治験、承認審査、市販後の安全対策等の許認可と取り締まり機能を有し、医政局は研究開発振興及び生産・流通対策等の企業の方向付け機能を持つと言える。

1.1 医政局

医政局は、近年の高齢化、疾病構造の変化、医療の質を求める国民の声の高まり等に応え、21世紀における良質で効率的な医療提供体制の実現に向けた政策の企画立案を行っている。

医政局は、総務課、地域医療計画課、医療経営支援課、医事課、歯科保健課、看護課、経済課、研究開発振興課から成る。このうち、医薬品・医療機器等に係る部門は、経済課及び研究開発振興課であり、それぞれの所掌事務は次の通りである。

(1) 経済課
① 医薬品、医薬部外品、医療機器その他衛生用品の生産、流通及び消費の増進、改善及び調整に関すること（健康局、医薬・生活衛生局及び研究開発振興課の所掌に属するものを除く）。
② 医薬品、医薬部外品、医療機器その他衛生用品の製造業、製造販売業、販売業、貸与業及び修理業の発達、改善及び調整に関すること（研究開発振興課の所掌に属するものを除く）。
③ 医薬品、医薬部外品、医療機器その他衛生用品の輸出入に関すること。
④ 医療機器（医療用品、歯科材料及び衛生用品を除く）の配置及び使用に関すること（指導課の所掌に属するものを除く）。

なお、経済課の中には、医療機器政策室及び首席流通指導官が置かれており、医療機器政策室は、上記①～④の医療機器についての事務をつかさどる。首席流通指導官は、命を受けて、医薬品・医療機器等の流通に関する調査（価格に係るものを含む）及び指導に関する事務（医薬・生活衛生局の所掌に属するものを除く）を行う。

(2) 研究開発振興課
① 医薬品、医薬部外品、化粧品、医療機器その他衛生用品の研究及び開発に関すること（医薬・生活衛生局の所掌に属するものを除く）。
② 薬用植物の栽培及び生産に関すること。

表1　厚生労働省の組織（平成 27 年 10 月 1 日現在）

厚生労働省	
大臣官房	人事課、総務課、会計課、地方課、国際課、厚生科学課
統計情報部	企画課、人口動態・保健社会統計課、雇用・賃金福祉統計課
医政局	総務課、地域医療計画課、医療経営支援課、医事課、歯科保健課、看護課、経済課、研究開発振興課
健康局	総務課、健康課、がん・疾病対策課、結核感染症課、難病対策課
医薬・生活衛生局	総務課、審査管理課、安全対策課、監視指導・麻薬対策課、血液対策課
生活衛生・食品安全部	企画情報課、基準審査課、監視安全課、生活衛生課、水道課
労働基準局	総務課、労働条件政策課、監督課、労災管理課、労働保険徴収課、補償課、労災保険業務課、勤労者生活課
安全衛生部	計画課、安全課、労働衛生課、化学物質対策課
職業安定局	総務課、雇用政策課、雇用保険課、労働市場センター業務室
派遣・有期労働対策部	企画課、需給調整事業課、外国人雇用対策課
高齢・障害者雇用対策部	雇用開発企画課、高齢者雇用対策課、障害者雇用対策課
職業能力開発局	総務課、能力開発課、育成支援課、能力評価課、海外協力課
雇用均等・児童家庭局	総務課、雇用均等政策課、職業家庭両立課、短時間・在宅労働課、家庭福祉課、育成環境課、保育課、母子保健課
社会・援護局	総務課、保護課、地域福祉課、福祉基盤課、援護企画課、援護課、業務課
障害保健福祉部	企画課、障害福祉課、精神・障害保健課
老健局	総務課、介護保険計画課、高齢者支援課、振興課、老人保健課
保険局	総務課、保険課、国民健康保険課、高齢者医療課、医療介護連携政策課、医療課、調査課
年金局	総務課、年金課、国際年金課、企業年金国民年金基金課、数理課、事業企画課、事業管理課
政策統括官	参事官、政策評価官
(施設等機関)	
研究所等（4）：国立医薬品食品衛生研究所、国立保健医療科学院、国立社会保障・人口問題研究所、国立感染症研究所	
検疫所（13）	
国立ハンセン病療養所（13）	
国立児童自立支援施設（2）	
国立障害者リハビリテーションセンター	
(審議会等)	
社会保障審議会、厚生科学審議会、労働政策審議会、医道審議会、薬事・食品衛生審議会、独立行政法人評価委員会、がん対策推進協議会、肝炎対策推進協議会、中央最低賃金審議会、労働保険審査会、中央社会保険医療協議会、社会保険審査会、疾病・障害認定審査会、援護審査会	
(地方支分部局)	
地方厚生局（8）：北海道、東北、関東信越、東海北陸、近畿、中国四国（四国厚生支局）、九州	
都道府県労働局（47）：各都道府県労働局	
(外　局)	
中央労働委員会	事務局、地方事務所・分室（8）

〔厚生労働省ウェブページの図をもとに作成〕　（　）内の数字は施設数。

③　医薬品、医薬部外品、化粧品、医療機器その他衛生用品の製造業、製造販売業、販売業及び貸与業及び修理業（研究及び開発に係る部分に限る）の発達、改善及び調整に関すること。
④　保健医療に関する情報の処理に係る体制の整備に関すること。
⑤　医療技術の評価に関すること（他局の所掌に属するものを除く）。

　また、研究開発振興課の中には、治験推進室が置かれ、医薬品医療機器法に規定する治験の推進に関する事務（医薬・生活衛生局の所掌に属するものを除く）をつかさどる。

1.2　医薬・生活衛生局

　医薬・生活衛生局は、医薬品、医薬部外品、化粧品、医療機器及び再生医療等製品の有効性・安全性の確保対策のほか、血液事業、麻薬・覚せい剤対策等、国民の生命・健康に直結する諸問題を担っている。

　医薬・生活衛生局は、総務課、審査管理課、安全対策課、監視指導・麻薬対策課、血液対策課及び食品安全部から成る。食品安全部を除く部門が、医薬品・医療機器等に係わり、それぞれの所掌事務は次の通りである。

(1)　総務課

①　医薬・生活衛生局の所掌事務に関する総合調整に関すること。
②　薬剤師に関すること。
③　PMDA の行う業務に関すること（審査管理課、安全対策課及び監視指導・麻薬対策課の所掌に属するものを除く）。
④　上に掲げるもののほか、医薬・生活衛生局の所掌事務で他の所掌に属さないものに関すること。

　総務課の中には、医薬品副作用被害対策室が置かれ、以下の事務をつかさどる。
①　PMDA の行う医薬品副作用被害救済制度及び生物由来製品感染等被害救済制度の業務に関すること。
②　医薬品、医薬部外品、化粧品及び医療機器による健康被害の対策に関すること。

(2)　審査管理課

①　医薬品、医薬品部外品、化粧品、医療機器及び再生医療等製品の生産に関する技術上の指導及び監督に関すること。
②　医薬品、医薬品部外品、化粧品及び再生医療等製品の製造業の許可並びに医療機器及び体外診断薬の製造業の登録並びに医薬品等の製造販売の承認に関すること。
③　医薬品及び再生医療等製品の再審査及び再評価に関すること。

④ 医療機器及び体外診断薬の使用成績に関する評価に関すること。
⑤ 医療機器の販売業、貸与業及び修理業に関すること（医政局の所掌に属するものを除く）。
⑥ 日本薬局方に関すること。
⑦ 医薬品等の基準に関すること。
⑧ 希少疾病用医薬品、希少疾病用医療機器及び希少疾病用再生医療等製品の指定に関すること。
⑨ 毒物及び劇物の指定に関すること（監視指導・麻薬対策課の所掌に属するものを除く）。
⑩ PMDAの行う業務に関すること（医療機器に関することに限る）。
⑪ 医療機器その他衛生用品に関する工業標準の整備及び普及その他の工業標準化に関すること。

なお、医療機器及び再生医療等製品に係る事務は、厚生労働省組織令上、審査管理課が所管しているが、事務は医療機器・再生医療等製品担当の大臣官房参事官（医療機器・再生医療等製品担当参事官室）が担当している。

(3) 安全対策課
① 医薬品等の安全性の確保に関する企画及び立案に関すること。
② 医薬品等の製造販売業の許可に関すること。
③ 医薬品等の安全性の調査に関すること。
④ 生物由来製品及び特定医療機器の記録の作成及び保存の事務に係る指導及び助言に関すること。

(4) 監視指導・麻薬対策課
① 不良な医薬品等又は不正な表示のされた医薬品等の取締りに関すること。
② 医薬品等の広告に関する指導監督を行うこと。
③ 医薬品等の検査及び検定に関すること。
④ 薬事監視員等に関すること。
⑤ 麻薬、覚せい剤等に関する取締りに関すること。
⑥ 麻薬取締官及び麻薬取締員の職務に関すること。
⑦ 麻薬、覚せい剤等に係る国際協力に関すること。

(5) 血液対策課
① 採血業の監督に関すること。
② 献血の推進に関すること。
③ 血液製剤の適正な使用の確保に関すること。

④　上の②、③に掲げるもののほか、血液製剤の安定的な供給の確保に関すること。
⑤　生物学的製剤の生産及び流通の増進、改善及び調整に関すること（健康局の所掌に属するものを除く）。

1.3　薬事・食品衛生審議会

　薬事・食品衛生審議会は、厚生労働大臣の諮問に応じ、医薬品・医療機器等の承認審査、再評価及び安全性審査等を実施するための機関である。昭和36年の発足当時は中央薬事審議会という名称であったが、中央省庁の再編により、平成13年1月から、中央薬事審議会と食品衛生調査会を統合し、薬事・食品衛生審議会と名称が変更された。

　薬事・食品衛生審議会は、厚生労働省設置法第11条第1項の規定に基づき、厚生労働省本省に設置されている審議会の1つであり、組織や委員等については薬事・食品衛生審議会令（平成12年政令第286号）で規定されている。審議会には、食品衛生分科会と薬事分科会の2つの分科会が置かれ、食品衛生分科会の下には9つの部会と3つの調査会が、薬事分科会の下には17の部会と18の調査会（表2）がそれぞれ設置されている。

　所掌する事務は、医薬品医療機器法及び食品衛生法等の規定によりその権限に属された事項（食品、医薬品、毒物・劇物、血液製剤、化学物質、家庭用品規制等）の処理であり、委員は学識経験者の中から厚生労働大臣が任命する30人以内で構成され、特別の事項を調査審議するため必要がある時は臨時委員を、専門の事項を調査させるため必要があるときは専門委員を任命することができる。

　厚生労働大臣が必ず薬事・食品衛生審議会の意見を聴かなければならない薬事に関する重要事項には次のようなものがある。

- 新医薬品や新医療機器等の承認
- 医薬品・医療機器等の承認の取り消し
- 高度管理医療機器、管理医療機器、一般医療機器、特定保守管理医療機器の指定
- 医薬品、医療機器の再評価等

　例えば、新医薬品等の承認審査資料は、PMDAにおいて適合性調査を受けるとともに、医学、薬学、統計学等の学識を有する審査専門員及び外部専門家（専門委員）による審査を受ける。PMDAによる審査終了後、審査結果通知書が厚生労働省に送付され、薬事・食品衛生審議会での調査審議が行われる（医薬品・医療機器の承認審査プロセスについては、第18章　医薬品に関する申請の図4参照）。審議会で了承されれば、最終的に厚生労働大臣の承認を得ることとなる。

　各部会の開催頻度は異なるが、概ね年4回から8回の頻度である。原則として、薬事分科会は年4回開催される。なお、審議会の議事録等については、厚生労働省のウェブページに公開されている。

表2　薬事・食品衛生審議会薬事分科会組織（平成27年1月25日現在）

薬事分科会	調査会
日本薬局方部会	
副作用・感染等被害判定第一部会	
副作用・感染等被害判定第二部会	生物由来製品感染等被害判定調査会
医薬品第一部会	
医薬品第二部会	
血液事業部会	安全技術調査会 適正使用調査会 献血推進調査会
医療機器・体外診断部会	
医薬品再評価部会	
再生医療等製品・生物由来技術部会	動物用組換えDNA技術応用医薬品調査会
要指導・一般用医薬品部会	
化粧品・医薬部外品部会	
医薬品等安全対策部会	安全対策調査会
医療機器・再生医療等製品安全対策部会	安全対策調査会
指定薬物部会	
毒物劇薬部会	取扱技術基準等調査会 毒物劇物調査会
化学物質安全対策部会	化学物質調査会 PRTR対象物質調査会 家庭用品安全対策調査会
動物用医薬品等部会	動物用生物学的製剤調査会 動物用抗菌性物質製剤調査会 動物用一般用医薬品調査会 動物用医薬品再評価調査会 動物用医薬品残留問題調査会 水産用医薬品調査会

1.4 米国との比較

日本における厚生労働省は、米国における保健福祉省（Health and Human Services、以下「HHS」という）に当たる行政組織であるが、次の点は厚生労働省とHHSの間で異なると考えられる。

- 厚生労働省は、米国では労働省が管轄しているような各種労働関係の業務をも行う。
- 日本は国民皆保険制度であるため、厚生労働省には、医療保険制度に関する企画立案（今後の本格的な少子高齢化社会においても、すべての国民が安心して医療を受けられるよう、医療保険制度の長期安定に努めるなど）を行う保険局という組織が置かれている。
- 米国は、連邦制を採用しているため、実際の各種行政サービスは、州の政策により異なる場合もある。

さらに、米国の食品医薬品局（Food and Drug Administration、以下「FDA」という）は、食品、医薬品、医療機器、化粧品及び動物薬等について、その許可や違反品の取締り等の行政を専門的に行うHHSに属する一機関であるが、医薬品や医療機器等の有効性・安全性の確保対策の観点からすれば、厚生労働省の医薬食品局とPMDAを組み合わせたような組織であると言える。FDAの生物製剤評価センター（Center for Biologics Evaluation and Research：CBER）、医薬品評価研究センター（Center for Drug Evaluation and Research：CDER）及び医療機器・放射線保健センター（Center for Devices and Radiological Health：CDRH）の3センターを併せたものが、PMDAの業務に一番近いと考えられる。

各組織の所掌範囲は異なるため、単純に比較するには限界があるが、PMDAの総職員数は平成27（2015）年時点で約800人（PMDA「附帯決議等をふまえた総務省通知に基づく情報公開」ウェブサイト）であり、FDAの同年度の総職員数約16,000人と比べ、遥かに少ない。

2．独立行政法人医薬品医療機器総合機構

PMDAは、平成13年12月に閣議決定された特殊法人等整理合理化計画により、独立行政法人医薬品医療機器総合機構法（以下「機構法」という）に基づいて、医薬品副作用被害救済・研究振興調査機構（以下「医薬品機構」という）、国立医薬品食品衛生研究所医薬品医療機器審査センター（以下「審査センター」という）及び財団法人医療機器センター（以下「機器センター」という）の一部の業務を統合した組織であり、平成16年4月に設立された（図1）。

PMDAの目的は、医薬品の副作用又は生物由来製品を介した感染等による健康被害の迅

速な救済を図り、並びに医薬品等の品質、有効性及び安全性の向上に資する審査等の業務を行い、もって国民保健の向上に貢献することである（機構法第3条）。主な業務は、①健康被害救済業務、②審査関連業務、③安全対策業務、④国際関連業務、⑤レギュラトリーサイエンス推進業務に大別できる。審査関連業務についていえば、治験前から市販後に至るまで、主に厚生労働省医薬・生活衛生局と連携し、審査、調査、データ分析等の作業を実施する。以前は、医薬品等の審査業務は審査センターが行い、治験計画に関する相談業務は医薬品機構で行っていたが、平成16年のPMDAの設立により、治験前段階から承認、市販後に至るまでの一貫した指導・審査体制が構築されることとなった。

なお、設立当初担っていた研究開発振興業務については、平成17年4月1日に設立された独立行政法人医薬基盤研究所に移管されている。

(1) PMDAの主な業務
① 健康被害救済業務

　　PMDAの前身である医薬品機構は、昭和54年に医薬品副作用被害救済基金として設立され、その翌年5月から医薬品副作用被害救済業務を開始し、さらに、いくつかの救済制度、受託貸付業務、受託給付業務等を加えながら今日に至っている。なお、業務の基本的な事柄は、独立行政法人医薬品医療機器総合機構救済業務関係業務方法書に定められている。

- 医薬品副作用被害救済制度
　　病院・診療所で投薬された医薬品、薬局等で購入した医薬品を適正に使用したにもかかわらず発生した副作用による入院が必要となる程度の疾病や障害等の健康被害について救済給付を行う制度。

- 生物由来製品感染等被害救済制度
　　生物由来製品を適正に使用したにもかかわらず、その製品が原因で感染症にかかり、入院治療が必要となる程度の疾病や障害等の健康被害について救済を行う制度。感染後の発症を予防するための治療や二次感染者等も救済の対象となる。

- スモン患者に対する健康管理手当等の受託・貸付業務
　　裁判上の和解が成立したスモン（亜急性脊髄・視神経・末梢神経障害）患者に対して、健康管理手当及び介護費用の支払業務を行う。

- HIV感染者、発症者に対する健康管理費用等の受託給付業務
　　財団法人友愛福祉財団からの委託を受け、HIVが混入した血液製剤を使用してHIVに感染したエイズ発症前の人に対して健康状態を報告してもらうとともに、健康管理費用を支給し、発症予防に役立てる。また、血液凝固因子製剤に混入したHIVによってエイズを発症した人であって、裁判上の和解が成立した人に対して発症者健康管理手当の支給を行う。

- C型肝炎特別措置法の給付金支給業務
　　「特定フィブリノゲン製剤及び特定血液凝固第IX因子製剤によるC型肝炎感染被

第 2 章 監督官庁・組織及びその監督範囲

	国立医薬品食品衛生研究所医薬品医療機器審査センター	医薬品副作用被害救済・研究振興調査機構	医療機器センター
昭和 54 年 (1979 年)		医薬品副作用被害救済基金を設立	
昭和 62 年 (1987 年)		医薬品副作用被害救済・研究振興基金に改組し、研究振興業務を開始	
平成 6 年 (1994 年)		医薬品副作用被害救済・研究振興調査機構に改組し、調査指導業務を開始	
平成 7 年 (1995 年)			医療機器の同一性調査業務を開始
平成 9 年 (1997 年)	医薬品医療機器審査センターを設置し、承認審査業務を開始	治験指導業務及び適合性調査業務を開始	
平成 16 年 (2004 年)	独立行政法人医薬品医療機器総合機構を設立		
平成 17 年 (2005 年)		研究開発振興業務を独立行政法人医薬基盤研究所に移管	

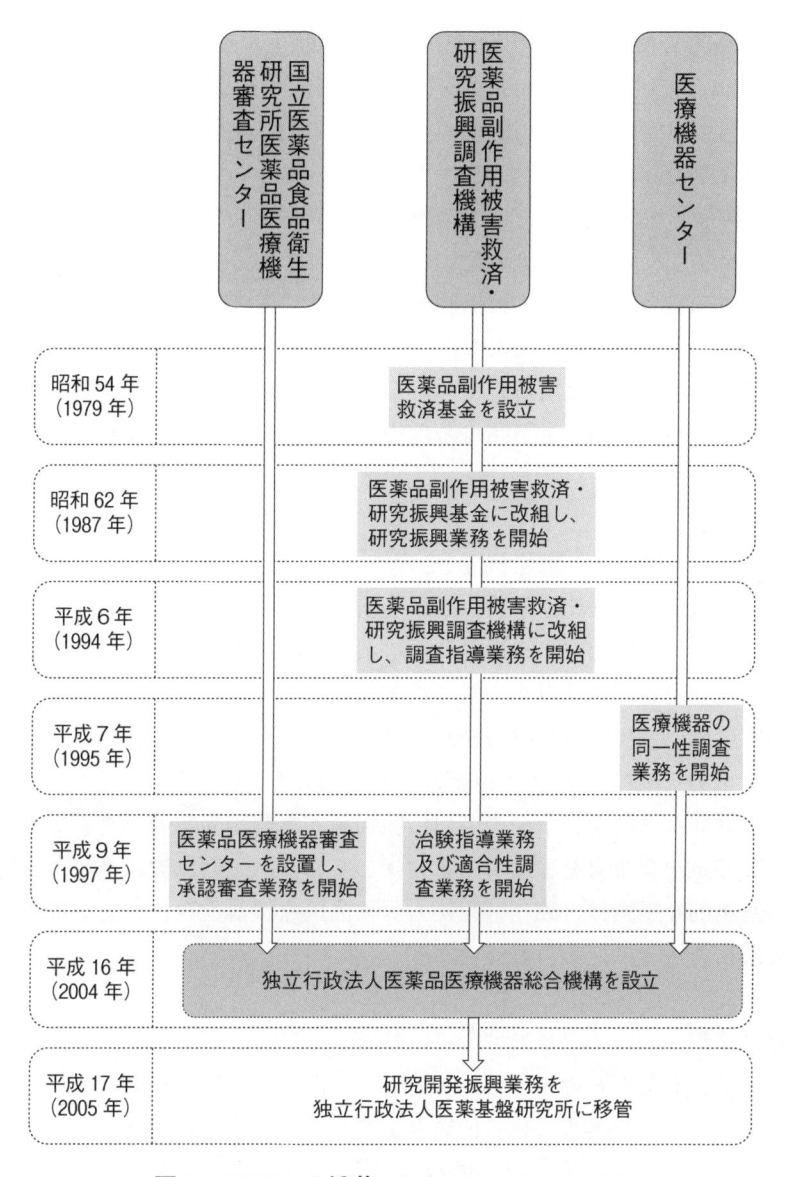

図 1　PMDA の沿革　〔PMDA ウェブページより〕

害者を救済するための給付金の支給に関する特別措置法」に基づき、給付金に係わる支給事務等を行う。

- 保健福祉事業

  医薬品の副作用等による健康被害の迅速な救済を図るため、救済給付の支給以外に事業を行う必要がある場合に、医薬品医療機器総合機構法に基づき健康被害者に対する保険福祉業務を行う。

- 拠出金の徴収

  PMDA が行う救済給付等の業務に必要な費用は、許可医薬品もしくは生物由来製品製造販売業者などが納付した副作用拠出金もしくは感染拠出金をもって充てら

れる。PMDA ではこの拠出金の徴収業務を行う。
- 平成 26 年 11 月 25 日から、再生医療等製品が医薬品副作用被害救済制度と生物由来製品感染等被害救済制度の対象となったことに伴い、その支給等の業務をそれぞれ開始した。

再生医療等製品については、医薬品医療機器法の施行後に適正に使用したにも関わらず発生した副作用による健康被害が対象となる。

生物由来製品感染等被害救済制度は、生物に由来する原料や材料を使って作られた生物由来製品を適切に使用したにもかかわらず、その製品を介した感染により発生した、入院が必要となる程度の疾病や障害等の健康被害について救済給付を行う制度で、感染後の発症を予防するための治療や二次感染者等も救済の対象となる。

② 審査関連業務

審査関連業務は、医薬品・医療機器等について、品目ごとに品質、有効性、安全性の審査を行うことである。審査関連業務には、治験前の段階から承認申請資料等に係る相談を受ける治験相談等の対面助言、提出された申請資料の内容が倫理的かつ科学的に信頼できるかどうかを調査する信頼性調査、信頼性調査の結果を踏まえて申請された製品の効果や副作用、品質について現在の科学技術水準に基づき審査を行う承認審査、申請された製品を製造できる能力を有するかどうかを調査する GMP/QMS 調査等がある。PMDA では、このような治験前の段階から承認までの治験相談、承認審査を同一審査チームで行うことで、より確実で迅速な業務を行うことを目指しており、主に、次に挙げる業務を行う。なお、業務の基本的な事柄は、独立行政法人医薬品医療機器総合機構審査等業務及び安全対策業務関係業務方法書に定められている。

- 相談業務

  治験依頼者等からの申し込みに応じて、医薬品・医療機器・再生医療等製品等の治験や再評価・再審査に係る臨床試験について指導・助言を行う。また、品質や非臨床試験等についても指導・助言を行う。さらには、「薬事戦略相談」という新たな相談対応を平成 23 年 7 月から開始し、日本発の革新的医薬品、医療機器、再生医療等製品の創出に向けて、有望なシーズを持つ大学・研究機関、ベンチャー企業を主な対象とした薬事戦略相談を開始し、開発初期から必要な試験・治験に関する助言にも着手している。

- 信頼性調査業務

  医薬品、医療機器又は再生医療等製品の承認申請又は再審査・再評価申請/使用成績評価申請された品目について、承認申請書に添付された資料の根拠となる試験が、医薬品、医療機器又は再生医療等製品 GLP（非臨床試験の実施基準に関する省令に示される基準）、医薬品、医療機器又は再生医療等製品 GCP（臨床試験の実

施基準に関する省令に示される基準）、医薬品、医療機器又は再生医療等製品 GPSP（製造販売後の調査及び試験の実施の省令に示される基準）及び治験計画書等に基づいて、倫理的、科学的に適切に実施されているかどうか、また、「申請資料の信頼性の基準」に従って、試験結果に基づいて適切かつ正確に作成されているかどうかを実地又は書面により調査する。

- 医薬品等承認審査業務

　医薬品の承認審査では、薬学、医学、獣医学、理学、生物統計学等の専門課程を修了した審査員が、「品質」「薬理」「薬物動態」「毒性」「臨床」「生物統計」を担当し、審査チームを形成して審査を行う。審査の過程では、専門協議を行い、より専門性の高い見地から審査することを目指す。

　また、日本、米国、ヨーロッパにおける新医薬品の承認審査資料関連の規制の整合化を図ることにより、データの国際的な相互受け入れを実現することを目的としたICH（日米EU医薬品規制調和国際会議）に参加し、同会議で合意された内容を積極的に承認申請に取り入れている。

　医薬品等の承認審査では、新医薬品のみならず、後発医療用医薬品、一般用医薬品、その他医薬部外品を審査する。

　さらには、医薬品の再審査・再評価等も行う。

- 医療機器承認審査業務

　PMDAでは、医療機器のうちハイリスク医療機器を中心に承認審査を行う。医療機器は、医薬品と同じく、疾病の診断、治療、予防など医療に用いるという特性と、製品ごとに基となる技術・素材が異なり、使用形態、リスクの程度等、多種多様な製品に応じて合理的な規制が必要となっているという特性があるため、医療機器の承認審査では、これらの特性を踏まえた上で、医療上必要な医療機器を迅速に提供することが必要である。

　医用工学、生体工学、バイオマテリアル等の知識を有する工学系の審査委員が薬学、医学、歯学、獣医学、理学、生物統計学等の専門課程を修了した審査員と共に審査を行う。

　また、GHTF（医療機器規制国際整合化会議）、IMDRF（国際医療機器規制当局フォーラム）、ISO（国際標準機構）、IEC（国際電気標準会議）等の規格を取り入れた承認審査体制を構築している。

- 再生医療等製品承認審査業務

　医薬品医療機器法において、再生医療等製品が新たに定義された。再生医療等製品は、人や動物の生きた細胞・組織を用いた製品や遺伝子治療用の製品であることから、従来の医薬品・医療機器と異なる性質を有する。

例えば、生きた細胞を用い、製品の品質が不均一となる場合は、有効性が推定され、安全性が確認されれば、条件及び期限付きで特別に早期に承認できる仕組みとして、「条件及び期限付き承認制度」が導入された。

PMDA は、審査員の専門性の向上等を含めた様々な取り組みを通じて、新たに導入された審査の仕組みに迅速かつ的確な対応ができる体制を構築している。

- GMP/QMS/GCTP 適合性調査業務

  GMP/QMS/GCTP 適合性調査とは、医薬品、医薬部外品、医療機器又は再生医療等製品を製造について、GMP 省令（医薬品及び医薬部外品の製造管理及び品質管理の基準に関する省令）、QMS 省令（医療機器及び体外診断用医薬品の製造管理及び品質管理の基準に関する省令）又は GCTP 省令（再生医療等製品の製造管理及び品質管理の基準に関する省令）に基づく適正な管理の下に、これら製品を製造しているかどうかを調査するものである。この調査は、実地に及び書面により行われる。

- 再審査・再評価業務

  医薬品や医療機器医薬品医療機器法施行前に再審査及び再評価の指定を受けたものの再審査及び再評価、医療機器の使用成績評価に関する業務を行う。

- 登録認証機関に対する調査等業務

  医療機器及び体外診断用医薬品のうち、厚生労働大臣が基準を定めて指定したものを製造販売しようとする際には、登録認証機関の認証を受けなければならない。PMDA は、この認証機関の登録や登録の更新にあたり、登録認証機関（登録認証機関になろうとする者を含む）が登録の基準に適合しているかどうかについて必要な調査を行う。

③ 安全対策業務

医薬品や医療機器の安全と安心の向上を目的にしており、主に、次に挙げる業務を行う。なお、業務の基本的な事柄は、独立行政法人医薬品医療機器総合機構審査等業務及び安全対策業務関係業務方法書に定められている。

- 医薬品・医療機器等の安全性情報の収集・整理
- 安全性情報の科学的な調査及び検討
- 医薬品や医療機器等の安全性向上に関する企業からの相談、及び、消費者等からの医薬品・医療機器等に関する安全性等の相談
- 医薬品・医療機器等の品質、有効性、安全性等に関する情報提供

安全対策業務の流れを図2に示す。

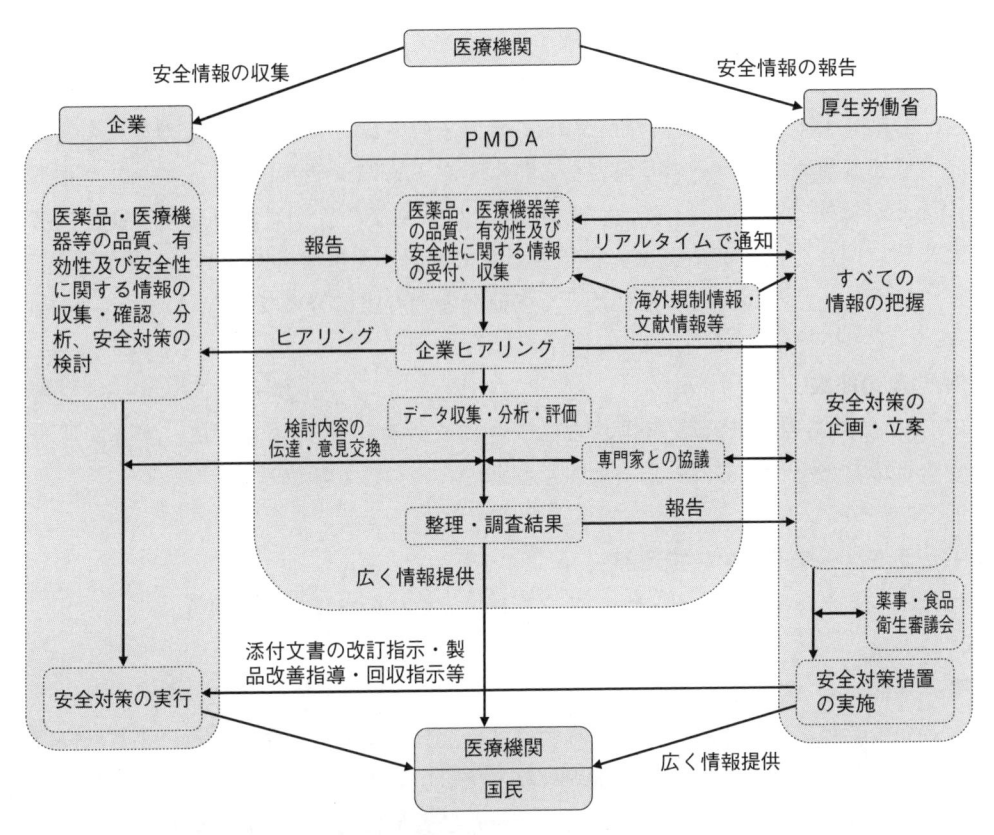

図2　安全対策業務の流れ　〔PMDAウェブページより〕

④　国際関連業務

　PMDAでは、平成27年に策定された「PMDA国際戦略2015」に基づき、欧米アジア諸国等との連携強化、ICH、IMDRF等を通じた国際調和活動への参画と貢献、諸外国への情報発信等、積極的な国際活動を進めている。そのビジョンの実現に向けた体制整備を喫緊の課題と認識し、国際活動における5つの重点分野を選定して、平成25年4月には「PMDA国際ビジョン・ロードマップ」を策定し、今後数年間のより具体的な行動計画及び達成目標を明確にしている。

　　a．最先端科学技術分野への対応
　　b．国際事業基盤の整備（人材育成など）
　　c．承認審査分野における情報発信、特に審査報告書の英訳
　　d．安全対策分野における情報発信と国際協力
　　e．日本薬局方の国際展開

　また、欧州医薬品庁（EMA）、米国食品医薬品局（FDA）等に職員を派遣し、欧米との緊密な協力体制の構築に努めている。さらに、PMDAトレーニングセミナーの実施や、研修生の派遣・受入等を通じて、欧米アジア諸国の規制当局との連携強化を図っている。

⑤ レギュラトリーサイエンス推進業務

　PMDAの業務においては、最新の科学的知見を取り入れながら、より明確な根拠に基づき、的確な予測、評価及び判断を行うことが求められている。これらの業務の質をさらに向上させるためには、その基盤となる科学であるレギュラトリーサイエンスを推進していくことが重要である。そのため、PMDAでは、審査、安全対策及び健康被害救済という三業務に関連した研究の実施、科学委員会の活用、連携大学院における教育を通して、レギュラトリーサイエンスの推進及びその研究者の育成に努めている。

(2) **PMDAの組織**

　PMDAは、25部1支部4室等から構成されている（図3）。以下に、審査関連業務及び安全対策業務を行う部門の個々の主な業務内容について示す。

レギュラトリーサイエンス推進部

　前述のレギュラトリーサイエンスを推進するための各種業務を行う。

審査業務部

　審査等業務に係る事務の調整、専門協議の委員の委嘱に関すること、手数料に関すること、時間の集計管理、さらに審査業務に係る申請書又は届出書等の受付及び管理、並びに原薬等登録原簿への登録の申請の受付及び管理に関すること等を行う。

審査マネジメント部

　主に、審査等業務に係る企画及び立案、並びにこれらに伴う調査及び調整に関することを行う。業務は多岐にわたるが、例えば、審査業務等に係る情報の収集や整理に係ることや進行管理、審査各部における新医薬品に係る対面助言等の進行調整に関すること、審査等業務に係る業務統計に関すること、対面助言に係る受付に関すること、及び審査各部との連絡調整に関すること等を含む。

規格基準部

　主に、日本薬局方の原案作成作製に係る業務、医療機器の基準に係る業務及びその他の医薬品の基準に係る業務並びにマスターファイルに係る業務及び一般的名称（JAN）に係る業務に携わる。

国際部

　PMDAと海外の規制当局との関係において、PMDAを代表すると共に、PMDAと各国の規制当局及び諸国際機関との情報共有等のコミュニケーションの中心的役割を果たす。また、薬事規制の国際調和の推進、国際業務に係る企画立案、海外に対する広報及び人的交流の促進に携わる。

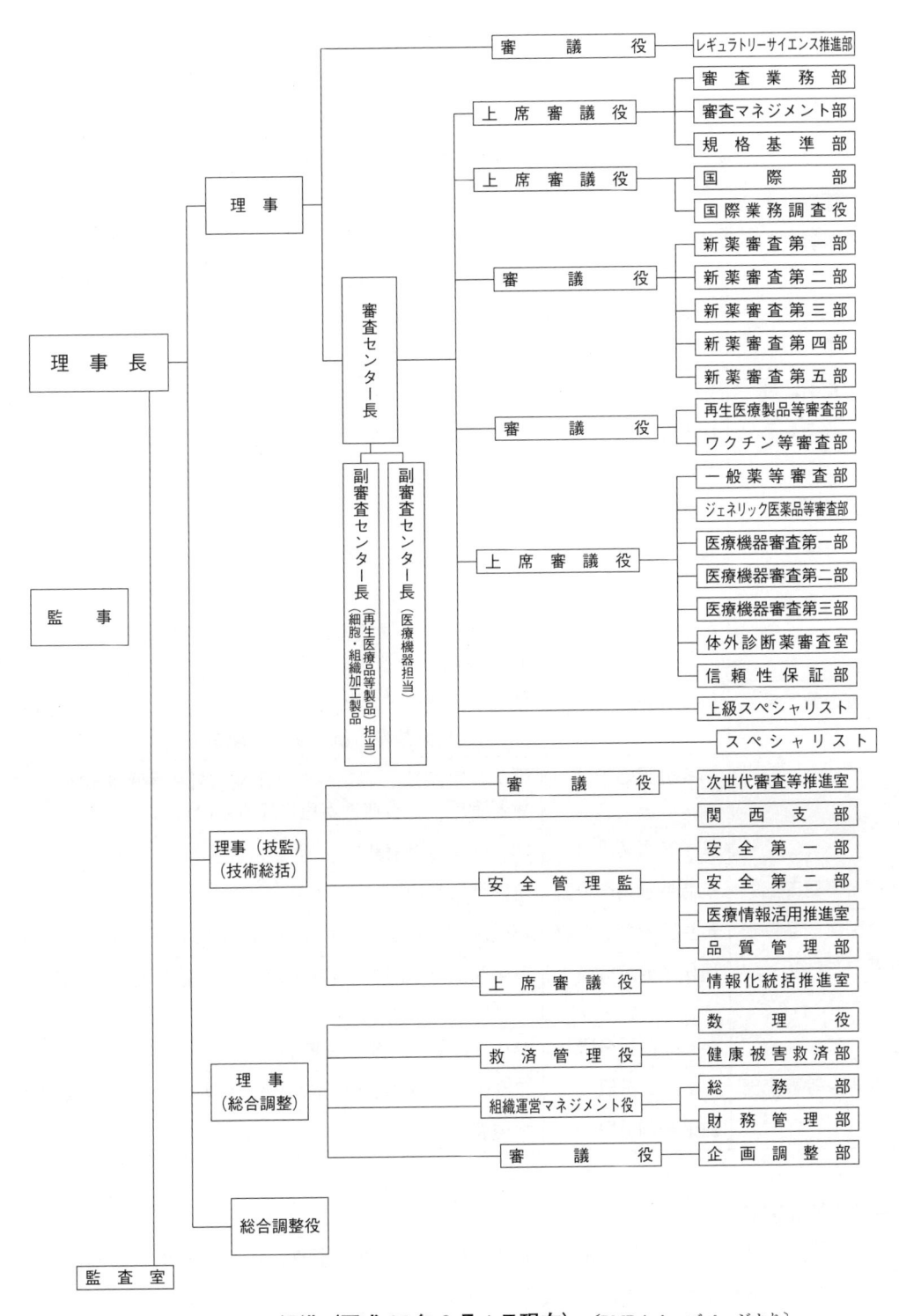

第2章 監督官庁・組織及びその監督範囲

図3 PMDAの組織（平成27年8月1日現在）〔PMDAウェブページより〕

新薬審査各部

担当分野は表3の通り。

表3　新薬審査各部の担当分野

部名		担当分野
新薬審査第一部	第1分野	消化器官用薬、外皮用薬、免疫抑制剤、その他（他の分野に分類されないもの）
	第6分野の2	ホルモン剤、代謝性疾患用剤（糖尿病、骨粗鬆症、痛風、先天性代謝異常等）
新薬審査第二部	第2分野	循環器官用薬、抗パーキンソン剤、アルツハイマー病薬
	第5分野	泌尿生殖器官・肛門用薬、医療用配合剤
	放射性医薬品分野	放射性医薬品
	体内診断薬分野	造影剤、機能検査用試薬（体外診断用医薬品を除く）
新薬審査第三部	第3分野の1	中枢神経系用薬、末梢神経系用薬、但し、麻酔用薬を除く
	第3分野の2	麻酔用薬、感覚器官用薬（炎症性疾患に係るものを除く）、麻薬
新薬審査第四部	第4分野	抗菌剤、抗ウイルス剤（エイズ医薬品分野に係るものを除く）、抗真菌剤、抗原虫剤、駆虫剤
	第6分野の1	呼吸器官用薬、アレルギー用薬（外皮用薬を除く）、感覚器官用薬（炎症性疾患に係るもの）
	エイズ医薬品分野	HIV感染症治療薬
新薬審査第五部	抗悪性腫瘍剤分野	抗悪性腫瘍用薬
再生医療製品等審査部	再生医療製品分野	再生医療等製品のうち細胞組織を加工したもの
	遺伝子治療分野	再生医療等製品のうち遺伝子治療を目的としたもの、カルタヘナ
	バイオ品質分野	バイオ品質、バイオ後続品
ワクチン等審査部	ワクチン分野	ワクチン（感染症の予防に係るものに限る）、抗毒素類
	血液製剤分野	血液製剤

一般薬等審査部

　一般用医薬品、医薬部外品、化粧品の承認に必要な審査、並びに輸出証明確認調査及び品質再評価確認等を行う。

ジェネリック医薬品等審査部

　平成26年11月1日に新設され、ジェネリック医薬品普及促進策による申請数の増加

及び多様化、複雑化する製剤開発に対応しつつ迅速な審査・相談等を行う。

医療機器審査各部

　日本再興戦略改定2015等により、ロボット技術やICT（情報通信技術）等を活用した革新的な最先端医療機器の開発スピードが加速されていくと予想され、それに対応してさらなる業務の効率化及び迅速化を図り、こうした状況に円滑かつ柔軟に対応できる審査・相談体制を構築することを目的に表4のとおり再編し、平成27年10月1日施行することになった。

表4　医療機器審査各部の担当分野

機器審査部門	分野新名称	分野旧名称	対象製品
医療機器審査第一部	ロボット・ICT・その他領域	第8分野	主としてロボット技術、先進的ICT技術等を活用した革新的医療機器、多科に関わる医療機器、及び他分野に属さない医療機器
	整形・形成領域	第6分野	主として整形分野のうち膝・上肢関節、股・指関節等に関する医療機器
			主として整形分野のうちプレート・スクリュー、髄内釘・脊椎等の固定材及び関連する器械・機械、並びに形成外科、皮膚科領域の医療機器
医療機器審査第二部	精神・神経・呼吸器・脳・血管領域	第3分野の1	脳・循環器（心臓を除く）、呼吸器、精神・神経領域の材料
		第4分野の1	脳・循環器（心臓を除く）、呼吸器、精神・神経領域の機械
	消化器・生殖器領域	第5分野	主として消化器系、泌尿器系、産婦人科領域
	歯科口腔領域	第2分野	主として歯科領域
医療機器審査第三部	眼科・耳鼻科領域	第1分野	主として眼科、耳鼻咽喉科領域
	心肺循環器領域	第3分野の2	循環器系の医療機器のうち、主として心臓関係の材料
		第4分野の2	循環器系の医療機器のうち、主として心臓関係の機械

　なお、各部の連携・調和の観点から、以下の横断的なチームが設置された。

① 臨床評価チーム
② 生物学的安全性チーム
③ 電気関係安全（レーザーを含む）チーム
④ ソフトウエア（サイバーセキュリティーを含む）チーム
⑤ 後発チーム（協働計画：実質的同等性の明確化を含む）
⑥ 国際対応（IMDRF等を含む）チーム
⑦ レギュラトリーサイエンスチーム※

※レギュライトリーサイエンス案件の企画、レギュラトリーサイエンス推進部との調整並びに①から⑥のチームの所掌外のレギュラトリーサイエンス案件対応

体外診断薬審査室

　体外診断用医薬品の迅速な承認審査、新技術等に対応するための相談を行う部署の明確化と、体制強化を図るために、医療機器審査第二部から体外診断薬に係る業務を分離の上、平成27年4月1日に体外診断薬審査室を新設した。

信頼性保証部

　医薬品・医療機器又は再生医療等製品等の承認申請又は再審査・再評価/使用成績評価申請に係る資料適合性調査（GLP、GCP及びGPSPに係る調査をいう）、並びに申請書類の信頼性の基準に係る（実地及び書面）調査を行う。

安全第一部

　医薬品・医療機器等の品質、有効性及び安全性に関する情報の収集・整理・調査・分析及び提供、消費者等からの医薬品・医療機器等に関する安全性等の相談、医薬品・医療機器等の安全性向上のための製造業者等への指導及び助言等に関すること等を行う。

安全第二部

　医薬品・医療機器等の副作用の分析・評価などを行う。

医療情報活用推進室

　医療情報データベース（MID-NET）の構築とMID-NETを含めた電子的医療情報の安全対策への活用を推進するため、平成27年4月1日に安全第一部から医療情報データベース課及び分析課を分離し、新たに医療情報活用推進室を設置した。

品質管理部

　PMDAが行う業務の範囲であるGMP/QMS/GCTPの適合性調査を実施する。

3．国と都道府県の業務分掌

医薬品医療機器法に規定する厚生労働大臣の権限に属する事務のうち、製造販売に係る承認権限の事務の一部、許可権限の事務のすべてが、都道府県に委任されている（医薬品医療機器法施行令第80条）。

医薬品・医療機器等の製造販売等に関する主な手続きにおける国（厚生労働省・PMDA）と都道府県の業務分掌を表5及び表6に示す。なお、業許可については第6章必要な業許可等で、適合性調査については第9章医薬品の製造管理及び品質管理の基準（GMP）並びに第12章医療機器及び体外診断用医薬品の製造管理及び品質管理の基準（QMS）で詳細を述べる。

表5　医薬品・医療機器等の製造販売等の手続きにおける国と都道府県の業務分掌

主な手続き	対　象	担当窓口
製造販売業許可 （医薬品医療機器法第12条及び第23条）	医薬品、医薬部外品、化粧品（12条） 医療機器、体外診断用医薬品、再生医療等製品（23条）	都道府県
製造業許可 （医薬品医療機器法第13条及び第23条）	医薬品（13条） ① 生物学的製剤（体外診断用医薬品を除く） ② 放射性医薬品 ③ 国家検定医薬品（医薬品医療機器法第43条1項） ④ 遺伝子組換え医薬品 ⑤ 細胞組織医薬品等	地方厚生局[*1]
	⑥ 上記以外の医薬品	都道府県
	医薬部外品	都道府県
	化粧品	都道府県
	再生医療等製品（23条）	地方厚生局[*1]
製造業登録 （医薬品医療機器法第23条）	医療機器及び体外診断用医薬品	都道府県
医療機器の販売業・賃貸業 （医薬品医療機器法第39条）	医療機器	都道府県
医薬品の販売業 （医薬品医療機器法第25条）	薬局 店舗販売業 配置販売業 卸売販売業 特例販売業	都道府県又は市長/区長
再生医療等製品の販売業 （医薬品医療機器法第40条）	再生医療等製品	都道府県

主な手続き	対象	担当窓口
医療機器の修理業 （医薬品医療機器法第40条）	医療機器	都道府県
外国製造業者認定 （医薬品医療機器法第13条及び第23条）	医薬品、医薬部外品、化粧品（13条） 再生医療等製品（23条）	PMDA
外国製造業者登録 （医薬品医療機器法第23条）	医療機器及び体外診断用医薬品	PMDA
製造販売承認 （医薬品医療機器法第14条及び第23条）	医薬品、医薬部外品、化粧品（14条） 医療機器、体外診断用医薬品、再生医療等製品（23条） ただし、別途告知等で定めるものを除く*2	PMDA
	薬局における製造販売の特例	都道府県
	清浄綿等	
指定管理医療機器（指定体外診断用医薬品）の製造販売認証 （医薬品医療機器法第23条）	指定管理医療機器（指定体外診断用医薬品）等	登録認証機関
適合性調査 （医薬品医療機器法第14条、第23条、第80条）	表6を参照のこと	都道府県 登録認証機関 PMDA
製造販売届 （医薬品医療機器法第14条及び第23条）	承認又は認証不要の医薬品、医薬部外品及び体外診断用医薬品	PMDA
	一般医療機器	
	化粧品	都道府県
輸出用医薬品等製造届 （医薬品医療機器法第80条）	医薬品、医薬部外品、化粧品、医療機器、体外診断用医薬品、再生医療等製品	PMDA
製造販売（製造）用医薬品等輸入届 （医薬品医療機器法施行規則第94条、第95条、第114条及び第137条）	医薬品、医薬部外品、化粧品（94条、95条） 医療機器、体外診断用医薬品（114条） 再生医療等製品（137条）	関東甲信越又は近畿厚生局
副作用報告制度 （医薬品医療機器法第68条）	医薬品、医薬部外品、化粧品、医療機器、体外診断用医薬品、再生医療等製品	PMDA又は厚生労働省

*1 製造所所在地の都道府県を経由して地方厚生局へ提出。
*2 ただし、医薬品医療機器法第23条の2の規定に基づき、厚生労働大臣が基準を定めて指定する管理医療機器又は体外診断用医薬品については、承認に代わって、登録認定機関が行う認証が必要となり、また、承認・認証のいずれも不要のものについては、PMDAへの製造販売届が必要である。

表6　GMP/QMS適合性調査の担当

分　類		国内製造施設	海外製造施設
医薬品	新医薬品	PMDA	PMDA
	生物学的製剤		
	放射線医薬品		
	医薬品医療機器法国家検定医薬品		
	遺伝子組換え技術応用医薬品		
	細胞培養技術応用医薬品		
	細胞組織医薬品		
	特定生物由来医薬品		
	その他	都道府県	PMDA
医薬部外品	－	都道府県	PMDA
医療機器	新医療機器	PMDA	PMDA
	国家検定医療機器		
	細胞組織医療機器 特定細胞由来医療機器		
	クラスⅣ：高度管理医療機器	PMDA	PMDA
	クラスⅢ：高度管理医療機器		
	クラスⅡ：管理医療機器	PMDA（認証基準のあるものは登録認証機関）	PMDA（認証基準のあるものは登録認証機関）
	クラスⅠ：一般医療機器	調査対象外	調査対象外
体外診断用医薬品	クラスⅢ	PMDA	PMDA
	クラスⅡ	PMDA（認証基準適合品の場合は登録認証機関）	PMDA（認証基準適合品の場合は登録認証機関）
	クラスⅠ	調査対象外	調査対象外

GMP/QMSへの適合を求められる対象となる医薬品・医療機器等については、第9章及び第12章を参照のこと。

まとめ

✓ 日本の薬事行政は、米国のHSSに当たる組織である厚生労働省が管轄しており、医薬・生活衛生食品局が医薬品や医療機器の有効性・安全性の確保対策、血液事業、麻薬・覚せい剤対策等、国民の生命・健康に直結する諸問題を担い、医政局が良質で効率的な医療提供体制の実現に向けた政策の企画立案を行う。

✓ PMDAは、医薬品・医療機器等の治験段階での相談や承認審査、さらには、申請データの信頼性調査を一貫した体制で行うことができるように平成16年に設立された。医薬食品局と密接な連携を取りながら業務を行っている。また、PMDAはFDAのCBER、CDER及びCDRHにたとえられる組織である。

✓ 都道府県は、厚生労働省から薬事行政に係る事務の一部を委任されている。

関連通知・告示
- 昭和 45 年厚生省告示第 366 号「薬事法施行令第 80 条第 2 項第 5 号の規定に基づき厚生労働大臣が指定する医薬品の種類等」
- 平成 6 年厚生省告示第 104 号「薬事法第 14 条第 1 項の規定に基づき製造販売の承認を要しないものとして厚生労働大臣の指定する医薬品等」
- 平成 6 年厚生省告示第 194 号「都道府県知事の承認に係る医薬部外品」
- 平成 9 年厚生省告示第 53 号「薬事法第 14 条第 1 項の規定に基づき製造販売の承認を要しないものとして厚生労働大臣の指定する医薬部外品等」
- 平成 16 年厚生労働省告示第 431 号「薬事法施行令第 20 条第 1 項第 6 号及び第 7 号並びに薬事法施行規則第 96 条第 6 号及び第 7 号の規定に基づき厚生労働大臣が指定する医薬品」
- 平成 17 年厚生労働省告示第 112 号「薬事法第 23 条の 2 第 1 項の規定により厚生労働大臣が基準を定めて指定する医療機器」
- 平成 17 年厚生労働省告示第 120 号「薬事法第 14 条第 1 項の規定により厚生労働大臣が基準を定めて指定する体外診断用医薬品」
- 平成 17 年厚生労働省告示第 121 号「薬事法第 23 条の 2 第 1 項の規定により厚生労働大臣が基準を定めて指定する体外診断用医薬品」
- 平成 17 年 3 月 31 日薬食監麻発第 0331004 号「医薬品等の輸入届出の取扱いについて」
- 平成 17 年 7 月 6 日薬食発第 0706002 号「医療機関等からの医薬品又は医療機器についての副作用、感染症及び不具合報告の実施要領の改訂について」
- 平成 20 年厚生労働省告示第 528 号「薬事法第 23 条の 2 第 1 項の規定により厚生労働大臣が基準を定めて指定する医療機器」
- 平成 26 年 11 月 25 日厚生労働省告示 439 号「薬事法等の一部を改正する法律の施行に伴う厚生労働省関係告示の整理に関する告示条文」
- 平成 26 年 8 月 6 日薬食発 0806 第 3 号「薬事法等の一部を改正する法律等の施行等について」
- 平成 26 年 8 月 12 日薬食発 0812 第 1 号「薬事法等の一部を改正する法律の施行に伴う医療機器及び体外診断用医薬品の製造管理及び品質管理の基準に関する省令の改正並びに関係省令及び告示の制定及び改廃について」
- 平成 26 年 10 月 2 日薬食発 1002 第 20 号「医薬品等の副作用等の報告について」

参考文献等
- 財団法人日本薬剤師研修センター監修『医薬品製造販売指針 2012』じほう、2012 年
- 日本製薬工業協会　英文薬事情報タスクフォース編『日本の薬事行政 2014.3』（無償、ウェブ）
- 独立行政法人医薬品医療機器総合機構「平成 25 事業年度業務報告」
- 厚生労働省ウェブサイト　www.mhlw.go.jp
- 独立行政法人医薬品医療機器総合機構ウェブサイト
- 厚生労働省法令等データベースサービス
- 厚生労働省　平成 26 年 3 月 31 日 Press Release、PMDA 第 3 期中期計画、https://www.pmda.go.jp/about-pmda/info-about-pmda/0023.html
- Food and Drug Administration Distribution of Full-Time Equivalent (FTE) Employment Program Level, FY2013 Estimate, 5-Distribution+of+Full+Time+Equivalent+(FTE)+Employment+by+Program-1-508.pdf

第 3 章

立法・施行プロセス及び医薬品医療機器等規制関連情報の種類

目的
- 日本における立法・施行のプロセス（法律の原案作成から公布）について理解する。
- 法の体系と医薬品医療機器法の構成について理解する。
- 医薬品医療機器法関連情報の種類と入手先を知る。

関連法令
- 医薬品、医療機器等の品質、有効性及び安全性の確保等に関する法律（昭和35年法律第145号）
- 医薬品、医療機器等の品質、有効性及び安全性の確保等に関する法律施行令（昭和36年政令第11号）
- 医薬品、医療機器等の品質、有効性及び安全性の確保等に関する法律施行規則（昭和36年厚生省令第1号）
- 医薬品医療機器法関係省令・告示
- 国会法（昭和22年法律第79号）

はじめに

　私たちの行動を規律するものとして、法、倫理、道徳などがあり、いずれも社会における規範と呼ばれるものである。規範は、私たちが「行動したり判断したりするときの従うべき基準」（大辞林より）のことである。法律は、社会秩序を維持するために強制される規範であり、国民を代表する国会において制定されるものである。
　本章では、規範のうち法律について概説する。最初に一般的な立法・施行のプロセスについて、次に医薬品や医療機器等の業界を規制する「医薬品医療機器法」の構成と法体系について、最後に医薬品等の規制に係る情報の種類やそれらをどのようにしたら入手できるかに

ついて説明する。

1．立法・施行のプロセス

　法律を起案し、国会に提出するには、2つの方法がある。1つは内閣が法律案を提出する方法（閣法）、もう1つは国会議員が法律案を提出する方法（議員立法）である。

　内閣提出法案は、内閣総理大臣が内閣を代表して提出することになっている。国会議員が法案を提出する場合、国会議員一人だけでは法案を提出することができない。国会法では、議員が法案を提出するには、衆議院においては20人以上の賛成者、参議院においては10人以上の賛成者が必要と規定されている。さらに予算を伴う法案提出には、衆議院では50人以上の賛成者、参議院では20人以上の賛成者が必要と規定されている。

　また、衆参両院には法制局（いわゆる議院法制局）が設置されている。主に文章を審査する内閣法制局とは異なり、法律案構想の段階から参加し、実情調査にも当たるなど、議員の法案作成をサポートしている。

　一般的な法案提出の方法である内閣提出法案について、その法律案の起案から成立、公布までについて以下に説明する。その流れを図1に示す（2015年3月現在）。

(1) 法律案の原案作成

① 内閣が提出する法律案の原案の作成は、それを所管する各省庁において行われる。各省庁は所管行政の遂行上決定された施策目標を実現するため、新たな法律の制定又は既存の法律の改正、又は廃止の方針が決定されると法律案の第一次案を作成する。

② 第一次案を基に関係する省庁、与党との意見調整等が行われる。さらに、審議会に対する諮問、又は公聴会における意見聴取等を必要とする場合には、これらの手続を済ませる。

③ 法律案提出の見通しがつくと、その主管省庁は法文化の作業を行い、法律案の原案ができ上がる。

(2) 内閣法制局における審査

① 内閣が提出する法律案については、閣議に付される前にすべて内閣法制局における審査が行われる。

② 内閣法制局における審査は、本来、その法律案に係る主管省庁から出された内閣総理大臣あての閣議請議案の送付を受けてから開始されるものであるが、現在、事務的には主管省庁の議がまとまった法律案の原案について、いわば予備審査の形で進める方法が採られている。したがって、閣議請議は、内閣法制局の予備審査を経た法律案に基づいて行われる。

③ 内閣法制局における審査は、主管省庁で立案した原案に対して、次のような点を含めて法律的、立法技術的にあらゆる角度から検討する。

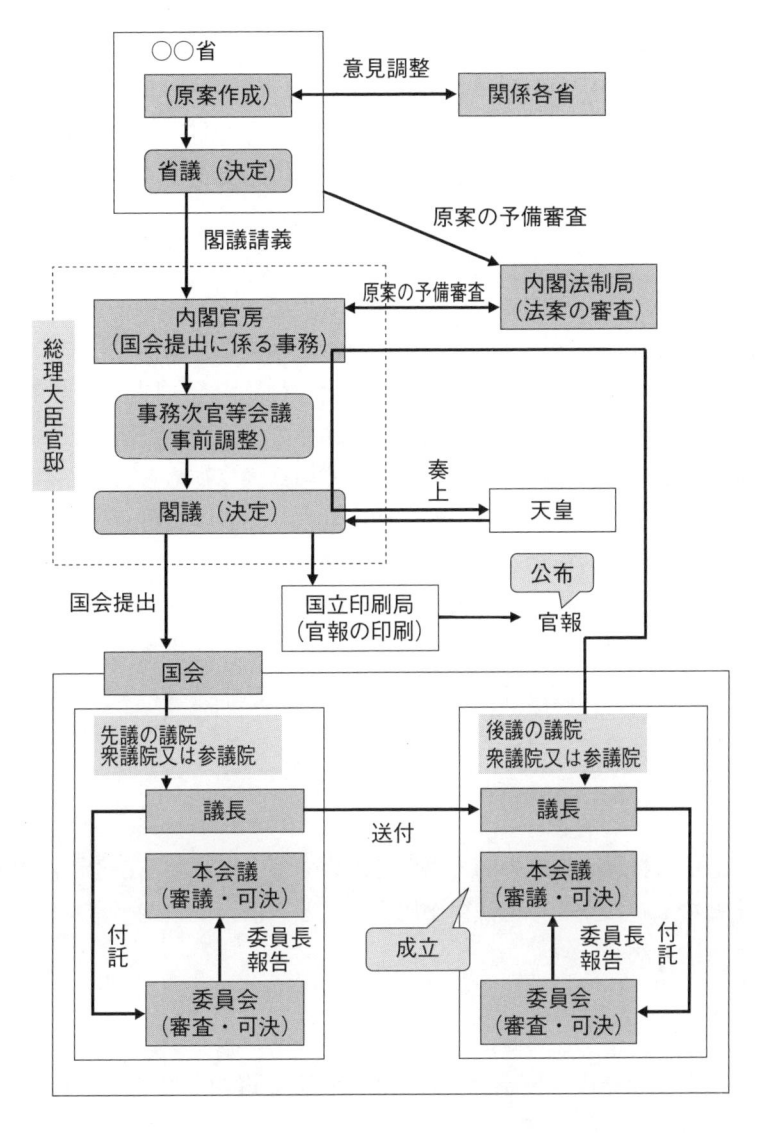

第3章 立法・施行プロセス及び医薬品医療機器等規制関連情報の種類

〔内閣法制局ウェブページの図を改変〕
図1　法律ができるまでの流れ

- 憲法や他の現行の法制との関係、立法内容の法的妥当性。
- 立案の意図が、法文の上に正確に表現されていること。
- 条文の表現及び配列等の構成が適当であること。
- 用字・用語について誤りがないこと。

④　予備審査が一応終了すると、主任の国務大臣から内閣総理大臣に対し国会提出について閣議請議の手続を行うことになり、これを受け付けた内閣官房から内閣法制局に対し同請議案が送付される。内閣法制局では、予備審査における審査の結果とも照らし合わせつつ、最終的な審査を行い、必要があれば修正の上、内閣官房に回付する。

(3) 国会提出のための閣議決定

閣議請議された法律案については、閣議の席上、内閣法制局長官からその概要の説明が行われ、異議なく閣議決定が行われると、内閣総理大臣からその法律案が国会（衆議院又は参議院）に提出される。なお、内閣提出法律案の国会提出に係る事務は、内閣官房が行っている。

(4) 国会における審議

① 内閣提出の法律案が衆議院又は参議院に提出されると、原則として、その法律案の提出を受けた議院の議長は、これを適当な委員会に付託する（国会法56条）。
② 委員会における審議は、まず国務大臣の法律案の提案理由説明から始まり、審査に入る。審査は、主として法律案に対する質疑応答の形式で進められる。委員会における質疑、討論が終局したときは、委員長が問題を宣告して表決に付す。委員会における法律案の審議が終了すれば、その審議は本会議に移行する。
③ 内閣提出の法律案が、衆議院又は参議院のいずれか先に提出された議院において、委員会及び本会議の表決の手続を経て可決されると、その法律案は、もう一方の議院に送付される。送付を受けた議院においても、委員会及び本会議の審議、表決の手続が行われる。

(5) 法律の成立

法律案は、憲法に特別の定めのある場合を除いては、衆議院及び参議院の両議院で可決したとき法律となる。こうして、法律が成立したときは、後議院の議長から内閣を経由して奏上される（国会法65条）。

(6) 法律の公布

① 法律は、法律の成立後、後議院の議長から内閣を経由して奏上された日から30日以内に公布される（国会法66条）。
② 法律の公布は、公布のための閣議決定を経た上、官報に掲載されることによって行われる。法律には法律番号が付けられ、主任の国務大臣の署名及び内閣総理大臣の連署がされる。
③ 「公布」は、成立した法律を一般に周知させる目的で、国民が知ることのできる状態に置くことをいい、法律が現実に発効し、作用するためには、それが公布されることが必要である。

なお、法律の効力が一般的、現実的に発動し、作用することになることを「施行」といい、公布された法律がいつから施行されるかについては、通常、その法律の附則で定められている。

2．法の体系と医薬品医療機器法の構成

(1) 法の体系

法律には、刑法や民法などさまざまな法律がある中で、医薬品や医療機器の規制等に関する法律として「医薬品医療機器法」や「薬剤師法」などがある。法律は国会の議決を経て成立し、すべて「日本国憲法」のもとにある。したがって、法律は憲法の枠からはみ出すことはできない。同様に「法律」のもとに「政令」があり、「法律」や「政令」のもとに「省令」があるなど、法の体系は段階構造になっている。これらを図式すると、図2のようになる。

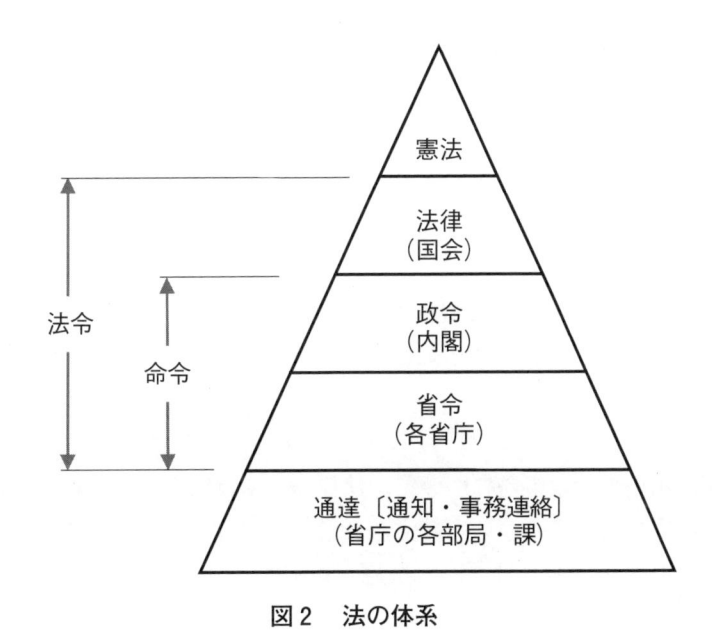

```
              憲法
           法律
          （国会）
         政令
        （内閣）
       省令
     （各省庁）
   通達〔通知・事務連絡〕
   （省庁の各部局・課）
```

（法令：憲法～通達まで／命令：政令～省令）

図2　法の体系

ところで、一般に、法律と命令を合わせて呼ぶときに「法令」という用語を用いる。「法律」は国会の議決を経て制定されたもの、「命令」は国会の議決を経ず、法律に基づき国の行政機関が制定するものをいう（「法律用語辞典」有斐閣）。「命令」には、政令、省令、告示等が該当する。

法令は官報に掲載することで公布され、法的な効力が発生する。公布に関しての成文法はないが、これは明治以来の慣習と最高裁判例に基づくと伝えられている。

次に、法律、政令、省令、告示、通知、事務連絡等、発出されるものの定義や関係、相違点について説明する。

(2) 「法律」とは

国会の議決を経て制定されたもので、その公布は官報に掲載することによって行われる。医薬品医療機器法などがこれにあたる。

(3)「政令」とは

法律より具体的な内容で、法律の規定を実施するために、内閣（閣議）で決めた命令である。

官報の「政令」の項には、内閣の制定する命令が掲載される。政令には、憲法及び法律の規定を実施するために制定される執行命令（施行令）と、法律の委任に基づいて制定される委任命令の二種がある。執行命令には「○○法施行令」、委任命令には「○○に関する政令」等の名称が付く。

医薬品医療機器法関連の政令としては、「医薬品、医療機器等の品質、有効性及び安全性の確保等に関する法律施行令（昭和36年政令第11号）」、「医薬品、医療機器等の品質、有効性及び安全性の確保等に関する法律関係手数料令（平成17年政令第91号）」などがある。

法律と政令の関係は、例えば次のようになっている。

- 法第2条（定義）第4項：「この法律で「医療機器」とは、（中略）機械器具等（再生医療等製品を除く）であって、政令で定めるものをいう。」

↓

- 施行令第1条（医療機器の範囲）：「（前略）第2条第4項の医療機器は、別表第1のとおりとする。」

(4)「省令」とは

各省の大臣が主任の行政事務について、法律若しくは政令を施行するため、又は法律若しくは政令の特別の委任に基づいて発する命令（国家行政組織法第12条第1項）である。省令には二種あり、執行命令は「○○法施行規則」、委任命令は「○○に関する省令」等の名称が付く。

医薬品医療機器法関連省令の例を以下に掲げる（左が通称、右が正式名称）と同時に、この省令と医薬品医療機器法との関係を例示する。

《医薬品医療機器法関連省令》
- 施行規則：医薬品医療機器法施行規則（昭和36年厚生省令第1号）
- GQP省令：医薬品、医薬部外品、化粧品及び再生医療等製品の品質管理の基準に関する省令（平成16年厚生労働省令第136号）
- QMS体制省令：医療機器又は体外診断用医薬品の製造管理又は品質管理に係る業務を行う体制の基準に関する省令（平成26年厚生労働省令第94号）
- GVP省令：医薬品、医薬部外品、化粧品、医療機器及び再生医療等製品の製造販売後安全管理の基準に関する省令（平成16年厚生労働省令第135号）
- QMS省令：医療機器及び体外診断用医薬品の製造管理及び品質管理の基準に関する省令（平成16年厚生労働省令第169号）

- 医薬品 GMP 省令：医薬品及び医薬部外品の製造管理及び品質管理の基準に関する省令（平成 16 年厚生労働省令第 179 号）
- 医薬品 GCP 省令：医薬品の臨床試験の実施の基準に関する省令（平成 9 年厚生省令第 28 号）
- 医療機器 GCP 省令：医療機器の臨床試験の実施の基準に関する省令（平成 17 年厚生労働省令第 36 号）
- 医薬品 GLP 省令：医薬品の安全性に関する非臨床試験の実施の基準に関する省令（平成 9 年厚生省令第 21 号）
- 医療機器 GLP 省令：医療機器の安全性に関する非臨床試験の実施の基準に関する省令（平成 17 年厚生労働省令第 37 号）
- 医薬品 GPSP 省令：医薬品の製造販売後の調査及び試験の実施の基準に関する省令（平成 16 年厚生労働省令第 171 号）
- 医療機器 GPSP 省令：医療機器の製造販売後の調査及び試験の実施の基準に関する省令（平成 17 年厚生労働省令第 38 号）

《医薬品医療機器法と省令の関係例》
- 法第 23 条の 2 の 5 第 3 項（医療機器及び体外診断用医薬品の製造販売の承認）：「第 1 項の承認を受けようとする者は、厚生労働省令で定めるところにより、申請書に臨床試験の試験成績に関する資料その他の資料を添付して申請しなければならない。この場合（後略）」

    ↓

    - 施行規則第 114 条の 19：「法第 23 条の 2 の 5 第 3 項の規定により、第 114 条の 17 第 1 項又は第 114 条の 24 第 1 項の申請書に添付しなければならない資料は（後略）」

- 法第 23 条の 2 の 2（許可の基準）第 1 号：「申請に係る医療機器又は体外診断用医薬品の製造管理又は品質管理に係る業務を行う体制が、厚生労働省令で定める基準に適合しないとき」

    ↓

    - QMS 体制省令第 1 条（趣旨）：「この省令は、（中略）法第 23 条の 2 の 2 第 1 号の厚生労働省令で定める基準を定めるものとする。」

- 法第 23 条の 2 の 2（許可の基準）第 2 号：「申請に係る医薬品、医薬部外品、化粧品、医療機器及び体外診断用医薬品の製造販売後安全管理の方法が、厚生労働省令で定める基準に適合しないとき」

    ↓

    - GVP 省令第 1 条（趣旨）：「この省令は、（中略）法第 12 条の 2 第 2 号、

第23条の2の2第2号及び第23条の21第2号に規定する製造販売後安全管理に係る厚生労働省令で定める基準を定めるものとする。」

○ 法第23条の2の5（医療機器及び体外診断用医薬品の製造販売の承認）第2項第4号：「申請に係る医療機器又は体外診断用医薬品が政令で定めるものであるときは、その物の製造管理及び品質管理の方法が、厚生労働省令で定める基準に適合していると認められないとき」

↓

- QMS省令第1条（趣旨）：「この省令は、（中略）法第23条の2の5第2項第4号（中略）及び第80条第2項に規定する厚生労働省令で定める基準を定めるものとする。」

○ 法第23条の2の5（医療機器及び体外診断用医薬品の製造販売の承認）第3項：「第1項の承認を受けようとする者は、厚生労働省令で定めるところにより、申請書に臨床試験の試験成績に関する資料その他の資料を添付して申請しなければならない。この場合において、当該申請に係る医療機器又は体外診断用医薬品が厚生労働省令で定める医療機器又は体外診断用医薬品であるときは、当該資料は、厚生労働省令で定める基準に従って収集され、かつ、作成されたものでなければならない。」

↓

- 医療機器GCP省令第1条（趣旨）：「この省令は、（中略）法第23条の2の5第3項（中略）の厚生労働省令で定める基準のうち医療機器の臨床試験の実施に係るもの（中略）に規定する厚生労働省令で定める基準を定めるものとする。」

(5) 「告示」とは

公の機関がその機関の所掌事務に関して決定した事項その他一定の事項を公式に広く一般に知らせること。内閣告示、内閣府告示、各省の告示、各庁の告示、各委員会の告示、裁判所の告示等がある。

告示の方式が、「○○大臣は、……官報に告示しなければならない」のように法令で規定されている例もあるが、そうでない場合も、行政機関の告示は官報によって行われるのが通例である。

医薬品医療機器法に基づく医療機器関連の告示例をいくつか示す。

○ 医薬品医療機器法第2条第5項から第7項までの規定により厚生労働大臣が指定する高度管理医療機器、管理医療機器及び一般医療機器（平成16年厚生労働省告示第298号）

これは、タイトルのとおり、医薬品医療機器法第2条（定義）第5項の「この法律で『高度管理医療機器』とは、（中略）厚生労働大臣が薬事・食品衛生審議会の意見を聴いて指定するものをいう」、第6項の「この法律で管理医療機器とは…同前…」、第7項の「この法律で『一般医療機器』とは…同前…」を受けて定められたものである。

○ 医薬品医療機器法第2条第8項の規定により厚生労働大臣が指定する特定保守管理医療機器（平成16年厚生労働省告示第297号）

これは、タイトルのとおり、医薬品医療機器法第2条（定義）第8項の「この法律で『特定保守管理医療機器』とは、（中略）厚生労働大臣が薬事・食品衛生審議会の意見を聴いて指定するものをいう」を受けて定められたものである。

○ 医薬品医療機器法第41条第3項の規定により厚生労働大臣が定める医療機器の基準（平成17年厚生労働省告示第122号）

これは、タイトルのとおり、医薬品医療機器法第41条（日本薬局方等）第3項の「厚生労働大臣は、医療機器、再生医療等製品又は体外診断用医薬品の性状、品質及び性能の適正を図るため、薬事・食品衛生審議会の意見を聴いて、必要な基準を設けることができる」を受けて定められたものである。

(6) 「条例」とは

地方公共団体の区域において適用される自治立法で、それぞれの地方公共団体議会で決められる。これは、法令に違反しない範囲において定められる。

医薬品医療機器法関連では、地方薬事審議会について定めている第3条第2項に「地方薬事審議会の組織、運営その他地方薬事審議会に関し必要な事項は、当該都道府県の条例に定める」とあり、これがここでいう「条例」に該当する。また、製造販売業等業態関連の手数料は、それぞれの都道府県の条例で定められている。

(7) 「通達」（通知、事務連絡）とは

統一的な行政を行うために、法令の解釈や運用方針、権限行使のあり方などを伝える文書の形式で中央省庁から都道府県に伝えるものが多く見られる。機関内部でのみ効力を持つとされているが、法の適用を知るために関係実務に携わる際には必要になってくる。

医療機器等に関連する通知として、医薬・生活衛生局（平成27年10月1日から医薬食品局は医薬・生活衛生局に組織変更した）長名で発出する通知、それを補完するものとして監視指導・麻薬対策課長や審査管理課長等の課長名あるいは厚生労働省大臣官房参事官（医療機器・再生医療等製品審査管理担当）名で発出する通知、さらに各課からの事務的な内容を示す事務連絡があり、これらも階層化されている。なお、次に通知を例示し、読

み方を示す。

　　例：平成 21 年 5 月 8 日　薬食発第 0508003 号
　　　「薬事法の一部を改正する法律等の施行等について」

　この場合、言うまでもなく「平成 21 年 5 月 8 日」は通知を発出した日付である。
　「薬食発」は、厚生労働省医薬食品局長が発出した通知であることを表している。ただし、組織替えによりこの職名も変わることがあるので、常に同じとは限らない。例えば、平成 14 年の局長通知は「医薬発」であり、今も効力のある通知も多く存在する。
　「第 0508003 号」の「0508」は月日、その後の「003」は何番目に出したかを示している。同日付の通知があるのでこのようになっている。注意すべきは、この「薬食発第 0508003 号」には発出年がないので、特定の通知を検索するときは別途何年発出の通知かを確認しなければならない。
　なお、平成 21 年 7 月以降発出された通知では、例えば「薬食機発 0904 第 1 号」と番号表記が変わっている。ただし、その意味するところは変更されていない。平成 13 年以前の通知はこの様式ではなく、年ごと、職名ごとの連番となっている。通知を補完する Q&A などは事務連絡として発出されるが、事務連絡には番号はなく、発出年月日のみが記載されている。
　また、標題も見たとおりであるが、これは「薬事法の一部を改正する法律等の施行等について」の内容の通知である。
　宛先は、通知の実物を見れば明らかだが、この場合は「各都道府県知事・各政令市長・各特別区長」宛てである。局長通知の宛先はこのように「各都道府県知事・各政令市長・各特別区長」、課長通知の宛先は「各都道府県衛生主管部（局）長」、事務連絡の宛先は「各都道府県衛生主管部（局）薬務主管課」などとなっている。
　次に、どこから発出されたかを示す厚生労働省の「○○発」について、さらに例示する（現在の組織で）。

　　例：厚生労働省発医薬　→　厚生労働事務次官通達
　　　　薬生発　→　医薬・生活衛生局長通知
　　　　薬生総発　→　医薬・生活衛生局総務課長通知
　　　　薬生監麻発　→　医薬・生活衛生局監視指導・麻薬対策課長通知
　　　　薬生安発　→　医薬・生活衛生局安全対策課長通知
　　　　薬生審査発　→　医薬・生活衛生局審査管理課長通知
　　　　薬生機発　→　厚生労働省大臣官房参事官
　　　　　　　　　　　（医療機器・再生医療等製品審査管理担当）通知
　　　　薬生審査発/薬生安発　→　医薬・生活衛生局審査管理課長・安全対策課長の連名通知

医政発 → 医政局長通知
医政経発 → 医政局経済課長通知
保発 → 保険局長通知
保医発 → 保険局医療課長通知

なお、「薬機発……」は、厚生労働省ではなく、医薬品医療機器総合機構理事長名で発出されたものである。

3．情報の入手先

法律、政令、条約等の公布をはじめとして、国の機関としての諸報告や資料を公表するものとして「官報」（国立印刷局が発行している機関紙）があり、「国の広報紙」や「国民の公告紙」としての役割を担っている。

官報には、法律事項や政令、省令、告示等が掲載されるが、「法律」の項には、国会の議決を経て制定された法律、又は改正された法律の条文が掲載される。官報において法律、政令、条約等が公布される場合は、目次の次に「本号で公布された法令のあらまし」欄が設けられ、新しく成立した法律、政令、条約等の趣旨や概略がわかりやすくまとめられている。

「官報」（国立印刷局）
　平日に毎日発行される政府の公報。法令は官報に掲載されて「公布」となるので、公布年月日や改正年月日がわかっている場合は、その日付の官報をみることで目的の法令をみることができる。

「インターネット版官報」（国立印刷局）　http://kanpou.npb.go.jp/
　2012年4月1日以降の法律、政令等に加え、2013年7月15日以降の法律、政令等の官報情報が公開されている。また、有料・会員制の「官報情報検索サービス」http://kanpou.npb.go.jp/search/introduce.html もある。

「官報検索」（インターネット）　http://kanpoo.jp/
　インターネット版官報で公開されている当日～1か月以内の官報を対象に全文検索が可能。

「官報検索」（インターネット版以外）
　http://www.gov-book.or.jp/asp/Kanpo/KanpoList/
　1996年6月3日以降の「官報」の目次検索が可能である。

そのほか、医薬品等規制関連情報として厚生労働省等行政の動き（審議会やパブリックコ

第3章　立法・施行プロセス及び医薬品医療機器等規制関連情報の種類

メント)、法令データベースや通知の検索、承認関連情報などの入手先と当該ウェブサイトのアドレスを表1に、医療機器関連団体の一覧を表2に示したので、参照いただきたい。

まとめ

私たちの行動を規律する「法律」に関し、一般的な制定過程と医薬品医療機器法の構成についてまとめた。また、医薬品等規制関連の最新の情報等の入手先についての官報、並びに厚生労働省、医薬品医療機器総合機構、都道府県、医療機器センター、及び業界団体等のサイトを紹介した。

表1　行政等薬事関連情報入手先一覧

機関名称	ウェブアドレス
厚生労働省 （MHLW）	厚生労働省 http://www.mhlw.go.jp
	○厚生労働省法令等データベースシステム ［ホーム＞所管の法令等＞所管の法令、告示・通知等］ http://wwwhourei.mhlw.go.jp/hourei/
	○審議会・研究会等 ［ホーム＞制作について＞審議会・研究会等について］ http://www.mhlw.go.jp/stf/shingi/indexshingi.html
	○パブリックコメント ［ホーム＞報道・広報＞国民参加の場＞パブリックコメント］ http://www.mhlw.go.jp/public/index.html
	○行事・会議等の予定 ［ホーム＞報道・広報＞行事・会議等の予定］ http://www.mhlw.go.jp/topics/event/index.html
国立医薬品食品衛生研究所 （NIHS）	国立医薬品食品衛生研究所 http://www.nihs.go.jp/index-j.html
独立行政法人　医薬品医療機器総合機構（PMDA）	独立行政法人　医薬品医療機器総合機構 http://www.pmda.go.jp/index.html
	○製造販売を行いたい/申請を行いたい/開発を円滑に進めたい等] ［ホーム＞企業向け］ http://www.pmda.go.jp/pnavi-04.html ・［企業向け＞製造販売手順について］ ・［企業向け＞医薬品・医薬部外品の申請］ ・［企業向け＞医療機器・体外診断用医薬品の申請］ ・［企業向け＞薬事戦略相談］
	○承認情報 ［ホーム＞企業向け＞申請を行いたい＞承認情報］ http://www.pmda.go.jp/review-services/drug-reviews/review-information/0002.html

第3章　立法・施行プロセス及び医薬品医療機器等規制関連情報の種類

機関名称	ウェブアドレス
	○添付文書や回収等の情報 ［ホーム＞安全対策業務＞情報提供業務］ https://www.pmda.go.jp/safety/info-services/0001.html ・［情報提供業務＞医薬品＞添付文書又は回収等］ ・［情報提供業務＞医療機器＞添付文書又は回収等］
東京都	東京都福祉保健 http://www.fukushihoken.metro.tokyo.jp/index.html ○薬事関係通知等 ［ホーム＞健康安全＞医薬品の安全＞薬事関係通知等＞医薬品医療機器等法関連通知］ http://www.fukushihoken.metro.tokyo.jp/kenkou/iyaku/yakujikankeituuchito/h26houkaisei.html ○東京都健康安全研究センター http://www.tokyo-eiken.go.jp/
京都府	京都府 http://www.pref.kyoto.jp/index.html ○医薬品医療機器法関係通知 ［ホーム＞健康・福祉・人権＞健康・医療＞薬・献血＞薬事法改正］ http://www.pref.kyoto.jp/yakujikaisei/
財団法人医療機器センター （JAAME）	公益財団法人医療機器センター http://www.jaame.or.jp/index.php ○医療機器について（ホーム画面のIndex：医療機器について） ○医療機器行政情報（ホーム画面のIndex：承認情報、新規通知、パブリックコメント、新・改良（臨床有）医療機器等）
業界団体 ○日本医療機器産業連合会 　（医機連：JFMDA） ○その他個別団体 ○米国先進医療技術工業会 　（AdvaMed：Advanced Medical Technology Association） ○米国医療機器・IVD工業会 　（AMDD：American Medical Devices and Diagnostics Manufacturers' Association） ○欧州ビジネス協会 　（EBC：European Business Council in Japan）	○日本医療機器産業連合会 　http://www.jfmda.gr.jp/index.html 表2　参照 ○米国先進医療技術工業会 　http://www.advamed.org/ ○米国医療機器・IVD工業会 　http://www.amdd.jp/ ○欧州ビジネス協会 　https://www.ebc-jp.com/ja/

注）上記のURLは本書出版時のものであり、随時変される可能性がある。

表2　医療機器・体外診断用医薬品関係団体

1．一般社団法人日本医療機器産業連合会（医機連）
　　http://www.jfmda.gr.jp/
　　〒162-0822 東京都新宿区下宮比町3-2 飯田橋スクエアビル8階B　Tel. 03-5225-6234

医機連加盟団体一覧　　　　　　　　　　　（2015年5月現在　日本医療機器産業連合会ウェブサイトより）

団体名（略称）・ウェブアドレス	主要取扱製品・主要事業
	所在地・電話番号
（一社）日本画像医療システム工業会（JIRA） http://www.jira-net.or.jp/index.htm	診断用X線装置 X線CT装置 MR装置 X線フイルム　他
	〒112-0004 文京区後楽2-2-23　住友不動産飯田橋ビル2号館6F Tel. 03-3816-3450
（一社）電子情報技術産業協会（JEITA） http://www.jeita.or.jp/japanese/index.html	生体現象測定記録装置 映像検査装置 医療システム 超音波画像診断装置　他
	〒100-0004 千代田区大手町1-1-3　大手センタービル Tel. 03-5275-7261
（一社）日本医療機器工業会（日医工） http://www.jamdi.org/	麻酔器 人工呼吸器 ペースメーカー 手術用メス等処置用機器 手術台等施設用機器　他
	〒113-0033 文京区本郷3-39-15　医科器械会館5F Tel. 03-3816-5575
（一社）日本医療機器テクノロジー協会（MT JAPAN） http://www.mtjapan.or.jp/jp/mtj/	ディスポーザブル製品（注射器・カテーテル等）人工関節 人工骨・材料 人工腎臓装置 透析器 人工心肺 人工膵臓 人工血管 人工心臓弁　他
	〒102-0083 千代田区麹町3-10-3　神浦麹町ビル3F Tel. 03-5212-3721
（一社）日本医療機器販売業協会（医器販協） http://www.jahid.gr.jp/	医療機器・医療用品販売業
	〒113-0033 文京区本郷3-39-17　KOGAビル4F Tel. 03-5689-7530
（一社）日本ホームヘルス機器協会（ホームヘルス） http://www.hapi.or.jp/	家庭用低周波治療器　家庭用電位治療器　家庭用吸入器　家庭用マッサージ器　他
	〒113-0034 文京区湯島4-1-11　南山堂ビル5F Tel. 03-5805-6131

団体名（略称）・ウェブアドレス	主要取扱製品・主要事業
	所在地・電話番号
日本医用光学機器工業会 （日医光） http://www.jmoia.jp/	医用内視鏡　眼科機器　眼鏡レンズ眼鏡機器　他
	〒103-0023 中央区日本橋本町3-1-11　繊維会館2F Tel. 03-6225-5474
（一社）日本歯科商工協会 （歯科商工） http://www.jdta.org/	歯科器械　歯科材料　歯科用薬品（製造、輸入、流通事業）
	〒111-0056 台東区小島2-16-14　日本歯科器械会館内 Tel. 03-3851-0324
（一社）日本分析機器工業会 （分析工） http://www.jaima.or.jp/	臨床化学自動分析装置　血液検査装置　検体検査装置　他
	〒101-0054 千代田区神田錦町1-12-3　第一アマイビル3F Tel. 03-3292-0642
（一社）日本コンタクトレンズ協会 （CL協会） http://www.jcla.gr.jp/	コンタクトレンズ　コンタクトレンズ用ケア用品　他
	〒113-0033 文京区本郷3-15-9　SWTビル8F Tel. 03-5802-5361
日本理学療法機器工業会 （日理機工） http://nichirikiko.gr.jp/	低周波治療器　温熱療法用機器　マッサージ器　牽引器　他
	〒113-0033 文京区本郷13-3　三富ビル4F Tel. 03-3811-8522
（一社）日本眼科医療機器協会 （眼医器協） http://www.joia.or.jp/	眼科用検査器械　眼科用手術器械　他
	〒102-0074 千代田区九段南2-2-5　九段ビル9F Tel. 03-5276-9841
日本在宅医療福祉協会 （日在協） http://www.jhhc.jp/	在宅医療用具　介護機器　福祉機器　他
	〒113-8570 文京区湯島2-31-20　フクダ電子㈱春木町ビル9F Tel. 03-3818-6047
（社）日本補聴器工業会 （日補工） http://www.hochouki.com/	補聴器
	〒101-0047 千代田区内神田1-7-1　鎌倉橋ビル5F Tel. 03-5283-6244

団体名（略称）・ウェブアドレス	主要取扱製品・主要事業
	所在地・電話番号
商工組合日本医療機器協会 （JMIA） http://jmia.or.jp/	診察・診断用機器ディスポーザブル用品研究室用機器医療機器・用具全般コンサルティング等
	〒113-0033 文京区本郷 3 -39-15　医科器械会館 1F Tel. 03-3811-6761
（一社）日本補聴器販売店協会 （JHIDA） http://www.jhida.org	補聴器の販売業
	〒101-0047 千代田区内神田 2 -11- 1 　島田ビル 6F Tel. 03-3258-5964
（一社）日本衛生材料工業連合会 （日衛連） http://www.jhpia.or.jp/	医療脱脂綿　医療ガーゼ　生理処理用タンポンメディカル用ペーパーシーツ救急絆創膏　他
	〒105-0013 港区浜松町 2 - 8 -14　浜松町 TS ビル 9F Tel. 03-6403-5351
日本医療用縫合糸協会 （日縫協） http://jass.jp.net/	医療用縫合糸　医療用針付縫合糸　医療用縫合針　他
	〒113-0033 文京区本郷 3 -39-15　商工組合日本医療機器協会内 Tel. 03-3811-9761
日本コンドーム工業会 （コンドーム工） http://www.condomkogyokai.com/	男性用及び女性用コンドーム
	〒113-8710 文京区本郷 3 -27-12　オカモト㈱内 Tel. 03-3817-4231

注）ウェブアドレスは上記の情報は本書出版時のものであり、随時変更される可能性がある。

2．一般社団法人日本臨床検査薬協会（臨薬協）
　　　http://www.jacr.or.jp/
　　　〒103-0004 東京都中央区東日本橋 2 -24-14 日本橋イーストビル 2 階　Tel. 03-5809-1123

参考文献等
- 『平成 27 年度版薬事法令ハンドブック』薬事日報社、2015 年
- 『薬事法令ハンドブック承認許可基準省令第 7 版』薬事日報社、2015 年
- 内閣法制局ウェブサイト
- 日本医療機器産業連合会ウェブサイト

第 4 章

日本市場へのロードマップ

目的
- 海外から日本に製品導入する際に、必要な市販前・市販後手続き及び検討手順を理解する。
- 海外から日本に製品導入するための、検討すべきストラテジーやモデルケースを理解する。

はじめに

　厚生労働省の薬事工業生産動態統計調査によれば、2012年には1兆1883億円の医療機器が海外から輸入された。日本国内で使われる医療機器の約半分は、心臓ペースメーカーやカテーテルなどの治療用機器であり、これらの分野は欧米企業のシェアが高い。身近な医療機器であるコンタクトレンズも輸入が多い製品の1つである。今後も、多種多様な高度技術を駆使した医療機器が海外で開発され、日本に輸入されると推測される。しかしながら、日本市場に製品を導入する際の要求事項が、外国企業によって十分に理解されていないと思われるケースが散見される。

　本章では、外国から日本市場に製品（特に医療機器と体外診断薬製品）を導入するためには、どのような規制があるのか、その規制はどのような手順で進めていくのかといった全体を俯瞰したいわゆるロードマップについて説明する。日本市場に製品を導入し、ビジネス展開をするには、承認や業許可という許認可の規制だけでなく、医療保険関連や販売流通に関する規制もクリアしなければならない。こうした規制は、日本企業も外国企業も同様にかかるものであるが、本章では海外から日本市場に製品を導入するという視点で記述した。また、日本市場への参入のためのビジネスストラテジーも紹介した。

1. 日本市場に製品導入する際の市販前・市販後の手続き

　医療機器や体外診断用医薬品（以下「医療機器等」という）の日本市場への導入に際しては、図1に示された各種手続きを左から右（市販前→市販後）の順で処理することが必要である。

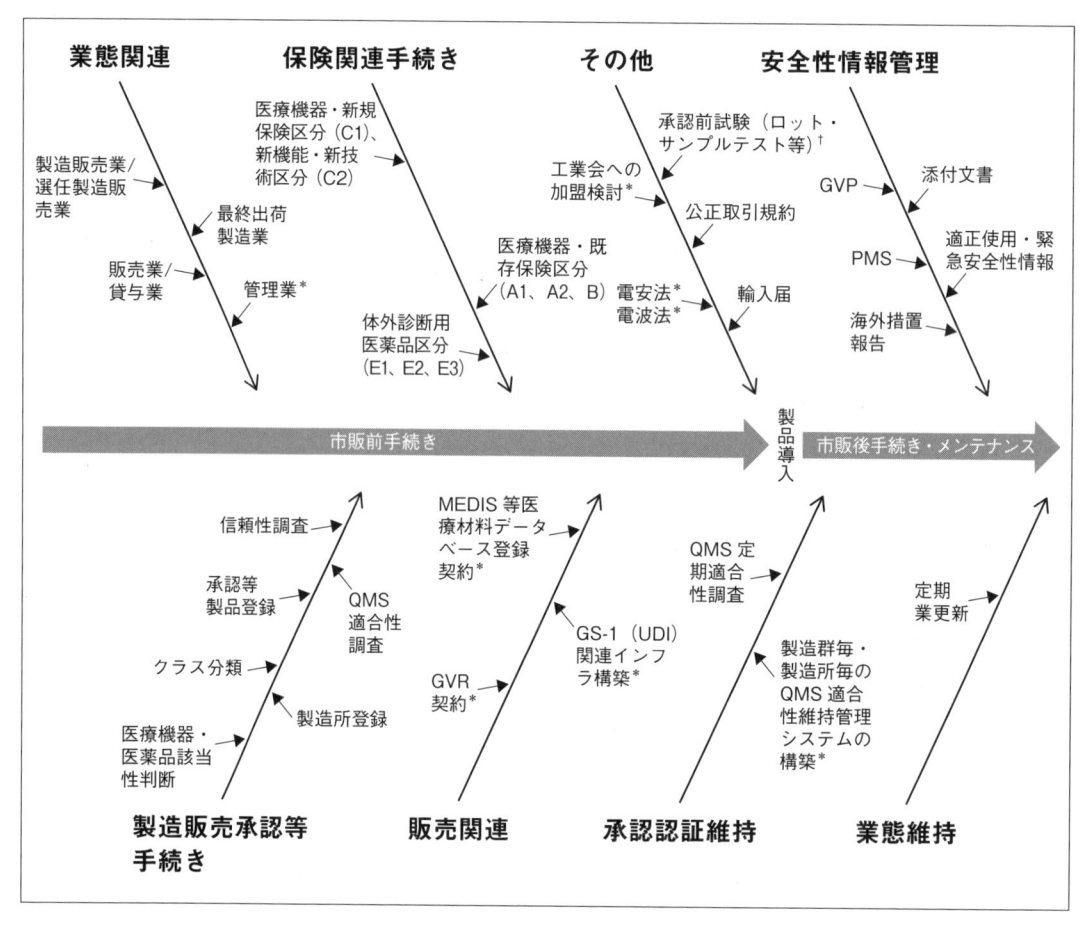

＊全製品の必須項目ではない。†一部の体外診断用医薬品のみ該当。

図1　日本市場への製品導入にあたっての市販前・市販後手続きの全体図

2. 市販前手続き―業許可と承認取得等

(1) 必要な業態の取得

　日本で医療機器等を輸入・製造（日本での最終保管を含む）、販売・授与・貸与・それらの目的での陳列、修理を行うためには、医薬品医療機器法で定められた以下の業許可を取得すること又は登録若しくは届出が要求される。

- 製造販売業許可/選任製造販売業許可
- 製造所登録（外国製造所においては外国製造所登録）

- 販売業許可（取扱う医療機器のクラス分類によっては届出等）
- 貸与業許可（医療機器に限る）
- 修理業許可（医療機器に限る）

この中で、医療機器等を市場に出荷し、製品に対する法的責任を負う者は医療機器製造販売業者であり、医療機器等の品質管理及び安全管理に関する人的、体制的要件を満すことが業許可の要件とされている。製造販売業者でなければ、日本市場に製品を出荷することができない。したがって、外国企業であっても基本的には製造販売業許可を取得することが必要であるが、外国企業には、日本国内の製造販売業者を選任製造販売業者としてビジネス展開するという選択肢もある（後述）。それぞれの業態の定義と概要、許可取得に必要な要件等については、本書第6章「必要な業許可等」を参照されたい。

(2) 製造販売承認等の手続き

製品を医薬品医療機器法に定められた医療機器等として日本市場に導入するには、製品（品目）のクラス分類に応じて定められる承認又は認証等を取得しなければならない。

1）医薬品・医療機器の該当性判断

はじめに、日本市場に導入しようとする製品が、医薬品医療機器法に定められた医薬品、医療機器等に該当するかどうか、つまり法律の規制対象かどうかの判断を行うことが必要である。体外診断用医薬品は、外国では医療機器として規制されているものでも、日本では、法律上は医薬品の範疇でありながら、一部医療機器ベースの規制が行われている。医療機器の規制対象かどうかの該当性判断は、個別に行われている状況にあることから、事前に規制当局への相談・確認が必要である。

2）医療機器のクラス分類

市場での発売を計画する製品が医療機器であることが判断されたら、次はその製品のクラス分類を検討する。日本での医療機器のクラス分類は、GMDN（Global Medical Device Nomenclature：国際一般的名称）をベースにしたJMDN（Japanese Medical Device Nomenclature：日本版一般的名称）ごとにGHTF（Global Harmonization Task Force：医療機器規制国際整合化会議）ルールに基づいて定められている。

3）クラス分類に応じた薬事手続き

製品のクラス分類が判明したら、クラス分類に応じた製品登録プロセス（承認申請、認証申請、届出）を開始することになる。

① 「承認」の取得が必要な製品
- 高度管理医療機器（クラスⅣ/Ⅲ、認証品目除く）
- 体外診断用医薬品（認証品目除く）

② 「認証」の取得が必要な製品
- 医薬品医療機器法の規定により指定される高度管理医療機器（クラスⅢの指定高度管理医療機器）及び管理医療機器（クラスⅡの指定管理医療機器）
- 厚生労働大臣が基準を定めて指定する体外診断用医薬品

③ 「製造販売届出」が必要な製品
- 一般医療機器（クラスⅠ）
- 上記、承認・認証取得を必要としない体外診断用医薬品

それぞれの製品審査は、承認に関しては独立行政法人医薬品医療機器総合機構（総合機構：PMDA）が、認証に関しては登録認証機関が担当である。届出は、PMDAに対して行う。

4）設計・製造所の登録

　国内外を問わず、医療機器等の設計・主たる組立工程・滅菌・国内の最終製品の保管を行おうとする製造所については、製造所ごとに「登録」を受けなければならない。これら設計等を行う製造所が外国にある場合は、これら登録対象の事業所と製造販売業取得者の間で、医薬品医療機器法に遵守した製品の設計等を行うことの契約を締結することが義務付けられている。

5）QMS適合性調査・信頼性調査

　製品の承認・認証手続きにおいて、QMS適合性調査が実施される。当該調査は、当該品目のQMS省令（平成16年厚生労働省令第169号「医療機器及び体外診断用医薬品の製造管理及び品質管理の基準に関する省令」）で定められる品質管理・製造管理状況を調査するものである。また、信頼性調査は、承認申請書に添付した資料が正確かつ適切に作成されてものかどうかを調査するものである（認証品は信頼性調査の対象外）。これらの調査が無事終了しない限り、品目の承認審査は完了しないため、審査の進捗管理とあらかじめの準備は重要である。

　医薬品、医療機器、体外診断用医薬品又はコンビネーション製品の承認・認証申請等の詳細は、本書の第18章「医薬品に関する申請」、第19章「医療機器に関する申請」、第20章「体外診断薬に関する申請」、及び第21章「コンビネーション製品に関する申請」を参照されたい。

3．市販前手続き－保険適用関連

　社会保障制度として国民皆保険制度が実施されている日本では、医療費は公的保険から支払われる（患者の一部負担を除く）。ただし、そのためには、当該医療機器等を使用した医

療が、技術料として診療報酬点数表に収載・算定されていることが必要となる。したがって、日本国内で医療機器等の事業展開をする上では、製品導入検討の初期に当該製品の医療保険制度上の位置付けを分析し、事前に必要な対策を講じることが重要である。

　保険適用されるためには、製品の承認・認証が完了した後、厚生労働省医政局経済課へ保険適用希望書を提出する。保険適用の区分や手続き等の確認は、承認・認証取得前に行っておくと効率的にに進むであろう。また、当該手続きには、医療機器の製品コードとして、GS1基準（バーコードの基準）に適合したUDI（Unique Device Identification）の取得が必要となる。以下に、保険適用の区分を列記した。

⑴ **既存区分（A1、A2及びB）**
　診療報酬点数表に、ある医療機器に係る医療技術が収載されていることを確認し、その後、当該医療機器の保険制度上の区分（A1：包括評価、A2：特定包括区分、B：個別評価区分）の該当性を調査・検討する。ちなみに、B（個別評価区分）は、特定保険医療材料が該当するものであり、材料価格が個別に設定され評価されているものである。

⑵ **新規区分（C1及びC2）**
　診療報酬点数表に既に収載されている技術であるが、新規性の高い医療機器は、新規性に関する医療上・経済上の有用性エビデンスと共に新機能区分（C1）への申請を検討する。診療報酬点数表に未収載の医療技術を伴う医療機器については、新機能・新技術区分（C2）として申請する。この場合は、中央社会保険医療協議会（中医協）における検討を経て、医療上・経済上の評価が認められた場合、診療報酬点数表に掲載される（年4回）が、2年に一度の診療報酬改定の中で、薬価、特定保険医療材料の価格改定なども行われる。

⑶ **体外診断用医薬品の保険区分（E1、E2及びE3）**
　体外診断用医薬品については、測定項目、測定方法とも既存の品目の場合はE1（既存）区分を、測定項目が新しい品目又は技術改良等により臨床的意義、利便性の向上等を伴う既存測定項目についてはE3（新項目、改良項目）区分を、測定項目は新しくないが測定方法が新しい品目であって、E3（新項目、改良項目）に該当しないものはE2（新方法）として保険適用申請をする。
　区分E1の保険適用を希望する場合の手続きは、製品の承認又は認証を受けた後、保険適用希望書を提出するのみでよく、保険適用までの期間は、書類が受理されてから20日となっている。
　区分E2（新方法）又は区分E3（新項目、改良項目）の保険適用を希望する場合の手続きは、製品の承認又は認証を受け、保険適用希望書を提出した後、審査を受けて診療報酬における取扱いが決定される。審査を通じて、保険診療上の有用性が明確に立証されたと認められない場合には、保険適用がされない場合もある。また、審査に係る事務処理期間については、5か月程要する場合がある。

保険適用関連のプロセスの詳細は、本書の第 22 章「保険償還」を参照されたい。

4．市販前手続き－販売関連

(1) 販売に関する手続き

日本での医療機器等の流通においては、「卸・代理店」と呼ばれる販売業者が非常に大きな役割を担っている。これらの販売業者には、取り扱う医療機器のクラス分類等に応じて異なる規制が適用される。高度管理医療機器又は特定保守管理医療機器の販売業は営業所ごとに許可を受けなければならない。管理医療機器（特定保守管理医療機器を除く）の販売業は、あらかじめ、営業所ごとに届出が必要である。なお、体外診断用医薬品は、製造販売については医療機器に準じた規制であるが、販売については医薬品に準じた規制となっている。

また、販売履歴を通じて、使用者（医療機関）までの製品情報のトレーサビリティの確保が要求される医療機器があるため、これらの要求事項を満足するインフラストラクチャーの構築及び契約締結を行わなければならないときもある。

(2) 安全性情報収集

一般的に、安全性情報の収集を含む売買契約・代理店契約等が締結されるが、不具合情報等の安全性使用に関する情報収集を委受託する GVP（製造販売後安全管理基準）契約も併せて検討することが必要である。

本書の第 14 章「製造販売後調査及び製造販売後臨床試験の実施の基準（GPSP）」及び第 15 章「製造販売後安全管理の基準（GVP）」を参照されたい。

(3) MEDIS-DC

MEDIS-DC は、保険・診療報酬・レセプト作成のためのデータベースである。市販前手続きで必要となるものではないが、医療機関等で使用された医療機器は、各医療機関で診療報酬点数に従って診療報酬請求（レセプト）が作成され、診療報酬の支払い側（保険者）へ申請される。昨今の電子化・IT 化の中で、医療技術・医療機器情報もコード化されており、一般財団法人医療情報システム開発センター（MEDIS-DC）が、これらのコード情報を管理している。

(4) GS1 基準に適合した UDI

MEDIS-DC データベースには、前述の保険適用希望書提出時に必要な UDI 情報（製品コード）も盛り込まれている。UDI は、医療機器を販売する際の重要な識別情報となることから、これらを統合管理する社内 IT システムの構築が、ビジネス戦略上重要となる。ただし、日本では、米国で要求されている UDI 要求事項がすべて要求されている訳ではない。

5．市販前手続き－その他

(1) 規制情報収集ルートの確保

　国（行政）の規制動向や、政府の施策等の最新情報を入手するために、本邦のメーカー団体等への加盟を検討すべきである。医療機器の各種日本国内団体を取りまとめる団体として、一般社団法人医療機器産業連合会（略称「医機連」）（JFMDA）がある。医機連傘下には各種製品分野ごとの19の団体が加盟する。また、日本にビジネス参入している海外製造業者には、米国医療機器・IVD工業会（AMDD）や欧州ビジネス協会（EBC）への加盟も、情報収集や非関税障壁解消要望を行うときなどに役立つだろう。

(2) 医薬品医療機器法以外の法規制に関する確認

　医療機器等の市場導入にあたって、医薬品医療機器法の要求事項を遵守することは当然であるが、それ以外の法律にも注意を払う必要がある。以下にいくつかの法令を示す。

①　独占禁止法

　各国で公正な商取引を行うための法律及び監視組織が設置されているが、日本ではその法律は「私的独占の禁止及び公正取引の確保に関する法律」（独占禁止法）で、その法律運用を担う監視組織が「公正取引委員会」である。医療機器産業は、その傘下で自主的に「医療機器業公正取引協議会」（公取協）を設置することによって、業界の自主規制ルールである「医療機器業公正競争規約」を管理・運用し、医療機器の取引に際し、医療機関に対して医療機器の事業者が取引を不当に誘引する手段として景品類を提供することを制限している。

②　電気用品安全法

　「電気用品安全法」（電安法）は、「電気用品の製造、販売等を規制するとともに、電気用品の安全性の確保につき民間事業者の自主的な活動を促進することにより、電気用品による危険及び障害の発生を防止することを目的」としている。当該法律の対象製品は、基準適合検査を受けPSEマークを取得・表示しなければならない。

③　電波法

　この法律は、電波の公平かつ能率的な利用を確保することによって、公共の福祉を増進することを目的として制定され、特定の周波数帯の電波を利用する医療機器にあっては、この法律の遵守が要求される。

④　計量法

　この法律は、計量の基準を定め、適正な計量の実施を確保し、もって経済の発展及び文化の向上に寄与することを目的とするために制定され、医療機器（体温計、

血圧計）等にも適用される。標準物質及び計量器の校正等も、この法律の適用範囲である。

(3) 承認前試験

製品の中には、承認申請後かつ承認取得前に、規定された試験の実施が要求されるものがある。このような試験が要求される製品を海外から導入する場合は、その試験の実施に支障がないように、あらかじめ試験用のサンプルの輸入準備をしておく必要がある。

(4) 輸入届、薬監証明手続き

承認・認証等を取得した製品を外国から輸入する場合、関税法第70条に基づく手続きとして、輸入申告の際、医薬品医療機器法に基づく許可・承認等を受けている旨を税関に証明する必要がある。この手続きは、具体的には、厚生労働大臣から手続きの執行を移譲されている地方厚生局長に「輸入届」という様式で届け出て、その写しを税関に提示することが要求される（輸入届は平成27（2015）年末で廃止。以後、承認・認証申請書又は承認・認証書のみで可）。また、NACCS（輸出入・港湾関連情報処理センター株式会社）の運営するサポートシステムでの電子的な通関業務サービスも利用可能である。

製品見本として未承認品を輸入する場合や、承認・認証申請後に学会等に学術目的での展示を行う場合には、「薬監証明」という手続きで製品を輸入する。展示会等における広告・販売促進に関する規制に関しては、第17章「医療機器の表示、添付文章、広告及び販売促進」を参照されたい。

6．市販後手続き―メンテナンス

(1) 承認・認証維持

承認・認証を維持するためには、5年ごとに更新することが必要なQMS適合証の取扱いが非常に重要となる。このQMS調査の方法が今回の法改正において、従来と比べて最も大きく変更した部分である。ヨーロッパの規制であるMEDDEV（Medical Devices Vigilance System）をベースに構築された複数の一般的名称を包含する「製品群」と、当該品目に関与する「QMS体制」との「組合せ」により、「組合せ」ごとに、5年間の基準適合証の有効期間を管理することが要求される。管理には、QMS省令の専門的な理解者の確保とデータベース等を利用した抜け漏れのない堅牢な管理システムの構築が必要である。

また、指定高度管理・指定管理医療機器（指定高度管理医療機器等）に対する認証においては、登録認証機関はISO17065を遵守することから、認証取得者は、登録認証機関による年次のサーベイランスを受ける必要もある。

QMS適合調査・QMS適合性維持等についての詳細は、本書の第12章「医療機器及び体外診断用医薬品の製造管理及び品質管理の基準（QMS）」を参照されたい。

(2) 安全性情報管理

1）GVP、海外措置報告、適正使用・緊急安全性情報

　市販前規制は、製品導入時期を左右するビジネス上の重要な要素であることから、多くの企業経営者は大きな関心を示す。一方、市販後に要求される安全性情報・市場措置を含む品質情報の取扱いは、ともすると忘れがちである。しかしながら、これらの品質情報は法規遵守の観点から非常に重要であり、企業の安定的な成長のためにも忘れてはならないものである。

　GVP省令が製造販売業者に対して要求している市販後の安全性情報の収集は、日本国内だけでなく、外国の情報も含まれる。日本国内においては、営業活動及び販売業者からの情報収集を、GVPに関する契約等の締結により担保することが可能であるが、外国の情報は、外国製造業者からの情報が主な情報源となるため、この情報ルートを確実なものとしておく必要がある。

2）使用成績評価制度

　医薬品医療機器法における医療機器の市販後の制度は、医薬品と横並びであった従来の「再審査・再評価」制度から「使用成績評価」制度へと変更された。「新医療機器」区分で承認申請を行った医療機器に限定されていた「再審査」は廃止されたが、替わって「使用成績評価」が新医療機器はもちろん、それ以外の医療機器にも課されることになった。換言すれば、「改良区分」や「後発区分」に該当する医療機器でさえ、当該制度の対象となり、多くのリソースが必要となる。したがって、ビジネス収益性確保のためにも、当該制度の該当・非該当について、市販前に十分確認しておかなければならない。

3）添付文書の届出制

　クラスIVの医療機器は、市販前の承認審査の段階で添付文書の「警告」と「禁忌禁止」欄の確認が行われ、また市販開始前に最終的な添付文書の内容を「届出」することが義務付けられている。クラスIII以下の医療機器は、添付文書の届出が義務付けられていないが、安全性に係る重要な注意事項については、添付文書内容の変更前に事前にPMDAへの相談が強く推奨される。

　医薬品の安全性管理の基準等についての詳細は、本書の第14章「医薬品製造販売後調査・試験の実施基準（GPSP）」及び第15章「製造販売後安全管理の基準（GVP）」を参照されたい。

(3) 業態維持

　製造販売業の業許可は5年ごとに更新を行う必要がある。その際に、GVP省令への適合に加えて、製造販売業者のQMS体制省令への適合が調査されるため、QMS基準適合証の有効期限管理と併せて、対応が必要となる。また、調査実施者が都道府県となるので、

市販後の市場対応（回収・改修等）、製品標準書や教育訓練記録などの具備状況には、調査前に十分に自己点検することが必要である。それぞれの業許可取得に必要な要件等については、本書の第6章「必要な業許可等」を参照されたい。

7．外資系企業による日本市場参入へのキーストラテジー

(1) 外資系企業の製品開発プロセスと検討すべき点

日本市場に製品導入を行うための必須事項であるQMS適合を満たす企業が、外資系企業、特に欧米企業の場合の留意点を述べる。このような外資系企業の製品開発システムは、米国FDAの定めるクオリティ・システム・レギュレーション下のデザイン・コントロール（21CFR820.10）に準拠するものであるか、ISO13485のクオリティ・マネジメント・システム（QMS）に準拠しているものであることが多い。

米国FDAの定めるデザイン・コントロールとISO13485に規定されている製品開発に関するQMSでは、顧客ニーズを元にした設計工程入力（デザイン・インプット）、工程・開発（プロセス・ディベロプメント）、設計工程入力事項の検証に基づく設計工程出力（デザイン・アウトプット）、インプットとアウトプットの相関関係を「検証」するベリフィケーション、顧客ニーズの妥当性を確認するバリデーションを満たした製品・製造工程実現のプロセスが明確に定義されている（図2参照）。

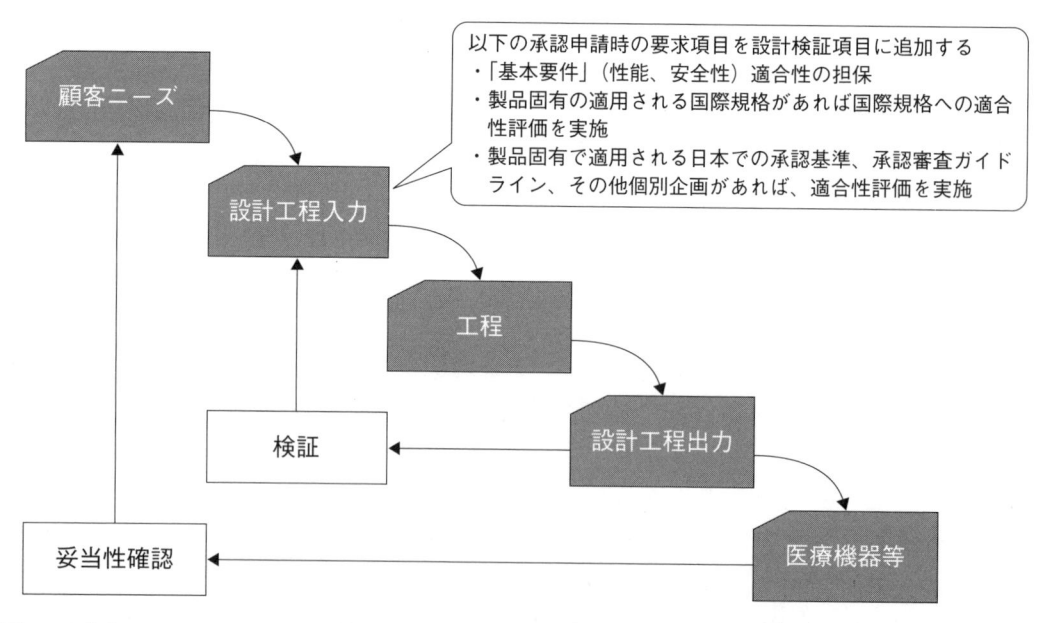

図2　デザイン・コントロールの模式図と薬事申請の関係（設計開発のウォーターフォールモデルを元に）

特に米国 FDA の定めるデザイン・コントロール・プロセスにおいては、そのプロセスの明確な手順書化と手順書に遵守したことの記録が明確に要求されており、逆に、設計工程入力時に入力されなかった製品要求事項・情報は出力事項とはならない。したがって、設計工程入力時に日本特有の要求事項を明確に入力することが重要になる。例えば、体外診断用医薬品の安定性試験における加速試験は、現時点で諸外国（特に欧州）では受け入れられているが、日本では受け入れられていない。その上、日本では、安定性試験の試験項目や試験規格にも詳細な要求項目があるため、安定性試験の開始前にそうした要求事項を入力しておくことが必要である。

製品要求事項に関する書類、又は薬事申請やビジネス企画書などに、日本特有の要求事項を明確に記録すること、日本における開発プロセスに必要事項を漏れなく織り込むことが極めて重要である。

(2) 日本特有の要求事項を入力できなかった場合

日本市場への製品導入に必要な日本特有の要求事項を入力できなかった、又は情報が設計工程入力時に間に合わなかった場合、日本への製品導入は、それら要求事項が満たされるまでできない。グローバルに活動する外資系企業等では、日本市場で必要とされる投資が予想される利益に見合わないと判断した場合は、企業戦略としてそれ以上要求事項を入力しないこともある。したがって、開発元に対しては、見返りのあるビジネスケースを持っての設計工程入力要件の改定・追加を交渉することが必要となる。そのほか、他国（アジア・南米など）との相乗効果を効かせたり、開発にかかる費用を負担したりする交渉の仕方も考えることができる。何よりも、日本からの要求事項が前もって情報収集されるように、設計工程入力のプロセスを、事前に開発元と合意しておくことが重要である。

(3) 選任製造販売業の選択肢

日本市場へ参入する際、「日本国内で製造販売業の許可を取得すること」が、2014 年 11 月の医薬品医療機器法の施行前までの一般的な手段であった。そのためには、自社の日本法人内において、法律で規定された「三役」と呼ばれる、学歴を主とする人的条件を満たす者を雇用する必要があり、加えて、三役の一部には経験要件も求められることから、新規ビジネスの立ち上げには大きな障害となっていた。医薬品医療機器法の施行により、三役（総括製造販売責任者、国内品質業務運営責任者、安全管理責任者）の兼務の一部が緩和されてはいるが、依然、学歴又は経験要件は維持されている。

この欠点を補う方策として、日本国内で既存の「製造販売業」を取得している会社に外国の開発元から直接権限移譲（業務委託）する「選任製造販売」の制度がある。これは旧法から存在している制度であり、外国の開発元と日本国内の選任製造販売業者とのスムーズな連携が実現していないケースも見られた。また、取得した薬事承認情報を武器に「商権」や「知財」を外国企業が横取りされるケースなども想定され、この制度については欠点のみが強調されることが多かった。

現在の医薬品医療機器法では、市場に製品を導入する最終責任を有する製造販売業者のQMSを中心とした制度設計となった。これにより、日本の子会社（製造販売業者）が外国親会社のQMSを管理監督するという旧GMPI型（輸入品管理型）のQMS管理（品質管理）体制は変更され、外国親会社は、日本における地域代表として選任製造販売業者を設定し、契約条項を堅固に行った上で必要な業務を委託するというQMS体制が可能になった。

8．日本市場への製品導入手順（例）

次に、実際に日本市場へ製品を導入するに当たり、どんな手順でどのように進めていくべきか、図3に製品の設計・製造が外国で行われる製品の日本市場への導入手順の一例を示した。

外国の開発・製造元は、日本国内における市販前工程を頭に入れながら、時系列的に効率よく進めることが重要である。デザイン・インプットの時期は、製品や企業のシステムにより異なるため、図3の位置とずれることもある。したがって、プロジェクトマネジメントなどのツール等を利用し、総括的に日本製品導入のプロジェクトを進めていくことが成功の1つの鍵となる。

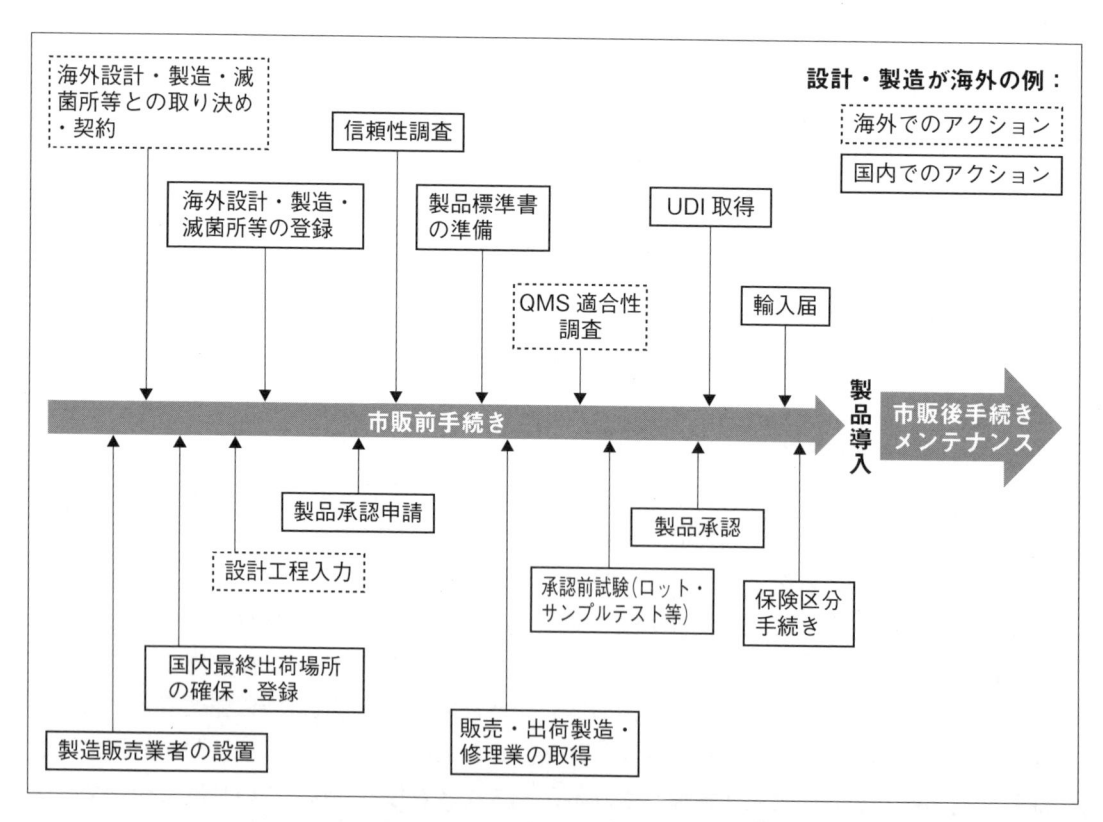

図3 日本市場への製品導入の手順（例）―設計・製造が外国で行われるものの例

まとめ

✓ 日本市場に参入するためには、市販前には①業許可等の申請、②承認・認証等の申請、③保険適用申請などの手続きがあり、市販後には①安全性情報の管理、②業態維持などの手続きがある。
✓ 日本市場に製品を導入するに当たり、設計開発プロセスにおいて、日本の規制当局が要求する情報を設計工程入力時にインプットすることが、迅速な製品実現・製品登録の鍵である。
✓ 医薬品医療機器法以外にも、遵守することが要求される法律がある。
✓ 旧法下では、敬遠されがちであった選任製販制度も、新法下では、有効に利用できる可能性がある。

関係省令
- 医療機器又は体外診断用医薬品の製造管理又は品質管理に係る業務を行う体制の基準に関する省令（平成26年8月6日厚生労働省令第94号）
- 医薬品、医療機器等の品質、有効性及び安全性の確保等に関する法律第二十三条の二の五第七項第一号に規定する医療機器又は体外診断用医薬品の区分を定める省令（平成26年8月6日厚生労働省令第95号）

関係告示
- 薬事法等の一部を改正する法律の施行に伴う厚生労働省関係告示の整理に関する告示（平成26年11月25日厚生労働省告示439号）
- 薬事法等の一部を改正する法律の施行に伴う厚生労働省関係告示の整理に関する告示（平成26年11月25日厚生労働省告示439号）
- 医療機器及び体外診断用医薬品の製造管理及び品質管理の基準に関する省令第六条第一項の規定に基づき製造管理又は品質管理に注意を要するものとして厚生労働大臣が指定する一般医療機器（平成26年8月6日厚生労働省告示第316号）
- 医薬品、医療機器等の品質、有効性及び安全性の確保等に関する法律第二十三条の二の五第七項第一号に規定する医療機器又は体外診断用医薬品の区分を定める省令第二条第一項の規定に基づき品目ごとに調査を行うべきものとして厚生労働大臣が指定する医療機器又は体外診断用医薬品（平成26年8月6日厚生労働省告示第317号）
- 厚生労働大臣の指定する指定再生医療等製品（平成26年8月6日厚生労働省告示第318号）
- 医薬品、医療機器等の品質、有効性及び安全性の確保等に関する法律第四十条の五第一項の規定に基づき厚生労働大臣が指定する再生医療等製品（平成26年8月6日厚生労働省告示第319号）
- 医薬品、医療機器等の品質、有効性及び安全性の確保等に関する法律第五十二条の二第一項及び第六十三条の三第一項の規定に基づき厚生労働大臣が指定する医薬品及び医療機器（平成26年8月6日厚生労働省告示第320号）
- 生物由来原料基準の一部を改正する件（平成26年9月26日厚生労働省告示第375号）
- 薬事法第四十二条第一項の規定により厚生労働大臣が定める体外診断用医薬品の基準の一部を改正する件（平成26年11月5日厚生労働省令第402号）
- 薬事法第四十一条第三項の規定により厚生労働大臣が定める医療機器の基準の一部を改正する件（平成26年11月5日厚生労働省令第403号）

- 薬事法第二十三条の二第一項の規定により厚生労働大臣が基準を定めて指定する医療機器の一部を改正する件（平成 26 年 11 月 5 日厚生労働省令第 404 号）
- 医薬品、医療機器等の品質、有効性及び安全性の確保等に関する法律第二十三条の二の二十三第一項の規定により厚生労働大臣が基準を定めて指定する医療機器（平成十七年厚生労働省告示第百十二号）の一部を改正する件（平成 26 年 11 月 25 日厚生労働省告示第 445 号）
- 薬事法第二条第五項から第七項までの規定により厚生労働大臣が指定する高度管理医療機器、管理医療機器及び一般医療機器の一部を改正する件（平成 26 年 11 月 25 日厚生労働省告示第 446 号）
- 薬事法第百七十五条第一項の規定に基づき厚生労働大臣が指定する管理医療機器の一部を改正する件（平成 26 年 11 月 25 日厚生労働省告示第 447 号）
- 医薬品、医療機器等の品質、有効性及び安全性の確保等に関する法律第六十八条の五第一項の規定に基づき厚生労働大臣が指定する特定医療機器（平成 26 年 11 月 25 日厚生労働省告示第 448 号）

関係通知
- 薬事法等の一部を改正する法律等の施行等について（平成 26 年 8 月 6 日薬食発 0806 第 3 号医薬食品局長通知）
- 薬事法関係手数料令等の一部改正について（平成 26 年 8 月 12 日薬食発 0812 第 35 号医薬食品局長通知）
- 薬事法等の一部を改正する法律の施行に伴う医療機器及び体外診断用医薬品の製造管理及び品質管理の基準に関する省令の改正並びに関係省令及び告示の制定及び改廃について（平成 26 年 8 月 12 日薬食発 0812 第 1 号医薬食品局長通知）
- 医薬品、医薬部外品、化粧品、医療機器及び再生医療等製品の製造販売後安全管理の基準に関する省令等の施行について（平成 26 年 8 月 12 日薬食発 0812 第 4 号医薬食品局長通知）
- 薬事法等の一部を改正する法律等の施行に伴う拠出金徴収業務の取扱いについて（平成 26 年 8 月 12 日薬食発 0812 第 10 号医薬食品局長通知）
- 体外診断用医薬品の製造販売業又は製造業を行う旨の届出等について（平成 26 年 8 月 21 日付け薬食機参発 0821 第 1 号、薬食安発 0821 第 1 号厚生労働省大臣官房参事官（医療機器・再生医療等製品審査管理担当）、厚生労働省医薬食品局安全対策課長連名通知）
- 薬事法等の一部を改正する法律の施行に伴う医療機器及び体外診断用医薬品の製造管理及び品質管理の基準に関する省令の改正について（平成 26 年 8 月 27 日薬食監麻発 0827 第 4 号厚生労働省医薬食品局監視指導・麻薬対策課長通知）
- 添付文書等記載事項の届出等に当たっての留意事項について（平成 26 年 9 月 1 日薬食安発 0901 第 01 号厚生労働省医薬食品局安全対策課長通知）
- 体外診断用医薬品及び医療機器の添付文書等記載事項の省略に当たっての留意事項について（平成 26 年 9 月 1 日薬食安発 0901 第 04 号厚生労働省医薬食品局安全対策課長通知）
- 医療機器又は体外診断用医薬品の製造管理又は品質管理に係る業務を行う体制の基準に関する省令について（平成 26 年 9 月 11 日薬食監麻発 0911 第 1 号厚生労働省医薬食品局監視指導・麻薬対策課長通知）
- 医療機器及び体外診断用医薬品の製品群の該当性について（平成 26 年 9 月 11 日薬食監麻発 0911 第 5 号厚生労働省医薬食品局監視指導・麻薬対策課長通知）
- 薬事法等の一部を改正する法律の施行前に再生医療等製品の造販売承認申請等を行う際の留意点について（平成 26 年 9 月 18 日厚生労働省医薬食品局医療機器・再生医療等製品審査管理室事務連絡）
- 医療機器及び体外診断用医薬品に係る認証の承継手続について（平成 26 年 9 月 25 日薬食機参発 0925 第 1 号厚生労働省大臣官房参事官（医療機器・再生医療等製品審査管理担当）通知）
- 承認番号及び認証番号の付与方法について（平成 26 年 9 月 25 日薬食機参発 0925 第 5 号厚生労働省大臣官房参事官（医療機器・再生医療等製品審査管理担当）通知）

- 医療機器及び体外診断用医薬品の承認書又は認証書の記載整備について（平成 26 年 9 月 29 日付け薬食機参発 0929 第 1 号厚生労働省大臣官房参事官（医療機器・再生医療等製品審査管理担当）通知）
- 使用上の注意等の改訂に係るガイドラインについて（平成 26 年 9 月 29 日薬食安発 0929 第 2 号厚生労働省医薬食品局安全対策課長通知）
- 医薬品、医薬部外品、化粧品、医療機器及び再生医療等製品の製造販売後安全管理の基準に関する適合性評価について（平成 26 年 9 月 30 日薬食安発 0930 第 2 号厚生労働省医薬食品局安全対策課長通知）
- 加工細胞等に係る治験中の不具合等の報告について（平成 26 年 10 月 2 日薬食発 1002 第 23 号厚生労働省医薬食品局長通知）
- 加工細胞等に係る治験不具合等報告に関する報告上の留意点等について（平成 26 年 10 月 2 日薬食機参発 1002 第 1 号厚生労働省大臣官房参事官（医療機器・再生医療等製品審査管理担当）通知）
- 生物由来原料基準の一部を改正する件について（平成 26 年 10 月 2 日薬食発 1002 第 27 号厚生労働省医薬食品局長通知）
- 生物由来原料基準の運用について（平成 26 年 10 月 2 日薬食審査発 1002 第 1 号、薬食機参発 1002 第 5 号厚生労働省医薬食品局審査管理課長、厚生労働省大臣官房参事官（医療機器・再生医療等製品審査管理担当）通知）
- 医薬品等の副作用等の報告について（平成 26 年 10 月 2 日薬食発 1002 第 20 号厚生労働省医薬食品局長通知）
- 医療機器及び体外診断用医薬品の製造業の取扱いについて（平成 26 年 10 月 3 日薬食機参発 1003 第 1 号厚生労働省大臣官房参事官（医療機器・再生医療等製品審査管理担当）通知）
- 医療機器及び体外診断用医薬品の製造業の取扱いに関する質疑応答集（Q&A）について（平成 26 年 10 月 20 日薬食機参発 1020 第 4 号厚生労働省大臣官房参事官（医療機器・再生医療等製品審査管理担当）通知）
- 薬事法等の一部を改正する法律等の施行に係る第 23 条の 2 第 1 項の登録認証機関の登録申請等の取扱いについて（平成 26 年 10 月 21 日薬食機参発 1021 第 1 号厚生労働省大臣官房参事官（医療機器・再生医療等製品審査管理担当）通知）
- 薬事法第二条第五項から第七項までの規定により厚生労働大臣が指定する高度管理医療機器、管理医療機器及び一般医療機器（告示）及び薬事法第二条第八項の規定により厚生労働大臣が指定する特定保守管理医療機器（告示）の施行についての改正について（平成 26 年 10 月 22 日薬食発 1022 第 1 号厚生労働省大臣官房参事官（医療機器・再生医療等製品審査管理担当）通知）
- 指定管理医療機器の適合性チェックリストについて（その 27）（平成 26 年 10 月 22 日薬食機参発 1022 第 1 号厚生労働省大臣官房参事官（医療機器・再生医療等製品審査管理担当）通知）
- QMS 調査要領の制定について（平成 26 年 10 月 24 日薬食監麻発 1024 第 10 号厚生労働省医薬食品局監視指導・麻薬対策課長通知）
- 緊急安全性情報等の提供に関する指針について（平成 26 年 10 月 31 日薬食安発 1031 第 1 号厚生労働省医薬食品局安全対策課長通知）
- 旧法に基づく医療機器等に係る承認申請の改正法施行後の取扱いについて（平成 26 年 11 月 4 日薬食監麻発 1104 第 1 号・薬食機参発 1104 第 1 号厚生労働省医薬食品局監視指導・麻薬対策課長、厚生労働省大臣官房参事官（医療機器・再生医療等製品審査管理担当）連名通知）
- 生物由来製品及び特定生物由来製品並びに指定再生医療等製品の指定に関する考え方について（平成 26 年 11 月 5 日薬食審査発 1105 第 1 号厚生労働省医薬食品局審査管理課長、薬食機参発 1105 第 2 号厚生労働省大臣官房参事官（医療機器・再生医療等製品審査管理担当）連名通知）
- 医薬品、医療機器等の品質、有効性及び安全性の確保等に関する法律第 41 条第 3 項の規定に

より厚生労働大臣が定める医療機器及び体外診断用医薬品の基準の取扱いについて（平成26年11月5日薬食機参発1105第5号厚生労働省大臣官房参事官（医療機器・再生医療等製品審査管理担当）通知）
- 高度管理医療機器の認証基準に関する取扱いについて（平成26年11月5日薬食発1105第2号）
- プログラムの医療機器への該当性に関する基本的な考え方について（平成26年11月14日薬食監麻発1114第5号厚生労働省医薬食品局監視指導・麻薬対策課長通知）
- 医療機関等からの医薬品、医療機器又は再生医療等製品についての副作用、感染症及び不具合報告の実施要領の改訂について（平成26年11月17日薬食発1117第5号厚生労働省医薬食品局長通知）
- 原薬等登録原簿の利用に関する指針について（平成26年11月17日薬食審査発1117第3号、薬食機参発1117第1号厚生労働省医薬食品局審査管理課長、厚生労働省大臣官房参事官（医療機器・再生医療等製品審査管理担当）連名通知）
- 基準適合証及びQMS適合性調査申請の取扱いについて（平成26年11月19日薬食監麻発1119第7号、薬食機参発1119第3号厚生労働省医薬食品局監視指導・麻薬対策課長、厚生労働省大臣官房参事官（医療機器・再生医療等製品審査管理担当）連名通知）
- 新たに追加された一般的名称の製品群への該当性について（平成26年11月19日薬食監麻発1119第16号厚生労働省医薬食品局監視指導・麻薬対策課長通知）
- 医療機器の製造販売承認申請について（平成26年11月20日薬食発1120第5号厚生労働省医薬食品局長通知）
- 医療機器の製造販売承認申請書の作成に際し留意すべき事項について（平成26年11月20日薬食機参発1120第1号厚生労働省大臣官房参事官（医療機器・再生医療等製品審査管理担当）通知）
- 医療機器の製造販売認証申請について（平成26年11月20日薬食発1120第8号厚生労働省医薬食品局長通知）
- 医療機器の製造販売認証申請書の作成に際し留意すべき事項について（平成26年11月20日薬食機参発1120第4号厚生労働省大臣官房参事官（医療機器・再生医療等製品審査管理担当）通知）
- 登録認証機関に係る調査等の実施等について（平成26年11月20日薬食発1120第2号厚生労働省医薬食品局長通知）
- 高度管理医療機器の認証申請書に添付すべき資料の信頼性に関する資料の取扱いについて（平成26年11月20日薬食機参発1120第8号厚生労働省大臣官房参事官（医療機器・再生医療等製品審査管理担当）通知）
- 登録認証機関等に対する立入検査の実施要領の改正について（平成26年11月21日薬食機参発1121第38号厚生労働省大臣官房参事官（医療機器・再生医療等製品審査管理担当）通知）
- 体外診断用医薬品の製造販売承認申請について（平成26年11月21日薬食発1121第15号厚生労働省医薬食品局長通知）
- 体外診断用医薬品の製造販売認証申請について（平成26年11月21日薬食発1121第18号厚生労働省医薬食品局長通知）
- 体外診断用医薬品の製造販売承認申請に際し留意すべき事項について（平成26年11月21日薬食機参発1121第16号厚生労働省大臣官房参事官（医療機器・再生医療等製品審査管理担当）通知）
- 体外診断用医薬品の製造販売認証申請に際し留意すべき事項について（平成26年11月21日薬食機参発1121第19号厚生労働省大臣官房参事官（医療機器・再生医療等製品審査管理担当）通知）
- 体外診断用医薬品の製造販売届出の取扱いについて（平成26年11月21日薬食機参発1121第23号厚生労働省大臣官房参事官（医療機器・再生医療等製品審査管理担当）通知）

第 4 章　日本市場へのロードマップ

- 医療機器及び体外診断用医薬品の製造販売承認に係る使用成績評価の取扱いについて（平成 26 年 11 月 21 日薬食機参発 1121 第 44 号厚生労働省大臣官房参事官（医療機器・再生医療等製品審査管理担当）通知）
- 医療機器の複数販売名に係る製造販売承認（認証）に関する取扱いについて（平成 26 年 11 月 21 日薬食機参発 1121 第 47 号厚生労働省大臣官房参事官（医療機器・再生医療等製品審査管理担当）通知）
- 医療機器及び体外診断用医薬品の製造所の変更又は追加に係る手続の迅速化について（平成 26 年 11 月 19 日薬食機参発 1119 第 7 号、薬食監麻発 1119 第 12 号厚生労働省大臣官房参事官（医療機器・再生医療等製品審査管理担当）、厚生労働省医薬食品局監視指導・麻薬対策課長連名通知）
- QMS 適合性調査申請における複数の製品群区分の選択について（平成 26 年 11 月 21 日薬食監麻発 1121 第 21 号厚生労働省医薬食品局監視指導・麻薬対策課長通知）
- 医療機器及び体外診断用医薬品の製造管理及び品質管理の基準等に係る質疑応答集（Q&A）について（平成 26 年 11 月 21 日薬食監麻発 1121 第 25 号厚生労働省医薬食品局監視指導・麻薬対策課長通知）
- 医療機器プログラムの取扱いについて（平成 26 年 11 月 21 日薬食機参発 1121 第 33 号、薬食安発 1121 第 1 号、薬食監麻発 1121 第 29 号厚生労働省大臣官房参事官（医療機器・再生医療等製品審査管理担当）、厚生労働省医薬食品局安全対策課長、厚生労働省医薬食品局監視指導・麻薬対策課長連名通知）
- 医療機器の製造販売届出に際し留意すべき事項について（平成 26 年 11 月 21 日薬食機参発 1121 第 41 号厚生労働省大臣官房参事官（医療機器・再生医療等製品審査管理担当）通知）
- 医療機器の貸与業の取扱いに関する質疑応答集（Q&A）について（平成 26 年 11 月 21 日薬食機参発 1121 第 51 号厚生労働省大臣官房参事官（医療機器・再生医療等製品審査管理担当）通知）
- 「薬事法第二条第五項から第七項までの規定により厚生労働大臣が指定する高度管理医療機器、管理医療機器及び一般医療機器（告示）及び薬事法第二条第八項の規定により厚生労働大臣が指定する特定保守管理医療機器（告示）の施行について」等の改正について（平成 26 年 11 月 25 日薬食発 1125 第 3 号厚生労働省医薬食品局長通知）
- 輸出用医薬品、輸出用医療機器等の証明書発給について（平成 26 年 11 月 25 日薬食発 1125 第 12 号厚生労働省医薬食品局長通知）
- 輸出用医薬品・輸出用医療機器等の証明書の発給に係る GMP、QMS、GCTP 調査の実施について（平成 26 年 11 月 25 日薬食発 1125 第 9 号厚生労働省医薬食品局長通知）
- 輸出用医薬品・輸出用医療機器等の証明書の発給に係る GMP、QMS、GCTP 調査の実施要領の運用等について（平成 26 年 11 月 25 日薬食監麻発 1125 第 5 号厚生労働省医薬食品局監視指導・麻薬対策課長通知）
- 高度管理医療機器に係る認証基準の整備計画における認証基準の策定要望の手続について（平成 26 年 11 月 25 日薬食機参発 1125 第 2 号厚生労働省大臣官房参事官（医療機器・再生医療等製品審査管理担当）通知）
- 医薬品、医療機器等の品質、有効性及び安全性の確保等に関する法律第 23 条の 5 第 1 項に規定する報告書の取扱いについて（平成 26 年 11 月 25 日薬食機参発 1125 第 4 号厚生労働省大臣官房参事官（医療機器・再生医療等製品審査管理担当）通知）
- 医療機器プログラムの製造販売認証申請における取扱いについて（平成 26 年 11 月 25 日薬食機参発 1125 第 6 号厚生労働省大臣官房参事官（医療機器・再生医療等製品審査管理担当）通知）
- 輸出用体外診断用医薬品製造輸入届書における製造販売業許可番号等の取扱いについて（平成 26 年 11 月 25 日薬食機参発 1125 第 19 号厚生労働省大臣官房参事官（医療機器・再生医療等製品審査管理担当）通知）

第 4 章　日本市場へのロードマップ

- 医療機器及び体外診断用医薬品の承認申請等に関する質疑応答集（Q&A）について（平成 26 年 11 月 25 日薬食機参発 1125 第 22 号厚生労働省大臣官房参事官（医療機器・再生医療等製品審査管理担当）通知）
- 一般的名称のいずれにも該当しない医療機器及び体外診断用医薬品の一般的名称の取扱いについて（平成 26 年 11 月 25 日薬食機参発 1125 第 26 号厚生労働省大臣官房参事官（医療機器・再生医療等製品審査管理担当）通知）
- 医療機器プログラムの取扱いに関する Q&A について（平成 26 年 11 月 25 日厚生労働省医薬食品局医療機器・再生医療等製品担当参事官室、厚生労働省医薬食品局安全対策課長、厚生労働省医薬食品局監視指導・麻薬対策課長連名事務連絡）
- 滅菌バリデーション基準の制定について（平成 26 年 12 月 18 日薬食監麻発 1218 第 4 号厚生労働省医薬食品局監視指導・麻薬対策課長通知）
- 「薬事監視指導要領」及び「薬局、医薬品販売業等監視指導ガイドライン」の改正について（平成 26 年 11 月 21 日薬食発 1121 第 6 号厚生労働省医薬食品局長通知）
- 医薬品・医療機器等の回収について（平成 26 年 11 月 21 日薬食発 1121 第 10 号厚生労働省医薬食品局長通知）
- 「医薬品・医療機器等の回収について」に関する Q&A について（平成 26 年 11 月 21 日薬食監麻発 1121 第 5 号厚生労働省医薬食品局監視指導・麻薬対策課長通知）
- 医療機器の製造販売承認申請書添付資料の作成に際し留意すべき事項について（平成 27 年 1 月 20 日薬食機参発 0120 第 9 号厚生労働省大臣官房参事官（医療機器・再生医療等製品審査管理担当）通知）
- 体外診断用医薬品の承認基準について（平成 27 年 1 月 20 日薬食発 0120 第 1 号医薬食品局長通知）
- 体外診断用医薬品の認証基準について（平成 27 年 1 月 20 日薬食発 0120 第 4 号医薬食品局長通知）
- 体外診断用医薬品の基本要件基準適合性チェックリストについて（平成 27 年 1 月 20 日薬食機参発 0120 第 1 号厚生労働省大臣官房参事官（医療機器・再生医療等製品審査管理担当）通知）
- 「体外診断用医薬品の製造販売承認申請に際し留意すべき事項について」及び「体外診断用医薬品の製造販売認証申請に際し留意すべき事項について」の一部改正について（平成 27 年 1 月 20 日薬食機参発 0120 第 5 号厚生労働省大臣官房参事官（医療機器・再生医療等製品審査管理担当）通知）
- 医療機器の製造販売認証申請書添付資料の作成に際し留意すべき事項について（平成 27 年 2 月 10 日薬食機参発 0210 第 1 号厚生労働省大臣官房参事官（医療機器・再生医療等製品審査管理担当）通知）
- 医療機器プログラムの製造販売承認（認証）申請書及び添付資料の記載事例について（平成 27 年 2 月 10 日厚生労働省医薬食品局医療機器・再生医療等製品担当参事官室事務連絡）
- 医療機器及び体外診断用医薬品の製造管理及び品質管理の基準等に係る質疑応答集（Q&A）について（その 2）（平成 27 年 3 月 13 日薬食監麻発 0313 第 8 号厚生労働省医薬食品局監視指導・麻薬対策課長通知）
- 体外診断用医薬品の保険適用に関する取扱いについて（平成 26 年 3 月 5 日医政発 0305 第 3 号、保発 0305 第 6 号）
- 医療機器に係る保険適用希望書の記載例等について（平成 26 年 3 月 10 日事務連絡厚生労働省医政局経済課医療機器政策室）

再生医療等製品関係の法令及び通知

　（参考）　今回、再生医療等製品に関する章は設けていないが、海外から導入される製品の中には、再

生医療等製品も存在することが考えられることから、当該製品に関する法令及び通知を参考として、下記に列記した。

関係省令
- 再生医療等製品の安全性に関する非臨床試験の実施の基準に関する省令（平成26年7月30日厚生労働省令第88号）
- 再生医療等製品の臨床試験の実施の基準に関する省令（平成26年7月30日厚生労働省令第89号）
- 再生医療等製品の製造販売後の調査及び試験の実施の基準に関する省令（平成26年7月30日厚生労働省令第90号）
- 再生医療等製品の製造管理及び品質管理の基準に関する省令（平成26年8月6日厚生労働省令第93号）

関係通知
- 再生医療等製品の安全性に関する非臨床試験の実施の基準に関する省令の施行について（平成26年8月12日薬食発0812第20号医薬食品局長通知）
- 再生医療等製品の臨床試験の実施の基準に関する省令の施行について（平成26年8月12日薬食発0812第16号医薬食品局長通知）
- 再生医療等製品の製造販売後の調査及び試験の実施に関する基準に関する省令の施行について（平成26年8月12日薬食発0812第23号医薬食品局長通知）
- 再生医療等製品の製造販売承認申請について（平成26年8月12日薬食発0812第30号医薬食品局長通知）
- 加工細胞等に係る治験の計画等の届出等について（平成26年8月12日薬食発0812第26号医薬食品局長通知）
- 再生医療等製品に係る「薬局等構造設備規則」、「再生医療等製品の製造管理及び品質管理の基準に関する省令」及び「医薬品、医薬部外品、化粧品及び再生医療等製品の品質管理の基準に関する省令」について（平成26年8月12日薬食発0812第11号医薬食品局長通知）
- 再生医療等製品に関する感染症定期報告制度について（平成26年8月12日薬食発0812第7号医薬食品局長通知）
- 加工細胞等に係る治験の計画等の届出の取扱い等について（平成26年8月12日薬食機参発0812第1号厚生労働省大臣官房参事官（医療機器・再生医療等製品審査管理担当）通知）
- 再生医療等製品の製造販売承認申請に際し留意すべき事項について（平成26年8月12日薬食機参発0812第5号厚生労働省大臣官房参事官（医療機器・再生医療等製品審査管理担当）通知）
- 再生医療等製品の添付文書の記載要領について（平成26年10月2日薬食発1002第12号厚生労働省医薬食品局長通知）
- 再生医療等製品の使用上の注意の記載要領について（平成26年10月2日薬食安発1002第9号厚生労働省医薬食品局安全対策課長通知）
- 再生医療等製品の添付文書の記載要領（細則）について（平成26年10月2日薬食安発1002第13号厚生労働省医薬食品局安全対策課長通知）
- 再生医療等製品の不具合等報告に係る報告書の記載方法について（平成26年10月2日薬食安発1002第17号厚生労働省医薬食品局安全対策課長通知）
- 再生医療等製品に係る「薬局等構造設備規則」、「再生医療等製品の製造管理及び品質管理の基準に関する省令」及び「医薬品、医薬部外品、化粧品及び再生医療等製品の品質管理の基準に関する省令」の取扱いについて（平成26年10月9日薬食監麻発1009第1号厚生労働省医薬食品局監視指導・麻薬対策課長通知）
- GCTP調査要領について（平成26年10月9日薬食監麻発1009第4号厚生労働省医薬食品局監視指導・麻薬対策課長通知）
- 再生医療等製品の感染症定期報告に係る調査内容及び記載方法について（平成26年11月13

日薬食安発 1113 第 4 号厚生労働省医薬食品局安全対策課長通知）
- 再生医療等製品の販売業の許可に関する取扱いについて（平成 26 年 11 月 21 日薬食機参発 1121 第 1 号厚生労働省大臣官房参事官（医療機器・再生医療等製品審査管理担当）通知）
- 再生医療等製品 GCP 実地調査の実施要領について（平成 26 年 11 月 21 日薬食機参発 1121 第 3 号厚生労働省大臣官房参事官（医療機器・再生医療等製品審査管理担当）通知）
- 再生医療等製品の GPSP 実地調査に係る実施要領について（平成 26 年 11 月 21 日薬食機参発 1121 第 7 号厚生労働省大臣官房参事官（医療機器・再生医療等製品審査管理担当）通知）
- 再生医療等製品の承認申請資料適合性書面調査の実施要領について（平成 26 年 11 月 21 日薬食機参発 1121 第 10 号厚生労働省大臣官房参事官（医療機器・再生医療等製品審査管理担当）通知）
- 再生医療等製品の製造管理及び品質管理の基準等に関する質疑応答集（Q&A）について（平成 27 年 3 月 17 日薬食監麻発 0317 第 1 号厚生労働省医薬食品局監視指導・麻薬対策課長通知）

参考文献
- 医薬品、医療機器等の品質、有効性及び安全性の確保等に関薬事法する法律（昭和 35 年法律第 145 号）
- 医薬品、医療機器等の品質、有効性及び安全性の確保等に関する法律施行令（昭和 36 年政令第 11 号）
- 医薬品、医療機器等の品質、有効性及び安全性の確保等に関する法律施行規則（昭和 36 年厚生省令第 1 号）
- Code of Federal Regulations, Title 21 Section 820 Quality System Regulation
- EN ISO 13485, Medical devices – Quality management systems
- Global Medical Device Strategy, First Edition, 2015, Regulatory Affairs Professionals Society, Rockville, MD.

第 5 章

医療機器の一般的名称と分類

目的
- 医療機器の一般的名称の作成経緯を通じて、医療機器の一般的名称と分類の概念について理解する。
- クラス分類等に基づく規制の概要を理解する。
- 適切な一般的名称の選択と新たな設定方法を理解する。
- 他地域における一般的名称の取扱い状況を理解する。

関連法令
- 医薬品、医療機器等の品質、有効性及び安全性の確保等に関する法律（昭和35年法律第145号）第2条第4～7項
- 医薬品、医療機器等の品質、有効性及び安全性の確保等に関する法律施行令（昭和36年政令第11号）第1条及び別表第1
- 医薬品、医療機器等の品質、有効性及び安全性の確保等に関する法律第2条第5項から第7項までの規定により厚生労働大臣が指定する高度管理医療機器、管理医療機器及び一般医療機器（平成16年厚生労働省告示第298号）

はじめに

　医療機器は各国において法体系ができる以前から市場に存在していた。既に存在する医療機器を法律で規制しようとするとき、各国は独自の医療機器名称を作成する。しかし、現在のようにグローバルに医療機器が流通するようになると、各国の医療機器名称の整合化が求められる。

　日本では、平成14（2002）年の薬事法改正（平成17年4月施行）のときに、旧来の「医療用具の一般的名称と分類」（平成7年11月1日薬発第1008号厚生省薬務局長通知：赤本）をグローバル化/国際整合化するためにGMDN（Global Medical Device Nomenclature）を

導入することとなり、GMDN をベースにした日本版の一般的名称である JMDN（Japanese Medical Device Nomenclature）が作成され、「医療機器の一般的名称とクラス分類」（平成16 年 7 月 20 日薬食発第 0720022 号厚生労働省医薬食品局長通知）として定められた。

本章では医療機器規制の基礎となる一般的名称とその一般的名称に基づいたクラス分類について解説する。法規制の対象となる「医療機器とは何か？」ということから説明していく中で、医療機器規制のベースとなる一般的名称とクラス分類について理解を深めて頂きたい。

1．医療機器の定義

医療機器とは何か？　医薬品医療機器法第 2 条第 4 項で、「この法律で『医療機器』とは、人若しくは動物の疾病の診断、治療若しくは予防に使用されること、又は人若しくは動物の身体の構造若しくは機能に影響を及ぼすことが目的とされている機械器具等（再生医療等製品を除く）であって、政令で定めるものをいう」と定められている。

この定義を分解して見ると、次の 3 要素（①使用目的＋②形態＋③政令で定めるもの）を満たしたものが医療機器であることがわかる。

① 使用目的：人若しくは動物の疾病の診断、治療若しくは予防に使用されることが目的とされているもの、又は人若しくは動物の身体の構造若しくは機能に影響を及ぼすことが目的とされているもの
② 形態：機械器具等であること
③ 政令で定めるもの：医薬品医療機器法施行令で定めるもの

ここでいう機械器具等とは何かというと、「機械器具、歯科材料、医療用品、衛生用品並びにプログラム（電子計算機に対する指令であって、一の結果を得ることができるように組み合わされたものをいう）及びこれを記録した記録媒体」である。これは、医薬品医療機器法第 2 条第 1 項の医薬品の定義の中で示されているものである（医薬品の定義は医療機器の定義とは裏腹で、機械器具等でないものとされている）。

政令で定めるものは、医薬品医療機器法施行令第 1 条に、「法第 2 条第 4 項の医療機器は、別表第 1 のとおりとする」とあり、別表第 1 に機械器具 84 種類、医療用品 6 種類、歯科材料 9 種類、衛生用品 4 種類、プログラム 3 種類、プログラムを記録した記録媒体 3 種類、動物専用医療機器 14 種類、あわせて 123 種類の医療機器（番号と名称から成る）が掲げられている。以上の機械器具等の分類を「類別」といい、そのそれぞれに振られた番号を「類別コード」、名称を「類別名称」という。

具体的な内容を表 1 に例示する。

表1　政令で定める類別の例示

政令で定める機械器具等	類別コード・名称（例）	一般的名称（例）
機械器具（84種類）	機械器具07　内臓機能代用器	植込み型心臓ペースメーカ
		中心循環系人工血管
		人工腎臓装置
	機械器具09　医療用エックス線装置及医療用エックス線装置用エックス線管	X線画像診断装置ワークステーション
		全身用X線CT診断装置
	機械器具17　血液検査用器具	酵素免疫測定装置
	機械器具74　医薬品注入器	汎用輸液ポンプ
医療用品（6種類）	医療用品01　エックス線フィルム	画像診断用シネフィルム
	医療用品04　整形用品	全人工股関節
歯科材料（9種類）	歯科材料01　歯科用金属	歯科用ステンレス合金
衛生用品（4種類）	衛生用品03　避妊用具	子宮内避妊用具
プログラム（3種類）	プ01　疾病診断用プログラム プ02　疾病治療用プログラム プ03　疾病予防用プログラム （いずれも、副作用又は機能の障害が生じた場合においても、人の生命及び健康に影響を与えるおそれがほとんどないものを除く）	汎用X線診断装置用プログラム 超音波画像診断用プログラム 電子血圧計用プログラム 汎用心電計用プログラム 家庭用マッサージ用プログラム MR組合せ型ポジトロンCT装置用プログラム （以上いずれもプ01）
プログラムを記録した記録媒体（3種類）	プ01　疾病診断用プログラムを記録した記録媒体 プ02　疾病治療用プログラムを記録した記録媒体 プ03　疾病予防用プログラムを記録した記録媒体 （いずれも、副作用又は機能の障害が生じた場合においても、人の生命及び健康に影響を与えるおそれがほとんどないものを除く）	
動物用医療機器（14種類）	動物専用医療機器08　製品蹄鉄及び蹄釘	

　この類別は、現在の医薬品医療機器法の改正前の薬事法が制定された昭和36年当時制定されたものであり、その後、政令はほとんど改正されず、現在に至っている。改正は過去、機械器具の類別に「コンタクトレンズ（視力補正用のものを除く）」（いわゆるカラーコンタ

クトレンズ）を追加規定したときと、平成26年11月施行の医薬品医療機器法で医療機器化された「プログラム及びそれを記録した記録媒体」を類別として追加したときの二度のみ）。類別を補うものとして一般的名称が設定された。

【参考】プログラムとは
　医薬品医療機器法では、プログラムが医療機器として、新たに規制対象となった。詳細については、「医療機器プログラムの取扱いについて」（平成26年11月21日薬食機参発1121第33号）に示されているので、確認いただきたい。なお、プログラムの医療機器への該当性について、参考までに、その概要を以下に示す。

プログラムの医療機器への該当性に関する基本的考え方について
（平成26年11月14日付け薬食監麻発1114第5号）

無体物である特性等を踏まえ、人の生命及び健康や機能に与える影響等を考慮し、プログラム医療機器の該当性の判断を行うにあたっては、次の2点について考慮すべきものであると考えられる。

(1) プログラム医療機器により得られた結果の重要性に鑑みて疾病の治療、診断等にどの程度寄与するのか。
(2) プログラム医療機器の機能の障害等が生じた場合において人の生命及び健康に影響を与えるおそれ（不具合があった場合のリスク）を含めた総合的なリスクの蓋然性がどの程度あるか。

（別添）
(1) 医療機器に該当するプログラム
　1）医療機器で得られたデータ（画像を含む）を加工・処理し、診断又は治療に用いるための指標、画像、グラフ等を作成するプログラム
　2）治療計画・方法の決定を支援するためのプログラム（シミュレーションを含む）
(2) 医療機器に該当しないプログラム
　1）医療機器で取得したデータを、診療記録として用いるために転送、保管、表示を行うプログラム
　2）データ（画像は除く）を加工・処理するためのプログラム（診断に用いるものを除く）
　3）教育用プログラム
　4）患者説明用プログラム
　5）メンテナンス用プログラム
　6）院内業務支援プログラム
　7）健康管理用プログラム
　8）一般医療機器（機能の障害等が生じた場合でも人の生命及び健康に影響を与えるおそれがほとんどないもの）に相当するプログラム

2．一般的名称設定の経緯

現在の形式の一般的名称設定は、先にも触れたが、平成14（2002）年の薬事法改正においてであり、クラス分類通知（平成16年7月20日薬食発第0720022号）によれば、

① 「各一般的名称については ISO/TC210 における GMDN プロジェクト*において定められている医療機器の名称（GMDN）を参考にして定めた。」

つまり、GMDN（国際一般的名称）をベースに日本版一般的名称（JMDN）が設定され、当初、4,044の一般的名称が定められたが、平成27（2015）年4月17日現在では、その後承認された新医療機器やプログラム関係等の名称を加えて4,257名称となっている。

② 「医療機器規制国際整合化会議（GHTF：Global Harmonization Task Force）において議論されているクラス分類ルールを基本にクラス分類ルールを定めた。」

日本のクラス分類は、クラスⅠ～Ⅳの4分類であって、法律上は、クラスⅠが一般医療機器、クラスⅡが管理医療機器及びクラスⅢ、Ⅳが高度管理医療機器と定めている。

これらのことから、「医療機器の一般的名称と分類」の原点は、①の GMDN であり、それらの名称に対して②の GHTF のクラス分類ルールが組み込まれたことがわかる。

なお、先の平成16年の通知において、一般的名称ごとに、クラス分類、コード番号及び定義等が定められたが、このコード番号の構成を知ることにより、その一般的名称がどのように作られたのか、何を表しているのかが理解できるため、次に説明する。

【参考】　GMDN プロジェクトとは

日本、米国、欧州各地域で独自の医療機器の一般的名称が存在しており、それが医療機器に関する情報の交換や共有化の障害になっているとして、規制当局間で各医療機器の情報（特に市販後安全に関するもの）交換等を可能にするために医療機器の名称を統一するため、1997年、EC（European Community、欧州共同体）の CEN（The European Committee for Standardization、欧州標準化委員会）はGMDNプロジェクトを立ち上げた。このプロジェクトから、次の6種類の名称を元データとして、単一の名称を作成する作業が始まった。

　a．米国 ECRI（Emergency Care Research Institute、1968年に設立された非営利団体）の名称 UMDNS（Universal Medical Device Nomenclature System）
　b．米国 FDA（Food and Drug Administration）の名称（21CFR862～892）
　c．欧州 EDMA（European Diagnostic Manufacturers Association、1979年に設立された体外診断医療機器製造者協会）の名称
　d．ノルウェーの名称 NKKN（Norsk Klassifisering Koding & Nomenklatur）
　e．日本の一般的名称（平成7年11月1日薬発第1008号、以下「旧一般名」という。

いわゆる「赤本」(薬事日報社刊)のこと)
　f．ISO9999：Technical aids for persons with disabilities. Classification and terminology「福祉機器用語と分類」

　また、GMDNプロジェクトの当初より赤本の階層構造がなくなることは認識されており、議論はあったが、最終的にJMDNは4,044（当時）の名称が同レベルで並列して存在する構造になった。

3．JMDN コードの設定

　JMDNはGMDNを元としており、日本独自の名称を作成する場合も、出来る限り元となるGMDNの設定の考え方が踏襲されているが、GMDNはリスクの概念を導入していないため、JMDNを設定する際には名称を「分割」するという方法が取られた。ここでは日本がGMDNをどのように扱っているかを理解するために、その分割方法を説明する。

　ただし、現在ではGMDNを原点としているとはいえ、削除されたGMDNが未だにJMDNに残っているなど、JMDNは国際的な一般的名称と整合するという目的から次第に離れ、GMDNと部分的に一致するものの、日本独自の「医療機器の一般的名称」として存在することとなっている。したがって、JMDNからGMDNが選択できるとは限らないことを承知頂きたい。

　JMDNコード体系は、図1のように規定される。

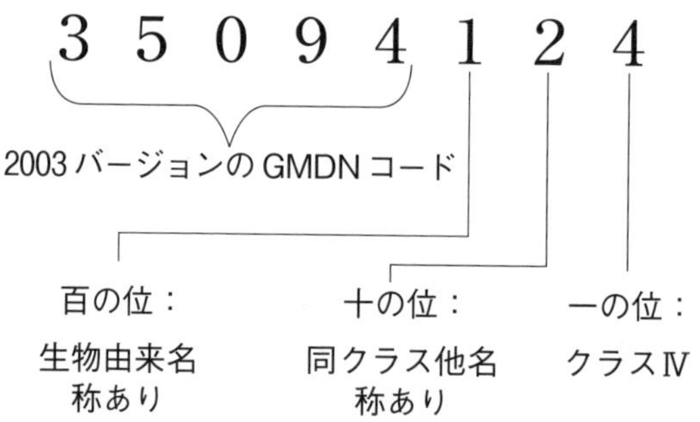

$$3\ 5\ 0\ 9\ 4\ 1\ 2\ 4$$

　35094：2003バージョンのGMDNコード
　百の位：生物由来名称あり
　十の位：同クラス他名称あり
　一の位：クラスⅣ

図1　JMDNコード体系

① JMDNコードは8桁の数字から成る。最初の5桁の始まりはGMDNコード（1、3、4の数字で始まる）、又は日本が独自に設定した番号（7の数字で始まる）である。続く3桁の数字は日本が独自に付与した番号である。

② 最初の5桁で示された名称が分割していない場合の下3桁は000である。
　　例　11389000　眼科用超音波画像診断装置
　　　　37891000　食道向け超音波診断用プローブ
　　　　40767000　据付型体外式超音波診断用プローブ

　　　　70014000　体表面用超音波プローブカバー

③　一の位は名称を分割する際にクラスが異なったものを示している。
　　　例　35209001　再使用可能な採血用針　クラスⅠ
　　　　　35209002　単回使用採血用針　クラスⅡ
　これらは、35209「採血用針」という名称を分割した際にクラスが異なったために、クラスⅠ「再使用可能な採血用針」の下3桁に001、クラスⅡ「単回使用採血用針」の下3桁に002を付与している。つまり一の位は原則として0、1、2、3、4しか存在しない。
　　　例　36957001　体表面刺激用プローブ
　　　　　36957002　皮下刺激用プローブ
　　　　　36957003　筋肉内刺激用プローブ
　　　　　36957004　心臓・中枢神経刺激用プローブ
　故に、この位に存在しないはずの9を付けることによって「空箱」であることが示される。
　　　例　17470009　血管カテーテル用カフ

④　十の位は名称を分割する際にクラスが変わらないものを示している。
　　　例　37626010　移動型アナログ式汎用X線診断装置
　　　　　37626020　移動型アナログ式汎用一体型X線診断装置
　これらは、37626「移動型アナログ式汎用X線診断装置」という名称を分割したが、クラスⅡと変わらないために010、020と番号を付与している。この場合10は必ず分割の元になった名称とする。
　理論的には010～090までの9分割ができる。
　　　　　36387010　レフラクトメータ
　　　　　36387020　自覚屈折測定機能付レフラクトメータ
　　　　　36387030　レフラクト・ケラトメータ
　　　　　36387040　自覚屈折測定機能付レフラクト・ケラトメータ
　　　　　36387050　眼軸長計測機能付レフラクト・ケラトメータ
　　　　　36387060　レフラクト・ケラト・トノメータ

⑤　百の位は薬剤・生物由来により分割された名称を示している。
　　　例　10729100　中心静脈用カテーテル
　　　　　10729200　抗菌作用中心静脈用カテーテル
　　　　　10729300　ヘパリン使用中心静脈用カテーテル
　　　　　10729400　ウロキナーゼ使用中心静脈用カテーテル
　これらは、10729「中心静脈用カテーテル」を薬剤使用、生物由来ということで分割

したが、クラスⅣは変わらないので100、200、300、400と付与している。この場合100は必ず分割の元になった名称とする。

理論的には100～900までの9分割ができる。

なお、薬剤又は生物由来の名称が単独で存在している場合は000となるが、それらを使用しない名称が存在する可能性があることに留意しなければならない。

  例 36125000 間欠泌尿器用カテーテル
     34096000 抗菌泌尿器用カテーテル

⑥ 分割によってクラスが変わり、さらに生物由来等によってクラスが変わらない分割の場合は上記③～⑤の組み合わせになる。

  例 35094012 一時的使用カテーテルガイドワイヤ
    35094022 非血管用ガイドワイヤ
    35094032 腹膜灌流用カテーテルガイドワイヤ
    35094103 血管用カテーテルガイドワイヤ
    35094203 ヘパリン使用血管用カテーテルガイドワイヤ
    35094114 心臓・中心循環系用カテーテルガイドワイヤ
    35094214 ヘパリン使用心臓・中心循環系用カテーテルガイドワイヤ
    35094124 中枢神経系用カテーテルガイドワイヤ

上記は35094「カテーテルガイドワイヤ」を分割した事例である。

- クラスⅡ～Ⅳの名称があるためにルール③により一の位に2～4が入っている。
- クラスⅡの名称は3種類あるため、ルール④により十の位に1～3の番号が付けられている。
- クラスⅢの名称は生物由来により分割されているため、ルール⑤により百の位に1、2の番号が付けられている。
- クラスⅣの名称は生物由来による分割があるため百の位に1、2が付番されているが、非生物由来の名称が2種類あるため十の位に1、2が付番されている。

4．医療機器の分類

医療機器のクラス分類は、GHTFのクラス分類ルールを利用して行われ、GHTFのクラス分類ガイダンスはSG1/N015R18：Medical Devices Classification（WORKING DRAFT, May 23, 2002）であったが、最終的には、例外があるもののSG1/N015R19（PROPOSED DOCUMENT, October 23, 2002）のバージョンを用いて各医療機器を高度管理、管理、及び一般医療機器に分類した。

基本的には、このクラス分類に基づく業態や市販前の規制が行われることになった。

平成14年の改正によって、一般的名称ごとにクラス分類等が指定されたので、一般的名称とクラス分類等の分類を知ることが、規制対応への第一歩となることをご理解頂きたい。

なお、クラス分類に基づくカテゴリー分けの他、クラス分類とは別のカテゴリーでの分類もあるので、それらの概略とそれに基づく該当製品のイメージを図2に示す。
　これらをマトリックスにすると、次のようなイメージになる。
　これらをマトリックスにして、該当製品のイメージを図3に示す。
　クラス分類に基づくカテゴリー分けとクラス分類とは別のカテゴリーをミックスして業態や製品に対して規制を行っているが、その概要を表2に示す。

```
┌─────────────────────────────┐      ┌─────────────────────────────┐
│ 高度管理医療機器              │      │ ●生物由来製品（医療機器）    │
│ ●クラスⅣ（リスク高い）       │      │　人や生物（植物を除く）に由来する│
│  患者への侵襲性が高く、不具合が生じた場合、│      │　原料又は材料を使用           │
│  生命の危険に直結するおそれがあるもの│      │                              │
│ ●クラスⅢ（リスク中程度）     │      │ ●特定保守管理医療機器        │
│  不具合が生じた場合、人体へのリスクが比較│      │ ・保守点検、修理その他の管理に専門│
│  的高いと考えられるもの       │      │　的な知識・技能が必要         │
│                              │      │ ・適正な管理が行わなければ疾病の診│
│ 管理医療機器                  │      │　断、治療又は予防に重大な影響を与│
│ ●クラスⅡ（リスク低い）       │      │　えるおそれがあるもの         │
│  不具合が生じた場合、人体へのリスクが比較│      │                              │
│  的低いと考えられるもの       │      │ ●設置管理医療機器            │
│                              │      │ ・設置にあたって組立てが必要な │
│ 一般医療機器                  │      │　特定保守管理医療機器         │
│ ●クラスⅠ（リスク極めて低い） │      │ ・保健の危害の発生を防止するた │
│  不具合が生じた場合、人体へのリスクが極め│      │　め組立てに係る管理が必要     │
│  て低いと考えられるもの       │      │                              │
└─────────────────────────────┘      └─────────────────────────────┘
```

図2　リスクに応じたクラス分類と別のカテゴリーによる分類

```
┌─────────────────────────────────────────────────────────┬──────────────────────────┐
│ 高度管理医療機器                                        │ 特定保守管理医療機器     │
│ ●クラスⅣ              ┌─────────────┐                 │                          │
│ ペースメーカ、冠動脈ステント、│ 生物由来製品 │                 │                          │
│ 人工心臓弁、PTCAカテーテル、 │ 生体弁、ヘパリン│                 │          ┌─────────────┐│
│ 中心静脈用カテーテル ほか    │ コーティング  │                 │          │ 設置管理    ││
│ ●クラスⅢ              │ 人工肺ほか   │                 │ 輸液ポンプ、 │ 医療機器    ││
│ 輸液ポンプ、人工呼吸器、レーザーメス、人工骨、│ 人工呼吸器 │ 人工透析装置 ││
│ 人工透析装置、人工心肺装置 ほか              │ 人工透析装置、│ (多人数用)  ││
│                                              │ 人工心肺装置 ほか│ ほか     ││
│ 管理医療機器                                 │              │             ││
│ ●クラスⅡ                                   │ 心電計、     │ 超音波診断装 ││
│ 内視鏡、心電計、超音波診断装置、MRI、X線-CT、│ 超音波診断装置、│ 置 MRI、 ││
│ 補聴器、注射針、フォーリーカテーテル、       │ MRI、X線-CT ほか│ X線-CT ほか││
│ 吸引カテーテル、コンドーム ほか              │              │             ││
│                                              │              └─────────────┘│
│ 一般医療機器                                 │                            │
│ ●クラスⅠ                                   │                            │
│ 血液検査装置、鋼製小物(メス、ピンセット、鋏 ほか)│                       │
└─────────────────────────────────────────────┴────────────────────────────┘
```

図3 クラス分類と別のカテゴリーによる分類における製品マッピングのイメージ

表2 クラス分類別等による規制概要

分類		製造販売業			販売業・貸与業[*1]	製品に対する規制
クラス分類	法規定	許可形態	許可要件			
^	^	^	GVP	QMS(体制)	^	^
Ⅳ	高度管理	第一種	適用	適用	許可	承認
Ⅲ	^	^	^	^	^	承認/認証[*2]
Ⅱ	管理	第二種	一部除外	適用	届出	承認/認証[*2]
Ⅰ	一般	第三種	一部除外	一部除外	手続きなし	届出

*1:クラスⅡ及びⅠであっても、特定保守管理医療機器に該当するものは、高度管理医療機器と同様、販売業・貸与業の許可が必要となる。

*2:管理医療機器及び高度管理医療機器であって厚生労働大臣が基準を定めて指定したものは、認証の対象になる。クラスⅢの医療機器について、順次基準を定めて指定いく方針。

5．新たな一般的名称の設定

医療機器の製造販売承認申請等の規制対応にあたっては、適切な一般的名称を選択することが重要である。しかし、一般的名称の作成経緯や新たな製品の登場を考えると、必ずしも承認申請しようとする製品に適切に対応した一般的名称が存在するとは限らない。このよう

な場合は、承認申請と同時に当該製品の新たな一般的名称案（定義変更案も含む）についての資料を規制当局に提出することが必要となる。その際の手続きの概略について示す（平成26年11月25日薬食機参発1125第26号「一般的名称のいずれにも該当しない医療機器及び体外診断用医薬品の一般的名称の取扱いについて」より）。

① 手続き先
PMDA（独立行政法人医薬品医療機器総合機構）
② 手続き時期
製造販売承認申請と同時に、次の資料を提出
［資料］
- 一般的名称通知に示されている一般的名称のいずれにも該当しないと考える理由
- 一般的名称（案）、その定義（案）及びクラス分類（案）並びにその判断理由（根拠として適用されるクラス分類ルール及びその判断理由含む）
- 医療機器又は体外診断用医薬品の分類等（案）及びその判断理由（医療機器にあっては、特定保守管理医療機器、設置管理医療機器、特定医療機器、QMS適否（クラスⅠの限定一般医療機器への該当性を指す）、製品群（クラスⅡ以上の医療機器に限る）、修理区分、生物由来製品及び特定生物由来製品等の該当性及びその判断理由。体外診断用医薬品にあっては、大分類、中分類及び検査項目等の該当性及びその判断理由）

6．他地域の状況

医療機器規制においてGMDNをベースにして独自のシステムを作り上げて法制化することには数多くの問題が伴うため、GMDNエージェンシーが運用するGMDNをそのまま法規制の中で使用している国がほとんどである。

オーストラリア：TGA（Department of Health and Ageing Therapeutic Goods Administration）は Therapeutic Goods (Medical Devices) Regulations 2002 を改正し、ISO 15225：2000（E）に基づいてGMDNを使用することを法制化した。1.7 Device nomenclature system codes（Act s 41BE(3)）によれば、クラスⅠ機器の場合、特定の条件にあてはまらなければ relevant template term を使用するように定めているが、前述のようにGMDNでは template term を削除する方向で動いているために、問題が生じている。

香港：Department of Health はGMDNを検索できるウェブサイトを運営しているが、日本と同様2003年版である。香港に限らず、無料でGMDNのデータを検索できるウェブサイトは、最新版のGMDNを見ることができないことを理解する必要がある。

イタリア：Ministero del Lavoro, della Salute e delle Politiche Sociali は医療機器のデータバ

ンク登録を法規制化した。登録にはイタリア独自の医療機器の分類体系であるCND（Classificazione Nazionale Dispositivi Medici）とGMDNを特定する必要がある。イタリアの分類体系は7レベルの階層構造を有しており、定期的なアップデートも行っているようである（日本の旧赤本は5レベルの階層構造であった）。GMDNはシステムから選ぶことができるようになっているが、修正の頻度については不明である。このデータバンクの動きは欧州域内各国で次々と構築されるので、常に法規制改正について最新の情報を入手する必要がある。

米国：米国はProduct CodeにGMDNをマッピングさせる作業を終了し、今後GMDNを使用する方向が示されている。具体的にUDI（Unique Device Identification）システムに使用させる可能性が示唆されている。

まとめ

- ✓ JMDNは、基本的にGMDNとGHTFのクラス分類が組み合わされたものである。
- ✓ 旧来の「医療用具の一般的名称と分類」をグローバル化/国際整合化するためにGMDNをベースに日本の医療機器の一般的名称（JMDN）が作成された。
- ✓ 日本独自の名称を作成する場合も出来る限り元となるGMDNから逸脱しないように、コードの「分割」という方法を取った結果、4,000を超えるコードが作成されるに至った。
- ✓ 医療機器の規制は、一般的名称とクラス分類を基盤としている。
- ✓ JMDNを選択することが重要であり、規制対応の第一歩となる。

関連通知

- ❍ 平成16年7月9日薬食発第0709004号厚生労働省医薬食品局長通知「薬事法及び採血及び供血あつせん業取締法の一部を改正する法律等の施行について」
- ❍ 平成16年7月20日薬食発第0720022号厚生労働省医薬食品局長通知「医薬品、医療機器等の品質、有効性及び安全性の確保等に関する法律第二条第五項から第七項までの規定により厚生労働大臣が指定する高度管理医療機器、管理医療機器及び一般医療機器（告示）及び薬事法第二条第八項の規定により厚生労働大臣が指定する特定保守管理医療機器（告示）の施行について」
- ❍ 「医療機器の一般的名称の追加について」関連
  H20薬食発第0325003号、H20薬食発第0428001号、H20薬食発第0711001号、H21薬食発0706第1号、H21薬食発1030第1号、H21薬食発1102第1号、H22薬食発0115第1号、H22薬食発0202第1号、H22薬食発0205第1号、H24薬食発0720第4号、H25薬食発0322第7号、H26薬食発0221第1号、H26薬食発0228第4号、H26薬食発0708第1号、H26薬食発0917第1号
- ❍ 「医療機器の一般的名称の定義の変更について」関連
  H20薬食発第0325043号、H21薬食発1118第3号、H22薬食発0430第5号、H22薬食発

0602 第 3 号、H22 薬食発 0430 第 5 号、H22 薬食発 0630 第 1 号、H22 薬食発 0929 第 4 号、H23 薬食発 0331 第 24 号、H23 薬食発 0930 第 13 号、H24 薬食発 0301 第 1 号、H23 薬食発 0729 第 13 号、H24 薬食発 1120 第 1 号、H25 薬食発 0301 第 2 号、H26 薬食発 0606 第 4 号、H25 薬食発 0508 第 2 号、H25 薬食発 0701 第 7 号、H25 薬食発 1007 第 1 号

- 平成 26 年 11 月 25 日薬食機参発 1125 第 26 号「一般的名称のいずれにも該当しない医療機器及び体外診断用医薬品の一般的名称の取扱いについて」

第 6 章

必要な業許可等

目的
- 医薬品や医療機器等を取り扱う際に必要な業許可等の概要を理解し、各業許可区分や業許可取得に必要な要件等について理解する。

関連法令
《製造販売業・全般》
- 医薬品、医療機器等の品質、有効性及び安全性の確保等に関する法律(昭和35年法律第145号)
- 医薬品、医療機器等の品質、有効性及び安全性の確保等に関する法律施行令(昭和36年政令第11号)
- 医薬品、医療機器等の品質、有効性及び安全性の確保等に関する法律施行規則(昭和36年厚生省令第1号)
- 医薬品、医薬部外品、化粧品及び再生医療等製品の品質管理の基準に関する省令(平成16年厚生労働省令第136号)[GQP省令]
- 医療機器又は体外診断用医薬品の製造管理又は品質管理に係る業務を行う体制の基準に関する省令(平成26年厚生労働省令第94号)[体制省令]
- 医薬品、医薬部外品、化粧品、医療機器及び再生医療等製品の製造販売後安全管理の基準に関する省令(平成16年厚生労働省令第135号)[GVP省令]
- 薬局等構造設備規則(昭和36年厚生省令第2号)
- 医療機器及び体外診断用医薬品の製造管理及び品質管理の基準に関する省令(平成16年厚生労働省令第169号)[QMS省令]

はじめに

本章においては、医薬品や医療機器等の製造販売などを行う際に必要となる業許可等、医

薬品医療機器法による規制の概要を医薬品、医療機器を例にして説明する。平成26（2014）年11月施行の医薬品医療機器法（薬事法の題名改正等）では、特に製造業の部分が大きく改正されており、その内容は、医薬品、医薬部外品及び化粧品のグループと、医療機器及び体外診断用医薬品のグループ間で異なるものになっている。そのため、医薬品、医薬部外品及び化粧品のグループを「医薬品等」、また医療機器及び体外診断用医薬品のグループを「医療機器等」とし、これら医薬品、医薬部外品、化粧品、医療機器、体外診断用医薬品をまとめて示すときは「医薬品・医療機器等」として説明する。

なお、医薬品、医療機器、及び体外診断用医薬品の品目ごとの承認や認証申請については、第18章「医薬品に関する申請」、第19章「医療機器に関する申請」、及び第20章「体外診断用医薬品に関する申請」の各章を参照頂きたい。

1．業許可の定義及び種類

医薬品医療機器法（以下「法」という）では、厚生労働大臣の許可を受けた者でなければ、業として医薬品・医療機器等の製造販売をしてはならない（法第12条、23条の2）。業として行う医薬品・医療機器等の製造、販売、貸与、修理についても同様に規制される。業に関する規制には、以下のものがある。

- 製造販売業許可
- 製造業許可（医薬品等）、登録（医療機器等）
- 販売業許可及び届出
- 貸与業許可（医療機器）
- 修理業許可（医療機器）

製造販売とは、「その製造（他に委託して製造をする場合を含み、他から委託を受けて製造をする場合を除く。以下「製造等」という。）をし、又は輸入をした医薬品（原薬たる医薬品を除く。）、医薬部外品、化粧品、医療機器若しくは再生医療等製品を、それぞれ販売し、貸与し、若しくは授与し、又は医療機器プログラム（医療機器のうちプログラムであるものをいう。以下同じ。）を電気的回線を通じて提供すること」である（法第2条第13項）。つまり製造販売業者は、これらの製品を開発し、自社で製造するか又は他社に製造させ、その製品を市場に出荷する者である。従って、製造販売業者は、市場に供給する製品に対する一義的な責任を負う。

製造業は、製造販売業者の委託により医薬品・医療機器等を製造する者である。貸与業と修理業は医療機器に限った業態である。参考までに、典型的な製品の流れとそれに伴う業許可等の関連を図1に示す。

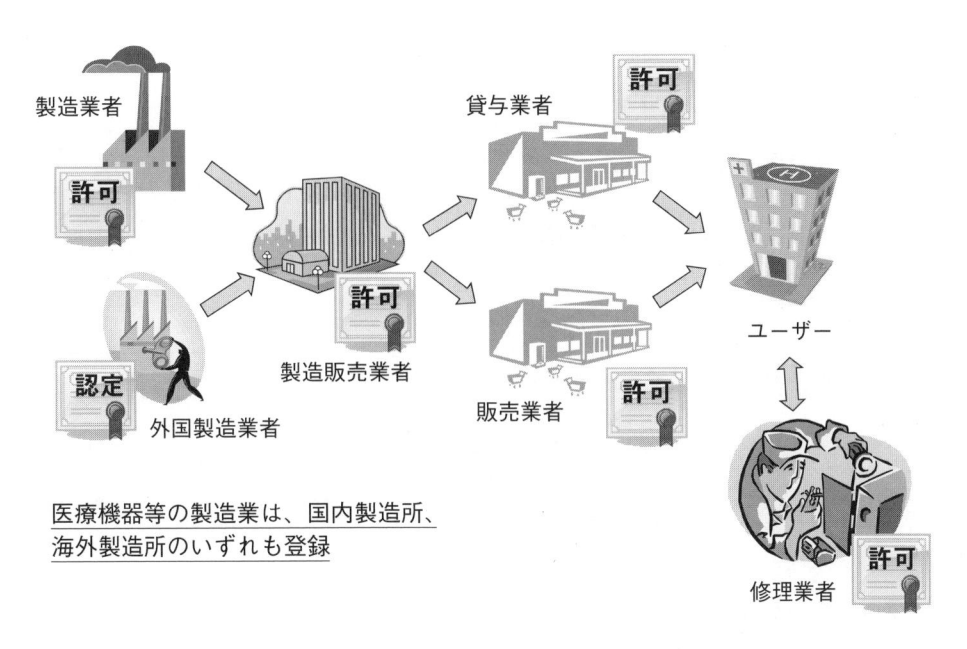

図1　製品の流れと要求される業許可等

2．製造販売業許可

2.1　許可の概要

医薬品・医療機器等を業として製造販売するためには、製造販売業許可が必要である。海外で製造された製品を日本に輸入して販売する行為も製造販売に含まれる。

2.2　許可の種類

製造販売する医薬品・医療機器等の種類に応じ、必要となる許可は異なる。その対応は表1のとおりである（法第12条、23条の2）。医薬品医療機器法では、体外診断用医薬品の製造販売業が新設された。

医薬品については、同一法人が第一種と第二種医薬品製造販売業許可を取得することは可能である。また、医薬品と医薬部外品、化粧品と医療機器など異なる種類を製造販売する場合において、同一法人が複数の許可を取得することは可能である。

医療機器については、第一種医療機器製造販売業許可を取得した者は、第二種と第三種医療機器製造販売業許可を取得したとみなされ、第二種医療機器製造販売業許可を取得した者は、第三種医療機器製造販売業許可を取得したとみなされる（施行令第37条の6第1、2項）。このため、医療機器については、一法人が取得できる製造販売業許可は1つである。

第6章 必要な業許可等

表1 製造販売業の許可の種類と製造販売できる製品の種類

製造販売業の許可の種類	製造販売できる製品の種類
第一種医薬品製造販売業許可	第49条第1項に規定する厚生労働大臣の指定する医薬品（処方箋医薬品はこれに該当）
第二種医薬品製造販売業許可	前項に該当する医薬品以外の医薬品
医薬部外品製造販売業許可	医薬部外品
化粧品製造販売業許可	化粧品
第一種医療機器製造販売業許可	高度管理医療機器（クラスⅢ・Ⅳ）
	管理医療機器（クラスⅡ）
	一般医療機器（クラスⅠ）
第二種医療機器製造販売業許可	管理医療機器（クラスⅡ）
	一般医療機器（クラスⅠ）
第三種医療機器製造販売業許可	一般医療機器（クラスⅠ）
体外診断用医薬品製造販売業許可	体外診断用医薬品

2.3 許可要件

製造販売業許可は、次のような品質管理及び安全管理等の体制に関する要件や人的要件を満たさなければ、取得できない。

- 医薬品、医薬部外品、化粧品及び再生医療等製品の品質管理の基準に関する省令（GQP省令）に適合する品質保証体制が構築されていること、もしくは、医療機器又は体外診断用医薬品の製造管理又は品質管理に係る業務を行う体制の基準に関する省令（体制省令）に適合する品質保証体制が構築されていること。
- 医薬品、医薬部外品、化粧品、医療機器及び再生医療等製品の製造販売後安全管理の基準に関する省令（GVP省令）に適合する安全管理体制が構築されていること。
- 申請者（申請者が法人であるときは、その業務を行う役員）が欠格事項（法第5条第3号）に該当しないこと。

なお、医薬品等の製造販売業者は、品質管理、製造販売後安全管理を行わせるために、また医療機器等の製造販売業者は、製造管理、品質管理、製造販売後安全管理を行わせるために、総括製造販売責任者を置かなければならない（法第17条、第23条の2の14）。

総括製造販売責任者の資格要件

医薬品・医療機器等の総括製造販売責任者の資格要件は表2及び表3のとおりである。なお、医薬品等の総括製造販売責任者の資格要件の詳細は、表中に掲げた施行規則等の内容を参照されたい。

表2　総括製造販売責任者の資格要件－医薬品、医薬部外品、化粧品（法第17条）

製造販売する医薬品等の種類	医薬品	法17条ただし書の規定による医薬品	医薬部外品、化粧品
要件	薬剤師	施行規則　第86条	施行規則　第85条第1項若しくは第2項

表3　総括製造販売責任者の資格要件－医療機器、体外診断用医薬品（法第23条の2の14）

製造販売する医療機器の種類	高度管理医療機器（クラスⅢ・Ⅳ）管理医療機器（クラスⅡ）	一般医療機器（クラスⅠ）
法的根拠	施行規則第114条の49第1項	施行規則第114条の49第2項
要件	① 大学等で物理学、化学、生物学、工学、情報学、金属学、電気学、機械学、薬学、医学又は歯学に関する専門の課程を修了した者 ② 旧制中学若しくは高校又はこれと同等以上の学校で、物理学、化学、生物学、工学、情報学、金属学、電気学、機械学、薬学、医学又は歯学に関する専門の課程を修了した後、医薬品、医療機器又は再生医療等製品の品質管理又は製造販売後安全管理に関する業務に3年以上従事した者 ③ 医薬品、医療機器又は再生医療等製品の品質管理又は製造販売後安全管理に関する業務に5年以上従事した後、別に厚生労働省令で定めるところにより厚生労働大臣の登録を受けた者が行う講習を修了した者 ④ 厚生労働大臣が上記に掲げる者と同等以上の知識経験を有すると認めた者	① 旧制中学若しくは高校又はこれと同等以上の学校で、物理学、化学、生物学、工学、情報学、金属学、電気学、機械学、薬学、医学又は歯学に関する専門の課程を修了した者 ② 旧制中学若しくは高校又はこれと同等以上の学校で、物理学、化学、生物学、工学、情報学、金属学、電気学、機械学、薬学、医学又は歯学に関する科目を修得した後、医薬品、医薬部外品、化粧品、医療機器又は再生医療等製品の品質管理又は製造販売後安全管理に関する業務に3年以上従事した者 ③ 厚生労働大臣が前2号に掲げる者と同等以上の知識経験を有すると認めた者
製造販売する体外診断用医薬品の種類	体外診断用医薬品	法23条の2の14ただし書の規定による体外診断用医薬品
要件	薬剤師	―*

＊平成27（2015）年時点では対象医薬品なし

2.4　許可申請

　製造販売業の許可権者は、総括製造販売責任者の常駐する事業所（主たる機能を有する事業所）のある都道府県の知事であり、施行規則に定められた様式による申請書を都道府

県知事宛に提出することによって行う。申請書には、以下の資料を添付する（施行規則第19条、114条の2）。

- 申請者が法人であるときは、登記事項証明書
- 申請者（申請者が法人であるときは、その業務を行う役員。以下同じ）に係る精神の機能の障害又は申請者が麻薬、大麻、あへん若しくは覚せい剤の中毒者であるかないかに関する医師の診断書
- 申請者が現に製造販売業の許可を受けている場合にあっては、当該製造販売業の許可証の写し
- 申請者が法人であるときは、その組織図
- 申請者以外の者がその総括製造販売責任者であるときは、雇用契約書の写し、その他申請者のその総括製造販売責任者に対する使用関係を証する書類
- 総括製造販売責任者が、法第17条第1項若しくは法第23条の2の14第1項に規定する者であることを証する書類
- 品質管理に係る体制に関する書類（医薬品等）若しくは製造管理又は品質管理に係る業務を行う体制に関する書類（医療機器等）
- 製造販売後安全管理（GVP）に係る体制に関する書類

申請後、各都道府県により、上記体制の構築状況の査察が行われる。

製造販売業の許可の有効期間は5年間であり、有効期間終了後も引き続き許可を受けたい場合は、事前に更新手続きを行って、業許可を更新する必要がある（法第12条第2項、第23条の2第2項）。

許可に係る手数料については、都道府県に確認が必要である。

3．医薬品等の製造業許可、外国製造業者の認定

3.1 許可の概要

医薬品等は製造業の許可を受けた者でなければ、それぞれ業として、医薬品等の製造をしてはならない。

一方、医療機器等の製造業については、国内、海外製造所ともに従来の許可制から登録制に変更され、また、製造の許可・認定区分もなくなり登録の範囲も従来の考え方から変更されている。これらの詳細については「4．医療機器等の製造業の登録」で示す。

3.2 許可区分

医薬品の製造業の許可の区分は、施行規則第26条で規定されている（表4）。

製造所のいわゆる分置倉庫は製造行為に付随する業務として、出荷判定待ち製品の保管

や出荷判定後の保管・出納業務を実施するため、「包装等区分」の許可が必要になる。処方箋医薬品の第1号「生物学的製剤等区分」及び第2号「放射性医薬品区分」の包装等の場合は「包装等区分」の製造業許可ではなく、第1号及び第2号のそれぞれの区分の許可が必要になる。

なお、医薬部外品及び化粧品の区分については、施行規則第26条第2項及び第3項を参照されたい。

表4　医薬品の製造業の許可の区分

施行規則第26条（製造業の許可の区分）		
第1号	生物学的製剤等区分	施行令第80条第2項第三号イ、ハ及びニに規定する医薬品の製造工程の全部又は一部を行うもの（生物学的製剤、遺伝子組換え技術応用医薬品等）
第2号	放射性医薬品区分	放射性医薬品（前号に掲げるものを除く）の製造工程の全部又は一部を行うもの
第3号	無菌医薬品区分	無菌医薬品（無菌化された医薬品をいい、第1号、第2号に掲げるものを除く。以下同じ）の製造工程の全部又は一部を行うもの（第5号に掲げるものを除く）
第4号	一般区分	第1号から第3号に掲げる医薬品以外の医薬品の製造工程の全部又は一部を行うもの（次号に掲げるものを除く）
第5号	包装等区分	第3号、第4号に掲げる医薬品の製造工程のうち包装、表示又は保管のみを行うもの

3.3　許可要件

医薬品等の製造業許可を取得するためには、次に示す物的要件と人的要件が満たされている必要がある。

(1) **物的要件**

製造所の構造設備が、薬局等構造設備規則に適合すること（法第13条第4項第1号）。

(2) **人的要件**

申請者（申請者が法人であるときは、その業務を行う役員）が欠格事項（法第5条第3号）に該当しないこと（法第13条第4項第2号）。なお、法17条第3項、第4項により、医薬品等製造業者は、製造を実地に管理させるため、製造管理者若しくは責任技術者の設置が定められている。

《製造管理者》

医薬品の製造業者は、自ら薬剤師であって、その製造を実地に管理する場合のほか、その製造を実地に管理させるために、製造所ごとに、薬剤師を置かなければならない。

ただし、その製造の管理について薬剤師を必要としない医薬品については、薬剤師以外の技術者をもってこれに代えることができる（法第17条第3項）。

「薬剤師を必要としない医薬品」とは次の2種類であり、おのおの資格要件が定められている（施行規則第88条）。

- 生薬を粉末にし、又は刻む工程のみを行う製造所において製造される医薬品
- 医療ガス

《責任技術者》

医薬部外品、化粧品の製造を実地に管理させるため、製造所ごとに責任技術者を置かなければならない（法第17条第5項）。その要件は施行規則第91条に示されている。

3.4 許可申請

製造業の許可の申請は、施行規則に定められた様式による申請書を地方厚生局長又は都道府県知事に提出することによって行う。

生物学的製剤等の医薬品（地方厚生局長許可医薬品という）を除いた医薬品、医薬部外品、化粧品及び医療機器の製造業の許可権者は、製造所の所在する都道府県知事である。また、地方厚生局長許可医薬品、すなわち生物学的製剤（体外診断用医薬品を除く）、放射性医薬品、国家検定医薬品、遺伝子組換え技術応用医薬品、細胞培養技術応用医薬品、細胞組織医薬品、及び特定生物由来医薬品等の製造業の許可権者は、地方厚生局長である。地方厚生局長許可医薬品とその他の医薬品を併せて製造する製造所については、地方厚生局長の製造業許可と都道府県知事の製造業許可とに製造所を分離する必要がある。

都道府県知事宛てに許可申請を行う場合、手数料及びその納入方法については都道府県の規定に従うため確認が必要である。

申請書に添付する資料は、以下のとおりである（施行規則第25条）。欠格要件確認のための資料としては、医師の診断書ではなく疎明する書類でよいこととなった。

① 申請者が法人であるときは、登記事項証明書
② 申請者（申請者が法人であるときは、その業務を行う役員）が法第5条第三号ホ及びへに該当しないことを疎明する書類
③ 申請者以外の者がその医薬品製造管理者又は医薬部外品等責任技術者であるときは、雇用契約書の写しその他申請者のその医薬品製造管理者又は医薬部外品等責任技術者に対する使用関係を証する書類
④ 医薬品製造管理者が薬剤師若しくは第88条に掲げる者であること又は医薬部外品等責任技術者が第91条に掲げる者であることを証する書類
⑤ 製造所の構造設備に関する書類
⑥ 製造しようとする品目の一覧表及び製造工程に関する書類
⑦ 放射性医薬品を取り扱おうとするとき（厚生労働大臣が定める数量又は濃度以下の放射性医薬品を取り扱おうとするときを除く）は、放射性医薬品の種類及び放射性医

薬品を取り扱うために必要な設備の概要を記載した書類
⑧　申請者が他の製造業の許可又は登録を受けている場合にあっては、当該製造業の許可証又は登録証の写し

3.5　外国製造業者認定の概要と認定区分

　外国において日本に輸出する医薬品等を製造しようとする者を医薬品等外国製造業者という。医薬品等外国製造業者は、厚生労働大臣から外国製造業者の認定を取得しなければ、当該医薬品等を製造販売することができない。外国製造業者の認定権者は厚生労働大臣であるが、認定のための外国製造所の構造設備の調査は独立行政法人医薬品医療機器総合機構（PMDA）が実施し、区分に従い製造所ごとに認定が与えられる。外国製造所認定の区分は、前述した製造業許可の区分と同一である（施行規則第36条）。
　認定の有効期限は5年であり、認可維持のためには認定更新申請が必要になる。

3.6　認定申請

　外国製造業者認定の申請は、施行規則に定められた様式により認定申請書（厚生労働大臣宛て）と認定調査申請書（独立行政法人医薬品医療機器総合機構（PMDA）理事長宛て）をPMDAに提出する。この申請書には、次に掲げる書類を添付する（施行規則第35条）。認定の手続は、当該外国製造業者の製造する医薬品等の製造販売業者等が代行することができる。申請者はあくまでも外国製造業者である。

〈外国製造業者認定申請の添付書類〉
①　申請者（申請者が法人であるときは、その業務を行う役員）が法第5条第三号ホ及びヘに該当しないことを疎明する書類
②　製造所の責任者の履歴書
③　製造品目の一覧表及び製造工程に関する書類
④　製造所の構造設備に関する書類
⑤　放射性医薬品を取り扱おうとするとき（厚生労働大臣が定める数量又は濃度以下の放射性医薬品を取り扱おうとするときを除く）は、放射性医薬品の種類及び放射性医薬品を取り扱うために必要な設備の概要を記載した書類
⑥　当該外国製造業者が存する国が医薬品、医薬部外品又は化粧品の製造販売業の許可、製造業の許可、製造販売の承認の制度又はこれに相当する制度を有する場合においては、当該国の政府機関等が発行する当該制度に係る許可証等の写し
　なお、手数料については以下に示すPMDAのウェブサイトに記載の該当箇所を参照されたい。
　　http://www.pmda.go.jp/review-services/drug-reviews/procedures/0012.html

注意事項：
① 申請者の欠格条項に関する書類について、法人の場合は代表権のある役員と業務を遂行する役員について必要であり、代表権のあるなしを含めてすべての役員の業務分掌が明確に識別できる資料を併せて添付する。なお、製造業許可申請の場合と同様、医師の診断書は疎明する書類でよいこととなった。
② 当該認定の手続きは当該外国製造業者の製造する医薬品等の製造販売業者が代行できるとされているが、当該外国製造業者が申請できない正当な理由があり、当該外国製造業者から正式に委託を受けた場合において代行が認められる。ただし、代行は申請やその後の認定の維持管理に必要な外国製造業者との連絡等に責任を持てる者に限定されることは言うまでもない。

4．医療機器等の製造業の登録

4.1 登録の概要

医療機器等の製造業については、法第23条の2の3に規定されている。いずれの場合も今回の法改正により、製造業は国内、海外製造所ともに登録制となり、従来のような許可・認定区分を設けず、登録の範囲も従来の考え方から大きく変更された。主な変更について新旧対象表を次に示す。

表5　製造業に関する新旧対照表－医療機器、体外診断用医薬品（法第23条の2の3）

	改正前	改正後
許可・登録等	許可（国内）、認定（外国）	登録（国内・外国）
有効期間	5年	5年
許可・登録等権者	都道府県（国内※）、国（外国） ※生物由来製品、放射性体診は国	都道府県（国内）、国（外国）
製造区分	一般、滅菌、生物、包装等	なし（区分を設けない）
許可・登録等の要件	欠格要件 構造設備要件（一般・滅菌・生物・包装等の区分ごと）	欠格要件 なし（必要事項は新QMS省令で規定）
責任技術者	必要	必要

（厚生労働省医薬食品局医療機器・再生医療等製品担当参事官室による説明会等における配布資料より）

4.2 登録範囲

医療機器等においては、登録を受ける製造所の製造工程として、設計、組立て、滅菌、最終製品の保管等を定めている（施行規則第114条の8第1号～第7号）。

改正前後の製造所の登録範囲のイメージ図を図2に示す。

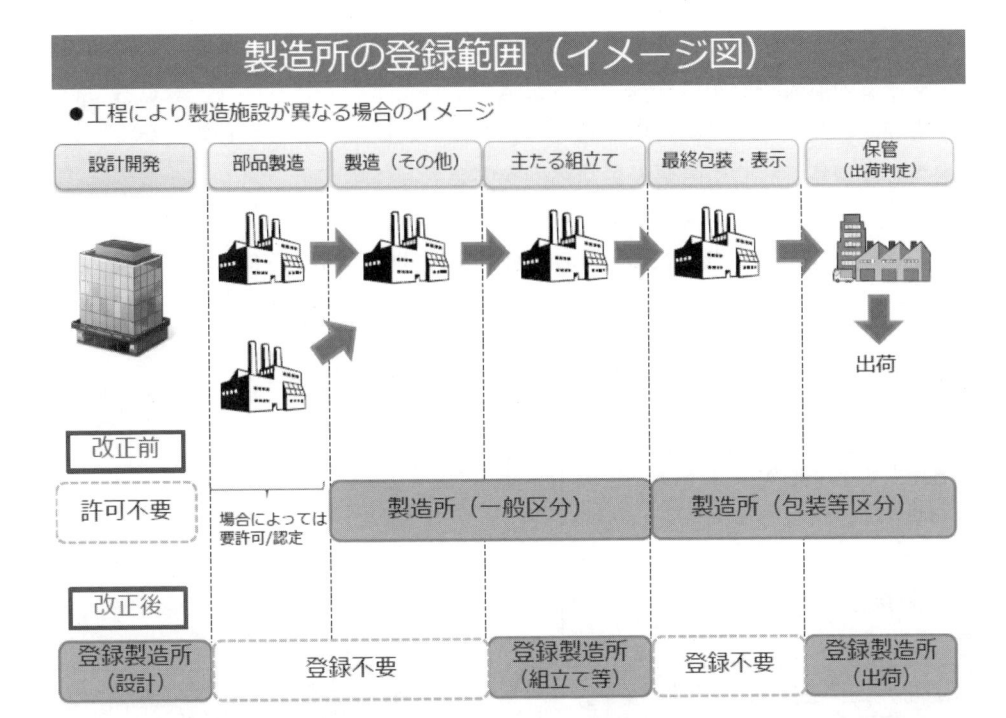

製造所の登録範囲（イメージ図）

● 工程により製造施設が異なる場合のイメージ

工程：設計開発 → 部品製造 → 製造（その他）→ 主たる組立て → 最終包装・表示 → 保管（出荷判定）→ 出荷

改正前：
- 許可不要：設計開発
- 場合によっては要許可/認定：部品製造
- 製造所（一般区分）：製造（その他）、主たる組立て
- 製造所（包装等区分）：最終包装・表示、保管（出荷判定）

改正後：
- 登録製造所（設計）：設計開発
- 登録不要：部品製造
- 登録製造所（組立て等）：製造（その他）、主たる組立て
- 登録不要：最終包装・表示
- 登録製造所（出荷）：保管（出荷判定）

〔厚生労働省医薬食品局医療機器・再生医療等製品担当参事官室による説明会等における配布資料より〕

図2　製造所の登録範囲（イメージ）に関する新旧対照図

　新たに設定された設計、主たる組立て製造所、医療機器プログラムの登録に関する考え方について特徴的な部分を次に示すが、詳細については関係通知等をよく確認の上、判断されたい。

(1) 登録すべき製造所の考え方

　設計：今回の改正によりQMS省令の設計開発管理が、承認又は認証が必要な全ての品目に対する要求事項となり、製造業の登録すべき範囲に"設計"が追加された。基本的な考え方としては、次の2点であり、製造販売業者が品目ごとに施設を特定し、製造所として登録することとなる。

- 品目の設計開発に関して責任を有する者がいる施設
- 当該設計開発に係る記録を管理している場所（設計開発に係るQMS調査が可能である施設）

　なお、製造販売業者自らが設計を行い、当該事務所に設計を行う部署等がある場合には、別途製造所の登録は必要ない。また、その際には「製造業者が設計に係る部門の責任者として指定する者を医療機器責任技術者とすることができる」（施行規則第114条の53第3項）。

主たる組立てその他の主たる製造工程：製造実態のある施設のうち、その品目に係る品質管理監督システム又は製品実現について実質的に責任を有する施設を選択して登録しなければならない。旧法下から製造販売している品目については、これまで製造業の許可・認定を受けている製造所から登録すべき製造所を特定することとなり、製造所で行う製造工程の内容、製品実現に係る責任体制等を踏まえて判断することが必要となる。

医療機器及び体外診断用医薬の製造業の範囲を表6に示す。

表6　製造業の登録の範囲（施行規則第114条の8）

■医療機器

製造工程	医療機器（右以外）（第4号）	一般医療機器（クラスⅠ）（第3号）	医療機器プログラム（第1号）	医療機器プログラムの記録媒体（第2号）
設計	○	×	○	○
主たる組立てその他の主たる製造工程	○	○	×	×
滅菌	○	○	×	×
国内における最終製品の保管	○	○	×	○

■体外診断用医薬品

製造工程	体外診断用医薬品（右以外）（第6号）	放射性体外診断用医薬品（第5号）	届出対象の体外診断用医薬品（第7号）
設計	○	○	×
反応系に関与する成分の最終製品への充填工程	○	○（充填工程以降の全ての製造工程）	○
国内における最終製品の保管	○	○	○

（厚生労働省医薬食品局医療機器・再生医療等製品担当参事官室による説明会等における配布資料より）

(2) **医療機器プログラムにおける製造業の登録範囲**

プログラムは、設計段階で設計・検証作業が行われ、プログラム自体の品質、有効性、安全性は確保できると考えられることから、有体物の製造の概念とは異なり、設計のみが製造所の登録対象となる。なお、記録媒体がある場合は有体物となるため、最終製品の保管場所としての製造所登録も必要となる。

4.3　登録申請

医療機器等の製造登録は、施行規則に定められた様式を製造所の所在する都道府県知事宛てに提出することによって行う。手数料及びその納入方法については都道府県の規定に

従うため確認が必要である。

申請書に添付する資料は施行規則第114条の9第2項に定められている。国内製造所及び海外製造所に分け、その変更内容を表7と表8にそれぞれ示す。なお、今回の改正により欠格要件に関する書類、構造設備に関する書類が簡素化された。

表7　国内製造所（施行規則第114条の9）

改正前	改正後
登記事項証明書（法人）	同左
医師の診断書（欠格要件の確認）	疎明する書類（※医師の診断書も可）
責任技術者の雇用契約書等	同左
構造設備に関する書類、品目一覧等	登録を受けようとする製造所の場所を明らかにした図面
他の製造業の許可証の写し	同左

（厚生労働省医薬食品局医療機器・再生医療等製品担当参事官室による説明会等における配布資料より）

表8　海外製造所（施行規則第114条の15）

改正前	改正後
医師の診断書（欠格要件の確認）	疎明する書類（※医師の診断書も可）
製造所の責任者の履歴書	同左
構造設備に関する書類、品目一覧等	登録を受けようとする製造所の場所を明らかにした図面
他の製造業の許可証の写し	なし

【参考】製造所に関するQ&Aより

　今回の改正において製造所の考え方が整理される際に、輸入やプログラム関係の懸案事項のうち、補修やバージョンアップの取扱いが明確化された。なお、その手続きや出荷判定記録の文書は、QMS調査等の際に調査実施者等の求めがあった際には、直ちに提出できるようにしておかなければならない。

① 出荷前の輸入時の輸送等に伴う補修等
　製造販売業者が補修等の手続きを具体的に定めた上で、国内の登録製造所で補修等を行うことができる。

② 医療機関等におけるバージョンアップ
　承認（認証）事項の変更等に伴い、医療機関等で使用されている医療機器を変更された内容にバージョンアップすることについては、製造販売業者がその手続きや作業を行う者等を具体的に定めた上で、製造販売業者の管理のもと出荷可否を行うこととすることによって、現地で当該行為を行うことが可能である。

5．販売業許可

5.1　許可の概要（許可の実施に関する事項）と許可区分

〈医薬品〉

　医薬品を、業として販売し、授与し、又は販売若しくは授与の目的で貯蔵・陳列（以下「販売等」という）するには、薬局の開設の許可又は医薬品の販売業の許可を受ける必要がありその有効期間は6年である（法第24条第1項、第2項）。医薬品の販売業の許可は店舗販売業、配置販売業、卸売販売業の3種類である（法第25条）。

　このうち、一般の消費者に対して医薬品を販売等することができるのは、店舗販売業及び配置販売業の許可を受けた者のみである。ただし、薬局は「販売業」という位置付けではないが、医薬品の販売は可能である（表9）。

　一般用医薬品は、リスクに基づいて第一類、第二類、第三類に分類され、この分類ごとに販売方法などについて異なる規制が行われている。一般用医薬品の分類については、第18章医薬品に関する申請を参照されたい。

表9　医薬品販売業等の許可の種類

業許可の種類	専門家	販売可能な範囲
薬局	薬剤師	医療用医薬品及び一般用医薬品のすべての医薬品
店舗販売業	薬剤師 又は 登録販売者	薬剤師はすべての一般用医薬品 登録販売者は第一類医薬品を除く
配置販売業		
卸売販売業		

(1) **薬局**

　薬局は、「薬剤師が販売又は授与の目的で調剤の業務を行う場所（その開設者が医薬品の販売業を併せ行う場合には、その販売業に必要な場所を含む）」（法第2条第12項）と定義されている。薬局では、医薬品の調剤と併せて、医薬品の販売を行うことが認められている。薬局は、医療用医薬品及び一般用医薬品のすべての医薬品を取り扱うことができる。また、一般用医薬品のうち、第二類医薬品又は第三類医薬品に分類された医薬品の販売、購入者等への情報提供、相談対応等に関しては、薬剤師のほかに、登録販売者も行うことができる。

(2) **店舗販売業**

　店舗販売業の許可は、一般用医薬品を店舗において販売し、又は授与するにあたって必要とされる許可であり、店舗ごとに取得する必要がある。

薬局と異なり、薬剤師が従事していても調剤を行うことはできず、一般用医薬品以外の医薬品の販売等は認められていない（法第27条）。店舗販売業の許可を受けた事業者（以下「店舗販売業者」という）は、一般用医薬品のうち、第一類医薬品については、薬剤師により販売又は授与させなければならない。また、第二類医薬品又は第三類医薬品については、薬剤師又は登録販売者に販売又は授与させなければならない（法第36条の5）。このため、第一類医薬品は、その店舗において薬剤師がいない場合には、販売又は授与を行うことができない。

なお、一般用医薬品はインターネット販売が可能である（特定販売）。一般用医薬品のインターネット販売は、許可を受けた店舗販売業において、実際の店舗に貯蔵・陳列している製品のみ販売することができる（施行規則第15条の6）。

詳細については、第18章「医薬品に関する申請」を参照されたい。

(3) 配置販売業

　配置販売業の許可は、一般用医薬品を、配置により販売し、又は授与する業務（法第25条第2号）についての許可で、配置しようとする区域をその区域に含む都道府県ごとに与えられる。配置販売業は、購入者の居宅に医薬品をあらかじめ預けておき、購入者がこれを使用した後でなければ代金請求権が生じない（「先用後利」という）といった販売形態であるため、取り扱える医薬品は、一般用医薬品のうち経年変化が起こりにくいこと等の基準に適合するものに限定される（法第31条）。また、一般用医薬品のうち第一類医薬品については、配置販売に従事する配置員が薬剤師でない場合には、販売又は授与を行うことができない。

(4) 卸売販売業

　卸売販売とは、医薬品を、薬局開設者、医薬品の製造販売業者、製造業者若しくは販売業者又は病院、診療所若しくは飼育動物診療施設の開設者その他厚生労働省令で定める者に対し、販売し、又は授与する業務と定義されており、一般消費者は販売又は授与の対象ではない（法第25条第3号）。ちなみに、卸売販売業者はすべての医薬品を取り扱うことができる。

〈医療機器〉

　医療機器は製品のリスクに応じ、高度管理医療機器又は特定保守管理医療機器（以下「高度管理医療機器等」という）、高度管理医療機器プログラム、管理医療機器、管理医療機器プログラム、一般医療機器等に分類されるが、これらの分類ごとに許可、届出等の手続きが定められている。

(1) **高度管理医療機器等販売業（貸与業）許可**

　不具合が発生したときの人体へのリスクが高い「高度管理医療機器」に指定されている医療機器や、保守点検に専門的な知識や技能を必要とする「特定保守管理医療機器」を販売、譲渡、貸与する場合には、医療機器製造販売業許可とは別に、「高度管理医療機器等販売業（貸与業）許可」が必要となり、その有効期間は6年である（法第39条第1項、第4項）。

　なお今回の改正において、新たに規制されることになった医療機器プログラムのうち「高度管理医療機器プログラム」についても同条において定められており、高度管理医療機器等販売業の許可を受けた者でなければ、ホームページからのダウンロード等を通じて提供してはならないことに留意する必要がある。

(2) **管理医療機器販売業（貸与業）届**

　不具合が発生したときの人体へのリスクが比較的低い「管理医療機器」、「管理医療機器プログラム」を販売する場合には、「管理医療機器販売業（貸与業）届」が必要となる。

(3) **一般医療機器販売業（貸与業）**

　許可及び届出は不要である。

5.2　許可要件

　許可を取得するためには、次に示すとおり物的及び人的な要件を満たす必要がある。

〈医薬品〉

(1) **物的要件**
　(a)　薬局（薬局等構造設備規則第1条）
　　薬局が扱うことのできる医薬品は、一般用医薬品のみならず医療用医薬品も含まれることから、構造設備に関する要求事項が多岐にわたり詳細に決められている。下記が主な要求事項である。
- 十分な換気の確保
- 店舗販売を行う場所及び常時居住する場所からの明確な区別
- 最低の面積及び照明の確保
- 必要に応じて閉鎖可能であること
- 取扱品目を衛生的に、かつ、安全に貯蔵するために必要な貯蔵施設を有すること
- 第一類医薬品を販売又は授与する場合の陳列設備の要求事項を満たすこと
- 調剤室に関する要求事項を満たし、調剤に要求される器具一式及び測定計量器を備えること

また、ある一定以上の数量又は濃度の放射性医薬品を取り扱う場合は、立地条件、建築基準法に定められている主要構造部に対する要求事項、汚染拡散防止設備又は器具の設置等、追加要求事項が設定されている。

(b) 店舗販売業（薬局等構造設備規則第2条）

薬局に類似した構造設備は要求されるが、店舗販売業は一般用医薬品以外の医薬品の販売等は認められていないため、放射性医薬品の取り扱いに関連した要求事項はない。

(c) 配置販売業

配置販売業はいわゆる行商という業態による販売であることから、構造設備に関する要求事項は設定されていない。

(d) 卸売販売業（薬局等構造設備規則第3条）

ある一定以上の数量又は濃度の放射性医薬品を取り扱う卸売販売業の営業所は、前述した薬局に求められている放射性医薬品を取り扱うための追加要求事項が適用されるが、それ以外は店舗販売業の要求事項が適用される。

なお、上記は各業態別の要求事項の概略であり、詳細まで言及したものではないため、詳細は薬局等構造設備規則を参照されたい。

(2) **人的要件**

申請者（法人であるときは、製造に関する業務を行う役員）は、欠格事項（法第5条第3号）に該当しないことの他に、各々の許可の種類により、次に示す人の設置が必要となる。

(a) 薬局：管理薬剤師の設置

薬局開設者が薬剤師である場合は、当該薬剤師が実地に薬局を管理する。薬局開設者が薬剤師でないときは、薬局開設者は、その薬局において薬事に関する実務に従事する薬剤師のうちから薬局の管理者を指定して、その薬局を実地に管理させなければならない。

(b) 店舗販売業、配置販売業、及び卸売販売業：薬剤師又は登録販売者の設置

一般医薬品すべてを取り扱う場合は薬剤師の設置、第二類医薬品及び第三類医薬品のみを取り扱う場合は登録販売者の設置が要求される。

登録販売者とは、都道府県知事が実施する登録販売者試験に合格した者である。

〈医療機器〉

(1) **物的要件**（薬局等構造設備規則第4条）

営業所の構造設備が次の基準を満たしていること。

- 採光、照明及び換気が適切であり、かつ、清潔であること。
- 常時居住する場所及び不潔な場所から明確に区別されていること。
- 取扱品目を衛生的に、かつ、安全に貯蔵するために必要な設備を有すること。

第6章　必要な業許可等

　なお、これらの要件は、医療機器プログラムの電気通信回線を通じた提供のみを行う営業所については適用されない。

(2) 人的要件

　申請者（法人であるときは、製造に関する業務を行う役員）は、欠格事項（法第5条第3号）に該当しないこと（法第39条第3項第2号）の他に、許可を受けた者は、営業所に管理者（高度管理医療機器等営業所管理者）を設置することが求められる（法第39条の2第1項）。

　なお、指定視力補正用レンズ等のみを販売等する、若しくは医療機器プログラムのみを販売提供等する高度管理医療機器等販売業者と、指定視力補正用レンズ・医療機器プログラム以外の高度管理医療機器等販売業者等では、要求事項が異なっているので注意されたい（施行規則第162条）。

〈A．指定視力補正用レンズ・医療機器プログラム以外の高度管理医療機器等販売業者等〉
　次の(a)又は(b)のいずれかの要件を満たしていること。
(a)　指定視力補正用レンズ等のみの販売等を行う業務を除いた高度管理医療機器等の販売等に関する業務に3年以上従事した後、別に厚生労働省令で定めるところにより厚生労働大臣の登録を受けた者が行う基礎講習を修了した者。
(b)　厚生労働大臣が前記(a)に掲げる者と同等以上の知識及び経験を有すると認めた者であって、以下の者が該当する（平成27年4月10日薬食機発0410第1号）。
　①　医師、歯科医師、薬剤師の資格を有する者
　②　高度管理医療機器又は管理医療機器の製造販売業の総括製造販売責任者の要件を満たす者（薬事法等の一部を改正する法律及び薬事法等の一部を改正する法律の施行に伴う関係政令の整備等及び経過措置に関する政令の施行に伴う関係省令の整備等に関する省令（平成26年厚生労働省令第87号）附則第3条第1項に規定するプログラム医療機器特別講習（以下単に「プログラム医療機器特別講習」という。）を修了した者を除く。）
　③　医療機器の製造業の責任技術者の要件を満たす者（製造工程のうち設計のみを行う製造所における責任技術者及びプログラム医療機器特別講習を修了した者を除く。）
　④　医療機器の修理業の責任技術者の要件を満たす者
　⑤　薬事法の一部を改正する法律（平成18年法律第69号）附則第7条の規定により同法による改正後の医薬品、医療機器等の品質、有効性及び安全性の確保等に関する法律（昭和35年法律第145号）第36条の8第1項に規定する試験に合格したとみなされたもののうち、同条第2項の登録を受けた者（みなし合格登録販売者）
　⑥　公益財団法人医療機器センター及び日本医科器械商工団体連合会が共催で実施した医療機器販売適正事業所認定制度「販売管理責任者講習」を修了した者

〈B．指定視力補正用レンズのみを販売等する高度管理医療機器等販売業者等〉
　次の(a)(b)又は(c)のいずれかの要件を満たしていること。
(a) 高度管理医療機器等の販売等に関する業務に１年以上従事した後、別に厚生労働省令で定めるところにより厚生労働大臣の登録を受けた者が行う基礎講習を修了した者。
(b) Aの(b)と同じ。
(c) A(a)を満たすもの

〈C．プログラム高度管理医療機器のみを販売提供等する高度管理医療機器等販売業者等〉
(a) 別に厚生労働省令で定めるところにより厚生労働大臣の登録を受けた者が行う基礎講習を修了した者。
(b) Aの(b)と同じ
(c) Aの(a)を満たすもの

〈D．指定視力補正用レンズ等及びプログラム高度管理医療機器のみを販売提供等する高度管理医療機器等販売業者〉
(a) Aのいずれかを満たすもの
(b) Bのいずれか及びCのいすれかを満たすもの

　なお、医療機器プログラムの場合は、インターネットを介しダウンロード等により提供されることが想定されるが、その場合、インターネットモール事業者については、プログラム販売業者に出店場所を提供しているだけとみなされ、販売業として扱う必要がないなど、特殊な状況もあり得るので注意すること（図３）。
　また、管理医療機器の販売業及び貸与業に関しては、届出が必要となり（法39条の３第１項）、同様に「特定管理医療機器営業所管理者」を置かなければならない等と定められている（施行規則第175条）が、そのうち補聴器のみ、家庭用電気治療器のみ、補聴器及び家庭用電気治療器のみを扱う場合はその要件が軽減されている部分もあるので確認すること。

第6章 必要な業許可等

図3 医療機器プログラムの販売業の取扱いイメージ

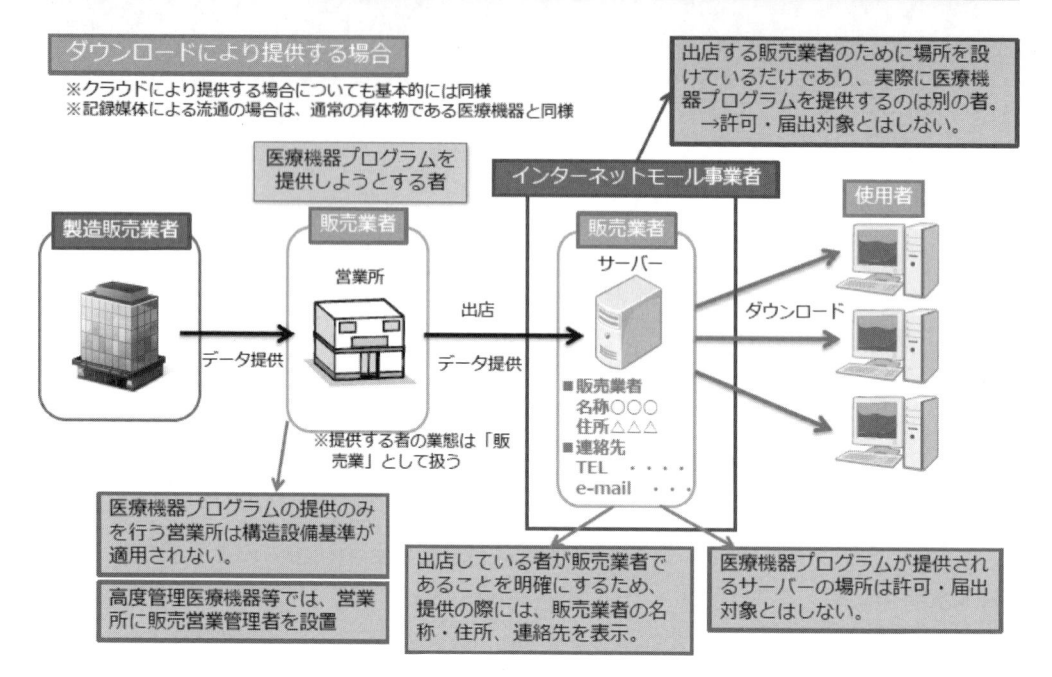

〔厚生労働省医薬食品局医療機器・再生医療等製品担当参事官室による説明会等における配布資料より〕

5.3 許可申請と手数料

〈医薬品〉

- 薬局：その所在地の都道府県知事の許可を受けなければ開設してはならない（法第4条）。
- 店舗販売業：店舗ごとに、その店舗の所在地の都道府県知事（その店舗の所在地が保健所を設置する市又は特別区の区域にある場合においては、市長又は区長）が与える（法第26条第1項）。
- 配置販売業：配置しようとする区域をその区域に含む都道府県ごとに与えられる（法第30条第1項）。また、配置販売業がいわゆる行商という業態による販売であることから、配置販売業者又はその配置員は氏名、配置販売に従事しようとする区域その他厚生労働省令で定める事項を、あらかじめ、配置販売に従事しようとする区域の都道府県知事に届け出なければならず、その住所地の都道府県知事が発行する身分証明書を携帯しなければならない（法第31条～33条）。
- 卸売販売業：営業所ごとに、その営業所の所在地の都道府県知事が与える（法第34条第3項）。

〈医療機器〉
- 高度管理医療機器等販売業許可は営業所ごとに取得する必要がある。申請は営業所の所在する都道府県知事宛てに行う。
- 管理医療機器を販売するためには、都道府県に対して管理医療機器販売業届出の提出が必要である。

いずれの場合も、各々施行規則に定められた様式により、必要な資料を添付の上、都道府県へ申請する。手数料については都道府県により異なることがあるため、確認が必要である。なお、届出の場合、手数料は発生しない。

6. 貸与業許可

貸与業許可は医療機器のみに適用され、許可区分及び許可要件は販売業許可のものと同一である。

7. 修理業許可

7.1 許可の概要

修理とは、医療機器の故障、破損、劣化等の箇所を本来の状態・機能に復帰させること（当該箇所の交換を含む）をいうものであり、故障等の有無にかかわらず、解体の上点検し、必要に応じて劣化部品の交換等を行うオーバーホールを含むものである。しかし、清掃、校正（キャリブレーション）、消耗部品の交換等の保守点検は修理に含まれない。

なお、修理業者を紹介する行為のみを行う場合は、修理業の許可は必要ないが、実際の修理を行わない場合であっても、医療機関等と修理契約をし、その修理業務の全部を他の修理業者等に委託して実施する者は、修理された医療機器の安全性等について責任を有するものであり、修理業の許可を要する（ただし、医療機関、受託者及び実際の修理業者の三者間で、それぞれの権利義務関係が文書で明確化されている場合は除く）。また、医療機器の仕様の変更のような改造は修理の範囲を超えるものであり、別途、医療機器製造業の登録を受ける必要がある。

製造業者が、自ら製造をする医療機器（主たる製造工程（組立等）で製造した医療機器）を修理する場合においては、修理業の許可を必要としない（施行令第56条）。また、修理業という業態は上記修理の考え方に鑑み、医療機器プログラムには適用されない。

7.2 許可区分

医療機器の修理を行う場合は、医療機器修理業許可申請が必要である。許可の区分は、表10のように第1区分から第9区分の9つの区分に分かれ、さらに9つの区分は特定保守管理医療機器以外の医療機器と特定保守管理医療機器の2つに分けられる（平成17年3月31日薬食機発第0331004号）。

表10　医療機器修理業の許可区分

特定保守管理医療機器の修理	特定保守管理医療機器以外の医療機器の修理
特管第1区分：画像診断システム関連	非特管第1区分：画像診断システム関連
特管第2区分：生体現象計測・監視システム関連	非特管第2区分：生体現象計測・監視システム関連
特管第3区分：治療用・施設用機器関連	非特管第3区分：治療用・施設用機器関連
特管第4区分：人工臓器関連	非特管第4区分：人工臓器関連
特管第5区分：光学機器関連	非特管第5区分：光学機器関連
特管第6区分：理学療法用機器関連	非特管第6区分：理学療法用機器関連
特管第7区分：歯科用機器関連	非特管第7区分：歯科用機器関連
特管第8区分：検体検査用機器関連	非特管第8区分：検体検査用機器関連
特管第9区分：鋼製器具・家庭用医療機器関連	非特管第9区分：鋼製器具・家庭用医療機器関連

注）特管第1区分の許可を取得していても、非特管第1区分に該当する医療機器は修理することはできないので、両方の区分を取得する必要がある。

7.3 許可要件

許可を受けるためには以下の物的要件及び人的要件を満たす必要がある（法第40条の2第4項）。

(1) **物的要件**

その事業所の構造設備が、薬局等構造設備規則第5条に適合すること（法第40条の2第4項第1号）。

(2) **人的要件**

申請者（法人であるときは、製造に関する業務を行う役員）は、欠格事項（法第5条第3号）に該当しないこと（法第40条の2第4項第2号）の他に、表11に示す資格要件を満たす責任技術者を設置しなければならない（法第40条の3準用、第23条の2の14第3項）。

表 11 　医療機器修理業の責任技術者の資格要件（施行規則第 188 条）

修理を行う医療機器の種類	特定保守管理医療機器	特定保守管理医療機器以外の医療機器
要件	機器修理経験 3 年 ＋ 基礎講習・専門講習	機器修理経験 3 年 ＋ 基礎講習
要件	厚生労働大臣が 上記と同等以上と認めた者	厚生労働大臣が 上記と同等以上と認めた者

7.4 　許可申請

- 修理を行う事業所ごとに、区分ごとに修理業許可を取得する必要がある。
- 手数料については都道府県に確認が必要である。

まとめ

✓ 医薬品・医療機器等を製造、輸入、販売・授与・貸与（その目的で陳列することを含む）、修理を行うためには、法で定められている業許可等を取得しなければならない。

✓ 業許可には、製造販売業許可、製造業許可及び登録、販売業許可及び届出、貸与業許可及び届出、修理業許可があるが、製造業許可は医薬品、医薬部外品、化粧品に、貸与業許可・届出及び修理業許可は医療機器に限って適用される。

✓ 医薬品等の製造（表示や保管を含む）は業許可の取得を、医療機器、体外診断用医薬品の製造は登録を行わなければならない。

✓ 外国において日本に輸出する医薬品等を製造しようとする者を外国製造業者といい、外国製造業者は認定を取得しなければ、医薬品等の承認が得られない。医療機器においては、外国製造業者は登録が必要となる。

✓ 各々の業許可には物的要件及び人的要件が設定されている。

✓ 都道府県知事宛の申請等に関しては、その許可権限等が、保健所設置市及び特別区に移譲されている場合があるので、提出先等について各都道府県窓口へ確認すること。

関連通知等

《製造販売業・全般》
　❍ 平成 26 年 8 月 6 日薬食発 0806 第 3 号「薬事法等の一部を改正する法律等の施行等について」

《製造業許可/外国製造業認定》
　❍ 平成 26 年 10 月 3 日薬食機参発 1003 第 1 号「医療機器及び体外診断用医薬品の製造業の取扱いについて」
　❍ 平成 26 年 10 月 20 日薬食機参発 1020 第 4 号「「医療機器及び体外診断用医薬品の製造業の取

第6章　必要な業許可等

扱い」に関する質疑応答集（Q&A）について」

《プログラム関係》
- 平成 26 年 10 月 20 日事務連絡「プログラム医療機器特別講習会の実施について（依頼）」
- 平成 26 年 11 月 14 日薬食監麻発 1114 第 5 号「プログラムの医療機器への該当性に関する基本的な考え方について」
- 平成 26 年 11 月 21 日薬食機参発 1121 第 33 号、薬食安発 1121 第 1 号、薬食監麻発 1121 第 29 号「医療機器プログラムの取扱いについて」
- 平成 26 年 11 月 21 日事務連絡「医療機器プログラムの取扱いに関する Q&A について」

《販売業/貸与業》
- 平成 17 年 3 月 31 日事務連絡「医療機器の販売業及び賃貸業の取扱等に関する Q&A について（その 1）」
- 平成 18 年 6 月 28 日事務連絡「医療機器の販売業及び賃貸業の取扱等に関する Q&A について（その 2）」
- 平成 27 年 4 月 10 日薬食機参発第 0410 第 1 号「医療機器の販売業及び貸与業の取扱いについて」

《修理業》
- 平成 17 年 3 月 31 日薬食機発第 0331004 号「医薬品医療機器法及び採血及び供血あつせん業取締法の一部を改正する法律等の施行に伴う医療機器修理業に係る運用等について」
- 平成 17 年 4 月 1 日事務連絡「医療機器修理業の取扱い等に関する Q&A について」
- 平成 25 年 2 月 28 日事務連絡「医療機器修理業の取扱い等に関する Q&A について（その 2）」

第 7 章

行政による薬事監視指導及び調査

目的
- 医薬品医療機器法に基づく監視指導、各種調査及びその方法について理解する。
- 監視指導及び調査結果に基づく措置の内容を理解する。
- 回収等の市販後の製品に対する是正措置等を理解する。
- 各種違反に対する処分を理解する。

関連法令
- 医薬品、医療機器等の品質、有効性及び安全性の確保等に関する法律（昭和35年法律第145号）
- 医薬品、医療機器等の品質、有効性及び安全性の確保等に関する法律施行令（昭和36年政令11号）
- 医薬品、医療機器等の品質、有効性及び安全性の確保等に関する法律施行規則（昭和36年厚生省令第1号）
- 医薬品及び医薬部外品の製造管理及び品質管理の基準に関する省令（平成26年7月30日厚生労働省令第87号）
- 医療機器及び体外診断用医薬品の製造管理及び品質管理の基準に関する省令（平成26年11月21日厚生労働省令第128号）
- 再生医療等製品の製造管理及び品質管理の基準に関する省令（平成26年8月6日厚生労働省令第93号）

はじめに

　医薬品医療機器法第1条に、「医薬品、医薬部外品、化粧品、医療機器及び再生医療等製品（以下「医薬品等」という）の品質、有効性及び安全性の確保並びにこれらの使用による

保健衛生上の危害の発生及び拡大の防止のために必要な規制を行うとともに、指定薬物の規制に関する措置を講ずるほか、医療上特にその必要性が高い医薬品、医療機器及び再生医療等製品の研究開発の促進のために必要な措置を講ずることにより、保健衛生の向上を図ることを目的とする」と述べられ、薬事行政の目的は大きく分けて「製品の安全性及び有効性を確保すること」と「危害の発生・拡大の防止」の2点が挙げられる。本章では「製品の安全性及び有効性を確保すること」を目的として実施される各種の調査等を中心に、医薬品医療機器法がどのように施行・監督されるかを概説する。

1. 医薬品医療機器法上の違反行為

　医薬品医療機器法では、製造販売業の許可を受けていない者による製造販売行為はもちろん、次のような承認や認証等を取得していない医薬品等の製造販売、不正表示医薬品等の販売・授与等が禁止されている。また、虚偽・誇大な広告、承認・認証前の広告等も禁止されている。

① 製造販売承認を受けていない医薬品等、又は指定高度管理医療機器等で認証を受けていない医療機器
② 製造業の許可（認定）又は登録を受けていない（外国）製造所で製造された医薬品等
③ 不正表示
- 医薬品等の本体、容器・被包に法定表示されていないもの
- わかりやすい場所にわかりやすく記載されていないもの

④ 添付文書への必要な事項が記載されていないもの
⑤ 虚偽又は誤解を招く記載のある医薬品等
⑥ 承認外の効能効果を記載した医薬品等
⑦ 保健衛生上の危害のある使用方法等を記載した医薬品等

2. 厚生労働省による法の施行及び薬事監視指導

　法第1条に掲げられた目的を達成するために、厚生労働大臣や都道府県知事には広範囲な権限が与えられている。法第69条により厚生労働大臣や都道府県知事は、医薬品等の製造販売業者、製造業者、販売（貸与）業者、修理業者等が医薬品医療機器法の規定やこれに基づく命令を遵守しているかどうかを確かめるために必要があると認めるときは、当該製造販売業者に対して必要な報告をさせ、又は工場、事務所その他当該製造販売業者等が医薬品等を業務上取り扱う場所に立ち入り、その構造設備若しくは帳簿書類その他の物件を検査させ、若しくは従業員その他の関係者に質問させることができるとされている。

　販売等禁止規定に違反して医薬品等を製造し、販売、貸与、授与、販売又は授与の目的で保管した場合、その程度に応じて行政処分がなされ、場合によっては刑事罰が科される。こ

れらは、製造販売業者だけでなく、製造業者、販売業者、貸与業者すべてに係わる規定であり、措置は大きく分けて次の2つになる。
① 問題となった医薬品等そのものの処分
- 製造停止、販売停止、賃貸停止など必要な措置を緊急命令（法第69条の3）
- 問題となった医薬品等の廃棄、回収等の命令（法第70条）
② 企業に対してその医薬品等を製造販売した製造販売業者、製造業者、販売業者、賃貸業者に対する処分
［行政処分］
- 検査命令（法71条）
- 改善命令（法72条）
- 総括製造販売責任者等の変更命令（法第73条）
- 承認等の取り消し（法第74条の2）
- 製造販売業等の許可の取り消し、業務の一時停止（法第75条）
- 医療機器、体外診断用医薬品の製造業の登録の取り消し等（法75条の2）
- 医薬品等の外国製造業者の認定・登録の取り消し等（法第75条の4及び法第75条の5）

［刑事処分］ 罰金や懲役等の罰則
（注） 違反内容が悪質な場合は、行政処分に加えて刑事告発される。
（注） 許可を受けた企業でない場合は、行政処分をすることができないので、刑事告発される。

3．行政による調査

　医薬品医療機器法により、医薬品と医療機器（体外診断用医薬品を含む）における製造業及び製造販売業に関する規定が分けられて別章となり、その取扱いが変わった。また、「再生医療等製品」というカテゴリーが設けられ、基本的には医薬品に類する規制が行われることになった。
　医薬品等の製造販売等を行うための許可を取得する要件として、製造販売後安全管理の基準（GVP省令）のほか、医薬品、再生医療等製品については「品質管理の基準（GQP）」、医療機器・体外診断用医薬品については「製造管理又は品質管理の体制に係る基準（QMS体制省令）」への適合が求められる（第6章「必要な業許可等」を参照）。また、承認等の要件としての「製造管理又は品質管理の基準」に関して、医薬品についてはGMP省令、医療機器・体外診断用医薬品についてはQMS省令、再生医療等製品については「再生医療等製品の製造管理及び品質管理の基準に関する省令（GCTP省令）」の要求事項への適合が求められる。
　これらの要求事項への適合性の調査を分類すると、次のようになる。
① 製造販売業等の許可に付随する義務等の遵守状況の確認のために行われる調査（製

造販売業の許可に係る調査）
②　承認等の要件としての製造管理又は品質管理基準への適合性確認のために行われる調査

このほか、不良品等を発見・排除するため等に行われる調査がある。

3.1　適合性調査の実施者及び方法

(1)　**調査の実施者**

製造販売業に対する調査は都道府県知事が行い、医薬品GMPに関する調査は都道府県又は独立行政法人医薬品医療機器総合機構（以下「PMDA」という）が行う。また、医療機器・体外診断用医薬品に対するQMS適合性調査は、PMDA又は登録認証機関が行う。

(2)　**調査の方法**

GMP/QMSに関する調査は、平成17年11月30日薬食監麻発第1130002号「GMP/QMS調査要領について」（以下「H17 GMP/QMS調査要領通知」という）に基づいて実施されてきたが、医薬品医療機器法により、医療機器、体外診断用医薬品に対するQMS適合性調査の方法が改正され、平成26年10月24日薬食監麻発1024第10号「QMS調査要領の制定について」（以下「H26 QMS調査要領通知」）に基づいて実施されることになった。従って、QMS調査については「H17 GMP/QMS調査要領通知」は適用されないことになった。

また、GCTPに関する調査は、平成26年10月9日薬食監麻発1009第4号「GCTP調査要領の制定について」に基づいて実施される。

適合性調査は、調査範囲の決定、事前準備、調査の実施、調査実施後の措置等、調査結果報告書の作成、報告書等の送付という手順により構成される。調査に関する具体的な手順は次のとおりである。

［チーム編成］

調査は調査経験があり、調査の管理能力を有する調査実施責任者の他、調査実施者間の専門性・経験の相互補完、調査実施者の安全確保の観点から2名以上のチームで実施することとされている。

［調査計画の策定］

調査実施責任者は、調査に関する情報を十分に収集、分析し、調査チームでの意思疎通を図り、利用可能な資源や時間を勘案した上で調査計画を作成する。

［事前通知］

調査の実施に際し、原則一週間前までに次の事項が記載された調査通知書が提供される。

① 調査実施者の氏名、職名及び所属
② 調査の目的
③ 調査事項
④ 調査日時（予定）：（年月日時）〜（年月日時）
⑤ 調査対象業者等の氏名（法人にあっては、名称）
⑥ 調査対象業者等の住所（法人にあっては、主たる事務所の所在地）
⑦ 調査対象製造所等の名称
⑧ 調査対象製造所等の所在地

[実施及び結果]

調査は原則として次の手順で実施される。
① 実地で調査を行うことの説明、調査の理解確保（調査開始時のミーティング）
② 調査基本事項の確認（調査の方法、責任者やスケジュール等の相互確認）
③ 調査の実施
④ 講評、調査指摘事項書の交付（調査が複数日にわたるときは当日に実施した範囲及び翌日の予定の伝達。講評、指摘事項書の交付は最終日）
⑤ 改善計画書及び改善結果報告書の徴収、改善内容確認（調査することも有り）
⑥ 調査結果報告書等作成、送付

なお、具体的な内容については、医薬品は「H17 GMP/QMS調査要領通知」、医療機器及び体外診断用医薬品は「H26 QMS調査要領通知」並びに再生医療等製品は「GCTP調査要領の制定について」を参照のこと。

3.2 製造販売業の許可に係る調査

製造販売業の許可に係る調査は、製造販売業の許可申請や更新申請の際に、
① 医薬品/再生医療等製品の場合：GVP省令とGQP省令への適合性
② 医療機器、体外診断用医薬品の場合：GVP省令とQMS体制省令への適合性
が調査される。

前述の許可要件及び承認等の要件を、表1に要約する。

表1 製造販売業における許可要件及び承認等の要件（適合が求められる基準・省令）

製造販売業	医薬品/再生医療等製品	医療機器、体外診断用医薬品
許可要件	GVP省令	
	GQP省令	QMS体制省令
承認等要件	GMP省令	QMS省令

3.2.1 GVP省令に基づく適合性調査（医薬品、医療機器・体外診断用医薬品、再生医療等製品）

(1) 適合性評価の方法

GVPの個別条項に応じた適合性評価項目に対して、A〜Dの4段階で評価することとされている。詳しくは、平成26年9月30日薬食安発0930第2号「医薬品、医薬部外品、化粧品、医療機器及び再生医療等製品の製造販売後安全管理の基準に関する適合性評価について」（以下「GVP適合性評価通知」という）を参照頂きたいが、以下に当該通知の別添から適合性評価項目を例示するので参考にされたい。

1．総括製造販売責任者の業務（第3条関係）

> (1) 製造販売業者は、以下に掲げる業務を総括製造販売責任者に行わせているか。
> ① 安全管理責任者を監督すること。
> ② 安全管理責任者の意見を尊重すること。
> ③ 安全管理責任者と品質保証責任者（医療機器の場合は国内品質業務運営責任者）その他の製造販売に係る業務の責任者との密接な連携を図らせること。
> ④ 医薬品リスク管理が適切に行われるよう製造販売後調査等管理責任者との相互の密接な連携を図ること。

（評価に際しての参考事項）
① GVPの実施にあたり、総括製造販売責任者及び安全管理責任者の業務に支障がない体制となっていること。
② 総括製造販売責任者が他の責任者を兼務している場合は、その兼務状況が適切であり、総括製造販売責任者としての業務が適切に行われていること。
③ 総括製造販売責任者と安全管理責任者又は品質保証責任者の所在地を踏まえた三者の連携は適切であること。
④ 評価対象者が第一種医薬品製造販売業許可及び第二種医薬品製造販売業許可を併せ持つ場合、同一法人の第一種医薬品製造販売業と第二種医薬品製造販売業との連携状況が適切であること。
⑤ 医薬品リスク管理の実施にあたり、その対象となる医薬品について、製造販売後調査等管理責任者との必要な連絡調整、情報の共有等の連携状況が適切であること。

(2) 適合性評価基準と調査結果及び措置

［項目別評価］

製造販売後安全管理の基準に対する適合性評価基準に基づき、評価A（適合）、B（軽度の不備）、C（中程度の不備）又はD（重度の不備）の評価が行われる。評価B及び

Cの考え方は次のとおり（GVP適合性評価通知より）。
   評価B（軽度の不備）：製造販売後安全管理を適切に行う上での支障はまずないと
                   考えられるものの、万全を期すため改善が必要な場合
   評価C（中程度の不備）：製造販売後安全管理を適切に行う上で支障を生じるおそ
                    れがあり、評価D（不適）には該当しないが、評価B（軽
                    度の不備）にも該当せず、改善が必要な場合

[総合的適合性評価]
　項目別に評価されたA（適合）、B（軽度の不備）、C（中程度の不備）及びD（重度の不備）の評価結果を用いて、次の総合的な適合状況が評価される。
　① 適合：すべてAの場合
　② 概ね適合：AとB又はBのみの場合
　③ 要改善：Cが全項目数の半分以下であり、その他についてはA又はBのみで、Dがない場合
　④ 不適合：上記のいずれにも該当しない場合

[適合性評価後の措置]
　① 総合的適合性評価：「適合」
　　　製造販売後安全管理の方法が厚生労働省令に定める基準に適合している場合。
　② 総合的適合性評価：「概ね適合」
　　■ 製造販売業許可申請時：個別条項の適合性評価がAでない事項について改善指示書に従い、具体的な改善計画書を提出し、改善完了後に改善結果報告書を提出し、改善が確認された場合「適合」と評価される。
　　■ 製造販売業許可更新申請時：個別条項の適合性評価がAでない事項について改善指示書に従い、更新までの許可有効期間内に、改善結果報告書又は具体的な改善計画書のいずれかを提出し、適切な改善結果又は改善計画が確認された場合、「適合」と評価される。改善計画書を提出した場合、改善完了後、速やかに改善結果報告書を提出する。
　③ 総合的適合性評価：「要改善」
　　■ 製造販売業許可申請時：個別条項の適合性評価がAでない事項について改善指示書に従い、具体的な改善計画書を提出し、改善完了後に改善結果報告書を提出し、改善が確認された場合「適合」と評価される。
　　■ 製造販売業許可更新申請時：個別条項の適合性評価がAでない事項について改善指示書に従い、具体的な改善計画書を提出し、改善完了後に改善結果報告書を提出する。更新までの許可有効期間内に改善が確認された場合、「適合」と評価される。Cの条項が許可有効期間内に改善が完了しない場合、「不適合」と評価される。

④ 総合的適合性評価：「不適合」
製造販売後安全管理の方法が、厚生労働省令に定める基準に適合していない場合。

3.2.2 GQP省令に係る適合性調査（医薬品、医薬部外品、化粧品及び再生医療等製品）

(1) 適合性評価の方法

GQP省令の個別条項に応じた適合性評価の設問内容が適切に実施されている場合をAとし、以下B、C、Dの4段階で評価することとされている。以下にGQP省令条項別適合性評価基準を例示する。詳しくは、平成17年3月30日薬食監麻発第0330001号「薬事法及び採血及び供血あつせん業取締法の一部を改正する法律の施行に伴う医薬品、医療機器等の製造管理及び品質管理（GMP/QMS）に係る省令及び告示の制定及び改廃について」（以下「H17 GMP/QMS省令施行通知」）を参照頂きたい。

1．総括製造販売責任者の業務（第3条関係）

No	省令の条項	設　問
1	第3条第1号	医薬品の製造販売業者は、総括製造販売責任者に、品質保証責任者を監督することを行わせているか。

No	省令の条項	設　問
2	第3条第2号	医薬品の製造販売業者は、総括製造販売責任者に、第11条第2項第2号に規定するほか、品質保証責任者からの報告等に基づき、所要の措置を決定し、その実施を品質保証部門その他品質管理業務に関係する部門又は責任者に指示することを行わせているか。

(2) 適合性基準と調査結果及び措置

［適合性評価基準］

GQP省令適合性評価基準に基づき、評価ランクA（適合）、B（軽度の不備）、C（中程度の不備）又はD（重度の不備）の評価が行われ、この評価結果を用いて、総合的評価が行われる。評価ランクの考え方は次のとおりである。

① 評価ランクA（適合）：適切に実施されている場合（現場で直ちに改善される場合を含む）
② 評価ランクB（軽度の不備）：医療機器の品質への影響はほとんど問題ないが、基準の運用上、完全を期すため改善が必要な場合
③ 評価ランクC（中程度の不備）：医療機器の品質への影響を否定できず、基準の運用上、改善が必要な場合
④ 評価ランクD（重度の不備）：明らかに基準に抵触する場合

［適合性評価］
　GQP省令適合性評価基準に基づき評価された、ランクA（適合）、ランクB（軽度の不備）、ランクC（中程度の不備）及びランクD（重度の不備）の評価結果を用いて、次の総合的な適合状況が評価される。
① 適合：Aのみの場合
② 概ね適合：AとB又はBのみの場合
③ 要改善：Cが全項目数の半分以下であり、かつ、Dが全くない場合
④ 不適合：上記のいずれにも該当しない場合

［適合性評価後の措置］
① 「適合」に該当する製造販売業者
　品質管理の方法が厚生労働省令に定める基準に適合している場合。
② 「概ね適合」に該当する製造販売業者
　条項別適合状況の評価結果がBに分類された事項の㋐詳細な改善結果報告書又は㋑具体的な改善計画書を次回許可更新までの期間内（新規の業許可申請の場合は、許可を受ける前）に提出することにより、「適合」と評価される。業許可の次回更新までの期間内に㋐又は㋑の文書を提出しない場合は、改善が完了した日から30日以内に詳細な改善結果報告書の提出が求められる。
③ 「要改善」に該当する製造販売業者
　条項別適合状況の評価結果がBに分類された事項について、「概ね適合」の規定が準用される。条項別適合状況の評価結果がCに分類された事項は、㋐詳細な改善結果報告書又は㋑具体的な改善計画書を提出し、次回許可更新までの期間内（新規の業許可申請の場合は、許可を受ける前）に改善が完了したことが確認された場合は、「適合」と評価される。改善が完了しない場合は、「不適合」と評価される。
④ 「不適合」に該当する製造所及び品目
　品質管理の方法が、厚生労働省令に定める基準に適合していない場合。
　ただし、条項別適合状況の評価結果がDに分類された事項が、すみやかに改善できる見込みがある場合に限り、「要改善」で規定されている条項別適合状況の評価結果Cの取扱いをすることができる。

3.2.3　製造所構造設備の適合性評価（医薬品、医薬部外品、化粧品及び再生医療等製品）
(1) 薬局等構造設備規則の適合性評価基準
　製造所の構造設備については、薬局等構造設備規則が適用されていた。医薬品医療機器法により、医療機器及び体外診断用医薬品の製造所はその適用除外となったが、それらを除く医薬品等の製造所はそのまま規則が適用される。
　以下に薬局等構造設備規則の条項別適合性評価基準のいくつかを例示するが、詳細については「H17 GMP/QMS省令施行通知」を参照頂きたい。

1. 一般区分の医薬品製造業者等の製造所の設備構造（第6条関係）

No	省令の条項	設問
1	第6条第1号	当該製造所の製品（中間製品を含む。以下同じ。）を製造するのに必要な設備及び器具を備えているか。

No	省令の条項	設問
2	第6条第2号	製品及び原料（以下第6条から第10条までにおいて「製品等」という。）並びに資材の混同及び汚染を防止し、円滑かつ適切な作業を行うのに支障のないよう配置されており、かつ、清掃及び保守が容易なものであるか。

No	省令の条項	設問
3	第6条第3号	手洗設備、便所及び更衣を行う場所を有しているか。

No	省令の条項	設問
4	第6条第4号	作業所は、次に定めるところに適合するものであるか。 イ．照明及び換気が適切であり、かつ、清潔であること。 ロ．常時居住する場所及び不潔な場所から明確に区別されていること。 ハ．作業を行うのに支障のない面積を有すること。 ニ．防じん、防虫及び防そのための構造又は設備を有すること。ただし、医薬品の製造の用に供されることが目的とされている原薬に係る製品の最終の精製を行う前の製造工程を行う作業所であつて、当該製造工程の製造設備が密閉構造である場合においては、この限りでない。 ホ．廃水及び廃棄物の処理に要する設備又は器具を備えていること。 ヘ．製品等（法第14条第2項第4号に規定する政令で定める医薬品に係る製品を除く。）により有毒ガスを取り扱う場合には、その処理に要する設備を有すること。

(2) **適合性調査結果及び措置**

適合性評価は、構造設備規則適合性評価基準に基づいて行われるが、［適合性評価基準］、［適合性評価］及び［適合性評価後の措置］については、次項3.2.2を参照頂きたい。
なお、詳細については、「H17 GMP/QMS省令施行通知」を参照されたい。

3.2.2 QMS体制省令に基づく調査（医療機器、体外診断用医薬品）

医療機器及び体外診断用医薬品の製造販売業の許可要件は、医薬品医療機器法により、GQP省令からQMS体制省令に切り替わった。QMS体制省令は、内容的にはQMS省令における組織体制に係わる基準と人員配置に係わる基準の部分から成っている。

(1) **適合性評価の方法**

QMS体制省令への適合状況については、平成26年9月11日薬食監麻発0911第1号「医療機器又は体外診断用医薬品の製造管理又は品質管理に係る業務を行う体制の基準に関する省令について」(以下「QMS体制省令通知」という)に基づく評価基準(条項ごとに評価項目を設問として示したもの:「QMS条項別評価基準」)への適合状況について調査することにより確認し、適合状況の評価を行う。

[評価基準]
1　組織の体制の整備に係る要求事項（QMS体制省令第3条第1項関係）
　　① 品質管理監督システムに係る要求事項
　　② 品質管理監督システムの文書化に係る要求事項
　　③ 品質管理監督システム基準書に係る要求事項
　　④ 品質管理監督文書の管理に係る要求事項
　　⑤ 記録の管理に係る要求事項
2　人員の配置等に係る要求事項（QMS体制省令第3条第2項関係）
　　① 管理監督者
　　② 管理責任者
　　③ 総括製造販売責任者
　　④ 国内品質業務運営責任者

[QMS条項別評価基準]
　① 品質管理監督システムに係る要求事項

No	QMS省令の条項	設　問
1	第5条第1項	製造販売業者等は、QMS省令第2章の規定に従って、品質管理監督システムを確立し、文書化し、実施するとともに、その実効性を維持するための体制を整備しているか。
2	第5条第2項	製造販売業者等は、次に掲げる業務を行う体制を整備しているか。 一．品質管理監督システムに必要な工程（以下「工程」という。）の内容（当該工程により達成される結果を含む。）を明らかにするとともに、当該工程のそれぞれについて、各施設の関与の態様を明確にすること。 二．工程の順序及び相互の関係を明確にすること。 三．工程の実施及び管理の実効性の確保に必要な判定基準及び方法を明確にすること。 四．工程の実施、監視及び測定に必要な資源及び情報が利用できるようにすること。 五．工程を監視し、測定し、及び分析すること。

(2) 適合性評価と措置

［適合性評価］

QMS 条項別評価基準に基づいて、次のとおり行われる。
① 適合：当該基準の各設問が適切に実施されている場合
（現場で直ちに改善される場合を含む）
② 要改善：体制省令への適合上改善を要する場合
③ 不適合：明らかに基準に抵触する場合

［適合性評価後の措置］

① 適合：許可の基準に適合し、許可が与えられる。
② 要改善に該当する場合：改善を要する条項について、文書により定められた期間内に改善し、その改善結果を報告する。
   - 当該期間内に詳細な改善結果報告書を提出することにより、当該条項に係る適合状況を適合として評価し直し、全ての QMS 条項別評価基準が適合となった場合は、①に準じた取扱いとなる。
   - 改善に長期間を要する場合等であって、その間の QMS 省令の遵守体制等に支障がないと認められる場合は、改善計画書を提出することによって①に準じた取扱いとされる。ただし、改善終了後、必要に応じて再調査が行われる。
   - 指定した期間内に改善結果報告書又は改善計画書のいずれも提出できない場合は、不適合と評価し直し、③の「不適合」の取扱いとされる。
③ 不適合となった場合：許可の基準に適合しないものとして、許可が与えられない。

ただし、不適合の要因とした QMS 条項別評価基準の条項について、速やかに改善が完了する見込みのある場合に限り、②に準じて「要改善」として取り扱われる。

3.3 承認要件等に係る調査

3.3.1 GMP/QMS/GCTP 調査の分類

GMP/QMS/GCTP 調査は、適合性申請に基づく適合性調査と立入検査等を規定する法第 69 条に基づく調査（69 条調査）に大別される。69 条調査は、原則、都道府県が担う。

```
適合性調査
├─ 承認等前適合性調査
├─ 一変時適合性調査
├─ 定期適合性調査
├─ 追加的調査*     ＊医療機器/体外診断用医薬品の場合のみ実施
│                   （その他医薬品等は対象外）
└─ 輸出品製造に係る適合性調査
```

```
69条調査（立入検査等）
├─ 通常調査
│    QMS省令の規定を遵守していることを確認するもの
└─ 特別調査
     予見できない事情により遵守状況を確認する必要がある場合に行われ
     （いわゆる"for-cause inspection"）、監視指導の側面も併せ持つもの
     ア．改善内容確認（適合性調査として行うものを除く）
     イ．回収又は改修着手報告、検定不合格、苦情等の対象となった製造
        販売業者等又は製造業者のQMS省令の遵守状況の確認
     ウ．その他
```

3.3.2　GMP調査

(1) 医薬品GMP調査の実施者

　次の医薬品に関する製造所に対するGMP調査はPMDAによって実施され、それ以外の医薬品はすべて都道府県が実施する。

- ○　外国製造所
- ○　国内製造所のうち、下記の医薬品を製造する製造所
  - 生物学的製剤（体外診断用医薬品を除く）、国家検定医薬品、遺伝子組換え技術を応用して製造される医薬品
  - 遺伝子組換え技術を応用して製造される医薬品を原料として使用する医薬品
  - 特定生物由来医薬品
  - 人若しくは動物の細胞を培養する技術を応用して製造される医薬品
  - 人若しくは動物の細胞を培養する技術を応用して製造される医薬品を原料とし

て使用する医薬品及び細胞組織医薬品（遺伝子組換え技術を応用して製造される医薬品、遺伝子組換え技術を応用して製造される医薬品を原料として使用する医薬品、人若しくは動物の細胞を培養する技術を応用して製造される医薬品及び人若しくは動物の細胞を培養する技術を応用して製造される医薬品を原料として使用する医薬品に係る製品の製造所については、当該製造業の許可権限が厚生労働大臣にある製造所に限る）

(2) 適合性調査結果及び措置

適合性評価は、構造設備規則の適合性評価基準に基づいて行われるが、[適合性評価基準]、[適合性評価] 及び [適合性評価後の措置] については、3.2.2 を参照頂きたい。

なお、詳細については、H17 GMP/QMS 省令施行通知も参照されたい。

3.3.3　QMS 調査（医療機器及び体外診断用医薬品）

(1) QMS 調査の実施者及び調査の方法

医薬品医療機器法により、QMS 調査は、基本、製品ごとの調査・製造所ごとの調査から主として製品群区分ごとの調査に改正された。具体的には、品目ごとに調査を行う一部のリスクの高い品目を除き、製品の細・小分類的な区分（クラスⅣ製品の場合）や大分類的な区分（クラスⅡ・Ⅲ製品の場合）を製品群とし、それに登録製造所を組み合せた「基準適合証（製品群＋登録製造所）」を入手することによって、次の承認・認証する製品が、入手した「基準適合証」の内容と同一ならQMS 調査を省略する制度に改正されたものである。

つまり、QMS 調査の合理化（調査の省略等）の一環として、基準適合証を活用した制度であって、この基準適合証は「製品群＋登録製造所」ごとに受け、5 年間活用できるものである。

① 調査権者
PMDA 又は登録認証機関。ただし、都道府県は 69 条調査のみ実施。
② 適合性調査の方法
実地の又は書面による（実地調査/書面調査）

(2) 適合性評価要領

[QMS 省令に対する不備事項の評価]
○ QMS 省令不備事項評価基準による評価を実施
平成 26 年 10 月 24 日薬食監麻発 1024 第 10 号「QMS 調査要領の制定について」による
○ 次のステップで評価を行う

ステップ1：次の評価基準*に基づき、不備のQMSへの影響度を評価し、不備備事項ランク付け表から、最初の評価ランクを決定する。

	初回	再発
直接的	3	4
間接的	1	2

QMSへの影響度 / 発生頻度

＊評価基準
【QMSへの影響度】
　不備事項に関連する条項を以下の基準に照らし合わせ、「間接的影響」か「直接的影響」か、評価する。
○ 間接的影響
　QMS省令の第5条から第24条、第66条から第68条、第70条から第71条、第72条の2は、QMSプロセスを運用するための要求事項であり、製品の安全性及び有効性に間接的な影響を持つ。
○ 直接的影響
　QMS省令の第25条から第65条、第69条、第72条は、製品の設計及び製造管理のための要求事項、すなわち製品の安全性及び有効性に直接的な影響を持つ。
【発生頻度】
　他の調査実施者によるものを含む入手可能な過去の適合性調査結果報告書を照査し、発見された不備事項と同じQMS条項について以前に指摘されているかどうかを評価。

⬇

ステップ2：次のいずれかに該当する場合、ステップ1で得られたランク付けの結果に、それぞれ「1」を加算し、
最終の評価ランクとする。両方に該当する場合は「2」を加算する。
　ア．QMS省令が要求する文書化した手順書、製品標準書がない場合又は機能していない場合
　　若しくは調査対象施設がQMSの実効性を維持するために必要と判断し作成した文書がほとんど機能していない場合。
　イ．発見された不備事項が原因で、不適合製品が既に市場に出荷されている場合。

⬇

最終ランク付け決定

[調査対象者ごとの適合性を評価]
① 不備事項が発見されなかった場合：製造管理及び品質管理の方法は、「適合」と評価。
② 発見された不備事項が上記不備事項ランク付け表に示す評価ランク1（軽度）の不備事項のみの場合：各不備事項について改善指示書に基づき、改善結果又は改善計画報告書を提出する。この場合、調査対象者と調査実施者が合意した適切な期日以内に、詳細な改善結果報告書又は具体的な改善計画書を提出することにより、①に準じた取扱いが行われる。
③ 発見された不備事項の評価ランクが3以下の場合
- 評価ランク1に分類された事項：②の規定を準用
- 評価ランク2又は3に分類された事項：調査対象者と調査実施者が合意した適切な期日以内に改善結果報告書が提出された場合　①に準じた取扱いがされ、改善が完了しない場合は、「不適合」と評価され、④に準じて取り扱われる。
④ 上記のいずれにも該当しない場合、調査対象者の製造管理又は品質管理の方法は、「不適合」に該当するものであること。
- 評価ランク4以上に分類された事項：指摘事項書の交付から15日内に改善結果報告書が提出された場合に限り、③における評価結果が評価ランク2又は3に分類された事項に準じて取り扱われる。
- 評価ランク3以下に分類された事項：③に準じて取り扱われる。

[申請ごと品目ごとの適合性を評価]
　　上記、調査対象者ごとの適合性評価結果を用いて実施
① 「不適合」に該当する調査対象者がなく、各調査対象者が適切に連携を図っていると評価される場合：承認要件に適合
② 上記①以外の場合：承認要件に適合に適合していると認められない
　　　　　　　　→当該品目は承認を受けることができない

4．自主的な是正措置（回収）

　前述したものは主に製造販売業等の許可に付随する義務等の遵守状況の確認のために行われる調査及び製造販売承認・認証授与判断のための調査であり、いわゆる製造販売業者等の組織内システムに関する調査と位置づけることができる。しかしながら、製造販売業者等のシステムがいくら整備されていても、出荷判定がなされた後に、製品による予期せぬ副作用や不具合が発生する場合がある。
　回収は、医薬品、医薬部外品、化粧品、医療機器及び再生医療等製品（以下「医薬品・医療機器等」という）による保健衛生上の危害の発生又は拡大を防止するための制度である。

仮に医薬品・医療機器等に何らかの不良又は不具合（以下「不良」という）が発見された場合、製造販売業者は、発生するおそれのある健康被害の程度、不良が生じている製品範囲の特定等について科学的見地から十分検討し、必要な回収を確実に実施することが重要であると言われている。

このような、製造販売業者が主体となって実施しなければならない是正措置等として行う回収について説明する。

4.1　回収の定義

市販後の製品に対する処置として行われる回収は、大きく分けて、回収、改修、患者モニタリングの3つ分類される。その他、回収には分類されないが、同様の処置として、在庫処理及び現品交換があり、次のように定義されている（表2及び表3）。

表2　回収の定義

種　類	定　義
回　収	製造販売業者等がその製造販売をし、製造をし、又は承認を受けた医薬品・医療機器等を引き取ることをいう。「改修」及び「患者のモニタリング」を含み、「在庫処理」及び「現品交換」を除く。また、製造販売業者等が新製品の販売に当たり、品質、有効性及び安全性に問題のない旧製品を置き換える行為を除く。
改　修	製造販売業者等がその製造販売をし、製造をし、又は承認を受けた医療機器を物理的に他の場所に移動することなく、修理、改良、調整、廃棄又は監視を行うことをいう。
患者モニタリング	医療機器又は再生医療等製品の製造販売業者等がその製造販売をし、製造をし、又は承認を受けた医療機器又は再生医療等製品を患者から摘出することなく、当該医療機器又は再生医療等製品を使用している患者の経過を観察することをいう。

表3　回収に分類されない措置の定義

種　類	定　義
在庫処理	製造販売業者等がその製造販売をし、製造をし、又は承認を受けた医薬品・医療機器等であって未だ販売していないもの、又は未だに製造販売業者等の直接の管理下にあるものについて、製造販売業者等がこれを引き取ることをいう。医療機器にあっては、修理、改良、調整若しくは廃棄することをいう。ただし、貸与等、製造販売業者等が所有権を有しながら当該製造販売業者等以外の者がその医療機器を現に使用しているもの、又は使用する目的で製造販売業者等以外の場所で貯蔵しているものに対するこれらの行為を除く。
現品交換	保健衛生上の問題が生じないことが明らかな場合であって、かつロット又はある一定範囲の医薬品等、当該製品以外の医薬品・医療機器等に同様の瑕疵が生じないことが明らかなときに、業者が当該医薬品・医療機器等を引き取り交換すること（医療機器にあっては、修理、改良、調整、廃棄又は監視を行うこと）をいう。

4.2　回収の基本的な考え方

　回収の必要性の判断基準として、次の観点（有効性及び安全性、不良範囲の特定、及び混入した異物の種類と製品の性質）における判断基準が示されているので参考にされたい（平成26年11月21日薬食発1121第10号「医薬品・医療機器等の回収について」、表4）。

表4　回収の必要性の判断基準

判断の観点	判断基準
(1) 有効性及び安全性の観点からの判断	次の場合は、回収 ① 何らかの不良により医薬品・医療機器等の安全性に問題がある場合 　○ 安全性に問題がない場合であっても有効性の問題等により期待される効果が得られない場合又は期待される性能等が発揮されない場合 　○ 製造販売業者等が不良医薬品・医療機器に関して有効性及び安全性に問題がないと明確に説明できない場合 ② 法又は承認事項に違反する医薬品・医療機器等
(2) 不良範囲の特定に関する判断	① 製造販売業者等が不良医薬品・医療機器についてロット又は製品全体に及ぶものではないと明確に説明できない場合 ② ロット又は製品全体に不良が及ばないことを説明するためには、原則、以下のすべての条件を満たしていることが必要。 　ア．不良発生の原因と工程が特定できること。 　イ．当該不良医薬品・医療機器等と同ロットの参考品等により、品質に問題ないことが確認できること。

	ウ．GMP省令又はQMS省令等に基づき、不良発生防止のための措置が適切に講じられていたことを説明できること。 エ．GQP省令又はQMS省令に基づき、同様の品質に係わる苦情が他にも多数発生していないことが確認できること。 ③ 当初はロット又は製品全体に不良が及ばないと考えられた場合であっても、実際に複数施設において当該不良が生じた場合には、当該不良の発生率との関係を考慮した上で原則的に回収。 ○ 大型医療機器、埋め込み型の医療機器等、ロットを構成しない医療機器の不良について、同種他製品に同様な不良がある場合、当該製品群をロットとみなし回収に準じた扱いを行う。同様な不良が同種他製品に及ばないと明確に説明できる場合は、「現品交換」に準じた扱いとすること。
(3) 混入した異物の種類と製品の性質からの判断	① 異物が混入又は付着している医薬品・医療機器等であって、保健衛生上問題が生じないことが明確に説明できない場合は回収。 ② 無菌製剤は、原則的に無菌性保証が確実か否かを重要な判断基準とすること。

4.3 回収のクラス分類と回収の取扱い

回収のクラス分類と定義を表5に、また回収の取扱いを表6に示す。

表5 クラス分類と定義

クラス分類	定　義
① クラスⅠ	その製品の使用等が、重篤な健康被害又は死亡の原因となりうる状況をいう
② クラスⅡ	その製品の使用等が、一時的な若しくは医学的に治癒可能な健康被害の原因となる可能性のある状況又はその製品の使用等による重篤な健康被害のおそれがまず考えられない状況をいう
③ クラスⅢ	その製品の使用等が、健康被害の原因となるとはまず考えられない状況をいう

表6 回収の取扱い

	回収の取扱い
① クラス分類を行う場合の考え方	当該医療機器等の使用に起因する直接的な安全性に係る状況[*1]だけでなく、その使用により期待される効果が得られない等有効性に係る状況[*2]についても勘案し、これらを総合的な「健康被害」としてクラス分類を行うこと 　＊1：手術時間の延長を生じるおそれのある状況等を含む 　＊2：正確な診断への影響を及ぼすおそれのある状況等を含む

② 原則、クラスⅡに該当	基本的にクラスⅡに該当するものと考え、健康被害の原因となるとはまず考えられないとする積極的な理由があればクラスⅢに、クラスⅡよりも更に重篤な健康被害発生のおそれがある場合にはクラスⅠと判断すること
③ クラスⅡ以外のクラス分類やクラスを変更する場合	クラスⅠ若しくはⅢと判断することが妥当と思われる場合、又はその後の状況により当初のクラス分類を変更することが妥当と思われる場合には、その理由を明確にした上で都道府県薬務主管課等より事前に厚生労働省（医薬食品局監視指導・麻薬対策課）へ相談すること

4.4 回収着手報告と情報提供

4.4.1 プロセス

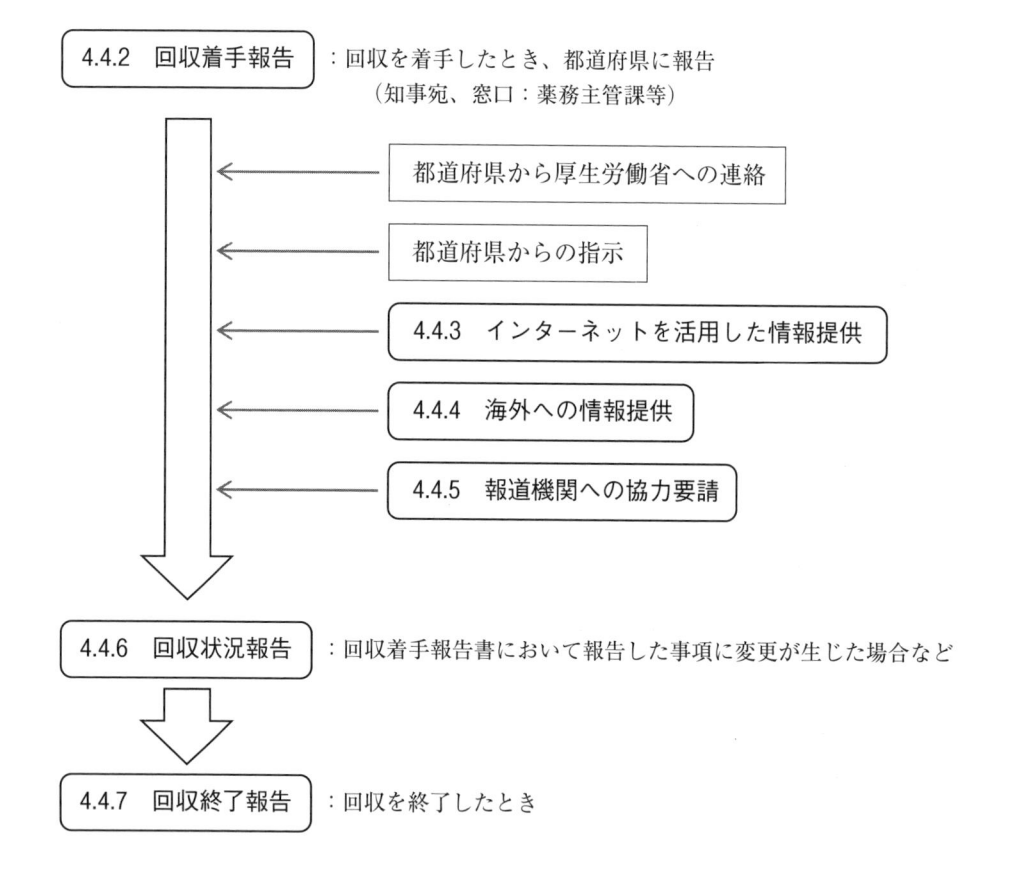

- 4.4.2 回収着手報告：回収を着手したとき、都道府県に報告（知事宛、窓口：薬務主管課等）
  - ← 都道府県から厚生労働省への連絡
  - ← 都道府県からの指示
  - ← 4.4.3 インターネットを活用した情報提供
  - ← 4.4.4 海外への情報提供
  - ← 4.4.5 報道機関への協力要請
- 4.4.6 回収状況報告：回収着手報告書において報告した事項に変更が生じた場合など
- 4.4.7 回収終了報告：回収を終了したとき

4.4.2 回収着手報告

(1) 回収着手報告（法第68条の11に基づく回収に着手した旨の報告）

  ○ 原則、文書により報告
  ○ 報告先：都道府県知事（担当窓口：薬務主管課等）

ただし、保健衛生上の被害の発生又は拡大の防止のために危急の事情がある場合には、その概要をファックス等により報告し、後日文書を提出することが認められる。

(2) 回収着手報告書の記載事項

記載事項	細目、留意事項等
① 回収を行う者の氏名、住所	法人にあってはその名称、代表者の氏名及び総括製造販売責任者がその業務を行う事務所の所在地並びに担当者氏名及び連絡先を明記
② 回収の対象となる医薬品・医療機器等の名称、許可番号等	◯ 名称：一般的名称及び販売名を記載する ◯ 許可番号等：当該品目の製造販売又は製造に係る許可番号・許可年月日又は登録番号・登録年月日 (ア) 医薬品、医薬部外品、化粧品及び再生医療等製品の場合 ・当該品目の製造販売業者の許可番号・許可年月日 ・回収の原因となった製造所の当該製造所の許可番号・許可年月日 (イ) 医療機器及び体外診断用医薬品の場合 ・当該品目の製造販売業者の許可番号・許可年月日 ・登録製造所のうち、回収の原因となった工程に責任を有する登録製造所の登録番号・登録年月日 ◯ 当該品目の承認番号及び承認年月日、認証番号・認証年月日又は届出番号・届出年月日
③ 回収の対象となる医薬品・医療機器等の数量、製造番号等	－
④ 当該品目の製造所及び主たる機能を有する事務所の名称・所在地	医療機器又は体外診断用医薬品の場合、回収の原因となった工程に責任を有する登録製造所の名称・所在地
⑤ 当該品が輸出品の場合	当該輸入先の国名
⑥ 回収に着手した年月日	－
⑦ 回収の方法	次の事項を説明（記載）する ア．当該品目の出荷時期 イ．回収対象医療機関・患者等の範囲 ウ．回収情報の周知方法 エ．回収先において、回収の対象となる医薬品・医療機器等を受領したことを文書により確認する旨

⑧ 回収終了予定日	－
⑨ その他保健衛生上の被害の発生又は拡大の防止のために講じようとする措置の内容	次の内容を含む 　ア．回収の理由 　イ．予想される健康被害の程度 　ウ．回収を決定した時点での、健康被害の発生状況

(3) 都道府県から厚生労働省への連絡

　都道府県薬務主管課等は、速やかに厚生労働省医薬食品局監視指導・麻薬対策課にその旨連絡し、回収着手報告に係る文書の写しを送付する。ただし、保健衛生上の被害の発生又は拡大の防止のために危急の事情があり、速やかに文書を送付することが困難な場合には口頭報告し、後日文書の写しを送付する。

(4) 製造販売業者等への行政による指示等

　必要に応じ、都道府県より、次の事項が指示される。
　　① 納入先の医療機関以外にも回収対象の存在が考えられる場合：
　　　 広く情報の周知・回収を行うこと
　　② とくにクラスⅠの回収の場合：
　　　 「医薬品安全管理責任者」、「医療機器安全管理責任者」又は「営業者管理者」等に情報の周知が行われていることを確認し、文書により回収品の有無の確認を行うこと。
　　③ GQP省令に基づき、回収対象品の製造所に対して連絡し、同様の製造工程による不良が生じないよう対策をとること。また、医療機器及び体外診断用医薬品については、QMS省令に基づき、同様の措置をとるとともに、工程を外部委託する登録製造所に対しても、文書による連絡・指示をし、同様の対策を講じること。
　　④ 回収の進捗状況について、定期的に報告すること
　　　ア．とくにクラスⅠ回収：回収率、健康被害の発生状況等について定期的に報告。回収着手当初はおおむね一ヶ月ごと。
　　　イ．クラスⅡ、Ⅲ回収：複数回にわたって医療機関への情報提供が必要な場合等都道府県が状況を把握しておくことが必要と考えられる場合は、都道府県の指導のもと定期的に報告を行うこと。

　なお、回収の指示に係る取扱いの詳細については、厚生労働省とPMDAとの連携及び医薬・生活衛生局内における業務の実施要領を定めた「医薬品等健康危機管理実施要領」を参考とすること。

4.4.3 インターネットを活用した情報提供

個別医療機関等に対する迅速な回収情報の提供を行うほか、迅速かつ広範な情報提供のために、当該回収情報をインターネット上（PMDAの医薬品医療機器等情報提供ウェブサイト）に掲載する。

(1) **インターネット掲載用資料の作成及び提出**

医薬品・医療機器等の回収に着手した場合、回収着手報告にあわせて、速やかにインターネット掲載用資料を提出する。

① 掲載用として提出すべき資料

資料には次の事項を記載し、簡潔かつわかりやすい内容となるよう十分な配慮をする。

ア．資料作成年月日
イ．医薬品、医薬部外品、化粧品、医療機器又は再生医療等製品の別
ウ．クラス分類の別
エ．一般的名称及び販売名
オ．対象ロット、数量及び出荷時期
カ．製造販売業者等名称
キ．回収理由
ク．危惧される具体的な健康被害
ケ．回収開始年月日
コ．効能・効果又は用途等
サ．その他
シ．担当者名及び連絡先

② その他

ア．資料は原則1品目につき1資料とする。
イ．資料はPMDAのウェブサイトに掲載されているテンプレートを使用してテキスト形式で作成する。
ウ．資料の都道府県への提出に当たっては、電子メール等適切な手段によること。

(2) **都道府県より厚生労働省への資料の転送**

都道府県は、製造販売業者等より提出のあった資料を速やかに厚生労働省医薬食品局監視指導・麻薬対策課へ電子メールによって転送することとなっている。

4.4.4 海外への情報提供

製造所の製造管理及び品質管理の方法をGMP省令に適合させなければならないとされている医薬品については、医薬品査察協定・医薬品査察協同スキーム（PIC/S）加盟国及び欧州連合に対して情報提供を行うことが求められる。

なお、詳細は通知を参照のこと。

4.4.5　報道機関に対する協力要請
(1)　報道機関向けの広報

　　回収クラスⅠ又はⅡに該当するものについては、インターネットを利用して情報を入手している者以外の者に対しても保健衛生上の観点から回収情報を迅速かつ広範に提供する必要がある。このようなとき、製造販売業者等は報道機関の協力を得るために、報道機関向けに回収情報の広報、いわゆるプレスリリースを実施することが求められている。
　　① 　クラスⅠに該当する回収
　　　　ただし、ロットを構成しない医薬品・医療機器等であって、同種他製品に不良が及ばず、かつ、当該医薬品・医療機器等が使用されないことが確実な場合は除かれる。
　　② 　クラスⅡに該当する回収
　　　　ただし、製造販売業者等が既に対象となる医療機関等をすべて把握している場合等、報道機関を利用した情報提供の必要性に乏しい場合は除かれる。

(2)　プレスリリース用資料

　　プレスリリース用資料には、前項のインターネット掲載用資料に示す各事項について記載する。その場合、専門用語を極力避け、図表を用いる等の配慮をする。

4.5　回収の状況報告

(1)　回収の状況報告について

　　次の場合、速やかに都道府県知事等に回収の状況を報告する。文書による報告が必要かどうかは、変更内容の軽重により、各都道府県薬務主管課等が判断するので、確認のこと。
　　① 　回収着手報告書において報告した事項に変更（軽微な変更を除く）が生じた場合
　　　なお、軽微な変更としては、例えば、次のような変更が想定される。
　　　　ア．回収対象医療機関・患者等の範囲（ただし、対象が大幅に増え、改めて周知が必要な場合は、軽微な変更には該当しない）
　　　　イ．回収情報の周知方法
　　　　ウ．回収先に渡す回収対象医薬品・医療機器等を受領したことを確認する文書の変更
　　　　エ．回収終了予定日（ただし、回収終了予定日が大幅に遅れる事態が生じた場合は、軽微な変更には該当しない。おおむね1か月以上遅れる場合を報告の目安とする）
　　② 　回収に着手した時点では想定していなかった健康被害の発生のおそれを知ったとき

③ その他都道府県薬務主管課等が必要と認め、回収の状況の報告を求めたとき
　ア．回収の進捗状況の定期的な報告を求めている場合（4.4.2(4)④の場合）
　イ．回収が進まないなど状況把握が必要な場合は、都道府県薬務主管課等が個別事情を勘案して指示する。例えば、販売店窓口又は製造販売業者等の回収受付窓口での回収数量について報告を求めることで回収が進まない理由を把握し、回収を進めるためにはどのような回収方法に注力すればよいかを指示することが考えられる。

(2) **都道府県知事等から厚生労働省への連絡**
　回収の状況報告について、インターネット掲載用資料の内容に訂正が発生した場合は、都道府県は監視指導・麻薬対策課へ電子メールにより連絡することになっている。

(3) **その他留意事項**
　回収着手報告書において報告した事項に変更が生じた場合、回収の範囲、回収情報の周知方法等を再確認する。

4.6　回収の終了報告

「回収終了報告」（回収を終了した旨の報告）は、原則、文書により行う。

(1) **回収終了報告には、次の事項を記載する**
　① 既に講じた又は今後講じる改善策の内容
　② 回収した医薬品・医療機器等の処分方法
　③ 回収した医薬品・医療機器等の数量

(2) **都道府県知事等から厚生労働省への連絡**
　回収終了報告を受けた都道府県薬務主管課等は、速やかに監視指導・麻薬対策課宛てにその旨連絡するとともに、回収終了報告書の写しを送付することになっており、また、当該回収の原因となった製造所が他の都道府県にある場合は、必要に応じて、当該製造所を所管する都道府県薬務主管課へも回収終了報告書の写しを送付する。

(3) **回収終了の判断**
　○ 原則として、市場から回収対象製品が全て回収された時点をもって、回収終了と判断する。ただし、最終消費者への情報提供が必要な場合等、製品の特性、回収理由等を勘案して判断することとする。
　○ 埋め込み型の医療機器又は再生医療等製品の使用者に対して患者モニタリングを行う場合は、次の３点を全て満たした時点で回収終了と判断して差し支えないとされてい

る。
① 医療機関への情報提供が終了していること。
② 患者モニタリングの方法及び計画を策定していること。
③ 検診・点検が実施できないやむを得ない事情がある場合を除き、対象患者全員について、検診・点検を行っていること。

ただし、回収終了とする場合でも、患者の状況について情報収集等をすることが必要であり、都道府県薬務主管課より、適宜その実施状況等が確認される。

(4) **回収した医薬品・医療機器等の廃棄**
① GQP省令又はQMS省令に基づき、回収した製品は、それ以外の製品と区別して保管すること。医薬部外品及び化粧品についても、この規定に準じて、回収した製品とそれ以外の製品とを区別して保管すること。
② 回収が終了したことを確認するために、回収した製品は回収終了時まで保管し、回収が終了した後に廃棄することを原則とするが、回収製品が膨大である場合は、都道府県薬務主管課等の確認を受けた上で適宜廃棄することは差し支えない。

4.7 その他

都道府県知事は、製造販売業者等に対して次のような指示・確認を行うこととされている。
1. 回収終了とした後に未回収製品が医療機関等に存在していることが判明した場合における、未回収製品の使用等による健康被害の防止のための医療機関等の関係者及び使用者に対する迅速な注意喚起を行うことの指示、並びに回収の徹底を図ることの指示。
2. 必要に応じ、製造販売業者等が行う改善策の実施状況及び回収した医薬品・医療機器等の処分状況についての確認。
3. 法第69条に基づく製造販売業者等又は製造業者等に対する立入りに当たって、GQP省令、GMP省令及びQMS省令に基づき回収が適切に行われているかについての確認。

5．罰則等

これまで述べた要求事項は、製品の安全性及び有効性を確保し、患者及び医療従事者の安全を確保するために必要最小限のことであり、遵守しない者に対しては違反事項によって、次のような罰則が定められている。

1)「3年以下の懲役若しくは300万円以下の罰金又は併科」となる違反
- 開設の許可（医薬品医療機器法第4条第1項）の規定に違反した者（※）
- 医薬品、医薬部外品及び化粧品の製造販売業の許可（法第12条第1項）の規定

- に違反した者
- 医薬品、医薬部外品及び化粧品の製造販売の承認（法第14条第1項又は第9項）の規定に違反した者
- 医療機器及び体外診断用医薬品の製造販売の許可（法第23条の2第1項）の規定に違反した者（※）
- 医療機器及び体外診断用医薬品の製造販売の承認（法第23条の2の5第1項又は第11項）の規定に違反した者（※）
- 指定高度管理医療機器等の製造販売の認証（法第23条の2の23第1項又は第6項）の規定に違反した者（※）
- 再生医療等製品の製造販売業の許可（法第23条の20第1項）の規定に違反した者
- 再生医療等製品の製造販売の承認（法第23条の25第1項又は第9項）の規定に違反した者（※）
- 医薬品の販売業の許可（法第24条第1項）の規定に違反した者（※）
- 店舗販売品目（法第27条）の規定に違反した者（※）
- 配置販売品目（法第31条）の規定に違反した者（※）
- 高度管理医療機器の販売業・賃貸業の許可（法第39条第1項）の規定に違反した者
- 医療機器の修理業の許可（法第40条の2第1項又は第5項）の規定に違反した者（※）
- 再生医療等製品の販売業の許可（法第40条の5第1項）の規定に違反した者
- 検定（法第43条第1項又は第2項）の規定に違反した者（※）
- 表示（法第44条第3項）の規定に違反した者（※）
- 処方せん医薬品の販売（法第49条第1項）の規定に違反した者
- 販売、授与等の禁止（法第55条第2項（第60条、第62条、第64条及び第65条の5において準用））の規定に違反した者（※）
- 販売、製造等の禁止（法第56条。第60条及び第62条において準用）の規定に違反した者（※）
- 販売、製造等の禁止（法第57条第2項。第60条、第62条、第65条の5において準用）の規定に違反した者
- 医療機器の販売、製造等の禁止（法第65条）の規定に違反した者（※）
- 再生医療等製品の販売、製造等の禁止（法第65条の6）の規定に違反した者（※）
- 生物由来製品の販売、製造等の禁止（法第68条の20）の規定に違反した者（※）
- 緊急命令（法第69条の3）の規定による命令に違反した者（※）
- 廃棄等（法第70条第1項、第76条の7第1項）の規定による命令に違反した者（※）
- 廃棄等（法第70条第2項、第76条の7第2項）の規定による廃棄その他の処分

- を拒み、妨げ、若しくは忌避した者（※）
- 指定薬物の製造等の禁止（法第76条の4（第83条の9に該当する者を除く））の規定に違反した者
- 動物用医薬品の製造及び輸入の禁止（法第83条の2第1項若しくは第2項、第83条2の2第1項若しくは第2項、第83条の3又は第83条の4第2項。第83条の5の第2項において準用）の規定に違反した者

（注）　※印の違反事項にあっては、法人に対する1億円以下の罰金刑も加えられる（法第70条第2項及び第76条の7第2項を除く）。

2)「2年以下の懲役若しくは200万円以下の罰金に処し、又はこれを併科」となる違反
- 販売方法等の制限（法第37条第1項）の規定に違反した者
- 交付の制限（法第47条）の規定に違反した者
- 販売、授与等の禁止（法第55条第1項、第60条、第62条、第64条、第68条の5）の規定に違反した者
- 誇大広告（法第66条第1項又は第3項）の規定に違反した者
- 承認・認証前（法第68条）の規定に違反した者
- 製造販売業等の許可の取消し（法第75条第1項又は第3項）の規定による業務の停止命令に違反した者
- 医療機器又は体外診断用医薬品の製造業の登録の取消し等（法第75条の2第1項）の規定による業務の停止命令に違反した者
- 指定劇物に関する広告の制限（法第76条の5）の規定に違反した者

3)「1年以下の懲役若しくは100万円以下の罰金又は併科」となる違反
- 薬局の管理（法第7条第1項若しくは第2項）、店舗の管理（法第28条第1項若しくは第2項）、配置販売品目に関する都道府県ごとの区域の管理（法第31条の2）、若しくは営業所の管理（等法第35条第1項若しくは第2項）の規定に違反した者
- 製造業の許可（法第13条第1項又は第6項）の規定に違反した者
- 総括製造販売責任者、責任技術者の設置（法第17条第1項、第3項又は第5項）の規定に違反した者
- 医療機器又は体外診断用医薬品の製造業の登録（法第23条の2の3第1項）の規定に違反した者
- 基準適合性認証についての申請及び厚生労働大臣の命令（法第23条の14第1項、第3項。第40条の3において準用）又は第5項）の規定に違反した者
- 再生医療等製品の製造業の許可（法第23条の22第1項又は第6項）の規定に違反した者
- 再生医療等製品の総括製造販売責任者等の設置（法第23条の34第1項又は第3

項）の規定に違反した者
- 高度管理医療機器、特定保守管理医療機器の管理者の設置（法第39条の2第1項）の規定に違反した者
- 再生医療等製品の営業所管理者の設置（法第40条の6第1項）の規定に違反した者
- 開封販売等の制限（法第45条）の規定に違反した者
- 譲渡手続（法第46条第1項又は第4項）の規定に違反した者
- 貯蔵及び陳列（法第48条第1項又は第2項）の規定に違反した者
- 処方せん医薬品の販売（法第49条第2項又は第3項）の規定に違反した者
- 医薬品の封（法第58条）の規定に違反した者
- 特定疾病用の医薬品の広告の制限（法第67条）の規定に基づく政令の定める制限、その他の措置に違反した者
- 生物由来製品の製造管理者（法第68条の2第1項）の規定に違反した者
- 改善命令（第72条第1項又は第2項）の規定による業務の停止命令に違反した者
- 改善命令（法第72条第3項又は第4項）の規定に基づく施設の使用禁止の処分に違反した者
- 改善命令（第72条の4第1項又は第2項）の規定による命令に違反した者
- 総括製造販売責任者、責任技術者、営業管理者等の変更命令（法第73条）の規定による命令に違反した者
- 配置販売業の監督（法第74条）の規定による命令に違反した者
- 承認の取消し等（法第74条の2第2項又は第3項）の規定による命令に違反した者
- 指定薬物である疑いがある物品の検査等（法第76条の6第2項）の規定による命令に違反した者
- 原薬等登録原簿の変更（法第80条の8第1項）の規定に違反した者

4）「6ヶ月以下の懲役又は30万円以下の罰金」となる違反
- 新医療機器等の再審査（法第14条の4第7項。第19条の4において準用）の規定に違反した者
- 医療機器の再評価（法第14条の6第6項。第19条の4において準用）の規定に違反した者
- 医療機器又は体外診断用医薬品の使用成績評価（法第23条の2の9第7項。第23条の2の19において準用）の規定に違反した者
- 新再生医療等製品の再審査（法第23条の29第7項。第23条の39において準用）の規定に違反した者
- 再生医療等製品の再評価（法第23条の31第6項。第23条の39において準用）

- の規定に違反した者
- 承認前の医薬品、医療機器及び再生医療等製品の広告の禁止（法第68条の5第5項）の規定に違反した者
- 生物由来製品に関する記録及び保存（法第68条の22第7項）の規定に違反した者
- 生物由来製品に関する記録及び保存（法第68条の9第7項）の規定に違反した者
- 特定医療機器に関する記録及び保存（法第77条の5第5項）の規定に違反した者
- 治験の取扱い（法第80条の2第10項）の規定に違反した者

5）「50万円以下の罰金」となる違反
- 管理医療機器の販売業・賃貸業の休廃止の届出及び医薬品の販売業の休廃止の届出（法第10条。第38条、第40条第1項及び第2項並びに第40条の7第1項において準用）の規定に違反した者
- 製造販売承認の軽微変更届（法第14条第10項）の規定に違反した者
- 製造販売の届出（法第14条の9第1項又は第2項）の規定に違反した者
- 製造販売業、修理業の休廃止の届出（法第19条第1項又は第2項、第40条の3）の規定に違反した者
- 製造販売認証の軽微変更届（法第23条の2の5第12項）の規定に違反した者
- 医療機器又は体外診断用医薬品の製造販売の届出（法第23条の2の12第1項又は第2項）の規定に違反した者
- 医療機器又は体外診断用医薬品の休廃止等の届出（法第23条の2の16第1項又は第2項。第40条の3において準用）の規定に違反した者
- 再生医療等製品の製造販売の軽微変更届（法第23条の25第10項）の規定に違反した者
- 配置従事者の身分証明書（法第33条第1項）の規定に違反した者
- 管理医療機器の販売業・賃貸業の届出（法第39条の3第1項）の規定に違反した者
- 立入検査等（法第69条第1項から第34項、第76条の8第1項ほか）の規定に違反した者
- 検査命令（法第71条）の規定による命令に違反した者
- 指定薬物である疑いがある物品の検査等（法第76条の6第1項）の規定に違反した者
- 治験の取扱い（法第80条の2第1項、第2項、第3項前段又は第5項）の規定に違反した者
- 原薬等登録原簿の軽微変更届（医薬品医療機器法第80条の8第2項）の規定に

違反した者

6)「30万円以下の罰金」となる違反
- 名称の使用制限（法第6条）の規定に違反した者
- 医療機器又は体外診断用医薬品の承認に係る基準適合証の返還（法第23条の2の6第3項）の規定に違反した者
- 医療機器又は体外診断用医薬品の認証の基準適合証の返還（法第23条の2の24第3項）の規定に違反した者
- 配置従事の届出（法第32条）の規定に違反した者

また、2005年の改正薬事法の施行によって、登録認証機関の責任が明文化されたが、当該認証機関の役員又は職員が下記の違反行為をした場合、30万円以下の罰金に処せられることとなった。
- 報告書の提出（法第23条の5）の規定による報告をせず、又は虚偽の報告をしたとき
- 帳簿の備付け等（法第23条11）の規定に違反して帳簿を備えず、帳簿に記載せず、若しくは帳簿に虚偽の記載をし、又は帳簿を保存しなかったとき
- 業務の休廃止（法第23条の15第1項）の届出をしないで基準適合性認証の業務の全部を廃止したとき
- 立入検査等（法第69条第45項）の規定による報告をせず、若しくは虚偽の報告をし、同項の規定による立入検査を拒み、妨げ、若しくは忌避し、又は同項の規定による質問に対して、正当な理由なしに答弁せず、若しくは虚偽の答弁をしたとき

さらに、登録認証機関は医薬品医療機器法によって必要に応じて閲覧可能な状態での財務諸表の備付けが義務づけられている。財務諸表の備付け及び閲覧等（法第23条の17第1項）の規定に違反して財務諸表等を備えて置かず、財務諸表等に記載すべき事項を記載せず、若しくは虚偽の記載をし、又は正当な理由がないのに同条第2項各号の規定による請求を拒んだ者は、20万円以下の過料に処されることとされている。

まとめ

✓ 薬事行政の目的としては大きく分けて「製品の安全性及び有効性を確保すること」と「危害の発生・拡大の防止」の2点が挙げられる。
✓ 厚生労働大臣及び都道府県知事には上記目的達成のため、さまざまな権限が与えられており、法第69条がその代表的なものである。
✓ 調査には、医療機器製造販売業等の許可に付随する義務等の遵守状況の確認のために行

われる調査と、不良品、不正表示品等を発見・排除するために行われる調査がある。
- ✓ 許可に付随する義務の遵守状況の確認に対しては、評価基準が示され、評価基準に基づき処分が遂行される。
- ✓ 不良品、不正表示品等の製造、製造販売が発見された際は、回収等をも含んだ是正措置が要求される。
- ✓ 行政処分は違反内容や悪質性、違反の頻度等を考慮して決定されるが、刑事処分が付される場合もある。
- ✓ 平成17年施行の法改正によって、登録認証機関の責任が明文化され、当該認証機関の役員又は職員に対する罰則規定が設けられた。

関連通知

- 平成9年3月31日厚生労働省制定「医薬品等健康危機管理実施要領」(平成16年6月29日最終改訂)
- 平成17年3月30日薬食監麻発第0330001号「薬事法及び採血及び供血あつせん業取締法の一部を改正する法律の施行に伴う医薬品、医療機器等の製造管理及び品質管理(GMP/QMS)に係る省令及び告示の制定及び改廃について」
    ＊本文中、「H17 GMP/QMS 省令施行通知」と略す。
- 平成17年3月31日薬食発第0331006号「薬事監視指導要領の改正について」
- 平成17年11月30日薬食監麻発第1130002号「GMP/QMS 調査要領について」
    ＊本文中、「H17 GMP/QMS 調査要領通知」と略す。
- 平成26年9月30日薬食安発0930第2号「医薬品、医薬部外品、化粧品、医療機器及び再生医療等製品の製造販売後安全管理の基準に関する適合性評価について」
    ＊本文中、「GVP 適合性評価通知」と略す。
- 平成26年9月11日薬食監麻発0911第1号「医療機器又は体外診断用医薬品の製造管理又は品質管理に係る業務を行う体制の基準に関する省令について」
    ＊本文中、「QMS 体制省令通知」と略す。
- 平成26年10月24日薬食監麻発1024第10号「QMS 調査要領の制定について」
    ＊本文中、「H26 QMS 調査要領通知」と略す。
- 平成26年11月21日薬食発1121第10号「医薬品・医療機器等の回収について」

第 8 章

非臨床試験の実施の基準（GLP）

目的
- 日本における GLP プログラムについて理解する。
- 医薬品 GLP、医療機器 GLP 及び再生医療等製品 GLP の目的と適用範囲について理解する。
- GLP の沿革、GLP 省令の構成及び規定の主な内容について理解する。
- OECD GLP、FDA GLP 及び MHLW/PMDA GLP の相違点について理解する。
- 外国資料の受入れについて理解する。

関連法令
- 医薬品、医療機器等の品質、有効性及び安全性の確保等に関する法律（昭和 35 年法律第 145 号）
- 医薬品、医療機器等の品質、有効性及び安全性の確保等に関する法律施行規則（昭和 36 年厚生省令第 1 号）
- 医薬品の安全性に関する非臨床試験の実施の基準に関する省令（平成 9 年厚生省令第 21 号）[医薬品 GLP 省令]
- 医療機器の安全性に関する非臨床試験の実施の基準に関する省令（平成 17 年厚生労働省令第 37 号）[医療機器 GLP 省令]
- 再生医療等製品の安全性に関する非臨床試験の実施の基準に関する省令（平成 26 年厚生労働省令第 88 号）[再生医療等製品 GLP 省令]

はじめに

　医薬品、医療機器及び再生医療等製品には、「医薬品、医療機器等の品質、有効性及び安全性の確保等に関する法律」（以下「医薬品医療機器法」という）を根幹として、有効性、安全性、及び品質に関わる種々の規制が敷かれている。例えば、医薬品の場合は、新規化合

物が臨床試験に入るまでの研究開発期間において、当該化合物の合成研究、物性研究及び製剤研究とともに、動物を用いた薬効薬理試験や毒性試験などの非臨床試験が実施される。これらの結果より、当該化合物が医薬品になりうる素質があると総合的に判断された後、臨床試験が開始される。また、医療機器及び再生医療等製品においても同様の非臨床試験が実施され、評価の後に臨床試験が開始される。

医薬品の非臨床試験には、薬理作用に関する試験（薬効薬理試験及び安全性薬理試験）、薬物動態に関する試験及び毒性に関する試験がある。このうち毒性に関する試験には、一般毒性試験（単回投与毒性試験、反復投与毒性試験）、生殖発生毒性試験、遺伝毒性試験及びがん原性試験等がある。医療機器の非臨床試験では、性能及び機能の有効性に関する評価、電気的安全性（電磁両立性を含む）、生物学的安全性、承認基準で規定されている安全性の規格、無菌性の保証、残留エチレンオキサイドガス濃度の限界値の品質と安全性に関する評価が実施される。さらに、再生医療等製品の非臨床試験では、開発製品の品質に関する特性解析試験、開発品に存在する不純物質等の安全性試験、最終製品のエンドトキシン試験や感染性物質の否定試験（無菌試験、マイコプラズマ否定試験）、及び開発品の安定性試験、薬効・薬理試験、非臨床安全性試験等が実施される。

医薬品の毒性試験、医療機器の生物学的安全性試験、及び再生医療等製品の非臨床安全性試験は、それぞれ、「医薬品の安全性に関する非臨床試験の実施の基準に関する省令：医薬品GLP省令」、「医療機器の安全性に関する非臨床試験の実施の基準に関する省令：医療機器GLP省令」、及び「再生医療等製品の安全性に関する非臨床試験の実施の基準に関する省令：再生医療等製品GLP省令」で規制されている。Good Laboratory Practice（GLP）は、医薬品のGLPが施行された時、「優良試験所規範（基準）」と訳されたが、一般的にはGLPと称されることが多い。

本章においては、医薬品のGLPを中心に記載するが、医療機器及び再生医療等製品のGLPとの相違点についても記載する。さらに、日本におけるGLPプログラムは、医薬品、医療機器、及び再生医療等製品に限定するものではなく、化学物質や農薬などにまで及んでおり、その管轄は厚生労働省だけでなく、農林水産省、経済産業省、及び環境省まで広がる（表1）。

表1 日本におけるGLPプログラム

管轄	GLPプログラム
厚生労働省	① 医薬品・医療機器・再生医療等製品（医薬品医療機器法） ② 新規化学物質（労働安全衛生法） ③ 新規化学物質（化学物質審査規制法）
農林水産省	④ 農薬（農薬取締法） ⑤ 飼料添加物（飼料安全法） ⑥ 動物用医薬品/動物用医療機器/動物用再生医療等製品（医薬品医療機器法）
経済産業省	③ 新規化学物質（化学物質審査規制法）
環境省	③ 新規化学物質（化学物質審査規制法）

1．GLPの目的と適用範囲

　GLPの目的は、製造販売業者又は外国特例承認取得者、若しくは選任製造販売業者が行う非臨床試験に関する遵守事項を定め、その適正な実施を確保し、これによって非臨床試験に関する資料の信頼性の確保を図ることである。

　GLP省令の適用範囲は、医薬品の製造販売承認申請、承認事項の一部変更承認申請、再審査申請及び再評価申請（以下「承認申請等」という）にあたって添付又は提出する資料のうち、安全性に関する非臨床試験に係るものとなる。

　医薬品GLPが適用される試験は毒性試験であるが、安全性薬理試験のうちコアバッテリー試験（生命維持に重要な影響を及ぼす器官系における被験物質の作用を検討することを目的とする安全性薬理試験）については、原則として、GLPに従って実施することとされている（平成13年6月21日医薬審発第902号）。

　医療機器GLP及び再生医療等製品GLPが適用される試験は、それぞれ生物学的安全性試験、及び非臨床安全性試験である。

2．GLPの概略

2.1　沿革

　1970年代、米国食品医薬局（US FDA）に提出された新医薬品承認申請資料の中の非臨床安全性試験データに捏造や不備が発見され、これが契機となりデータの信頼性に対する規制が施行された（21 Code of Federal Regulation Part 58 Good Laboratory Practice：FDA GLP）。

　日本では、FDA GLPの施行を受けて、1982年に「医薬品の安全性試験の実施に関する基準について」が厚生省（厚生労働省の旧名称）通知として公表され、翌年、運用が開始された。その後、1996年の薬事法（医薬品医療機器法の旧名称）等の一部改正に伴い、1997年に医薬品GLP省令が公布され、同年施行された。医療用具（医療機器の旧名称）GLPは2002年に厚生労働省通知として公表され、2003年に施行された。その後、改正薬事法の施行に伴い、2005年に医療機器GLP省令が公布され、同年施行された。2008年には厚生労働省令第114号により医薬品GLP省令及び医療機器GLP省令の一部改正が行われ、同年施行された。主要な改正点は、複数場所試験の規定が加えられたことである。また、医薬品、医療機器、医薬部外品、及び化粧品に続き、第5番目のカテゴリーとして規制される再生医療等製品に対するGLP（再生医療等製品GLP省令）が2014年に公布され、同年施行された（表2）。

　GLP制定の歴史については、「GLPとは－信頼性確保の軌跡」を、GLPの内容に関しては、「医薬品・医療機器GLPガイドブック」、又は「医薬品・医療機器　改正GLP解説　上巻・下巻」を参照頂きたい（いずれも薬事日報社発行）。

表2　GLP制定の変遷

西暦	元号	医薬品	医療機器・再生医療等製品
1982	昭和57	医薬品の安全性試験の実施に関する基準（医薬品GLP基準：薬発第313号）	
1983	昭和58	医薬品GLPの施行（旧薬事法（現医薬品医療機器法）の改正）	
1997	平成9	医薬品の安全性に関する非臨床試験の実施に関する省令（医薬品GLP省令）	
2002	平成14		医療用具の安全性試験の実施に関する基準（医療用具GLP基準：医薬発第0930001号）
2005	平成17		医療機器の安全性に関する非臨床試験の実施に関する省令（医療機器GLP省令）
2008	平成20	医薬品GLP省令の改正	医療機器GLP省令の改正
2014	平成26		再生医療等製品の安全性に関する非臨床試験の実施に関する省令（再生医療等製品GLP省令）

2.2　GLP省令の構成

　医薬品GLP省令、医療機器GLP省令、及び再生医療等製品GLP省令は、第1章の総則、第2章の職員及び組織、第3章の試験施設及び機器、第4章の試験施設等における操作、第5章の被験物質等の取扱い、第6章の試験計画書及び試験の実施、第7章の報告及び保存、第8章の複数の場所にわたって実施される試験、及び附則で構成されている（表3）。

表3　GLP省令の構成

医薬品GLP・医療機器GLP・再生医療等製品GLP	
第1章　総則	第4章　試験施設等における操作
第1条　趣旨	第11条　標準操作手順書
第2条　定義	第12条　動物の飼育管理
第3条　試験実施に係る基準	第5章　被験物質等の取扱い
第4条　試験委託者の責務	第13条　被験物質及び対照物質の取扱い
第2章　職員及び組織	第14条　試薬及び溶液
第5条　職員	第6章　試験計画書及び試験の実施
第6条　運営管理者	第15条　試験計画書
第7条　試験責任者	第16条　試験の実施
第8条　信頼性保証部門	第7章　報告及び保存
第3章　試験施設及び機器	第17条　最終報告書
第9条　試験施設	第18条　試験関連資料の保存
第10条　機器	第8章　複数の場所にわたって実施される試験
	第19条　遵守事項
	附則

医薬品GLP省令、医療機器GLP省令、及び再生医療等製品GLP省令における相違点は、名称、試験系、安全性、被験物質、対照物質、運営管理者の責務、及び被験物質等の取扱いに認められる（表4）。それ以外の条項及び条文は、いずれも同じ内容である。

表4　医薬品GLP省令、医療機器GLP省令、及び再生医療等製品GLP省令における相違点

項目	医薬品GLP省令	医療機器GLP省令	再生医療等製品GLP省令
名称	医薬品	医療機器	再生医療等製品
試験系	医薬品医療機器法施行規則第40条第1項第1号ヘ、第59条第1項、法第14条の6第4項の資料のうち急性毒性、亜急性毒性、慢性毒性、遺伝毒性、催奇形性その他の毒性に関するものの収集及び作成のために、試験施設又は試験場所において試験系を用いて行われるもの	医薬品医療機器法施行規則第114条の19第1項第1号ロ及びハ、第114条の40第1項の資料のうち生物学的安全性に関するものの収集及び作成のために、試験施設又は試験場所において試験系を用いて行われるもの	医薬品医療機器法施行規則第137条の23第1項第6号、第137条の40第1項、法第23条の31第4項の資料のうち非臨床安全性に関するものの収集及び作成のために、試験施設又は試験場所において試験系を用いて行われるもの
安全性	急性毒性、亜急性毒性、慢性毒性、遺伝毒性、催奇形性その他毒性	生物学的安全性	非臨床安全性
被験物質	医薬品、化学的物質、その製剤	医療機器、その原材料（化学的物質、生物学的物質を含む）	再生医療等製品、化学的物質、生物学的物質、人若しくは動物の細胞に培養その他の加工を施したもの、人若しくは動物の細胞に導入され、これらの体内で発現する遺伝子を含有するもの
対照物質	医薬品、化学的物質、その製剤	医療機器、化学的物質、生物学的物質	再生医療等製品、化学的物質、生物学的物質、人若しくは動物の細胞に培養その他の加工を施したもの、人若しくは動物の細胞に導入され、これらの体内で発現する遺伝子を含有するもの
運営管理者の責務	被験物質、対照物質、混合物の同一性、力価、純度、安定性、均一性についての試験実施の確認	被験物質、対照物質、混合物の同一性、力価、純度、安定性、均一性についての試験実施の確認	被験物質、対照物質、混合物の同一性、力価、純度、安定性、均一性についての試験実施の確認
被験物質等の取扱い	特性、安定性の測定、必要な表示等	必要な表示等、その特性、安定性が測定できる場合はその測定等	必要な表示等、その特性、安定性が測定できる場合はその測定等

さらに医薬品GLP省令、医療機器GLP省令、及び再生医療等製品GLP省令は、組織や職員、試験操作、及び試験計画等のソフト面と施設の構造設備や機器類等のハード面の規定に大別できる（表5）。

表5　GLP省令のソフト及びハードに関する規定

ソフトに関する規定	ハードに関する規定
・試験施設の職員及び組織に関する規定 ・試験の適正実施、信頼性確保のための社内調査に関する規定（信頼性保証部門責任者の設置） ・試験操作等の標準化に関する規定 ・被験物質及び対照物質の取扱いに関する規定 ・試験計画の立案、実施に関する規定 ・試験の報告及び記録等の保存に関する規定 ・複数場所試験の実施に関する規定	・試験施設内の各種施設の構造、広さ、配置等に関する規定 ・試験データの収集、測定又は解析に使用される機器及び施設の環境制御に使用される機器等に関する規定

2.3　規定の主な内容

　GLP省令の規定の主な内容については、医薬品GLP省令を代表例として記述するが、医療機器GLP省令及び再生医療等製品GLP省令の相違点（表4）についても考慮する必要がある。

(1) 職員及び組織（第5条）

　試験に従事する者及び信頼性保証部門に属する者は、その業務を適正かつ円滑に遂行するために必要な教育若しくは訓練を受けた者又は職務経験を有する者であって、当該業務を遂行しうる能力を有するものでなければならないと規定されている。

　また、試験従事者は、保健衛生上必要な注意を払わなければならないとされている。特に組織については、運営管理者、信頼性保証部門、試験責任者、試験従事者等の系統だった施設内組織を構築することが求められている。

(2) 運営管理者の責務（第6条）

　「運営管理者」とは、「試験施設の運営及び管理について責任を有する者」と定義され、次のような業務を担う。

① 試験責任者の指名。
② 信頼性保証部門責任者の指名とその者の業務の確認。
③ 被験物質若しくは対照物質又はこれを含む混合物の同一性、力価、純度、安定性及び均一性について適切に試験されていることの確認。
④ 施設及び機器等が標準操作手順書及び試験計画書に従って使用されていることの確認。
⑤ 試験計画書に従って、その試験を適切に実施するために十分な職員を確保すること。

⑥　試験に従事する者及び信頼性保証部門に属する者に対する必要な教育及び訓練を行うこと。
　⑦　上記⑥の教育、訓練及び職務経験を記録した文書並びに職務分掌を明記した文書を作成し、これらを保存すること。
　⑧　試験施設で行われるすべての試験について、試験委託者等の氏名、試験責任者の氏名、試験系、試験の種類、試験開始の日付、試験の進捗状況、最終報告書の作成状況等を被験物質ごとに記載した書類（以下「主計画表」という）を作成し、保存すること。
　⑨　その他試験施設の運営及び管理に関する業務。

(3)　**試験責任者の責務（第7条）**
　「試験責任者」は、運営管理者によって試験ごとに指名され、「試験の実施、記録、報告等について責任を有する者」である。試験責任者は、次のような業務を行わなければならない。
　①　各試験が医薬品GLP省令、標準操作手順書及び試験計画書に従って行われていることを確認すること。
　②　生データが正確に記録され、かつ適切な措置が講じられていることを確認すること。
　③　予見することができなかった試験の信頼性に影響を及ぼす疑いのある事態について、その内容及び改善措置が文書により記録されていることを確認すること。
　④　信頼性保証部門責任者による指摘事項及び勧告に従い改善を行うこと。
　⑤　試験系が試験計画書に従っているものであることを確認すること。
　⑥　試験計画書、標本、生データその他の記録文書、最終報告書及びこれらの変更又は訂正に係る文書（以下「試験関係資料」という）を適切に管理し、試験終了後に試験関係資料を保存する施設（以下「資料保存施設」という）に適切に移管すること。
　⑦　その他試験の実施、記録、報告等の管理に関する業務。
　⑧　複数場所試験[注1]における試験場所における試験主任者[注2]の業務（上記①〜⑦）
　　　注1）：複数場所試験とは、1つの試験のある段階（試験の一部：例えば、病理組織学的検査）が、主な試験施設以外で実施されるものをいう。通常、試験責任者が在籍し、試験を主に実施する場所を試験施設といい、試験の一部を実施する場所を試験場所という。
　　　注2）：試験主任者とは、委託された試験の一部の実施、記録、報告等について責任を有する者をいう。

(4)　**信頼性保証部門（第8条）**
　信頼性保証部門とは、試験施設で行われる試験が医薬品GLP省令に従って行われていることを保証する部門をいう。信頼性保証部門責任者は、運営管理者によって試験の担当者以外の者から指名される。
　また、必要に応じて信頼性保証部門責任者は、各試験の担当者を指名する。この信頼性

保証部門責任者及び担当者は、客観的な目で試験全般にわたって信頼性に係る調査を行い、必要に応じて試験の過程で見られた試験計画書等に従っていなかった事項等について指摘、改善を勧告する役割を負っている。その活動の記録や報告は、すべて文書によって保存されることとなっている。

なお、信頼性に係る調査とは、試験ごとの調査、施設ごとの調査、試験実施過程の調査に分類される。このうち、試験実施過程の調査とは、「試験実施過程の一部を、他の試験の調査結果により保証する調査方法をいう」とされている（平成20年6月13日薬食発第0613009号）。

(5) 試験施設及び設備機器等に関する規定（第9条・第10条）

試験施設は、全般的な要件として試験を実施するのに適切な広さ、構造、配置が、特に動物施設等については、温度、湿度、換気、照明等の環境条件の適切な設定が求められている。また、試験によって、微生物、放射性物質等が用いられる場合には、それらによる他試験への影響、人体への影響が防止できるような施設の配置、隔離等が求められている。設置が規定されているものとして、次のような施設や区域がある。

① 動物飼育施設
② 動物用品供給施設
③ 被験物質及び対照物質の取扱い区域
④ 試験操作区域
⑤ 資料保存施設

(6) 標準操作手順書の作成（第11条）

運営管理者は、標準操作手順書を作成し、必要とされる区域に備え付けなければならない。医薬品GLP省令では、標準操作手順書を定めるべき事項として、次のものが挙げられている。

① 被験物質及び対照物質の管理
② 施設管理又は機器の保守点検及び修理
③ 動物飼育施設の整備
④ 実験動物の飼育及び管理
⑤ 実験動物の一般症状等の観察
⑥ 試験の操作、測定、検査及び分析
⑦ ひん死の動物及び動物の死体の取扱い
⑧ 動物の剖検又は死後解剖検査
⑨ 標本の採取及び識別
⑩ 病理組織学的検査
⑪ 生データの管理
⑫ 信頼性保証部門が行う業務

⑬　試験従事者の健康管理
⑭　その他必要な事項

(7) **試験計画の設定及び遵守（第 15 条・第 16 条）**

　実施される個々の試験については、あらかじめ試験責任者によって試験計画書が作成され、その内容は運営管理者（委託試験の場合は、試験委託者を含む）によって承認されたものでなくてはならない。試験は、この試験計画書及び前項の標準操作手順書に従って行われなければならない。

(8) **試験の報告及び記録（第 17 条）**

　試験責任者は、試験ごとに、次に掲げる事項を記載した「最終報告書」を作成しなければならない。また、最終報告書を訂正する場合は、日付、訂正箇所、訂正理由などを文書に記録し、それに署名又は記名捺印し、最終報告書とともに保存しなければならない。

①　表題と試験目的
②　試験施設の名称及び所在地
③　試験の開始日及び終了日
④　試験責任者その他試験に従事した者の氏名
⑤　被験物質及び対照物質に関する事項
⑥　試験系に関する事項
⑦　予見することができなかった試験の信頼性に影響を及ぼす疑いのある事態及び試験計画書に従わなかったこと
⑧　試験の実施方法に関する事項
⑨　生データの解析に使用された統計学的方法に関する事項
⑩　試験成績及びその考察並びにこれらの要約
⑪　生データ及び標本の保存場所
⑫　試験責任者の署名又は記名捺印及びその日付
⑬　信頼性保証部門責任者による陳述書
⑭　その他必要な事項

(9) **複数場所試験（第 19 条）**

　「複数場所試験」において、試験場所の運営及び管理について責任を有する者を試験場所管理者といい、委託された試験の一部の実施、記録、報告等について責任を有する者を試験主任者という。これらの試験場所管理責任者、試験主任者及び試験場所における信頼性保証部門（若しくは信頼性保証部門責任者）は、基本的にそれぞれ試験施設の運営管理者、試験責任者及び信頼性保証部門（若しくは信頼性保証部門責任者）に読み替えて、その責務を果たすべきことが規定されている（なお、複数場所試験において、試験施設の信頼性保証部門は主信頼性保証部門と定義される）。

その他特に、運営管理者は、試験場所における試験成績の信頼性を図るため、試験施設と試験場所との連絡体制の確保等必要な措置を講じなければならないとされている。

3．国際規制との比較

3.1　OECD、FDA 及び MHLW/PMDA の GLP 規制

本項では、国際的な GLP 規制の比較を行う。比較対象は、日本の GLP 制定に関与した経済協力開発機構（Organization for Economic Co-operation and Development：OECD）の GLP（OECD GLP と表記）、米国の GLP（FDA GLP と表記）、日本の医薬品、医療機器及び再生医療等製品 GLP 省令（厚生労働省・独立行政法人医薬品医療機器総合機構：MHLW/PMDA GLP と表記）である。

GLP の成文化が最も早かった FDA GLP は、1976 年に規制案が米国官報（Federal Register）に発表された後、公聴会や意見提示等による検討を経て 1978 年に最終 GLP 規制が公布され、1979 年に発効となった。1987 年には、信頼性保証、試験計画書の作成、被験物質や対照物質の特性、標本や試料の保存等に関する改正規制が公布され、1987 年に発効となった。

OECD には、GLP データ相互受入れ（Mutual Acceptance of Data in the Assessment of Chemicals：MAD）の制度がある。これは OECD 加盟国で作成された試験データが、OECD テストガイドラインと OECD GLP 原則を遵守して作成されたものである場合、加盟国はその試験データをお互いに受け入れることとする、という 1981 年の OECD 理事会で決定された事項である。OECD 理事会の「勧告」は拘束力を持たないが、「決定」は拘束力を持つ。このため、GLP の相互受入れ制度は、現在も加盟国間で遵守されている。その後、複数場所試験や短期試験の考え方の導入や、信頼性保証業務に関する変更等を含む改正 OECD GLP が、1997 年 OECD 理事会で採択された。

OECD GLP は、現在、世界各国の GLP 制度の基盤となっており、2013 年時点で、OECD 加盟国 34 か国、OECD 非加盟国・MAD 正式参加国 6 か国、OECD 非加盟国・MAD 暫定参加国 1 か国が採用している（表 6）。

表6　OECD MAD 加盟ステータス（2013年時点）

OECD 加盟国	• アイスランド、アイルランド、イギリス、イタリア、エストリア、オーストリア、オランダ、ギリシャ、スイス、スウェーデン、スペイン、スロバキア、スロベニア、チェコ、デンマーク、ドイツ、トルコ、ノルウェー、ハンガリー、フィンランド、フランス、ベルギー、ポーランド、ポルトガル、ルクセンブルグ • アメリカ、カナダ、チリ、メキシコ • オーストラリア、韓国、日本、ニュージーランド • イスラエル（計34か国）
OECD 非加盟国 MAD 正式参加国	• 南アフリカ、シンガポール、インド、ブラジル、アルゼンチン、マレーシア（計6か国）
OECD 非加盟国 MAD 暫定参加国	• タイ

3.2　GLP 規制文書上の主な相違点

　OECD、FDA 及び日本の GLP 規制文書上には、いくつかの相違点がみられるものの、運用上の差異はほとんどないと考えられる。しかし、当局による査察手順（査察の頻度、事前通知の有無、査察結果の報告や評価の方法）において相違点がみられる（表7）。OECD GLP 及び FDA GLP 中の Inspection は、従来から使用されている「査察」の訳を使用したが、MHLW/PMDA GLP で使用されている GLP 調査はそのままの表記とした。

(1) 信頼性保証部門

① OECD GLP 及び FDA GLP では、信頼性保証部門は、運営管理者により指名された個人、複数の人、又は組織（信頼性保証プログラム、若しくは信頼性保証ユニット）と定義づけられている。一方、MHLW/PMDA GLP では運営管理者による信頼性保証部門責任者の指名とともに、信頼性保証部門責任者自ら、又は、信頼性保証部門責任者から指名を受けた担当者が信頼性保証業務を行う旨が規定されている。信頼性保証部門責任者の考え方は、1997年の医薬品 GLP 省令化の際に、信頼性保証の責任体制を明確にするために導入された。また、このとき日本では、最終報告書に添付する信頼性保証陳述書は、信頼性保証部門責任者が作成することが省令に規定された（第17条）。

② 2008年の医薬品 GLP 省令及び医療機器 GLP 省令の改正に伴い、MHLW/PMDA GLP には、OECD GLP にある試験ベースの査察（Study-Based Inspection）、施設ベースの査察（Facility-Based Inspection）及び試験実施段階ベースの査察（Process-Based Inspection）の3種類の調査方法が明記された。一方、FDA GLP では、試験実施段階ベースの査察に関する記載は認められないが、米国においても試験実施段階ベースの査察の概念は、一般的に取り入れられている。

③ OECD GLP 及び MHLW/PMDA GLP では、信頼性保証部門の業務として試験計画

書の「確認」が明記されている。一方、FDA GLP ではその記載が認められないが、米国においても信頼性保証部門による試験計画書の「査察」は行われている。

(2) 複数場所試験

2008 年の医薬品 GLP 省令及び医療機器 GLP 省令の改正に伴い、MHLW/PMDA GLP には、OECD GLP にある複数場所試験の考え方が条文に加えられた。一方、FDA GLP では、試験場所、試験場所管理責任者、試験主任者等の定義、複数場所試験に必要な手続きについての記載が認められない。しかし、FDA GLP においても複数場所試験の概念は一般的に取り入れられている。

(3) 短期試験

OECD GLP では、短期試験は「広く用いられるルーチンの技術を利用した短期の試験」と定義されている。対象となる試験としては、急性毒性試験や変異原性試験等の短期生物試験、並びに融点、蒸気圧、分配係数、爆発性等の物理学的・化学的試験等が挙げられている。短期試験は、業務の簡素化及び効率化を目的としたものである。主な特徴として以下の3点が挙げられる。

① QA（Quality Assurance：信頼性保証部門）の査察：短期試験は各試験の実施中に個別に QA 査察を受ける必要はない。試験実施段階ベースの査察プログラムによって、短期試験の信頼性保証がカバーできる。

② 試験計画書：試験計画書は、複数の試験に共通する一般的な主要な情報を記載した「汎用試験計画書 "general study plan"」（試験開始前に運営管理者、試験を実施する試験責任者（複数の場合もある）及び QA により承認されたもの）、及び被験物質の詳細や実験開始日等の各試験特有の事項を記載した「試験特有補足文書 "study-specific supplement"」（該当する試験の試験責任者による署名と日付入り）との併用で作成が可能である。

③ 最終報告書：最終報告書は、複数の試験に共通する一般的な主要な情報を記載した「標準最終報告書 "standard final report"」（予め運営管理者、試験を実施する試験責任者（複数の場合もある）及び QA により承認されたもの）、及び被験物質の詳細や得られた数値データ等の各試験特有の事項を記載した「補足文書 "supplementary document"」（該当する試験の試験責任者による署名と日付入り）との併用で作成が可能である。

OECD GLP の短期試験の考えは、FDA GLP 規制文書に記載が認められない。また、MHLW/PMDA GLP や関連通知文書にも、短期試験に関する記載が認められない。成書としては、「医薬品・医療機器改正 GLP 解説」に短期試験の概念が記載されている。

表7　当局によるGLP査察手順の比較

項目	OECD GLP	FDA GLP	MHLW/PMDA GLP
規制当局	化学物質管理に対して法的な責任を持つ各国の官公庁	Food and Drug Administration (FDA)	厚生労働省（MHLW）
GLP適合性モニタリング当局	試験施設のGLP適合性をモニタリングするため、及びGLPに関する他の機能を各国で定められたように行うことを保証するため、加盟国内に設立された団体（一つの国に複数の団体が設立されることもある）	Food and Drug Administration Bioresearch Monitoring (FDA/BIMO)	独立行政法人　医薬品医療機器総合機構（PMDA）
査察の種類	(1) 試験施設査察（Test Facility Inspection、一般的な施設査察と実施中あるいは終了した試験の査察） (2) 規制当局の要求による試験施設査察/試験査察（例えば、規制当局に提出されたデータから生じた疑問に基づくもの）	(1) 一般査察（Surveillance Inspections）：施設のGLP適合性を定期的に確認（Facility InspectionとStudy Auditを含む） (2) 特別査察（Directed Inspections）： ① 申請にかかわる重要な安全性試験の信頼性、完全性及び遵守の確認 ② FDAが注意を引いた信頼性の疑われる安全性データや違反状態の可能性の確認 ③ OAI (Official Action Indicated) に分類された試験施設の再査察（通常、Warning Letterへの施設回答から6か月以内） ④ FDAに提出された第三者機関の査察あるいは試験委託者の査察結果の確認	(1) 施設調査：施設のGLP適合性調査 (2) 品目調査：実地に行う基準適合性調査 なお、医薬品、医療機器又は再生医療等製品の承認後に、承認申請に用いたGLP適用試験の信頼性等の確認が必要と判断された場合や、外国政府機関からの調査要請に対し試験施設の調査が必要な場合等に、MHLWが実施するGLP実施調査があるが、本表では、上記の施設調査及び品目調査について記載する。
査察の申請手続き	各国の試験施設が、GLP原則への適合性を、適切なGLPモニタリング当局により、モニタリングされるような仕組みを設けるべき。	特別査察：随時	申請者による様式「試験施設に関する基準適合確認申請書（安全性試験調査申請書）」（施設調査）若しくは「承認審査/調査申請書」（品目調査）によるPMDA理事長への調査依頼
査察対象施設	規制目的のための健康又は環境に関わる物質の安全性データを作成するすべての施設	法規制されている製品の研究又は市販するための許可申請を裏付けることを目的とした安全性試験を実施している試験施設	医薬品GLP、医療機器GLP又は再生医療等製品GLP適用試験等を行った試験施設、又は試験場所
査察対象試験	非臨床・環境安全試験（規制当局への提出を意図して被験物質の特性若しくは安全性に関するデータを得るための試験）	安全性に関する非臨床試験	(1) 施設調査：安全性に関する非臨床試験のうち、試験施設が実施した試験及び実施可能な試験 (2) 品目調査：調査対象となる安全性に関する非臨床試験
査察の実施者	以下のGLPモニタリング当局を代表する者： ① 各国のGLPモニタリング当局の正規職員又は各国のGLP当局とは別の団体の正規職員 ② 又はGLP査察当局から試験施設査察あるいは試験査察のために委託あるいはその方法により指定された者	FDA職員（チームリーダー及び専門家：Field analyst/Headquarters participant)	PMDA職員及び必要に応じPMDA理事長から委嘱された安全性試験の知識を有する者で構成する調査班
都道府県の調査立会い	―	―	試験施設の同意により都道府県職員が立会い可能。この場合、PMDAから関係都道府県に調査実施の旨の連絡がある。

(表7 続き)

項目	OECD GLP	FDA GLP	MHLW/PMDA GLP
査察頻度	定期的に決まった形で実施されるべき。	(1) 一般査察：約2年ごと (2) 特別査察：随時	(1) 施設調査： ・3年ごと（A評価施設） ・2年ごと（B評価施設） (2) 品目調査：申請者の調査依頼に基づき実施
査察の日数	明記なし	明記なし	原則として5日間（試験施設の規模、調査試験の内容等により変更あり）
事前連絡	あり（前もって査察官の希望する訪問日時、訪問目的、訪問期間を伝えてくるため、試験施設は、適切な職員と資料が利用可能である。施設への訪問時期等は、可能な限り試験施設の運営管理者の希望を尊重すべきである）	一般査察：なし（ただし、特定の大学の部門、又は政府の施設については、初回査察時のみ通知あり）	あり（PMDAから申請者に様式「医薬品GLP、医療機器GLP又は再生医療等製品GLP調査実施通知書」による調査日程等の連絡）
査察の種類	(1) 試験施設査察（Test Facility Inspections） (2) 試験査察（Study Audits）	(1) 施設査察（Establishment Inspections） (2) データ査察（Data Audits）	(1) 施設全体としてのGLP適合状況の確認 (2) 調査対象試験のGLP適合状況の確認
査察の内容	OECD Series No.3 Revised Guidance for the Conduct of Laboratory Inspections and Study Audits (1995) 参照。	FDA Compliance Program Guidance Manual, CPGM7348.808 参照。	薬機発第0815007号及び医薬品・医療機器・再生医療等製品GLPチェックリストを参照。
査察後の作業手順（査察結果のまとめと評価）	(1) 査察官による査察結果を記載した文書の作成 (2) GLP違反が認められた場合：モニタリング当局からの文書による公表 (3) 軽微なGLP違反：施設への改善の要求と改善が行われたことの再査察 (4) 違反ない又は極軽微なGLP違反：GLPに適合していたことを陳述する文書の発行（他の加盟国のGLPモニタリング当局への情報としても利用） (5) 重大なGLP違反：各国の法令や行政規定に従って処置する。処置の例として、 　a）不適あるいは欠陥条項を詳細に記載した文書の発行 　b）試験の受入れ拒否を規制当局に勧告する文書の発行 　c）GLP試験施設査察対象リストからの削除 　d）詳細な違反事項記載文書の試験報告書への添付の要求 　e）訴訟提起 (6) 施設査察の年次概要の作成とGLPのOECDパネルメンバー及び事務局への回覧（毎年3月末までに）	(1) FDA 483：査察中にGLP上の問題点がみられた場合、査察官は査察終了日に査察所見を記載した文書（FDA 483）を作成し、試験施設の代表者に提出する。 (2) EIR（Establishment Inspection Reports、施設査察報告書）：査察終了後に査察官は、査察結果をEIRにまとめる。	(1) 調査担当者は、調査終了後にGLP調査結果報告書を作成する。 (2) GLP評価委員会は、GLP調査結果報告書に基づきGLPへの適合状況を評価する。 (3) 調査所見の分類と指導の区分：不適合事項及び指導事項（改善すべき事項、自主的検討事項、口頭指導事項）

第 8 章　非臨床試験の実施の基準（GLP）

（表 7 続き）

項目	OECD GLP	FDA GLP	MHLW/PMDA GLP
評価の分類	施設査察の年次概要における適合性状況の分類： ・ 適合 ・ 不適合 ・ 判断保留（再査察、施設からの回答待ち等の理由を伴う）	(1) NAI（No Action Indicated）：査察中、問題のある状況や手順が認められなかった（又は、問題のある状況が認められたが、さらなる規制的措置は適切でない場合） (2) VAI（Voluntary Action Indicated）：問題のある状況や手順が認められたが、行政的/規制的措置を講ずる、又は講ずるように要請する必要がない場合 (3) OAI（Official Action Indicated）：行政的及び/又は規制的措置が勧告された場合	(1) 施設調査： A 評価：GLP に適合する。 B 評価：改善すべき事項があるが、当該部分による試験の信頼性に及ぼす影響は許容し得る範囲のものであり GLP に適合する。 C 評価：GLP に適合しない。 (2) 品目調査：調査対象試験に対する GLP への適合状態についてのみ評価（調査対象試験施設に対する GLP 適合状況の判定は行わない）。
評価結果の連絡	明記なし	明記なし	(1) 様式「GLP 調査に基づく評価結果について」による申請者への連絡あり。 (2) 施設調査では、評価結果 A 及び B の場合は GLP 適合確認書が発行される。
行政措置	各国の法律に従う	・ 警告状 ・ 再査察 ・ 非臨床試験の受入れ拒否 ・ 施設の失格処分 ・ 市販許可の差止めあるいは取消し ・ 研究許可の停止等	C 評価の場合：当該施設の GLP 試験の添付資料は申請資料として採用しない。

4．外国資料の受入れ

外国で実施された試験に基づき収集、作成されたGLP適用承認申請資料の日本における受入れの留意事項は、「医薬品の製造販売承認申請等の際に添付すべき医薬品の安全性に関する非臨床試験に係る資料の取扱い等について」に記載されている。承認申請資料としてのGLP適用承認申請資料には、証明書や報告書が必要である（表8）。

表8　外国で作成されたGLP適用承認申請資料を承認申請資料として提出する際に添付する文書

- 当該試験施設がGLP（本邦のGLPと内容的に同等以上と認められる外国で定められた基準でもよい）に従って試験を実施していることを証する当該外国政府機関又はこれに準ずる者の文書：当該試験が実施された国の政府機関の医薬品の製造（輸入）の認可担当部署か、試験施設の所在する地域の地方行政機関の医薬品の製造（輸入）の認可担当部署が発行したもの
- 文書を発行しない場合には、当該試験施設に対して当該外国政府機関又はこれに準ずる者により行われた直近の結果を示す報告書又はその写し：施設のGLP適合証明については、承認申請資料として提出する際に添付する文書を提出する必要はない

表6に示したように、OECDのGLPデータ相互受入れ（MAD）加盟国（34か国）、及びOECD非加盟国・MAD正式参加国（6か国）で収集、作成されたGLP適用承認申請資料については、外国資料のGLP適用承認申請資料の添付文書を提出する必要はない。

まとめ

- ✓ 医薬品、医療機器又は再生医療等製品の製造販売承認申請書に添付する資料のうち、非臨床試験（医薬品の毒性試験、医療機器の生物学的安全性試験、再生医療等製品の非臨床安全性試験）に関する資料は、GLP省令を遵守したものでなければならない。
- ✓ 日本におけるGLPプログラムには6種類があり、医薬品医療機器法で規制されている医薬品、医療機器又は再生医療等製品のGLPはその1つである。
- ✓ 医薬品GLPは、毒性試験と安全性薬理試験のコアバッテリー試験に適用される。さらに、医療機器GLP及び再生医療等製品GLPは、それぞれ生物学的安全性試験及び非臨床安全性試験に適用される。
- ✓ 日本においては、医薬品GLPが最初に制定され、次に医療機器GLPが、そして近年再生医療等製品GLPが制定された。
- ✓ GLP省令は、総則（第1章）、職員及び組織（第2章）、試験施設及び機器（第3章）、試験施設等における操作（第4章）、被験物質等の取扱い（第5章）、試験計画書及び試験の実施（第6章）、報告及び保存（第7章）、複数の場所にわたって実施される試験（第8章）、及び附則で構成されている。

- ✓ 医薬品 GLP 省令、医療機器 GLP 省令、及び再生医療等製品 GLP 省令の相違点は、用語に関連する記載だけであり、基本的条文と条項は同じである。日本の医薬品、医療機器及び再生医療等製品に関する GLP 規制（MHLW/PMDA GLP）策定に関与した OECD GLP 及び FDA GLP の相違点を比較してみると、規制当局の査察手順に関して違いが認められるが、GLP として規制している内容は実質的に同等である。
- ✓ 日本は OECD に加盟していることから、GLP データ相互受入れ（MAD）制度を利用し、外国で実施された試験データを GLP 適用承認申請資料として提出することが可能である。
- ✓ 医薬品、医療機器又は再生医療等製品の非臨床試験は、OECD GLP 原則及び OECD テストガイドラインを遵守することにより、国際規模で使用可能になっている。

関連法令・通知等
- 医薬品、医療機器等の品質、有効性及び安全性の確保等に関する法律（昭和 35 年法律第 145 号）
- 医薬品、医療機器等の品質、有効性及び安全性の確保等に関する法律施行規則（昭和 36 年厚生省令第 1 号）
- 医薬品の安全性に関する非臨床試験の実施の基準に関する省令（平成 9 年厚生省令第 21 号）
- 医療機器の安全性に関する非臨床試験の実施の基準に関する省令（平成 17 年厚生労働省令第 37 号）
- 再生医療等製品の安全性に関する非臨床試験の実施の基準に関する省令（平成 26 年厚生労働省令第 88 号）
- 安全性薬理試験ガイドラインについて（平成 13 年 6 月 21 日医薬審発第 902 号）
- Good Laboratory Practice for Nonclinical Studies (Title 21 Code of Federal Regulation Part 58)
- 医薬品の製造販売承認申請等の際に添付すべき医薬品の安全性に関する非臨床試験に係る資料の取扱い等について（平成 17 年 8 月 5 日薬食審査発第 0805001 号）
- 医薬品、医療機器及び再生医療等製品の製造販売承認申請等の際に添付すべき医薬品、医療機器及び再生医療等製品の安全性に関する非臨床試験に係る資料の取扱い等について（平成 26 年 11 月 21 日薬食機参発第 1121013 号）
- 医薬品・医療機器 GLP チェックリスト
- 医薬品の安全性に関する非臨床試験の実施の基準に関する省令の一部を改正する省令の施行について（平成 20 年 6 月 13 日薬食発第 0613009 号）
- 「医薬品 GLP 又は医療機器 GLP の実施による調査の実施要領の制定について」の別添 1 及び別添 2 の各実施要領の差し替えについて（平成 20 年 8 月 15 日薬機発第 0815007 号）
- FDA Compliance Program Guidance Manual, Compliance Program 7348.808 BIORESEARCH MONITORING
- No.1 OECD Series on Principles of Good Laboratory Practice (as revised in 1997)
- OECD Series No.2: Revised Guides for Compliance Monitoring Procedures for Good Laboratory Practice (revised in 1995) ENVIRONMENT MONOGRAPH No.110
- OECD Series No.3: Revised Guidance for the Conduct of Laboratory Inspections and Study Audits (revised in 1995) ENVIRONMENT MONOGRAPH No.111
- OECD Series No.7: The Application of the Principles of Good Laboratory Practice to Short-Term Studies (1999)

第 8 章　非臨床試験の実施の基準（GLP）

参考文献等

- 日本 QA 研究会 GLP 部会（猪好孝、石川雅章、柏木由美子他）、GLP とは－信頼性確保の軌跡－、2015 年、薬事日報社
- 公益財団法人日本薬剤師研修センター、医薬品・医療機器 GLP ガイドブック、2014 年、薬事日報社
- 医薬品・医療機器　改正 GLP 解説　上巻、2008 年、薬事日報社
- 医薬品・医療機器　改正 GLP 解説　下巻、2009 年、薬事日報社
- 医薬品・化学物質　GLP 解説　2002、2002 年、薬事日報社
- 薬事関係法規及び薬事関係制度解説 2009-10 年版、2009 年、薬事日報社
- 中島宣雅、OECD-GLP 制度の現状と今後の動向について、医薬品研究、2007、第 38 巻第 5 号、242～250
- Del W. Huntsinger: OECD and US GLP Applications, OECD Event on Implementation of the Principals of Good Laboratory Practice, Italy 2008.4.10-11

第 9 章

医薬品の製造管理及び品質管理の基準（GMP）

目的
- 製造管理及び品質管理の基準である GMP 省令の適用範囲、基本項目及び基本項目のポイントを理解する。
- GMP 省令で定められた規制要件のうち、特に製造管理者の業務、日常の製造管理及び品質管理における具体的な要件について理解する。

関連法令
- 医薬品、医療機器等の品質、有効性及び安全性の確保等に関する法律（昭和35年法律第145号）
- 医薬品、医療機器等の品質、有効性及び安全性の確保等に関する法律施行令（昭和36年政令第11号）
- 医薬品、医療機器等の品質、有効性及び安全性の確保等に関する法律施行規則（昭和36年厚生省令第1号）
- 薬局等構造設備規則（昭和36年厚生省令第2号）
- 医薬品及び医薬部外品の製造管理及び品質管理の基準に関する省令（平成16年厚生労働省令第179号）［GMP省令］

はじめに

2002年7月31日に公布された「薬事法及び採血及び供血あっせん業取締法の一部を改正する法律」（平成14年法律第96号）により、薬事法（平成25年法律第84号で「医薬品、医療機器等の品質、有効性及び安全性の確保等に関する法律」（医薬品医療機器法）に題名改正）の大幅な改正が行われ、製造所における製造管理及び品質管理の基準（以下「GMP」という）への適合が製造販売承認要件となった（薬事法第14条第2項第4号）。また、薬事法改正に伴い、「薬局等構造設備規則」（昭和36年厚生省令第2号）（以下「構造設備規則」

という)の一部改正、及び「医薬品及び医薬部外品の製造管理及び品質管理の基準に関する省令」(平成16年厚生労働省令第179号、以下「GMP省令」という)の全面改正が行われた。

さらに、上記の省令を補足説明するため「薬事法及び採血及び供血あっせん業取締法の一部を改正する法律の施行に伴う医薬品、医療機器等の製造管理及び品質管理(GMP/QMS)に係る省令及び告示の制定及び改廃について」(平成17年3月30日薬食監麻発0330001号、以下「GMP施行通知」という)が発出された。

その後、GMP分野での国際的な協力や情報交換等の必要性が高まり、GMPの実施に関する国際整合性の観点から、医薬品査察協定及び医薬品査察協同スキーム(Pharmaceutical Inspection Convention (PIC) 及び Pharmaceutical Inspection Co-operation Scheme (PICS): PIC/S) のGMPガイドラインを踏まえて、「医薬品及び医薬部外品の製造管理及び品質管理の基準に関する省令の取扱いについて」(平成25年8月30日薬食監麻発0830第1号;以下「改正GMP施行通知」という)が発出された。

1．GMP省令の構成

GMP省令は、薬事法の規定に基づき厚生労働大臣が定めた法的基準であり、医薬品及び医薬部外品の製造業者等は、その遵守が求められている。

以下に示すGMP省令の目次からわかるように、GMP省令が適用されるのは医薬品及び医薬部外品である。医薬品においては、一般的に適用すべきGMP基準を通則として示し、原薬、無菌医薬品及び生物由来医薬品に対しては別項目を設定し、上乗せ基準としている。概括すれば、日本のGMP省令で規定された基準項目は、欧米におけるGMP規制又はガイドライン等で要求される基本項目を網羅しており、規制要求としてのGMPに差異はないと言える。

```
《GMP省令　目次》
第1章　総則(第1条-第3条)
第2章　医薬品製造業者等の製造所における製造管理及び品質管理
    第1節　通則(第4条-第20条)
    第2節　原薬の製造管理及び品質管理(第21条・第22条)
    第3節　無菌医薬品の製造管理及び品質管理(第23条-第25条)
    第4節　生物由来医薬品等の製造管理及び品質管理(第26条-第30条)
    第5節　雑則(第31条)
第3章　医薬部外品製造業者等の製造所における製造管理及び品質管理(第32条)
```

本章では、GMP省令第2章第1節の骨子を紹介し、その解釈にあたっての留意点を「改正GMP施行通知」に基づき説明するとともに、日本の医薬品業界での一般的な運用状況に

ついて可能な限り言及する。なお、紙数の都合上、無菌医薬品及び生物由来医薬品等に関する上乗せ規定については省略したが、その詳細は「GMP省令」、「改正GMP施行通知」の該当部分を参照頂きたい。また、GMPの運用における具体的な事例については「GMP事例集（2013年版）について」（平成25年12月19日事務連絡）に詳述されているので併せて参照されたい。

2．GMP省令の骨子と解釈にあたってのポイント

2.1　GMP省令の適用範囲

　GMP省令は国内の製造所だけでなく、日本に輸出される医薬品を製造する外国の製造所に対しても適用される。このため、製造販売業者は、製造販売承認書に記載されたすべての製造所の製造業者及び外国製造業者（以下、両者を総称して「製造業者等」という）に、GMP省令で定める基準（以下「GMP基準」という）を遵守した製品の製造管理及び品質管理を行わせなければならない。また、製造業者等が一部の試験検査を外部の試験検査機関に委託する場合においては、当該外部試験機関が行う試験検査はGMP基準に適合していなければならない。

2.2　管理体制

　製造業者（法人では事業主などのトップマネジメントを指す）は、予め製造管理者を任命し、その監督下に製造部門と製造部門からは独立した品質部門を設置する。また、製造管理者が適切に業務を遂行できるよう支援するとともに、その製造所の組織、規模、業務の種類等に応じて各部門に適切な人数の責任者を配置し、GMP基準遵守に必要な能力を有する人員を十分に確保することも製造業者等に求められている。
　なお、GMP省令における品質部門とは、いわゆる品質管理（Quality Control：QC）と品質保証（Quality Assurance：QA）の両者を含むものであり、両者を管理体制上で区別することは要求されていない。

2.3　品質リスクマネジメント

　品質リスクマネジメントは、製造所における品質システムを構成する要素であるとともに、品質に対する潜在リスクの特定、製造プロセスに対する科学的な評価及び管理を確立するために主体的に活用する必要がある。品質リスクマネジメントは、製品の品質特性や工程の製造パラメータをランク付けする場合、逸脱、規格値外試験値（OOS：Out of Specification）、品質情報（苦情等）等が発生した時の原因調査、及び是正・予防措置を実施する場合、変更管理並びにバリデーションを行う場合のリスク評価に利用するとよ

い。
　品質リスクマネジメントは、「改正 GMP 施行通知」で新たに追加された要求事項であり、PIC/S の GMP ガイドラインの Part 1 Chapter 1 の「Quality Management」に規定されている「Quality Risk Management」をもとに改正が行われた。その後、PIC/S の GMP ガイドラインは、ICH Q9「品質リスクマジメント」の概念を取り入れて改正されている。詳細は PIC/S の GMP ガイドラインの該当箇所（Part 1 Chapter 1 の Quality Management 及び Annex20）及び ICH Q9 を参照されたい。

2.4　製造管理者の業務と資格要件

(1)　製造管理者は製造・品質管理業務を統括し、最終的な権限と責任を有する。また、品質不良その他製品の品質に重大な影響が及ぶおそれのある場合においては、必要な措置を速やかに決定・実施し、その進捗を確認し、必要に応じて改善・是正の措置を指示する。

(2)　製造管理者の資格要件は、国内の製造所においては、生物由来製品を製造する場合は医師、細菌学的知識を有するもの、その他の技術者であること、その他の医薬品を製造する場合には薬剤師であることが求められている。外国の製造所においては、認定を受けた製造所の責任者又は当該外国製造業者が予め指定した者で差し支えない。また、製造管理者以外の責任者については、当該業務を適正かつ円滑に実施できることが要件となっている。

(3)　製造業者等は、製造管理者及びその他の責任者を含む製造管理・品質管理業務に従事する職員の責務及び管理体制を文書化し、維持・管理する。

2.5　製品品質の照査

　製造業者等は、通例 1 年に 1 回、過去に製造された製品の品質に関する結果・状況等を照査・分析することにより、製品が適切に管理された状態で製造されているか、又は是正措置や再バリデーションの実施が必要か確認する製品品質の照査の実施が求められている。

　照査の対象には、少なくとも以下のような事項が含まれ、製造所の実情に応じて製造業者等が適切な項目を設定して実施しなければならない。
　①　原料及び資材の受入時における試験検査の結果
　②　重要な工程管理及び最終製品の品質管理の結果
　③　確立された規格に対し、不適合であった全ロットの照査及びそれらの調査
　④　すべての重大な逸脱又は不適合、それらに関連する調査、及び結果として実施された是正処置、予防措置の有効性

⑤ 工程又は試験方法に対し、実施したすべての変更
⑥ 提出され、承認された又は承認されなかった製造販売承認事項の変更（輸出届事項の変更を含む）
⑦ 安定性モニタリングの結果及びすべての異常な傾向
⑧ 品質に関連するすべての返品、品質情報及び回収並びにその当時実施された原因究明調査
⑨ 工程又は装置に対して実施された是正措置の適切性
⑩ 新規製造販売承認及び製造販売承認事項一部変更に関しては、市販後のコミットメント
⑪ 関連する機器・設備、システムの適格性評価状況
⑫ 委託している場合は、委託先に対する管理

なお、⑥及び⑩は、製造販売業者が主体的となる事項であるが、GMPの適正かつ円滑な実施のため、GQP省令第7条の取決めに基づき、製造業者が関与するものである。

製品品質の照査は、「改正GMP施行通知」で新たに追加された要求事項であり、PIC/SのGMPガイドラインのPart 1 Chapter 1の「Quality Management」に規定されている「Product Quality Review」をもとに改正が行われた。「Quality Management」の項に規定されていることからもわかる通り、製品品質の照査は、製造所において品質マネジメントの一環として製品品質や製造プロセスの堅牢性を保証する重要な手法の1つに位置付けられており、照査の結果、是正措置や再バリデーションの実施が必要であると判断された場合には、速やかにプロセス改善等の計画を立案して対処することが求められる。

2.6 製品標準書

(1) 各製造所は、製品ごとに品質部門の承認を受けた製品標準書を作成し、保管することが求められている。GMPの要件として、製品の固有情報を一括ファイルで文書化することを求めるのは日本の特徴である。

(2) 製品標準書は一般に以下の事項を含む。
① 医薬品の一般的名称と販売名
② 製造販売承認年月日及び製造販売承認番号
③ 成分及び分量
④ 製品及び原料（製品に含有されないものを含む）の規格及び試験方法
⑤ 容器の規格及び試験方法
⑥ 表示材料及び包装材料の規格
⑦ 製造方法及び製造手順（工程検査を含む）
⑧ 標準的仕込み量及びその根拠

⑨　中間製品の保管条件
⑩　製品の保管条件及び有効期間又は使用期間
⑪　用法及び用量、効能又は効果並びに使用上の注意又は取扱い上の注意
⑫　製造販売業者との取り決め内容（例：契約書の写し等）

なお、規格及び試験方法に関しては、次の事項も製品標準書に記載する必要がある。
⑬　製造販売承認書又は公定書に定められている規格及び試験方法よりも厳格な規格及びより精度の高い試験方法を用いている場合は、その規格及び試験方法並びにその根拠
⑭　製品、原料、容器、中間製品の規格及び試験方法が製造販売承認書又は公定書に定められていない自主的に設定した規格及び試験方法を用いている場合は、その規格及び試験方法並びにその根拠
⑮　外部試験検査機関等を利用して試験検査を行う場合、これらを利用して行う試験検査項目並びにそれらの規格及び試験方法
⑯　製品の保管条件及び有効期間又は使用期間に関しては、その根拠となった安定性試験の結果

2.7　手順書等

製造所ごとに作成及び保管する手順書等として、3種の基準書及び10種の手順書が規定されている。これらの文書の作成と維持・管理は、製造業者が予め指定した者に実施させることと規定されているが、その承認者及び定期的な見直し確認等は、規制要件として明記されていない。しかし、実際には多くの製造所において、品質部門による承認及び定期的な見直しが実施されている。

(1)　衛生管理基準書

当該基準書に記載が必要な事項として、次の事例が「改正GMP施行通知」に示されている。なお、製造衛生に係る内容に限らず、試験検査業務等において必要となる衛生管理についても規定することが必要である。
① 構造設備の衛生管理に関する事項
  - 清浄を確保すべき構造設備
  - 構造設備の洗浄間隔
  - 製造設備の洗浄作業手順
  - 製造設備の清浄確認
  - その他製造設備の衛生管理に必要な事項
② 職員の衛生管理に関する事項
  - 職員の更衣

- 職員の健康状態の把握
- 手洗い方法
- その他職員の衛生管理に必要な事項

(2) **製造管理基準書**

当該基準書に記載が必要な事項として、次の事例が「改正GMP施行通知」に示されている。なお、規定すべき内容については「製造管理業務を適切に遂行できる内容であること」といった抽象的な表現に留められており、具体的内容については各製造所の規模、業務の種類等に応じて適切に定める必要がある。

- 製品、原料及び資材の製造、保管及び出納に関する事項
- 構造設備の点検整備及び計器の校正に関する事項
- 事故発生時の注意に関する事項
- 作業環境の管理に関する事項
- 工程管理に必要な管理値に関する事項
- 製造用水の管理に関する事項
- 作業所又は作業区域への立入り制限に関する事項
- 職員の作業管理に関する事項
- その他製造管理に必要な事項に関する事項

(3) **品質管理基準書**

当該基準書に記載が必要な事項として、次の事例が「改正GMP施行通知」に示されている。なお、規定すべき内容については「品質管理業務を適切に遂行できる内容であること」といった抽象的な表現に留められており、具体的内容については各製造所の規模、業務の種類等に応じて適切に定める必要がある。

- 製品、原料及び資材の試験検査のための検体の採取（量、方法、場所）に関する事項
- 採取した検体の試験検査に関する事項
- 試験検査結果の判定に関する事項
- 最終製品の参考品の保管に関する事項
- 試験検査に関する設備及び器具の点検整備、計器の校正等に関する事項
- 製造部門から報告された製造管理確認結果の確認に関する事項
- 原薬の参考品としての保管に関する事項
- 安定性モニタリングの方法に関する事項
- 試験検査に用いられる標準品及び試薬試液等の品質確保に関する事項
- 再試験検査を必要とする場合の取り扱いに関する事項
- その他品質管理に必要な事項に関する事項

(4) 手順書等

製造所ごとに次の手順書を作成及び保管することが求められている。なお、規定すべき内容については「当該業務を適切に遂行できる内容であること」といった抽象的な表現に留められており、具体的内容については関連法規、GMP事例集及び業界事例などを参考として、各製造所が独自に定める必要がある。

① 製造所からの出荷の管理に関する手順
② バリデーションに関する手順
③ 変更の管理に関する手順
④ 逸脱の管理に関する手順
⑤ 品質等に関する情報及び品質不良等の処理に関する手順
⑥ 回収処理に関する手順
⑦ 自己点検に関する手順
⑧ 教育訓練に関する手順
⑨ 文書及び記録の管理に関する手順
⑩ その他製造管理及び品質管理を適正かつ円滑に実施するために必要な手順

2.8 構造設備

医薬品製造所の構造設備に関する基本要件はその医薬品の製造区分ごとに「構造設備規則」に定められている。加えて、「GMP省令」第9条において、製品の特性に応じて必要とされる構造及び設備が規定されており、両者の要求事項を考慮して、製造所で製造される品目に応じた構造及び設備を設ける必要がある。

塵埃又は微生物による汚染及び他の薬剤による交差汚染の防止の観点から作業室の区別、必要により専用化、除去装置の設置並びに交差のないヒト及びモノの動線設計が求められるが、合理的に汚染を防止できる場合にはその限りではない。

また、無菌医薬品及び生物由来医薬品等に必要となる構造設備要件は「GMP省令」のそれぞれの項に上乗せ基準として規定されているので、対応する部分を参照されたい。

2.9 製造管理

(1) 製造管理には医薬品の製造に係る管理のみならず、倉庫等における原料、資材、製品の保管管理も含まれる。「GMP省令」の第10条（製造管理）の項では大別して、

① 製造区域における製造管理
② 倉庫等における保管管理の要件

を規定している。

製造管理における基本要件は次のとおりである。これらは製造部門に課せられた責務であり、特にそれぞれの記録を確認し、その結果を品質部門に文書で報告することが規制要

件とされていることに留意すべきである。また、製造記録には当該ロットの製造に係るすべての作業及び結果を正確に作業の都度、記入するとともに、逸脱管理の一環として採られた措置についてもすべて記録する必要がある。

① 製造指図書を作成すること。
② 製造指図書に基づき製品を製造すること。
③ 製造記録をロットごとに作成し、保管すること。
④ 資材について管理単位ごとに適正であることを確認し、その記録を作成し、保管すること。
⑤ 製品、原料及び資材について適正に保管し、出納を行い、その記録を作成し、保管すること。
⑥ 構造設備の清浄状態を記録し、保管すること。
⑦ 職員の衛生管理を行い、その記録を作成し、保管すること。
⑧ 構造設備を定期的に点検整備（構造設備に付随する計器の校正を含む）し、その記録を作成し、保管すること。
⑨ 製造管理が適切に行われていることを上記の記録により確認し、その結果を品質部門に文書で報告すること。

(2) 製造指図書、製造記録の記載事項、並びに製品、原料及び資材に関する保管管理（倉庫管理）については「改正 GMP 施行通知」に詳細な事例が挙げられているので参照されたい。

2.10 品質管理

(1) 「GMP 省令」第 11 条で規定する品質管理とは、いわゆる QC 業務が主体であり、次の要件を規定している。

① 製品、原料及び資材についてロット又は管理単位ごとに試験検査に必要な検体を採取し、その記録を作成し、保管すること。
② 採取した検体についてロット又は管理単位ごとに試験検査を実施し、その記録を作成し、保管すること。
③ 最終製品について試験検査に必要な量の 2 倍以上の量を参考品として保管すること。保管期間は、製造された日から当該製品の有効期間又は使用の期限に 1 年を加算した期間とする。
④ 試験検査に必要な設備及び器具を定期的に点検整備（試験検査に使用する計器の校正を含む）し、その記録を作成し、保管すること。
⑤ 試験検査の結果の判定を行い、その結果を製造部門に文書で報告すること。
⑥ 製造部門から得た製造管理が適切に行われていることの確認結果をロットごとに確認すること。

なお、上記の⑥項について、品質管理（いわゆる QC）組織とは別に品質保証（いわゆ

るQA）組織が設置されている場合には、品質保証組織が確認することが一般的である。

(2) 相互承認協定（MRA：Mutual Recognition Agreement）やMemorandum of Understanding（MOU）を締結している国からの輸入医薬品にあっては、輸入先の外国製造業者が行った試験検査の記録を確認することで、試験検査の実施を省略できる（外観検査を除く）。試験検査の省略に関しては「GMP省令」及び「改正GMP施行通知」にその条件が詳述されているので参照されたい。

(3) 最終製品以外に原料及び資材についても参考品を保管する必要がある。参考品として保管するべき原料及び資材は、製品の品質への影響を考慮して、製造業者等が自ら決定し、保管条件、保管数等を製品標準書等に記載する。本項は、「改正GMP施行通知」で新たに追加された要求事項であり、PIC/SのGMPガイドラインのAnnex 19「Reference and Retention Samples」をもとに改正が行われた。

(4) 製造業者等は、最終製品及び原薬について、継続的プログラムに従って安定性モニタリングを実施し、その結果を記録し保管する。安定性モニタリングは、最終製品又は原薬が定められた保管条件下で、有効期間、リテスト期間又は使用の期限にわたり、保存により影響を受けやすい測定項目及び品質、安全性又は有効性に影響を与えるような測定項目が規格内に留まっており、また留まり続けることが期待できることを検証するために実施する。本項は、「改正GMP施行通知」で新たに追加された要求事項であり、PIC/SのGMPガイドラインのPart 1 Chapter 6に規定されている「On-going Stability Programme」をもとに改正が行われた。

(5) 製造業者等は、品質部門によって承認された供給者から原料及び資材を購入し、予め定められた規格に適合するものを受け入れ、これらを文書により規定する。また、重要な原料及び資材は、供給者との間で製造及び品質に関する取決めを行うとともに、供給者と取り決めた内容に従って製造及び品質の管理が行われていることをリスクに応じて適切に確認する。本項は、「改正GMP施行通知」で新たに追加された要求事項であり、PIC/SのGMPガイドラインのPart 1 Chapter 5に規定されている「Starting Materials」等をもとに改正が行われた。

2.11 製造所からの出荷の管理

品質部門は、手順書に基づき製造管理及び品質管理の結果を正確に把握した上で、製造所からの出荷の可否を決定しなければならない。「改正GMP施行通知」では、出荷の可否の決定者は、業務の内容と実務経験及び教育訓練を照らし合わせた上で、その業務を適正かつ円滑に実施しうる能力を有する者としている。製造所においては、この要件を備え

た品質部門における担当者を予め指定しておく必要がある。

2.12 バリデーション

　バリデーションは、「改正 GMP 施行通知」で大幅に改正された要求事項である。従来、国内外におけるバリデーションの基本的な概念に大きな相違は認められなかったが、PIC/S の GMP ガイドラインの Annex 15「Qualification and Validation」、ICH Q7「原薬 GMP ガイドライン」などをもとにグローバルの基準との整合性を図るべく、バリデーションで使用される用語やその定義がより明確になった。なお、バリデーションでは従来と同様、個別の事例に対しては GMP 事例集の中で詳細な解説を行っているので併せて参照されたい。

(1) 目的

　バリデーションとは、目的とする品質に適合する製品を当該製造所にて恒常的に製造できるように、製造所の機器・設備、システム、製造工程、洗浄作業、品質管理の方法が期待される結果を与えることを検証し、これを文書化することである。当該製造所において、機械・設備又はシステムを新設又は変更するとき、新しい製品の製造を開始する前、あるいは製造方法を変更するときなどに、品質リスクを考慮して、適切に設計されたバリデーションの計画に基づきバリデーションを実施し、当該製造所での製造及び品質管理に問題がないことを検証する必要がある。

　また、医薬品開発又は技術の確立が当該製造所以外で行われた場合には、当該製造所での製造・品質管理に影響のないことを保証するために必要な技術移転を実施し、これを文書化することが求められる。

　「GMP 省令」では、予め指定した者にバリデーションに関する業務を実施させ、その計画及び結果を品質部門に対して文書により報告することを規定している。

(2) バリデーションの基本的な要件

1) 適格性評価

　適格性評価とは、新規に据付け又は改良した機器・設備、システム等が、目的とする用途に適した設計が行われ、承認された仕様通りに据え付けされ、予め定めた運転範囲で意図した通り作動し、承認された製造方法及び規格に基づき、効果的かつ再現性のある形で機能することを確認し、文書化することである。それぞれの段階を(ア)設計時適格性評価（DQ）、(イ)設備据付時適格性評価（IQ）、(ウ)運転時適格性評価（OQ）、(エ)性能適格性評価（PQ）とし、通常個々に、又は組み合わせて実施する。

2) プロセスバリデーション（PV）

　プロセスバリデーションとは、設定パラメータ内で稼動する工程が、目的とする品質に適合する製品を恒常的に製造するために妥当であることを確認し、文書化することで

ある。
プロセスバリデーションの実施にあたっては、少なくとも以下の点を考慮すること。
- プロセスバリデーションの開始前に、バリデーションに用いる機器・設備、システムの適格性評価が適切に完了していることを確認する。
- プロセスバリデーションの開始前に、バリデーションの評価に用いる試験方法の妥当性を評価する。
- 検証の方法は、原則、実生産規模での製造スケールとし、3ロットの繰り返し又はそれと同等以上の手法とする。
- 通常、製造所からの製品の出荷の可否を決定する前に完了する。

　(ア) 予測的バリデーション

　　　製品の生産前に行うバリデーションのことをいう。プロセスバリデーションの対象となる製品が販売又は供給されることを意図している場合は、それらが製造される条件はバリデーション作業の満足すべき結果を含めて、GMP省令の要件及び製造販売承認の内容に完全に適合すること。

　(イ) コンカレントバリデーション

　　　製品の生産に合わせて行うバリデーションのことをいう。限られたロット数のみを製造する、当該製品を稀にしか製造しない又はバリデーション済みの工程を改良して製造する等の場合に用いられる。

3) 洗浄バリデーション

　洗浄バリデーションとは、予め規定した洗浄作業が有効成分及び洗浄剤等の除去に対して有効であることを確認し、文書化することである。残留物等の限度値は、使用する製造設備の材質、製品の安全性などの論理的な根拠に基づき設定し、またバリデーションに使用する試験方法は、残留物を十分に検出することができるような特異性及び感度を有する妥当なものでなければならない。

4) 再バリデーション

　再バリデーションとは、実施対象となる機器・設備、システム、製造プロセス及び洗浄作業において、バリデートされた状態が維持されていることを定期的に再確認するために適格性評価、プロセスバリデーション及び洗浄バリデーション等を実施し、引き続き目的とする品質に適合する製品を恒常的に製造するために妥当であることを検証することをいう。実施の必要性、実施時期及び実施項目は、製造頻度、製品品質の照査の結果等を考慮して決定する。なお、無菌性保証に係るバリデーションのように、製品品質への影響が大きいことから定期的に実施することが求められる場合には、製品品質の照査の結果にかかわらず定期的に再バリデーションを実施する。

5) 変更時のバリデーション

　変更時のバリデーションとは、原料、資材、製造工程、機器・設備、システム、洗浄作業等を変更する場合に実施するバリデーションをいう。製品品質又は製造工程の再現性に影響を及ぼす可能性のある場合は、変更時の管理の一部として品質リスクに基づき

再度適格性評価、プロセスバリデーション及び洗浄バリデーション等を実施する必要性を検討し、実施する場合にはその範囲を決定する。

2.13 変更の管理

(1) 「GMP省令」では、製品の品質に影響を及ぼすおそれのあるすべての変更に関し、予め指定した者が手順書に基づき製品品質への影響を評価し、その結果をもとに変更を実施することについて品質部門の承認を受け、その記録を作成し、保管することを規定している。製品品質への影響評価には、変更の特性及び程度によりバリデーションや安定性試験による評価も含まれる。

(2) 変更を行うにあたっては、変更によって影響を受けるすべての文書を確実に改訂し、関連する職員の教育訓練やその他所用の措置をとることが規定されている。GMPが文書化されたシステムであることを考えれば、変更によって影響を受けるすべての文書を特定し、変更に従って確実に改訂することが重要である。なお、影響評価の対象には製造販売業者との取決め事項を記載した文書（契約書等）も含まれる。

2.14 逸脱の管理

(1) 「GMP省令」では、予め指定した者が手順書に基づき以下の業務を行うことを規定している。
① すべての逸脱の内容を記録すること。
② 重大な逸脱に関しては製品品質への影響評価と所要の措置を実施し、これらを記録して保管するとともに品質部門へ文書により報告し、その確認を受けること。
また、品質部門は、上記の報告の確認結果を文書により製造管理者に報告することが求められている。

(2) 「GMP省令」及び「改正GMP施行通知」には、所要の措置に関して具体的な記載はないが、逸脱の影響範囲の対象となる製品ロットへの措置のみならず、発生原因の究明、再発防止のための改善措置、改善措置に伴う変更の管理及び教育訓練の実施等が含まれる。なお、逸脱が製品の品質不良又はそのおそれにつながると判断された場合には、次項で述べる「品質等に関する情報及び品質不良等の処理」に従い処理することが求められていると解釈すべきである。

2.15 品質等に関する情報及び品質不良等の処理

(1) 「GMP省令」では製品の品質等に係る情報（品質情報）を得たとき、報告された事象が

その当該事業所に起因するものでないことが明らかな場合を除き、予め指定した者が、手順書に基づき以下の業務を行うことを規定している。
　① 品質情報に係る事象の原因を究明し、改善が必要な場合は所要の措置をとること。
　② 品質情報の内容、原因究明の結果、改善措置を記載した記録を作成し、保管するとともに、品質部門へ文書により速やかに報告し、その内容の確認を受けること。

　品質部門は、上記の報告確認により、品質不良又はそのおそれが判明した場合は、当該事項を文書により製造管理者に報告することが求められている。

(2) 「品質等に関する情報」とは、一般には製品に対する苦情等の製造所外部から入手した情報を指すと解釈できるが、「改正GMP施行通知」では、当該製造所に起因するものでないことが明らかな場合を除き、製品品質等に係るすべての情報が該当すると解説している。

(3) 「品質等に関する情報」の処理にあっては、原因究明が重要であり、的確に原因を究明することにより品質不良又はそのおそれの検証及び影響範囲の特定、並びに改善のための所要の措置の決定の適切性及び妥当性が確保できる。

2.16　回収処理

(1) 「GMP省令」では、予め指定した者が手順書に基づき以下の業務を行うことを規定している。
　① 回収した製品の保管にあっては当該製品を区分して保管し、その処置が決定されるまでの一定期間保管した後、適切に処理すること。
　② 回収の内容を記載した回収処理記録を作成し、保管するとともに、品質部門及び製造管理者に文書により報告すること。

(2) 医薬品の回収処理は、製造販売業者がGMP省令に基づき行うものであり、製造業者は回収に係る業務について製造販売業者の指示に従う必要がある。

(3) 回収処理記録に記載する事項として「改正GMP施行通知」には次の事例が挙げられている。
　① 回収対象となった医薬品の製造販売業者名
　② 製造販売業者からの回収に係る業務の指示内容
　③ 回収対象となった医薬品の名称、剤形、包装形態、数量及びロット番号又は製造番号
　④ 回収の結果

(4) 回収の要否及び回収対象に係る基本的考え方については、「医薬品・医療機器等の回収について」（平成 26 年 11 月 21 日薬食発 1121 第 10 号）が参考となる。

2.17 自己点検

(1) 「GMP 省令」では、予め指定した者が手順書に基づき以下の業務を行うことを規定している。
　① 製造所における製造管理及び品質管理について定期的に自己点検を行うこと。
　② 自己点検の結果を製造管理者に対して文書により報告すること。
　③ 自己点検結果の記録を作成し、保管すること。

(2) 「GMP 省令」及び「改正 GMP 施行通知」に明記されてはいないが、製造管理者は自己点検結果の報告を受けた後、改善等の必要な所要の措置をとるよう指示することが求められている。

(3) 自己点検における点検項目については「改正 GMP 施行通知」に詳細な事例が示されているので参照されたい。

2.18 教育訓練

(1) 「GMP 省令」では、予め指定した者が手順書に基づき以下の業務を行うことを規定している。
　① 製造・品質管理業務に従事する職員に対して必要な教育訓練を計画的に実施すること。
　② 教育訓練の実施状況を製造管理者に対して文書により報告すること。
　③ 教育訓練の実施の記録を作成し、保管すること。

(2) 教育訓練は理論的教育と実地訓練から構成される。理論的教育には GMP 概論（関連法令を含む）、衛生管理概論、当該製造所の GMP の概要、実際に従事する作業に関する事項等があり、実際に従事する作業については実地訓練を併せて行う必要がある。

(3) 「GMP 省令」及び「改正 GMP 施行通知」の要求事項ではないが、製造所内のルールとして、職員が指示された作業に従事することを認定する制度を設けている場合もある。

2.19 文書及び記録の管理

「GMP 省令」では省令に規定する文書及び記録について、予め指定した者が手順書に基

づき以下の業務を行うことを規定している。
① 文書を作成し、又は改訂する場合は、承認、配布、保管等を行うこと。
② 手順書等を作成し、又は改訂する場合は、当該手順書にその日付を記載するとともに、改訂に係る履歴を保管すること。
③ 省令に規定する文書及び記録については、作成の日から5年間保管すること。ただし、生物由来医薬品及び細胞組織医薬品にあっては、当該製品の有効期間に10年を加算した期間、特定生物由来医薬品又は人の血液を原材料として製造される生物由来医薬品は、当該製品の有効期間に30年を加算した期間それぞれ保管すること。

まとめ

✓ 「GMP省令」への適合は、医薬品の製造販売承認の要件である。
✓ 医薬品の製造販売業者は、製造業者及び外国製造業者にGMP基準を遵守した製品の製造管理及び品質管理を行わせなければならない。
✓ 「GMP省令」に示された要件は、WHOや欧米のGMP規制・ガイドラインと本質的に異なるものではない。
✓ GMPに係るすべての業務を統括し、最終的な権限と責任を有する者として、法で定めた特定の資格を有する製造管理者の設置が求められている。
✓ 製造管理者は品質不良のおそれや製品品質に重大な影響が及ぶおそれがある場合においては、必要な措置の速やかな実施とその進捗を確認し、必要に応じて改善・是正の措置を指示する。
✓ 「バリデーション」、「変更の管理」、「逸脱の管理」及び「教育訓練」というGMPの基本業務に関しては、それぞれの業務の担当者を予め指定し、業務を遂行させることが要件となっている。これらの担当者は、直接又は間接に製造管理者の監督・指示を受ける必要がある。
✓ GMP分野での国際的な整合性の確保を目的に改正されたGMP施行通知においては、PIC/SのGMP要件などを参考にして、①品質リスクマネジメント、②製品品質の照査、③原料・資材の参考品、④安定性モニタリング、⑤原料等の供給者管理、に関する要求事項が追加され、またバリデーション基準に関する全面改訂が行われた。

関連通知
- 平成13年11月2日医薬発第1200号「原薬GMPガイドラインについて」(ICH Q7)
- 平成17年3月30日薬食監麻発0330001号「薬事法及び採血及び供血あつせん業取締法の一部を改正する法律の施行に伴う医薬品、医療機器等の製造管理及び品質管理(GMP/QMS)に係る省令及び告示の制定及び改廃について」
- 平成18年9月1日薬食審査発第0901004号、薬食監麻発第0901005「品質リスクマネジメントについて」(ICH Q9)

- 平成25年8月30日薬食監麻発0830第1号「医薬品及び医薬部外品の製造管理及び品質管理の基準に関する省令の取扱いについて」
- 平成25年12月19日事務連絡「GMP事例集（2013年版）について」
- 平成26年11月21日薬食発1121第10号「医薬品・医療機器等の回収について」

参考文献等
- 日本製薬団体連合会編『医薬品GQP/GMP解説2009年版』薬事日報社、2009年

第 10 章

品質管理の基準（GQP）

目的
- 製造販売制度導入の概要について理解する。
- 医薬品、医薬部外品、化粧品、及び再生医療等製品の製造販売業の許可要件の一つであるGQP省令について理解する。

関連法令
- 医薬品医療機器等の品質、有効性及び安全性の確保等に関する法律（昭和35年法律第145号）
- 医薬品、医薬部外品、化粧品及び再生医療等製品の品質管理の基準に関する省令（平成16年　厚生労働省令第136号）［GQP省令］

はじめに

　品質管理の基準であるGQP（Good Quality Practice）は、医薬品医療機器法第12条の2及び第23条の21に規定する厚生労働省令で定める基準で、「医薬品、医薬部外品、化粧品及び再生医療等製品の品質管理の基準に関する省令（平成16年厚生労働省令第136号）」（以下「GQP省令」又は「GQP」という）として定められている。医薬品、医薬部外品、化粧品及び再生医療等製品に係る製造販売業の許可要件の一つである。

　GQPは、医薬品、医薬部外品、化粧品及び医療機器を「製造販売」するためには、「製造販売業の許可」と「製造販売の承認」が必要であるという日本特有の制度の中で、平成16年に制定された規制である。しかし、平成25年11月27日に公布された「医薬品、医療機器等の品質、有効性及び安全性の確保等に関する法律」（医薬品医療機器法）に伴い、体外診断薬と医療機器がGQP規制の対象から除外され、新たに再生医療等製品が対象に加えられた。本章では、GQP省令の概要を説明する。

1．製造販売制度

　2005 年施行の改正薬事法（以下「改正法」という）では、それ以前の日本独特の制度である製造承認制度から、販売する医薬品に焦点を当てる欧米の制度に類似する製造販売制度に変更され、医薬品等の品質、安全確保に関する承認取得者の責任を明確にし、企業体制の変化等に対応できる製造販売制度を新たに創設した。この制度では、製造販売業者であることが医薬品等の承認取得の前提であり、品質、安全性に関する人的、体制的要件を満たした者に製造販売業の許可が与えられることとなった。この制度の導入前の法律では、医薬品等の承認取得ができる業者は販売に直接関係なく製造業者又は輸入販売業者であった。

　これに伴い、改正法前の薬事法（以下「旧法」という）における輸入販売業の業態許可は廃止され、製造販売業の概念に包含された形となった。一方、旧法の輸入販売業において行われていた輸入品に対する最終包装・邦文表示等の行為については、製造業の範疇で取り扱うこととなった。製造業は旧法における位置付けと異なり、製造販売業者からの委託を受けて製品を製造する業態となった。製造業者は、製造した製品を直接販売業者に販売することはできず、製品の市場への出荷は、専ら製造販売業者の業務と位置付けられている。

2．医薬品の製造販売業の許可の種類と許可要件

　医薬品に要求される製造販売業の許可の種類は、扱う製品によって異なり、医薬品医療機器法第 12 条により定められている。詳細は、本書第 6 章「必要な業許可等」を参照されたい。医薬品については、その種類に応じて次のように定められており、許可は厚生労働大臣が与えるとされている。

- 法第 49 条第 1 項に規定する厚生労働大臣の指定する医薬品（処方箋医薬品）：第一種医薬品製造販売業許可
- 処方箋医薬品以外の医薬品：第二種医薬品製造販売業許可

　体外診断用医薬品については、平成 25 年までの改正法では「処方せん医薬品以外の医薬品」として第二種医薬品製造販売業許可が必要であったが、新法により新たな許可区分とされ、この第二種医薬品製造販売業許可の対象からは除かれた（注：平成 17（2005）年施行の法律では「処方せん」であったが、平成 25 年公布の医薬品医療機器法から「処方箋」に変更された）。

　これらの許可には許可要件が設定されており、次のいずれかに該当するときは、与えないことができるとされている（医薬品医療機器法第 12 条の 2）。

① 申請に係る医薬品の品質管理の方法が、厚生労働省令で定める基準に適合しないとき。

② 申請に係る医薬品の製造販売後安全管理（品質、有効性及び安全性に関する事項その他適正な使用のために必要な情報の収集、検討及びその結果に基づく必要な措置をいう。以下同じ）の方法が、厚生労働省令で定める基準に適合しないとき。

③ 申請者が第5条第3号に定める欠格条項に該当するとき。

①の厚生労働省令で定める基準がGQP省令である。GQP省令は、製造販売業者に対して、製品の市場への出荷の管理、製造業者や外国製造業者等に対する管理監督、品質等に関する情報及び品質不良等の処理等、品質管理業務を適切に実施するために必要なシステムの構築を求めるものである。

②の基準は、GQPと同じく許可要件となっている「医薬品、医薬部外品、化粧品、医療機器及び再生医療等製品の製造販売後安全管理の基準に関する省令（平成16年厚生労働省令第135号）」（以下「GVP省令」という）、③は「成年被後見人又は麻薬、大麻、あへん若しくは覚せい剤の中毒者」などの人的欠格条項（医薬品医療機器法第5条第3号）である。

3．製造販売業者における品質管理体制の概要

GQP省令は、製造販売する品目がGMP（製造管理及び品質管理の基準）適用か非適用かにかかわらず、すべての製造販売業者に適用される。そのため、製造販売しようとする製品の市場への出荷の可否決定に関する規定が盛り込まれており、適正に出荷の可否決定が行われるまで医薬品を市場へ出荷してはならないと規定されている。

一方、GMPは適用品目を製造販売するにあたっては、製造販売業者は、製造委託している製造業者の当該品目関連製造所等のGMP適合の確保及び管理監督を行うことが必要である（平成18年4月27日付事務連絡により、食品・工業製品等をやむなく転用する場合にはGMP適用を除外するとされた成分を除く）。

なお、改正法における製造販売制度では、製造販売業者自らが製品製造及びこれに伴う行為（保管・包装・表示におけるGMP上の出荷判定とその後の当該施設からの出荷等を含む）を行う場合には、別途製造業の許可を要することとなる。例えば、旧法の輸入販売業が行っていた、分置倉庫における包装、表示、当該営業所からの出荷等の行為は、製造行為とみなされ、許可が必要となる。

製造販売業者自らが、自らの製品（製造完了品）を製造業者から受け取り、市場への出荷判定、その後の出庫等、いわゆる販売のための保管等（製造行為に該当する保管・包装・表示を伴わないもの）を行う場合には、製造業又は販売業の許可を要しない。ただし、この場合、製造販売業の許可を取得した事務所所在地内に適切な保管設備を有し、当該保管設備及び業務を適切に管理する者を配置する等GQP省令の要件を満たすことが必要である。

なお、例えば、他の製造販売業者の製品をあわせて取り扱おうとする場合には、許可を受けた製造販売業での取り扱いはできず、販売業等の許可を要する。

4．GQP省令逐条解説

改正GQP省令（平成16年9月22日厚生労働省令第136号。最終改正：平成26年7月30日厚生労働省令第87号）の規定について、以下に述べる。なお、GVP省令では、製造

販売業の許可の種類に応じて適用条項が異なっているが、GQP省令ではこのような分け方はなされていない。

GQP省令の目次は以下のとおりである。

第1章　総則（第1条・第2条）
第2章　医薬品の品質管理の基準（第3条～第16条）
第3章　医薬部外品及び化粧品の品質管理の基準（第17条～第20条）
第4章　再生医療等製品の品質管理の基準（第21条）
附則

4.1　第1章　総則（第1条・第2条）

(1) 趣旨（第1条関係）

法第12条の2第1号及び第23条の21第1号の規定に基づき、医薬品、医薬部外品、化粧品及び再生医療等製品の品質管理の基準として、GQP省令が定められたことが明記されている（GQPにおいては、既に医療機器は対象から除かれているため、注意を要する）。

(2) 定義（第2条関係）

品質管理業務、市場への出荷、ロット、細胞組織医薬品の定義が定められている。

〈第1項〉　品質管理業務については、「医薬品（体外診断用医薬品及び原薬たる医薬品を除く）、医薬部外品、化粧品又は再生医療等製品（以下「医薬品等」という）の製造販売をするに当たり必要な製品の品質を確保するために行う、医薬品等の市場への出荷の管理、製造業者、外国製造業者その他製造に関係する業務（試験検査等の業務を含む）を行う者（以下「製造業者等」という）に対する管理監督、品質等に関する情報及び品質不良等の処理、回収処理その他製品の品質の管理に必要な業務をいう」と定義されている。

GQP施行通知では、品質管理業務は、品質保証部門で実施する業務のほか、他の部門で実施する業務も含むとされており、製造販売業者として実施する品質管理業務が何かを明確にすることが必要である。

「その他製造に関係する業務（試験検査等の業務を含む）を行う者」については、GQP施行通知では「試験検査業務を行う者、整備政令附則第7条の規定により原薬を製造業者に販売する卸売一般販売業者、医療機器の設計管理業務を行う者等、製造販売承認書の製造方法欄に記載された者が含まれるもの」であり、「製造販売業者が品質管理のために管理監督を行う必要性を考慮した上で適切に判断すること」とされている。

〈第2項〉　GQP施行通知では、「市場への出荷とは、製造販売業者がその製造等（他に委託して製造をする場合を含み、他から委託を受けて製造をする場合を含まない。以下同

じ。）をし、又は輸入した医薬品等を製造販売のために出荷することをいう」としているが、「出荷」が「否」であれば、出荷されることはないので、販売業者において管理されることがないのは当然である。

〈第3項〉　この省令で「ロットとは、一の製造期間内に一連の製造工程により均質性を有するように製造された製品の一群をいう」と定義されている。

4.2　第2章　医薬品の品質管理の基準（第3条～第16条）

医薬品の製造販売業者については、製造販売する医薬品の種類に関係なく、製造販売業の許可要件として第2章が適用される。

(1)　総括製造販売責任者の業務（第3条関係）

総括製造販売責任者については、法第17条第2項においてその設置が義務付けられている。その遵守事項は施行規則第87条に、業務はGVP省令第3条に規定されている。GQP省令第3条では、以上の他、品質管理に係る次のような業務を定めている。

① 品質保証責任者を監督すること。
② 品質保証責任者からの報告等（品質不良又はそのおそれに係る事項の報告等が該当する）を受けたとき、所要の措置（例えば、危害発生防止などのための製品回収、品質改善のための製造工程変更など）を決定し、品質保証部門その他品質管理業務に関係する部門又は責任者に指示すること。
③ 品質保証責任者の意見を尊重すること。
④ 安全管理責任者及び安全管理統括部門、その他品質管理業務に関係する部門との密接な連携を図らせること。

(2)　品質管理業務に係る組織及び職員（第4条関係）

第4条は、品質保証部門、品質保証責任者及び品質管理業務に係る組織及び職員についての規定である。

〈第1項〉　まず求められているのは、「品質管理業務を行うすべての部門等が能力を有する人員を十分に有すること」である。

〈第2項〉　次に掲げる要件を満たす品質管理業務の統括に係る部門（品質保証部門）を設置しなければならないとしている。

① 総括製造販売責任者の監督下にあること。
② 品質保証部門における業務を適正かつ円滑に遂行しうる能力を有する人員を十分に有すること。
③ 販売部門等から独立していること。

品質保証部門が行う業務には、市場からの製品回収等、時には重要な措置が必要となる場合があるが、その際に採算性といった営業的見地からの影響を極力排除するために設けられた規定である。

〈第3項〉 品質保証責任者については、製造販売する製品に対する知識に加え、品質管理業務に関する経験を十分有し、製造販売に関わる関係業務を熟知しているべきであるとして、次の要件があげられている。
① 品質保証部門の責任者であること。
② 品質管理業務等の経験が3年以上であること。
③ 品質管理業務を遂行できる能力を有すること。
④ 業務の独立性が保たれていること。

②については、以下に掲げる責任者及び業務に従事した者等が該当する。なお、「3年以上」とは、自社、他社を問わず該当する業務の合計年数でもかまわないとされている。
- 総括製造販売責任者
- 製造管理者
- 輸入管理者
- 品質管理責任者
- 製造管理責任者
- その他製造業の製造管理又は品質管理に係る業務に従事した者等

〈第4項〉 品質管理業務に従事する者の責任と権限、管理体制等を文書により規定することが求められている。

(3) 品質標準書（第5条関係）

製造販売する品目ごとに製造販売承認事項その他品質に係る必要な事項を記載した文書である「品質標準書」を作成しなければならないとの規定である。以下、記載項目の事例を示す。
① 表紙
② 目次
③ 製造販売承認事項
④ 製造業者等との「取決め」事項
⑤ 市場への出荷の可否決定を行う製造業者に係る事項
⑥ その他品質に係る必要な事項
⑦ 制定・改訂履歴

(4) 品質管理業務の手順に関する文書（第6条関係）

〈第1項〉 品質管理業務を滞りなく実施するために、品質管理業務手順書を作成するこ

とを規定している。具体的には、以下の項目についての記載が求められている。
　① 市場への出荷の管理に関する手順
　② 適正な製造管理及び品質管理の確保に関する手順
　③ 品質等に関する情報及び品質不良等の処理に関する手順
　④ 回収処理に関する手順
　⑤ 自己点検に関する手順
　⑥ 教育訓練に関する手順
　⑦ 医薬品の貯蔵等の管理に関する手順
　⑧ 文書及び記録の管理に関する手順
　⑨ 安全管理統括部門その他の品質管理業務に関係する部門又は責任者との相互の連携に関する手順
　⑩ その他品質管理業務を適正かつ円滑に実施するために必要な手順

　医薬品の製造販売業者は、医薬品等総括製造販売責任者がその業務を行う事務所に前条に規定する品質標準書及び前項に規定する品質管理業務手順書（以下「品質管理業務手順書等」という）を備え付けるとともに、品質管理業務を行うその他の事務所にその写しを備え付けなければならない。

(5) 製造業者等との取決め（第7条関係）

　製造販売業者は、製造業者において適切な製造管理及び品質管理が実施されていることを確保する必要がある。製造販売業者は、その確保のために必要な事項について、製造業者等と取決めをし、品質管理業務手順書等に記載しなければならないという規定である。
　製造販売業者と製造業者が同一法人である場合においては、当該法人としての管理規定において、製造販売業者、製造業者としての関係が適切に規定されていればよい。
　また、取決めは、製造業者等との二者間において個々に行うことを基本とするが、製造業者間において取り決められている内容に、製造販売業者を含む三者により取決めを行うことも認められる。
　取決めの例を図1に示す。
　具体的な取決め事項は、以下のように示されている。
　① 当該製造業者等における製造及びその他の製造に関係する業務の範囲並びに当該製造業務に係る製造管理及び品質管理並びに出荷に関する手順
　② 製造方法、試験検査方法等に関する技術的条件
　③ 当該製造業務が適正かつ円滑な製造管理及び品質管理の下で行われていることについての製造販売業者による定期的な確認
　④ 当該製品の運搬及び受渡し時における品質管理の方法
　⑤ 製造方法、試験検査方法等についての変更が当該製品の品質に影響を及ぼすと思われる場合の製造販売業者に対しての事前連絡の方法及び責任者

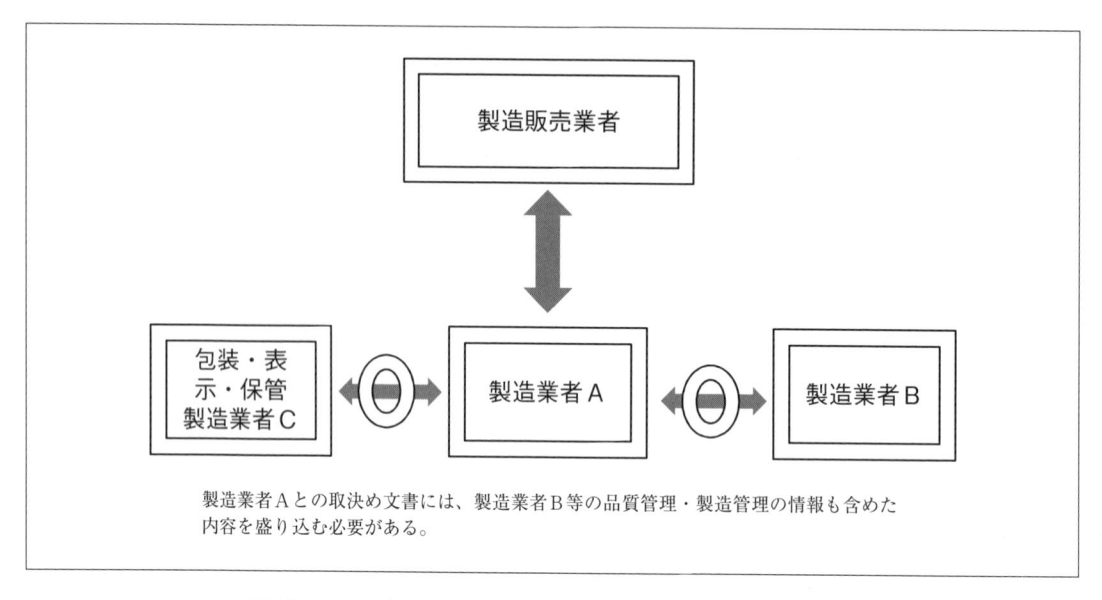

製造業者Aとの取決め文書には、製造業者B等の品質管理・製造管理の情報も含めた内容を盛り込む必要がある。

大阪府スライド（http://www.pref.osaka.lg.jp/attach/5755/00021464/GPQ-gaiyou.pdf）をもとに作成

図1　製造業者との取決めの例

⑥　当該製品について得た情報のうち、次に掲げるものについての製造販売業者に対する速やかな連絡の方法及び責任者
- 当該製品に係る製造、輸入又は販売の中止、回収、廃棄その他保健衛生上の危害の発生又は拡大を防止するために講ぜられた措置に関する情報
- その他当該製品の品質等に関する情報

⑦　その他必要な事項

③の「定期的な確認」は、製造開始前の確認及びその後の定期的な確認を意図しており、書面並びに実地による確認、あるいは、製造販売業者と製造業者で行われる品質に関わる会議が想定される。

⑥は当該製品の市販後における安全に関わる情報であり、取決めにて規定した上で、製造販売業者が適切に情報を収集できる体制を構築することが必要となる。

(6) 品質保証責任者の業務（第8条関係）

第8条では、品質保証責任者の業務についての規定がなされているが、本条で規定されている内容に加えて、品質保証責任者が個別に行わなければならない具体的な業務については、GQP省令の各条項にて規定されている。つまり、品質保証責任者の業務とは、GQP全般に渡る業務である。第8条に規定されている業務は以下のとおりである。

①　品質管理業務を統括すること。
②　品質管理業務が適正かつ円滑に行われていることを確認すること。
③　他の条項の規定により医薬品総括製造販売責任者へ報告するものの他、品質管理

業務の遂行のために必要があると認めるときは、医薬品総括製造販売責任者に文書により報告すること。
④ 品質管理業務の実施に当たり、必要に応じ、製造業者等、販売業者、薬局開設者、病院及び診療所の開設者その他関係する者に対し、文書による連絡又は指示を行うこと。

他の条項で規定されている業務は以下のとおりである。
① 市場への適正な製品出荷の可否を決定すること（第9条）。
② 市場への出荷の可否決定を製造業者に行わせる場合は、定期的な確認を行うこと（第9条）。
③ 製造業者等が取決めに基づき適正にGMP省令に基づいた製造管理及び品質管理を行っているかを定期的に確認し、記録を作成すること（第10条）。
④ 製造業者等の製造管理及び品質管理に改善等所要の措置を講じるように文書で指示し、評価し、必要に応じて実地に確認し、その結果を医薬品総括製造販売責任者に文書で報告すること（第10条）。
⑤ 品質に影響を与える恐れのある製造方法、試験検査方法などの変更について製造業者等から連絡を受けたときは、評価し、重大な影響を与えるかどうか必要に応じて実地に確認すること（第10条）。
⑥ 変更が品質に重大な影響を与える恐れのある場合は、改善等所要の措置を講じるように指示すること（第10条）。
⑦ 品質情報を得た場合には、品質情報を検討し、医薬品の品質、有効性及び安全性に与える影響並びに人の健康に与える影響を適正に評価すること。また、品質情報を評価、原因を究明すること（第11条）。
⑧ 品質情報の評価又は原因の究明の結果に基づき、改善が必要な場合には改善措置を講じること（第11条）。
⑨ 品質情報の評価結果、原因を究明した結果、及び講じた改善措置を総括製造販売責任者に文書で速やかに報告すること（第11条）。
⑩ 製造業者に改善措置の指示を文書にて行い、報告された結果を適正に評価し、必要に応じて実地に確認し、その結果に関する記録を作成すること（第11条）。
⑪ 品質情報のうち、製造販売後安全管理基準に規定する安全確保措置に関する情報については、安全管理統括部門に遅滞なく文書で提供すること（第11条）。
⑫ 品質不良又はその恐れが判明した場合には、品質管理業務手順書等に基づき速やかに医薬品総括製造販売責任者に対して報告し、指示に基づき速やかに所要の措置を講じること（第11条）。
⑬ 当該措置が円滑に行われるよう安全管理統括部門その他関係する部門との密接な連携を図ること（第11条）。
⑭ 当該措置の実施状況及び結果について、医薬品総括製造販売責任者に文書により

第10章　品質管理の基準（GQP）

　　報告すること（第11条）。
⑮　医薬品総括製造販売責任者の決定に従い、医薬品の回収を行う場合には、品質管理業務手順書等に従い回収処置を実施し、医薬品総括製造販売責任者に報告すること（第12条）。
⑯　品質管理業務手順書等に基づく自己点検の文書報告を受け、その結果に基づき必要な改善措置を講じ、その結果を医薬品総括製造販売責任者に文書により報告すること（第13条）。
⑰　品質管理業務に従事する者に対する教育訓練を自らあるいは指名した者に計画的に実施させ、記録を作成すること。品質保証責任者以外の者が当該業務を行う場合には、教育訓練の実施状況を品質保証責任者に対して文書により報告させること（第14条）。

(7)　市場への出荷の管理（第9条関係）

　市場への出荷の管理についての規定である。
　〈第1項、第2項〉　市場への出荷の可否の決定は、必ずしも品質保証責任者が行わなければならないわけではなく、あらかじめ指定したものにその業務を行わせることができる。また、当該製品の製造業者に、製造所からの出荷の可否に加えて、その製品の市場への出荷の可否の決定を行わせることも可能である。しかしながら、いずれの場合においても、品質保証責任者の管理の下で業務が行われることが必要となる。なお、外国製造業者には、その業務を行わせることができないことに注意する必要がある。
　市場への出荷の可否に際しては、まずは当該品目に関わる製造管理及び品質管理がGMP省令に基づき適切に実施されていることを確認することが必要となる。
　また、市場への出荷可否の決定は、ロットごとに、ロットを構成しない医薬品については製造番号ごとに、それぞれ記録を作成しなければならない。加えて、出荷先等市場への出荷に関する記録を作成しなければならない。必要な記録の具体例を、以下に示す。
①　医薬品の出納記録（販売名・ロット番号・出納数量・出荷先等）
②　製造管理及び品質管理の結果の評価に係る記録
③　第6項の規定に基づき提供された市場への出荷の可否の決定に影響のある品質、有効性及び安全性に関する情報の評価に係る記録
④　市場への出荷の可否の決定に関する記録（販売名・ロット番号・決定者・決定日等）

　〈第5項〉　市場への出荷の可否の決定を製造業者に行わせる場合には、あらかじめ次の事項について取決めを行うこと。
①　製造業者が行う市場への出荷の管理に関する手順
②　市場への出荷の可否に係る業務を行う者を当該製品の製造所の中からあらかじめ指定すること。

③ ①に規定する手順からの逸脱等があった場合には、製造業者は速やかに品質保証責任者に対して文書により報告し、製造販売業者の品質保証責任者の指示に基づき、市場への出荷の可否の決定及び市場への出荷を行うこと。

また、製造業者は、市場への出荷に係る業務が適正かつ円滑に実施されていることについて、製造販売業者による定期的な確認を受けること。

(8) **適正な製造管理及び品質管理の確保（第10条関係）**

製造販売業者として、製造業者に対して適切な製造管理及び品質管理を行わせるための要求事項が規定されている。

〈第1項、第2項〉 製造販売承認の要件であり、かつ製造業者の遵守要件であるGMP省令に加えて、GQP省令第7条に規定された製造販売業者との取決めに基づき、製造業者等における製造管理及び品質管理が適切に実施されていることを、あらかじめ指定した者に定期的に確認させることが求められている。なお、GMP省令が適用されない医薬品については、取決めに基づいて、製造管理及び品質管理が適切に行われていることを確認する必要がある。

「定期的な確認」については、製造開始前の確認及びその後の定期的な確認を意図しており、書面及び実地による確認、あるいは、製造販売業者と製造業者で行われる品質に関わる会議等が想定される。

また、定期的な確認を行う「あらかじめ指定した者」とは、当該製品に加えて当該製造所の業務の内容を熟知しており、製造所における製造管理及び品質管理についての知識と経験を有するものであることが望まれる。

この定期的な確認の結果、製造販売業者から製造業者への指示がなされたときは、GMP省令で求める製品標準書への記載等を通じて、当該指示が製造管理及び品質管理業務に適切に反映される必要がある。

必要な場合には、製造業者に改善等所要の措置を行わせ、その結果を文書にて報告させる必要がある。

〈第3項、第4項〉 いわゆる変更管理についての規定である。変更には、製造販売承認事項に影響を与えない軽微なものから、承認事項の一部変更が求められるような重大なものまで様々なものがあるが、これらの製造業者からの変更情報を、

① どのように製造業者から入手するか
② どのように評価するか
③ どのように対応するか
④ どのように記録するか

について、製造販売業者として明確にする必要がある。

また、変更の評価にあたっては、以下の事項を検討することが必要である。

① 製造販売承認事項との整合性
② 品質、有効性、安全性への影響（使用者に係る影響を含む）
③ バリデーションあるいは検証活動の要否と該当する場合とその結果
④ 品質標準書及び各手順書の変更の要否

〈第5項〉 製造販売業者から製造業者への情報提供の規定である。製造業者にとっては、製造管理及び品質管理を適切に実施する上で、必要な品質に関する情報、特に市販後における当該製品の使用情報が必要となる。これには、製造販売業者が得た顧客からの苦情、第11条で規定する品質等に関する情報及び品質不良に係る情報等を含む。

(9) **品質等に関する情報及び品質不良等の処理（第11条関係）**

品質等に関する情報（品質情報）を入手したときの対応と品質不良等の処理についての規定である。

〈第1項〉 品質情報としては、市場からの顧客情報に加えて、製造業者等からの情報があり得る。品質保証責任者は、これらの品質情報について、その情報元を明確にしておくとともに、それら情報を当該製品の品質、有効性、安全性に照らして評価することが求められている。さらに、品質情報のうち安全確保措置に関する情報については、安全管理統括部門に遅滞なく文書で提供することを求めている。

具体的な品質情報の入手先は、以下に示す。なお、「医薬品に係る品質等」とは、容器、被包、表示等に係る品質も含んでいる。
① 顧客（医療機関、卸売業者、販売業者、患者、薬局等）
② 製造業者
③ 安全管理統括部門を含む他部門
④ 行政機関
⑤ 文献等公開情報（学会発表、報道発表を含む）

入手した品質情報については、以下の業務が必要となる。実施したそれらの業務はすべて文書にて管理・保管する必要がある。
① 医薬品の品質、有効性及び安全性に与える影響並びに人の健康に与える影響の適正な評価
② 原因の究明
③ 必要な改善の実施（該当する場合、製造業者への指示を含む）
④ 改善の実施状況の確認
⑤ 該当する場合安全管理部門への連絡
⑥ 記録の作成と総括製造販売責任者への報告

〈第2項〉 入手した品質情報を検討した結果、仮に、製造販売承認事項からの逸脱、あ

るいは、製品の品質に関わる重篤な健康被害等が発生している場合、又は発生する恐れがあると判断された場合には、総括製造販売責任者に文書にて報告するとともに、品質不良に対する処置を開始する。

品質不良に対する処置は、製造販売後安全確保に関わる措置が必要となる可能性があるため、安全管理統括部門との密接な連携が必要である。具体的には、以下の業務が必要となる。

① 総括製造販売責任者への報告
② 総括製造販売責任者による処置の決定
　　この処置には、顧客への連絡（通知書の発行等）、出荷・配送の停止、回収等が含まれる。
③ 品質保証部門あるいは安全管理部門による処置の実施
④ 総括製造販売責任者への処置の進捗状況及び結果の報告
⑤ 記録の作成と保存

⑽ 回収処理（第12条関係）

第11条で規定された品質不良に対する処置の1つとして、回収処理があるが、第12条では、この回収処理について規定されている。回収処理は、製造業者等、販売業者、薬局開設者、病院及び診療所の開設者その他関係する者との連携を図り、適切に実施することが必要である。特に注意すべき点として、回収措置は、安全確保措置の1つとして実施されることもあり、安全管理統括部門との密接な連携が必要となる。

以下、回収の流れについて説明する。

① 情報の入手と分析：市場における製品使用情報、公開されている文献情報、製造所からの製品の品質に関わる重要な情報等、入手した情報について、分析を行う。
② 回収の要否の判断：分析した結果をもとに、関係法規等に基づき、回収の要否を判断する。この場合、発生した問題の重篤性や発生頻度を鑑みた上で、製品の有効性及び安全性の観点から判断することが重要となる。何らかの不良により医薬品の安全性に問題がある場合は回収する必要がある。安全性に問題がない場合であっても、有効性の問題等により期待される効果が得られない場合には回収すること。また、製造販売業者等がその製造販売をし、製造をし、又は承認を受けた医薬品の不良に関して有効性及び安全性に問題がないと明確に説明できない場合には当該医薬品を回収すること。また、医薬品医療機器法違反事例、あるいは、承認事項からの逸脱事例についても、回収の対象となる。
③ 回収の決定：総括製造販売責任者は、最終的に回収の要否を決定する。回収を行うことを決定した場合には、総括製造販売責任者は、必要な措置を品質保証責任者及びその他関係する部門に速やかに指示する。
④ 監督官庁への回収着手の報告：医薬品医療機器法第68条の11に基づき、回収着手後速やかに監督官庁へ報告する。なお、回収情報については、医薬品医療機器総

合機構のウェブサイトに掲載される。
⑤ 回収実施：製造販売業者が規定した回収処理に関する手順等に基づいて、情報提供並びに回収作業を実施する。特に情報提供に関しては、実際の回収作業を開始するまでに時間がかかる場合等、それまでの間に健康被害等保健衛生上の問題が拡大しないよう、あらかじめ医療機関に対して、当該不具合の発生を回避するための手段や、当該不具合が発生した際の処置などの情報提供が必須となる。
⑥ 監督官庁への回収終了の報告：回収対象製品の回収が漏れなく終わったことを、回収終了後速やかに監督官庁へ報告する。

(11) 自己点検（第13条関係）

品質管理業務に関わる自己点検の規定である。

自己点検は、品質管理業務を熟知している者で、あらかじめ責任者として指定した者によって実施されることが求められる。

自らが従事している業務を自己点検することは望ましくないとされる。

(12) 教育訓練（第14条関係）

教育訓練計画の作成と教育訓練の実施規定である。

あらかじめ責任者として指定した者に教育訓練計画を作成させ、その教育訓練計画に基づいて品質管理業務に従事する者に対する教育訓練を計画的に実施させ、その記録を作成させることが求められる。以下、教育訓練の例をあげる。

① 製品教育
② 医薬品医療機器法及び関連法規教育
③ GQP、GVP、GMP教育

(13) 医薬品の貯蔵等の管理（第15条関係）

製造販売業者がその事務所において販売のために貯蔵等を行う場合の要求事項である。

「製造に係る出荷の決定がすべて終了した医薬品について、市場への出荷の可否の決定を行い、製造販売する目的で製造販売業者の事務所において貯蔵又は陳列を行う場合における管理について規定した」ものである。

この場合の構造設備については、次の事項に適合する必要があり、また、その適合構造設備を、総括製造販売責任者が当該業務を行う事務所の所在地に有し、これを適正に維持管理することが求められている。総括製造販売責任者が当該業務を行う事務所の所在地以外の場所において、市場への出荷の可否の決定前の医薬品の貯蔵又は陳列を行う場合においては、当該場所が医薬品製造業の許可を取得している必要がある。

① 当該業務を行う場所は、次の事項に適合する構造設備を有し、適正に管理することが必要である。医薬品を衛生的に、かつ、安全に保管するために必要な設備を有すること。

② 作業を適正かつ円滑に行うために必要な面積を有すること。
③ 放射性医薬品を取り扱う場合には、薬局等構造設備規則の規定を満たしていること。
④ 医薬品の出納等当該業務に係る記録を作成すること。

当該業務に従事する者（その責任者を含む）は、品質保証部門に属する者でないこと、及び当該業務に必要な能力を有するとともに、必要な教育訓練を受けていることが必要である。

⒁ **文書及び記録の管理（第16条関係）**
文書及び記録の管理の仕方についての規定である。
文書を作成・改訂したときは、品質管理業務手順書に基づき当該文書の承認、配布、保存等を行う。また、品質管理業務手順書等を作成・改訂したときは、その品質管理業務手順書等に、作成日、改訂日を記載し、改訂履歴を保存することが求められている。文書及び記録は、読みやすく、容易に識別可能であることが必要である。
GQP省令で規定する文書及び記録については、作成の日（品質管理業務手順書等については使用しなくなった日）から次に掲げる期間保存することが求められている。
① 法第2条第10項に規定する特定生物由来製品（以下「特定生物由来製品」という）又は人の血液を原材料（製造に使用する原料又は材料（製造工程において使用されるものを含む。以下同じ）の由来となるものをいう。以下同じ）として製造される法第2条第9項に規定する生物由来製品（以下「人血液由来原料製品」という）にあっては、その有効期間又は使用の期限（以下「有効期間」という）に30年を加算した期間
② 法第2条第9項に規定する生物由来製品（以下「生物由来製品」という）又は細胞組織医薬品（①に掲げるものを除く）にあっては、その有効期間に10年を加算した期間
③ 生物由来製品又は細胞組織医薬品以外の医薬品にあっては、5年間（ただし、当該文書及び記録に係る医薬品の有効期間に1年を加算した期間が5年を超える場合には、有効期間に1年を加算した期間）
④ 教育訓練に係る文書及び記録については、①、②、及び③の規定に掲げる期間に関わらず5年間

4.3 第3章 医薬部外品及び化粧品の品質管理の基準（第17条〜第20条）

医薬部外品及び化粧品（以下「医薬部外品等」という）を取り扱う製造販売業者については、製造販売業の許可要件として第3章が適用されることが明記されている。
ただし、これにかかわらず、施行令第20条第2項の規定により製造管理又は品質管理

に注意を要するものとして厚生労働大臣が指定する医薬部外品（平成 16 年厚生労働省告示第 432 号）を製造販売する場合においては、第 2 章を準用する。

4.4　第 4 章　再生医療等製品の品質管理の基準（第 21 条）

再生医療等製品の品質管理の基準については、第 2 章（第 15 条第 3 号ハ及び第 16 条第 3 号ハを除く）の規定を準用する。

まとめ

- ✓ 2005 年施行の改正薬事法により、製造販売業の業態が取り入れられ、医薬品、医療機器等の品質管理の基準である GQP 省令は、製造販売業の許可要件となった。しかし、2013 年の法改正（医薬品医療機器法と名称も変更）により、体外診断薬及び医療機器は GQP 省令の対象から外され、新たに再生医療製品等が GQP 省令の対象となった。
- ✓ GQP 省令は、製造販売業者に対して、製品の市場への出荷の管理、製造業者や外国製造業者等に対する管理監督、品質等に関する情報及び品質不良等の処理等、品質管理業務を適切に実施するために必要なシステムの構築を求めるものである。
- ✓ 製造販売業者は、適正に製品の市場への出荷の可否決定が行われるまで、医薬品等を市場へ出荷してはならない。
- ✓ GQP 省令には、総括製造販売責任者や品質保証責任者の業務など、医薬品の品質管理の基準が明記されている。

関連通知

- ○ 平成 26 年 8 月 12 日　薬食発 0812 第 11 号「再生医療等製品に係る「薬局等構造設備規則」、「再生医療等製品の製造管理及び品質管理の基準に関する省令」及び「医薬品、医薬部外品、化粧品及び再生医療等製品の品質管理の基準に関する省令」について」

参考文献等

- ・ 平成 26 年 4 月 30 日厚生労働省医薬食品局総務課「薬事法施行令等の一部を改正する法律（案）等に関する意見の募集について」

第 11 章
医療機器又は体外診断用医薬品の製造管理又は品質管理に係る業務を行う体制の基準

目的
- 医療機器又は体外診断用医薬品の製造管理又は品質管理に係る業務を行う体制の基準に関する省令の背景について理解する。
- 体制省令の要求事項のポイントについて理解する。

関連法令
- 医療機器又は体外診断用医薬品の製造管理又は品質管理に係る業務を行う体制の基準に関する省令（平成26年8月6日厚生労働省令第94号）［体制省令］
- 医療機器又は体外診断用医薬品の製造管理又は品質管理に係る業務を行う体制の基準に関する省令について（平成26年9月11日薬食監視麻発第0911第1号）

はじめに

　医療機器及び体外診断用医薬品（以下「医療機器等」という）を製造販売するためには、製造販売業の許可と製造販売の承認を取得する必要がある。

　今般の医薬品医療機器法の施行に伴い、医療機器等製造販売業者の許可要件の1つであった「医薬品、医薬部外品、化粧品及び医療機器の品質管理の基準に関する省令」（平成16年厚生労働省令第136号）［GQP省令］から、医療機器等製造販売業者に係る基準が削除され、代わりに新たに体制省令が制定された。これに伴い、医療機器等製造販売業者においては、GQP省令に代わり、体制省令が医薬品医療機器法第23条の2の2第1号に規定する製造販売業の許可要件の1つとなった。

　本章では、体制省令の概要を説明する。

第11章　医療機器又は体外診断用医薬品の製造管理又は品質管理に係る業務を行う体制の基準

1．体制省令の背景

　法の改正により、申請に係る医療機器又は体外診断用薬品の製造管理又は品質管理に係る業務を行う体制が基準に適合しない場合には、製造販売業の許可を与えないことができるとされた（法第23条の2の2第1号関係）。これに伴い、図1に示すように、当該基準として体制省令が制定された。

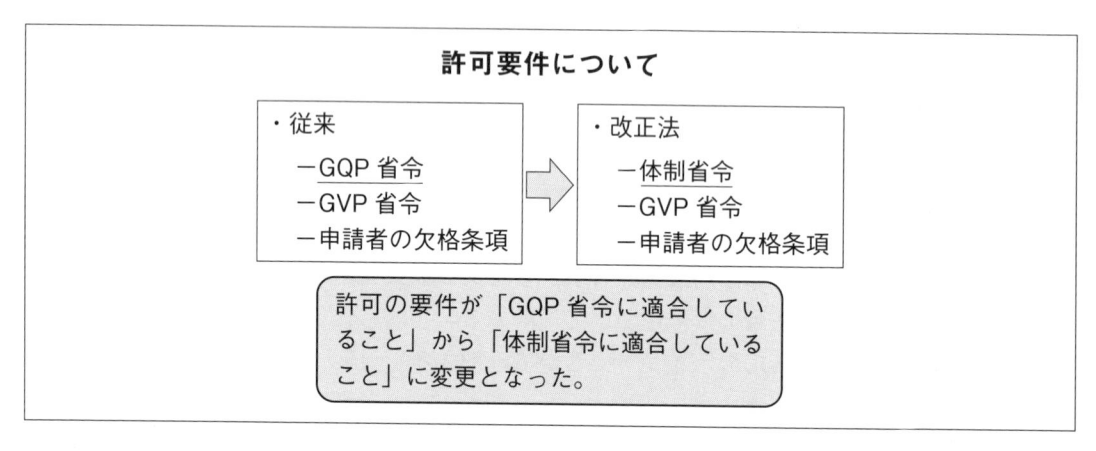

図1　許可要件の改正

　体制省令が制定された背景には、QMS省令（厚生労働省令第169号）の改正が深く関わっている。従来、製造所単位でのQMS調査が行われていたが、QMS省令の改正に伴い、製品の製造工程全体を1つの単位として、調査が行われることになった。これはすなわち、製造販売業者が、当該製品をどのように管理しているかの調査であり、製造所単位ではなく、製造販売業者単位でQMS調査が行われることを意味するものである（図2）。そのためには、

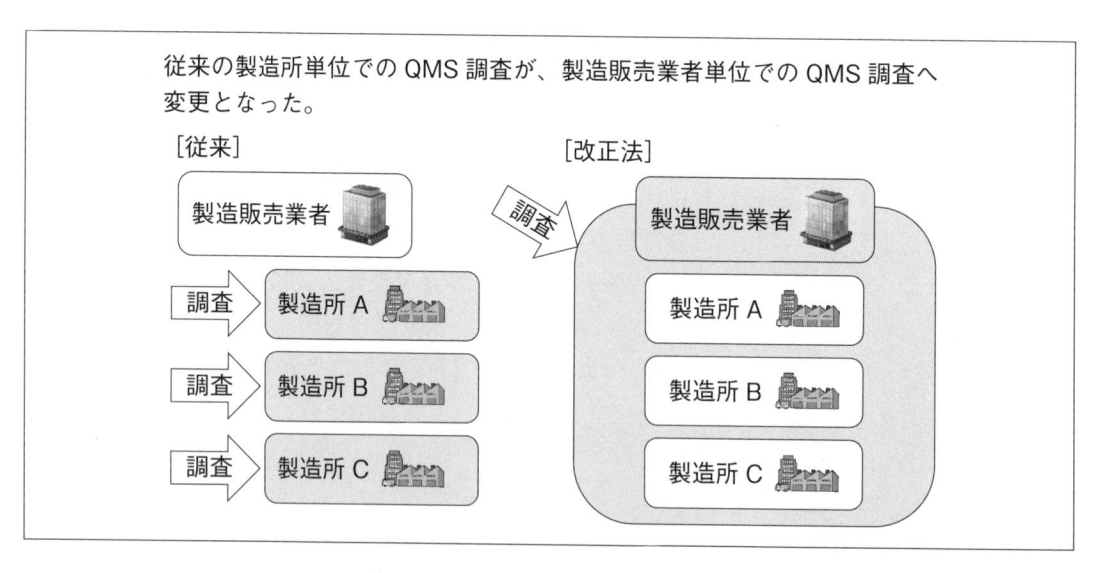

図2　QMS省令の改正のポイント

製造販売業者が、その製造管理及び品質管理を適切に行っていることを担保するため「体制」を整えることが必須となり、その結果として体制省令の制定が必要かつ不可欠となった。

2．体制省令の概要

体制省令の構成は、下記のとおりである。

条項	内容
第1条	主旨
第2条	定義
第3条	製造管理及び品質管理に係る業務に必要な体制
第1項	必要な組織の体制の整備
第2項	必要な人員の配置
第4条	準用
第1項	選任外国製造医療機器等製造販売業者
第2項	選任外国製造指定高度管理医療機器等製造販売業者

以下に、第3条及び第4条に関わる概要を説明する。

(1) 組織の体制に係る基準（体制省令第3条第1項関係）

医療機器等製造販売業者は、QMS省令第5条第1項の規定による品質管理監督システムを確立し、文書化及び実施並びにその実効性の維持のために必要な組織の体制、QMS省令第8条及び第67条の規定による品質管理監督文書の管理及び保管を適切に行うために必要な組織の体制、QMS省令第9条及び第68条の規定による記録の管理及び保管を適切に行うために必要な組織の体制、その他QMS省令の規定を遵守するために必要な組織の体制を整備しなければならない。

(2) 人員の配置に係る基準（体制省令第3条第2項関係）

医療機器等製造販売業者は、法第23条の2の14第2項に規定する医療機器等総括製造販売責任者（以下「総括製造販売責任者」という）をQMS省令第71条第1項各号に掲げる業務を適正に行うことができるよう適切に配置すること、QMS省令第2条第16項に規定する管理監督者をQMS省令第2章第3節の規定を遵守することができるよう適切に配置すること、その他QMS省令の規定を遵守するために必要な人員を配置することを適切に実施しなければならない。

(3) 選任外国製造医療機器等製造販売業者等の基準について（体制省令第4条関係）

　法第23条の2の17第4項に規定する選任外国製造医療機器等製造販売業者として、同条第1項の承認に係る品目のみを製造販売する製造販売業者、又は規則第117条第2項第1号に規定する選任外国製造指定高度管理医療機器等製造販売業者として法第23条の2の23第1項に規定する外国指定高度管理医療機器製造等事業者が受けた同項の認証に係る品目のみを製造販売する製造販売業者（以下「選任外国製造医療機器等製造販売業者等」という）については、体制省令第3条の規定を準用する。

　この場合において、組織の体制に係る基準については、QMS省令第17条に規定する情報交換（国内の業務に関するものに限る）が確実に行われることを担保するために必要な組織の体制、選任外国製造医療機器等製造販売業者等として行う業務に関する文書及び記録の管理、その他QMS省令第72条の3第1項各号（同条第2項において準用する場合を含む）に規定する業務を適正に実施し、同条第3項において準用する第70条から第72条の2までの規定を遵守するために必要な組織の体制を整備する。

　また、人員配置に係る基準については、総括製造販売責任者をQMS省令第72条の3第3項において準用する第71条第1項各号に掲げる業務を適正に行うことができるよう適切に配置すること、その他QMS省令第72条の3第1項各号（同条第2項において準用する場合を含む）に規定する業務を適正に実施し、同条第3項において準用する第70条から第72条の2までの規定を遵守するために必要な人員の配置を適切に行わなければならない。

(4) 製造管理及び品質管理に係る業務を行う体制に関する書類

　規則第114条の2第2項第7号の「製造管理及び品質管理に係る業務を行う体制に関する書類」とは、以下の資料である。

- 製造管理及び品質管理に係る業務に従事する者（管理監督者、QMS省令第16条第1項に規定する管理責任者、総括製造販売責任者及び同省令第72条第1項に規定する国内品質業務運営責任者を含む）の責務及び管理体制を記載した書面
- 国内品質業務運営責任者が製造販売業者の主たる機能を有する事務所と異なる場所に所在する場合にあっては、その所在地がわかる資料

3．体制省令のポイント

　製造販売業の許可に関わる調査においては、体制省令の遵守がQMS省令の運用状況と合わせて評価される。

　ただし、選任外国製造医療機器等製造販売業者等においては、当該製造販売業者等が実施すべき業務に係る体制を確立することが求められているものであって、必ずしも自らが品質管理監督システムを確立することを求めているものではない。この場合、品質管理監督システムの確立の主体は、外国製造医療機器等特例承認取得者、及び外国指定高度管理医療機器

製造等事業者となる。なお、許可の際に、選任製販等のみを行うことを申請書に記載することで、許可の要件を体制省令第4条の準用基準で判断することとなる。

また、限定第3種医療機器製造販売業者等、限定一般医療機器を取り扱う製造販売業者においては、「薬事法等の一部を改正する法律の施行に伴う医療機器及び体外診断用医薬品の製造管理及び品質管理の基準に関する省令の改正について」（平成26年8月27日薬食監麻発0827第4号）に規定されているとおり、QMS省令の条文のうち適用されない条文等があることから、体制省令においても、QMS省令上適用されない条文については、同様に適用されないことに留意する必要がある。

以下に、体制省令の評価に際して、ポイントとなるQMS省令等に関わる条項を示す。

(1) **組織の体制**
　・QMSの体制の整備状況

QMS省令の条	内容
省令第5条	品質管理監督システムに係る要求事項
省令第6条	品質管理監督システムの文書化
省令第7条	品質管理監督システム基準書

　・文書及び記録の管理体制

QMS省令の条	内容
省令第8条	文書の管理
省令第9条	記録の管理
省令第66条	文書の保存期限

(2) **人員の配置**

法・規則・QMS省令の条項	内容
省令第2条第16項	管理監督者の定義
省令第10条	管理監督者の関与
省令第15条	責任と権限
省令第16条	管理責任者
法第23条の2の14	医療機器等総括製造販売責任者
規則第114条の49	
規則第114条の50 省令第71条	医療機器等総括製造販売責任者の業務
省令第72条	国内品質業務運営責任者

なお、総括製造販売責任者、又は国内品質業務運営責任者の業務については、手順書の妥当性等についても、許可の基準として調査がなされることに留意しなければならない。

まとめ

- ✓ 改正法において、体制省令の遵守が、医療機器等製造販売業の許可要件の一つとなった。
- ✓ QMS省令（厚生労働省令第169号）の改正に伴い、製品の製造工程全体を1つの単位として調査が行われることになった。これはすなわち、製造販売業者が、当該製品をどのように管理しているかの調査であり、製造所単位ではなく、製造販売業者単位でQMS調査が行われることを意味するものである。そのためには、製造販売業者が、その製造管理及び品質管理を適切に行っていることを担保すべく、体制省令に従って組織の「体制」を整えることが必要となった。

関連通知

- ○ 平成26年9月11日薬食監視麻発第0911第1号「医療機器又は体外診断用医薬品の製造管理又は品質管理に係る業務を行う体制の基準に関する省令について」

第 12 章

医療機器及び体外診断用医薬品の製造管理及び品質管理の基準(QMS)

目的
- 2014 年 11 月 25 日以降の QMS 省令の概略及び適用範囲について理解する。
- QMS 省令と ISO13485 との差分について理解する。
- 製造販売業者と製造業者の責任について理解する。
- 監査及び是正について理解する。

関連法令
- 医薬品、医療機器等の品質、有効性及び安全性の確保等に関する法律（昭和 35 年法律第 145 号）［医薬品医療機器法］
- 医薬品、医療機器等の品質、有効性及び安全性の確保等に関する法律施行令（昭和 36 年政令第 11 号）［施行令］
- 医薬品、医療機器等の品質、有効性及び安全性の確保等に関する法律施行規則（昭和 36 年厚生省令第 1 号）［施行規則］
- 医療機器及び体外診断用医薬品の製造管理及び品質管理の基準に関する省令（平成 16 年厚生労働省令第 169 号）［QMS 省令］
- 医療機器又は体外診断用医薬品の製造管理又は品質管理に係る業務を行う体制の基準に関する省令（平成 26 年厚生労働省令第 94 号）［QMS 体制省令］
- 薬局等構造設備規則（昭和 36 年厚生省令第 2 号）［設備規則］
- 医療機器及び体外診断用医薬品の製造管理及び品質管理の基準に関する省令第 6 条第 1 項の規定に基づき製造管理又は品質管理に注意を要するものとして厚生労働大臣が指定する一般医療機器（平成 26 年厚生労働省告示第 316 号）
- 医療機器及び体外診断用医薬品の製造管理及び品質管理の基準に関する省令第 4 条第 1 項の規定に基づき厚生労働大臣が指定する医療機器（平成 17 年厚生労働省告示第 84 号）

はじめに

2005年4月1日施行の薬事法の制度改正に伴い、従来から定められていた日本独自の製造・品質管理の基準（旧 GMP 省令）は廃止され、新たに国際規格である ISO 13485：2003「Medical devices-Quality management systems-Requirements for regulatory purposes」に準拠した「医療機器及び体外診断用医薬品の製造管理及び品質管理の基準に関する省令（平成16年厚生労働省令第169号）」（以下「QMS 省令」という）が制定された。

2013年11月27日、医薬品、医療機器等の安全かつ迅速な提供を図るため、「薬事法」が一部改正され、題名を「医薬品、医療機器等の品質、有効性及び安全性の確保等に関する法律」（以下「医薬品医療機器法」という）に改められた。医療機器及び体外診断用医薬品についての規定をその他の医薬品と別個の章として新設し、医薬品の考え方を踏襲しない規制とするなどの制度改正が行われ、2014年11月25日から施行された。この医薬品医療機器法の施行を前に、2014年7月30日厚生労働省令第87号により、QMS 省令が一部改正され、2014年11月25日より施行されることになった。

(1) QMS 省令改正の要旨

医薬品医療機器法では、医療機器及び体外診断用医薬品（以下「医療機器等」という）の特性を踏まえて、従前の製造所ごとの調査を改め、製品の製造工程全体を1つの単位として調査し、当該製品についての製造管理及び品質管理の方法の基準への適合性を確認すること等の制度の見直しが行われた。新たに施行された QMS 省令では、製品の製造管理及び品質管理を行うべき者を、製造業者から製造販売業者等（医療機器等の製造販売業者（選任外国製造医療機器等製造販売業者及び選任外国指定高度管理医療機器製造販売業者（以下「選任外国製造医療機器等製造販売業者等」という）を除く）、外国製造医療機器等特例承認取得者及び外国指定高度管理医療機器製造等事業者）とした。また、薬局等構造設備規則（昭和36年厚生省令第2号）における医療機器等の製造所に係る構造設備の規定及び GQP 省令における医療機器等の品質管理に係る規定を削除した。そして、製造販売業者等として、①管理監督者、②管理責任者、③医療機器等総括製造販売責任者、④国内品質業務運営責任者（GQP 省令の品質保証責任者に相当する）による責任体制を構築することとなった。

(2) QMS 適合性調査

製造販売業者等は、承認（認証）を受けようとする際には、従来、品目ごとに製造所に対する QMS 適合性調査を受け、承認（認証）を受けてからも5年ごとに各品目の承認（認証）日までに製造所に対する QMS 適合性調査を受ける必要があった。2013年の法律改正により、QMS 適合性調査の合理化が行われ、承認（認証）を受けようとする（又は更新しようとする）品目について、既に同一の製品群及び製造所の基準適合証の交付を受けている場合には、その期限内には QMS 適合性調査を受けることは要しないこととなった。

適合性調査権者は、2014年11月24日までは独立行政法人医薬品医療機器総合機構（以下「PMDA」という）、都道府県、登録認証機関であったが、医薬品医療機器法の施行日である2014年11月25日からは、PMDAと登録認証機関となった。なお、立入調査（通常調査、特別調査）については、通常、都道府県が実施するが、厚生労働省が実施する場合もあり得る。

また、2014年11月24日までは、医療機器等の製造所ごとに構造設備、責任技術者等の設置等の要件を満たし、製造業の許可又は外国製造業者の認定を受けることが必要であったが、2014年11月25日以降は、医療機器の場合は①設計、②主たる組立て、③滅菌、④保管を行う製造場所を登録することでよいことになった（有効期間5年、責任技術者は必要）。（体外診断用医薬品については、本書第20章「体外診断用医薬品に関する申請」の2.5「業態の許可・登録」を参照）

1．QMS省令の概要及び適用範囲

以下、2014年11月25日施行のQMS省令について記す。

1.1　QMS省令の概要

QMS省令の構成は、表1に示す。第2章でISO13485：2003に相当する要求事項が記載されているが、ISO13485：2003要求事項に上乗せされた日本固有の要求事項が含まれていることに注意が必要である。

表1　QMS省令の構成

第1章	総則（第1条－第3条）
第2章	医療機器等の製造管理及び品質管理に係る基本的要求事項
	第1節　通則（第4条）
	第2節　品質管理監督システム（第5条－第9条）
	第3節　管理監督者の責任（第10条－第20条）
	第4節　資源の管理監督（第21条－第25条）
	第5節　製品実現（第26条－第53条）
	第6節　測定、分析及び改善（第54条－第64条）
第3章	医療機器等の製造管理及び品質管理に係る追加的要求事項（第65条－第72条の3）
第4章	生物由来医療機器等の製造管理及び品質管理（第73条－第79条）
第5章	放射性体外診断用医薬品の製造管理及び品質管理（第80条・第81条）
第6章	医療機器等の製造業者等への準用等（第82条－第84条）
附則	
	附則（施行期日、経過措置）
	附則（平成26年7月30日厚生労働省令第87号） 　　（施行期日、経過措置、プログラム医療機器のみの製造販売業者の対応）

1.2 QMS省令の適用範囲

　今回の改正により、QMS省令の設計開発に係る規定（第30条から第36条）が、承認及び認証が必要な全ての品目に対して適用されることに伴い、製造業の登録すべき範囲に「設計」が新たに追加され、設計に関して最終的な責任を有する者の施設が登録対象となった（表2及び表3）。なお、経過措置対象品目（旧法において設計開発管理に適用を受けていない医療機器等）であっても、当該品目の設計を行う施設の登録は必要である。ただし、QMS適合性調査申請にあっては、その対象に含めない。

　クラスⅠ医療機器及びクラスⅠの届出対象体外診断用医薬品は承認又は認証不要であるため、設計施設としての登録は不要である。ただ、法規制上は調査対象ではなくても、製品実現の一貫として設計管理を各社で自主運用しているのが通常だと思われる。

　これらQMS情報は、PMDAのウェブサイトに適宜更新されているので参照されたい。
http://www.pmda.go.jp/review-services/gmp-qms-gctp/qms/0003.html#r=s&r=s
（2015年11月現在）

表2　改正QMS省令とQMS適合性調査の対象

改正QMS省令	QMS適合性調査
① 医療機器 　高度管理医療機器（クラスⅢ、Ⅳ医療機器） 　管理医療機器（クラスⅡ医療機器） 　一般医療機器（平成26年厚生労働省告示第316号で指定されているもの） 　・ 限定一般医療機器は一部適用除外 　・ クラスⅡ、Ⅲ、Ⅳが設計開発（QMS省令第30条から第36条）の対象となる 　　→移行措置あり（経過措置対象品目）平成17年厚生労働省告示第84号に示されているものが現状対応（2015年3月時点） ② 体外診断用医薬品： 　医薬品医療機器法第23条の2の5第1項に規定	承認（認証）品目

「限定一般医療機器」とは、製造管理及び品質管理に注意を要するものとして指定された一般医療機器以外の一般医療機器。

表3　製造業の登録範囲（施行規則第114条の8）

■医療機器

製造工程	医療機器 （右以外）	クラスI 医療機器	医療機器 プログラム	医療機器プログラム の記録媒体
設計	○	×	○	○
主たる製造工程 （主たる組立て等）	○	○	×	×
滅菌	○	○	×	×
国内における 最終製品の保管	○	○	×	○

■体外診断用医薬品

製造工程	体外診断薬 （右以外）	放射性体外診断用 医薬品	クラスIの届出対象 体外診断用医薬品
設計	○	○	×
反応系に関与する成分の 最終製品への充填工程	○	○（充填工程以降の全ての製造工程）	○
国内における 最終製品の保管	○	○	○

■製造工程

製造工程	内容
設計	承認又は認証を要する医療機器の設計開発に関して責任を有する者がいる施設であって、当該設計開発に係る記録を管理している場所
主たる組立てその他の主たる製造工程	製造実態がある施設のうち、当該品目に係る品質管理監督システム又は製品実現について実質的に責任を有する施設
滅菌	滅菌医療機器について、滅菌を行う施設
国内における 最終製品の保管	最終製品を保管する施設のうち、市場への出荷判定時に製品を保管している施設（包装・表示のみ行っている施設は登録対象とはならない。
平成26年10月3日薬食機参1003第1号 「医療機器及び体外診断用医薬品の製造業の取扱いについて」参照。	

〔表2、表3：PMDAウェブサイト「製造所の登録について（20150106）」より〕

1.3 QMS省令の各章の概要と留意点

以下、QMS省令の各章の概要及び考えられる留意点を特筆した。平成26年8月27日薬食監麻発0827第4号監視指導・麻薬対策課長通知「薬事法等の一部を改正する法律の施行に伴う医療機器及び体外診断用医薬品の製造管理及び品質管理の基準に関する省令の改正について」の第6に逐条解説が示されているので参照されたい。

第1章　総則（第1条～第3条）

第1章（第1条～第3条）にはQMS省令の趣旨、定義及び適用の範囲が記されている。後述のとおりISO13485：2003との用語の扱いが異なり、ISO13485：2003に相当する定義、要求事項ではあるが同一ではない。

第2章　医療機器製造業者等の製造所における製造管理及び品質管理

第2章はISO13485：2003の要求事項に相当するものが記載されている。

第1節（第4条）

通則として、本章の要求事項の適用の範囲が記されている。

第2節（第5条～第9条　ISO13485：2003の4項　品質マネジメントシステムに相当）

品質管理監督システムに係る要求事項が記されている。

製造販売業者等は、この章の規定に従って、品質管理監督システムを確立し、実施するとともに、その実効性を維持しなければならない。この節では次のような文書、記載事項及び記録の管理について記されている。

- 品質方針及び品質目標
- 品質管理監督システム基準書（品質管理監督システムの範囲、作成した手順書の内容又は当該手順書の文書番号その他参照情報、各工程の相互の関係、文書の体系の概要を含める）
- 各施設の工程についての実効性のある計画的な実施及び管理がなされるようにするために必要な文書
- この章に規定する手順書及び記録
- その他薬事に関する法令の規定により文書化することが求められる事項

製品ごとに、その仕様及び品質管理監督システムに係る要求事項を規定し、又はこれらの内容を明確にした文書として「製品標準書」を作成しなければならない。品質管理監督システム基準書や共用するISO13485：2003の品質マニュアルの目的の項目には「QMS省令に適用」する旨の記載をする。

文書・記録の保管期間は第67条と第68条に従い、作成された日から以下に掲げる期

間保管しなければならない。当該施設の文書・記録管理基準及び手順書に従って、保管期間がQMS省令の要求事項を満たしているか注意する。

- 教育訓練：5年間
- 特定保守管理医療機器に係る製品：15年間（当該製品の有効期間に1年を加算した期間が15年より長い場合においては、当該有効期間に1年を加算した期間）
- 特定保守管理医療機器以外の医療機器等に係る製品：5年間（当該製品の有効期間に1年を加算した期間が5年より長い場合においては、当該有効期間に1年を加算した期間）

第3節（第10条～第20条　ISO13485：2003の5項　経営者の責任に相当）

　管理監督者の責任として管理監督者の関与、製品受領者の重視、品質方針、品質目標、品質管理監督システムの計画の策定、責任及び権限、管理責任者、内部情報伝達、管理監督者照査、管理監督者照査に係る工程入力情報及び工程出力情報の要求事項が記されている。

　管理監督者（トップマネジメント）は、管理監督者照査（マネジメントレビュー）を形骸化させることなく、品質以外のマネジメントと同様に本節の要求事項を経営に積極的に活用していくべきであろう。

　その上で内部情報伝達においても管理監督者は、現場の状況を理解し、PDCA（Plan、Do、Check、Act）に問題がないか確認し、またPDCAに問題がある場合、どの工程に問題があるのかを視覚的に評価・指摘できるような仕組み作りが必要である。

　QMS省令は法令である。重大な不適合に対しては、行政から出荷停止、回収/改修、業務停止、罰金などが命じられることを管理監督者等、責任ある立場の者は十分に承知すること。

第4節（第21条～第25条　ISO13485：2003の6項　資源の運用管理に相当）

　資源の管理監督として資源の確保、品質業務従事者の能力、認識及び教育訓練、業務運営基盤、作業環境が記されている。

　教育訓練においては、製品の品質に影響を及ぼす業務に従事する品質業務従事者にどのような能力が必要であるかを職務能力一覧表等など作成して明確にし、計画性をもって教育訓練その他の措置をとり、その措置の実効性の評価を行わなければならない。

　また、品質に悪影響を及ぼさないよう作業環境条件を構築することは言うまでもなく、作業者の安全面を重要視し、またヒューマンエラーが生じにくい手順・作業環境の構築が必要である。

第5節（第26条～第53条　ISO13485：2003の7項　製品実現に相当）

　製品実現として製品実現計画、製品要求事項の明確化、製品要求事項の照査、製品受領者との間の情報等の交換、設計開発計画、設計開発への工程入力情報、設計開発から

の工程出力情報、設計開発照査、設計開発の検証、設計開発バリデーション、設計開発の変更の管理、購買工程、購買情報、購買物品の検証、製造及びサービス提供の管理、製品の清浄管理、設置業務、附帯サービス業務、滅菌製品の製造管理に係る特別要求事項、製造工程等のバリデーション、滅菌工程のバリデーション、識別、追跡可能性の確保、特定医療機器に係る製品の追跡可能性の確保、製品の状態の識別、製品受領者の物品等、製品の保持、設備及び器具の管理が記されている。

特定医療機器に係る製品について、追跡可能性の確保も記されているので注意されたい。

製品実現においてリスクマネジメントは重要な行為である。ISO13485：2003ではISO14971をリスクマネジメントの手引きとして参照することになっているが、QMS省令においてはISO14971についての特段の記載はない。しかしながら、基本要件作成時［製造販売承認（認証）申請］にISO14971（JIS T 14971）が手引きとして引用されている。リスクマネジメントは製造用物質及び構成部品の受領、製造工程、輸送時等の製品受領者が製品受領するまでの工程や使用時等のリスクについて検討・対策を行うものであり、設計開発段階のみならず、市販後も継続的にリスクマネジメントを行って記録・更新管理しなければならない。

その他、製品実現においてトレーサビリティ、マトリクス、品質機能展開（QFD）など各種ツールを用いると設計開発の説明がしやすい。設計開発の記録（DHF：Design History File）の一部として記録保管、更新しておくとよい。

第6節（第54条～第64条　ISO13485：2003の8項　測定・分析及び改善に相当）

測定、分析及び改善として監視測定、分析及び改善、製品受領者の意見、内部監査、工程の監視及び測定、製品の監視及び測定、特定医療機器固有の要求事項、不適合製品の管理、データの分析、改善、是正措置、予防措置が記されている。

本節において、特定医療機器に係る製品の監視測定について別途項目立てされているので注意されたい。

内部監査は品質システムの改善の機会となる重要な活動であり、内部監査員の力量が改善に大きく影響を与えるため、監査員養成に力をいれるべきである。

ここで、本章においてISO13485：2003と同一でない一例として、第58条「製品の監視及び測定」第5項を示す。

第58条「製品の監視及び測定」第5項

製造販売業者等は、製品実現計画に定めた全ての必要事項（限定一般医療機器に係る製品にあっては、第1項の製品の特性の監視、測定その他の必要事項）が支障なく完了するまでは、<u>工程の次の段階に進むことの許可</u>、出荷の決定及びサービスの提供を行ってはならない。

ISO13485：2003 の 8.2.4 項（抜粋）
　Product release and service delivery shall not proceed until the planned arrangements (see 7.1) have been satisfactorily completed：個別製品の実現の計画（7.1 参照）で決めたことが問題なく完了するまでは、製品の出荷及びサービス提供を行わないこと。

　<u>工程の次の段階に進むことの許可</u>については ISO13485：2003 の要求事項に記載されていない、日本固有の追加的要求事項であるため、注意が必要である。

第3章　医療機器等の製造管理及び品質管理に係る追加的要求事項（第65条～第72条）

　本章では ISO13485：2003 にはない日本固有の追加的要求事項として文書・記録保管、旧 GQP 省令関係、登録製造所管理について記されている（表4）。

　製造販売業者等は、工程委託や購買物品の事業所に対して製造所として登録の必要性及び有無に関する要求事項をよく確認し、ISO13485：2003 認証の確認のみならず、この日本固有の要求事項を見逃さないように品質管理監督システム基準書等で規定しておく必要がある。

第4章　生物由来医療機器等の製造管理及び品質管理（第73条～第79条）

　第2章と第3章に加え、特定生物由来医療機器等製造販売業者等の当該製品を製造する製造所における業務運営基盤、生物由来医療機器等製造販売業者等の生物由来医療機器、細胞組織医療機器に係る製品を取り扱う場合の製造管理及び品質管理に係る文書、工程管理、試験検査、教育訓練、文書及び記録の管理について詳細な要求事項が記されている。

第5章　放射性体外診断用医薬品の製造管理及び品質管理（第80条、第81条）

　第2章と第3章に加え、放射性体外診断用医薬品製造販売業者等の当該製品を製造する登録製造所における業務運営基盤の規定及び放射性体外診断用医薬品に係る製品の製造販売業者等による登録製造所の確認についての要求事項である。

第6章　医療機器等の製造業者等への準用等（第82条～第84条）

　輸出用：QMS 第82条は、輸出用の医療機器等に係る製品の製造業者の製造管理及び品質管理については、第2章から第5章の規定を準用等するという規定である。なお、輸出用医療機器等に係る製品の製造業者について、既に第3条1項から第3項に基づく製造販売業者等を主体とした品質管理監督システムが構築されており、輸出用医療機器等が、当該品質管理監督システムにて管理される場合においては、必ずしも新たに製造業者を主体とした品質管理監督システムを構築することを求めるものではない。

　委託先 QMS：第83条は、工程の外部委託を受けた事業所又は購買物品の供給を行う者の事業所である登録製造所に対して、製造管理及び品質管理の方法として、第2章から

表4　日本のQMS固有の追加要求事項

QMS省令第3章	追加的要求事項（概略）
第65条　登録製造所の品質管理監督システム	製造販売業者等は、製品要求事項への適合性に影響を及ぼす工程を外部委託する事業所又は購買物品の供給者の事業所が国内又は外国の登録製造所である場合、当該登録製造所に係る製造業者がQMSに基づき製造・品質管理を行っていることを確認すること。
第66条　品質管理監督システムに係る追加的要求事項	QMS省令の第2章以外も適用すること。
第67条　品質管理監督文書の保管期限	文書保管期間
第68条　記録の保管期限	記録保管期間
第69条　不具合等報告	全ての施設及び関連する製造所が受けた不具合情報の通知手順
第70条　製造販売後安全管理基準との関係	GVP省令との連携
第71条　医療機器等総括製造販売責任者の業務	総括製造販売責任者の業務及び責任等
第72条　国内品質業務運営責任者	旧GQP省令　品質管理業務、品質保証責任者、市場への出荷管理、適正な製造管理及び品質管理の確保、品質等に関する情報及び品質不良等の処理、回収処理、修理に係る通知の処理、販売業又は賃貸（貸与）業者における品質の確保、中古品の販売又は賃貸（貸与）に係る通知の処理。
第72条の2　その他の遵守事項	QMS省令における製造販売業者と関係する施設及び登録製造所との取り決め
第72条の3　選任外国製造医療機器等製造販売業者等の業務	選任外国製造医療機器等製造販売業者等の業務

　第5章まで（第49条第2項及び第3項並びに第69条から第72条の3までを除く）の規定に基づく品質管理監督システムの構築を求める規定である。また、当該登録製造所が行う工程により、いずれかの規定をその品質管理監督システムに適用することが適当でない場合には、当該規定をその品質管理監督システムに適用しないことができる。実際に適用しない場合は、品質管理監督システム基準書に、適用しない条項と適用しない理由を明記しておく必要がある。

　製造業者及び製造販売業者等の確認の結果、製品の品質に重大な影響を与えるおそれがある場合には、必要かつ適切な措置がとられるようにすること。なお、当該確認は、製造開始前及び定期的に行うことが考えられる（第84条）。

その他(電磁的記録等について)

電磁的記録等を行う際の規定を記す。製造販売を長い間実施していると、小規模生産の製品においても文書・記録の保管場所が手狭になり、頭を痛めるようになる。コスト及び効率を考えた上で、電磁的記録の導入タイミングを検討する必要がある。

附則

QMS省令の施行期日(平成17年4月1日)及び経過措置が記されているが、平成27(2015)年現在では既に施行され、経過措置はなくなっている。

なお、QMS省令の中で、①限定第3種医療機器製造販売業者でない製造販売業者等が限定一般医療機器たる製品を取扱う際に適用されない条文と、②限定第3種医療機器製造販売業者に適用されない条文があるので、よく確認すること(平成26年8月27日薬食監麻発0827第4号監視指導・麻薬対策課長通知の別添参照)。

QMS省令が適用されないクラスⅠ製品を「限定一般医療機器」、そして「限定一般医療機器」のみを製造販売する者を「限定第三種医療機器製造販売業者」と呼ぶ。

QMS省令では、「限定一般医療機器」及び「限定第三種医療機器製造販売業者」に適用されない項目を条文ごとに明示しているため、限定第三種医療機器製造販売業者」にあっては、QMS省令から「適用除外」の項目を除いた要求事項に基づいて「品質管理監督システム基準書」(品質マニュアル)を作成する(同通知)。

2．QMS省令のポイント

2.1 QMS省令に関する質疑応答集(Q&A)の活用

QMS省令の解説として平成18年10月13日事務連絡「GMP/QMS事例集(2006年版)」があったが、下記質疑応答集(Q&A)が発出されたのでそこからいくつか抜き出す。

① 平成26年10月20日薬食機参発1020第4号「医療機器及び体外診断用医薬品の製造業の取扱いに関する質疑応答集(Q&A)について」
② 平成26年11月21日薬食監麻発1121第25号「医療機器及び体外診断用医薬品の製造管理及び品質管理の基準等に係る質疑応答集(Q&A)について」
③ 平成27年3月13日薬食監麻発0313第8号「医療機器及び体外診断用医薬品の製造管理及び品質管理の基準等に係る質疑応答集(Q&A)について(その2)」

質疑応答集（抜粋）

（製造所登録の範囲等）

Q16　欧州 MDD（Medical Device Directive）等の外国の医療機器規制では、Legal Manufacturer として製品に対する最終責任を持っている施設（輸入先製造元の英語ラベルに表示される製造業者）が存在しており、この施設において当該製品の技術文書の維持や市販後監視等の責任を有する。しかしながら、当該施設は製造及び設計を実施しておらず、設計及び製造をともに当該製造業者の別の製造所や別会社に委託している場合、当該施設の登録は不要と考えてよいか。

A16　貴見のとおりである。設計及び製造を行っている施設から登録すべき製造所を特定すること。

Q18　「主たる組立て」の製造所が製造工程の一部（例えば、ヘパリンコーティング、薬剤コーティング、表面加工処理など）を委託している場合がある。委託先の施設で、製品の品質に影響を及ぼすおそれのある工程を実施するが、製品実現について実質的な責任を有しているのが委託元の製造所であれば、委託先の施設の登録は不要と考えてよいか。

A18　貴見のとおりである。委託先の施設を登録することは不要であるが、当該工程を委託元において適切に管理する必要がある。なお、委託された工程であっても、承認申請書又は認証申請書において当該施設で製造する際の製造条件の記載が必要となる場合があることに留意すること。

Q20　いわゆる OEM 契約（Original Equipment Manufacturer）において、製品に対する責任は A 社にあるものの、設計検証、設計バリデーション、設計移管などの設計開発プロセスの主な活動は OEM 先である別の B 社が実施している。この場合はどちらの法人の施設を設計の製造所として登録すればよいか。

A20　設計開発に関して責任を有する者がいる施設であって、QMS 調査により設計開発プロセスの適合性を証明しうる施設を、「設計」の製造所として登録することになる。本事例においては、B 社が設計開発プロセスの管理及び設計開発に関する文書管理等を行っているのであれば、製品に対する責任を持つ A 社ではなく、B 社の施設が「設計」の製造所となると考えられる。なお、業務の委受託は契約の方法により様々な場合があるので、実際にどのような業務を行っているか、その責任を有しているのはどの者か等によって登録すべき製造所が異なるため、個別事案ごとに判断すること。

Q23　「主たる組立て」の製造所として、製品実現について実質的に責任を有している製造所 A から委託を受けて滅菌を行う施設は登録不要と考えてよいか。また、医療機器本体の承認（認証）申請書における付属品を滅菌する施設はどうか。

A23　最終製品の無菌性を保証する滅菌を施す施設においては、委託先であっても「滅菌」の製造所の登録が必要である。

Q30　既に製造販売されて医療機関等で使用されている医療機器について、承認（認証）事項の変更等に伴い、当該医療機器を変更された内容にバージョンアップする行為（当該行為に伴う内部部品の交換等を含む）を医療機関等で行うことは可能か。
A30　可能である。ただし、医療機関等で業務を行う際の具体的な手続及び作業を行う者の要件等を製造販売業者が定め、承認（認証）事項どおりの内容にバージョンアップされたことを製造販売業者の管理のもと、出荷判定を行うこと。なお、これらの手続きや出荷判定の記録などの文書については、QMS調査等の際に調査実施者等の求めがあった場合には、直ちに提出できるようにしておくこと。

Q31　海外から医療機器を輸入して製造販売しようとする場合、輸入時に当該医療機器が輸送等の影響で補修等（海外の輸入元の製造所における出荷時の状態に戻すことをいう。）が必要になることがあるが、そのような医療機器を輸入元の製造所に返送して補修等を行うのではなく、国内の登録製造所（最終製品の保管のみを行う製造所も含む）で補修等を行うことは可能か。
A31　可能である。ただし、製造販売業者において輸入時における補修等の手順を具体的に定めた上で行うこと。なお、これらの手続きや出荷判定の記録などの文書については、QMS調査等の際に調査実施者等の求めがあった場合には、直ちに提出できるようにしておくこと。

(QMS省令について)
Q1　QMSの構築については、海外からの輸入品、製造委託品等、取り扱う品目に応じたシステム構築が必要か。
A1　製造販売業者におけるQMSは単一のシステムであることが好ましいが、取り扱う品目の類別、製品群等の品目特性を踏まえ、品質管理部門等を複数設置し、各部門でそれぞれに適した方法で製造管理及び品質管理を行うことが適当である場合は、この限りでない。

Q2　同一法人において製造販売業許可及び製造所の登録を有している場合、製造販売業及び製造所でそれぞれ品質管理監督システム基準書を持つこと（別々のQMSを構築すること）は可能か。
A2　通例、1法人につき単一のQMSで管理されるべきであるが、それぞれの施設で実施する業務内容、他社との委受託関係等を踏まえ、別のQMSにより管理することが適当であると判断した場合であって、それぞれのQMSを適切に管理できる限りにおいては、これを妨げるものではない。この場合は、取決め等によりQMS間

の関係を適切に規定しておくこと。

Q8　製造販売業者等及び製造業者は、それぞれQMS省令第6条第3項及び第83条第1項で準用する第6条第3項に基づき製品標準書を作成する必要があるが、それぞれの製品標準書は、製造販売業者等と製造業者が個々に作成するのか、それとも製造販売業者等と製造業者で共用できるものを作成することも可能か。

A8　QMS省令第6条に規定されているとおり、製品標準書は、各品目を適切に製造販売するため、各施設（登録製造所を含む。）における製造工程の全てを含めた文書として製造販売業者が作成する必要があり、これを満たした上で、同一のQMSに係る施設間の他、委受託関係にある製造販売業者等及び製造所間においても取決め等により同一の製品標準書を共有することは差し支えない。なお、QMS省令施行課長通知第6.逐条解説を踏まえ、製造販売業者の作成する製品標準書に、各製造業者が作成した製品標準書又はそれに類する書類（Device Master Record等）との紐付けを明確にしておくことでも差し支えない。

（基準適合証による調査の合理化）

Q14　基準適合証は、そこに記載された登録製造所が自施設のQMSの適合性を示すために有効か。

A14　基準適合証は、製造販売業者による調査申請品目に係る製品群に該当する品目の登録製造所の組合せにおけるQMSの適合性を証するものであり、個別の製造所の適合性を証するものではない。個別の製造所の適合性を証するものとしては、調査要領通知に規定するQMS調査結果報告書などが挙げられる。

Q22　同一の製品群区分であって製造所の組合せが同一である複数の品目について定期適合性調査の申請を行う際、1つの調査対象品目を選定して調査申請を行うことになるが、次回の定期調査の際に別の品目を調査対象品目として選定し、異なる調査実施者に対して定期調査を申請することとしてもよいか。例えば、調査申請対象品目（基準適合証に記載されている品目）が承認品目であり、次の定期調査までに当該品目を承認整理するなどして廃止した場合、次回の定期適合性調査を認証品目で行うこととし、登録認証機関へ定期適合性調査申請を行う場合などが考えられる。

A22　貴見のとおり、必ず同一の品目で定期適合性調査を行う必要はない。ただし、QMSの継続的な適合状況を確認するためには、当該事例のように合理的理由がある場合を除き、定期調査の度に調査実施者を変更することなどは望ましいとはいえない。

（責任技術者の位置づけ）

Q1　責任技術者はQMS上、どのように位置付けられるものか。責任技術者の従事経

験は、国内品質業務運営責任者等に必要な経験年数に算定できるか。

A1　責任技術者及び製造管理者（以下「責任技術者等」という。）は、改正QMS省令において特段の規定がなされていないが、法第23条の2の14第3項及び第5項に規定する医療機器及び体外診断用医薬品の製造の実地の管理、及び同条第4項で準用する法第7条第3項及び第8条第1項に規定する従業者の監督、構造設備及び医療機器、体外診断用医薬品その他の物品の管理、その他の製造所における業務につき必要な注意を行う義務を考慮すれば、QMS省令第15条（第83条で準用する場合を含む。）に基づき、責任技術者等について製造管理及び品質管理に係る責任及び権限を規定しておくことが望ましい。製造販売業者のQMS又は登録製造所のQMSにおいて当該責任及び権限を規定している場合には、その従事経験は、国内品質業務運営責任者等に必要な経験年数として算定可能である。

2.2　製品標準書とDMR（Device Master Record）

製品標準書の要求事項として、平成26年8月27日薬食監麻発第0827第4号の第6逐条解説6(5)において以下の事項が示されている。

ア．当該製品に係る医療機器等の製品群、一般的名称及び販売名（型式のあるものについては型式を含む。）
イ．当該製品に係る医療機器等の製造販売承認（認証）年月日及び製造販売承認（認証）番号（製造販売承認及び製造販売認証が不要な品目に係る製品の場合においては、製造販売の届出年月日）
ウ．品目仕様
エ．操作方法又は使用方法
オ．製品の設計、図面及び仕様又は成分及び分量
カ．製造方法及び製造手順（製造に用いる設備、器具及び装置並びに作業環境に関する事項を含む。）
キ．輸入を行っている場合においては輸入先の国名、輸入される物に係る医療機器等の主な販売国及びその販売名
ク．表示及び包装に関する事項
ケ．製造販売承認（認証）書において定められている製品、製造用物質及び構成部品等の試験検査の方法
コ．ケに比してより厳格な規格又はより精度の高い試験検査の方法を用いている場合においては、その規格又は試験検査の方法及びそのように考える理由
サ．製造販売承認（認証）書において定められていない製品、製造用物質又は構成部品等のうち、品質管理上必要と判断されるものとして自主的に設定した規格及び試験検査

シ．製品、製造用物質又は構成部品等の試験検査を、外部試験検査機関等を利用して行う場合においては、これらを利用して行う試験検査項目及びそれらの規格並びに試験検査の方法

ス．製品、製造用物質及び構成部品等の保管方法、保管条件並びに有効期間又は使用期限（有効期間又は使用期限に関してその根拠となった安定性試験の結果を含む）

セ．施設からの出荷の可否の判定及び市場への出荷の可否の判定手順

ソ．製品の輸送の方法及び手順

タ．製品の修理手順並びに修理に用いる構成部品等の保存方法及び保存年限

チ．設置業務及び附帯サービス業務に関する事項

ツ．滅菌製品にあっては、滅菌に係る事項（工程バリデーションの結果に基づき記載すること。）

テ．製造販売業者と施設又は事業所との取り決め（QMS省令第72条の2第1項に規定する取り決めを含む）の内容がわかる書類（例えば、取り決めのために交わした契約書の写し）

ト．製造販売業者等と関係する施設及び登録製造所の間の品質管理監督システム上の相互関係

なお、類別、トレーサビリティ管理単位、製造所からの出荷規格、製造所からの出荷手順についても記載していただきたい。これら文書の管理の規定を踏まえ、文書の作成者、作成文書の承認者及び作成年月日、並びに改訂した場合には改訂版の作成者、承認者、年月日、内容及び改訂理由を記載する。

海外製造所においても医薬品医療機器法・QMS省令の要求事項より品目ごとの製品標準書を作成する、若しくはその内容をDMR（Device Master Record）に含める、又は附属・補足文書等を作成することで紐付けし、日本国の法的要求条件を満たす必要がある。ちなみに、DMRとは、米国FDAが医療機器の製造業者に整備を義務づけている製品実現に関する書類であり、その中には、設計図、組成、部品仕様やソフトウエア仕様を含んだ製品の仕様、製造プロセスの詳細、品質保証プロセスの詳細、梱包およびラベリング仕様、設置、メンテナンスおよびサービス手順の詳細が含まれる。

2.3　用語

QMS省令とISO13485：2003（翻訳JIS：JIS Q 13485：2005）において、表5に示すように用語に相違がある。ISO（JIS）の用語を使用する場合は、QMS省令に使用されている用語との対照表を用意する必要がある。

表5　QMS省令とISO13485：2003の用語対照表

QMS省令	ISO13485：2003 （JIS Q 13485：2005）
製造販売業者	組織
製造業者	組織（の一部）
医療機器等総括製造販売責任者	（該当なし）
国内品質業務運営責任者	（該当なし）
管理責任者	管理責任者
品質管理監督システム	品質マネジメントシステム
品質管理監督システム基準書	品質マニュアル
工程	プロセス
工程入力情報	インプット
工程出力情報	アウトプット
照査	レビュー
管理監督者	トップマネジメント
製品受領者	顧客
意見	フィードバック
内部情報伝達	内部コミュニケーション
管理監督者照査	マネジメントレビュー
職員	要員
実効性	有効性
業務運営基盤	インフラストラクチャー
設計開発照査	設計・開発のレビュー
バリデーション	妥当性確認
購買物品の検証	購買製品の検証
追跡可能性	トレーサビリティ
製品受領者の物品	顧客の所有物
製品の保持	製品の保存
是正措置	是正処置
予防措置	予防処置

2.4 製造販売業者と製造業者の責任

　医薬品医療機器法では、製造販売業を中心に製造業、販売業・貸与業、修理業等といった業態が相互に関係し合う形になっている。

　市場への出荷の決定は、製造販売業者（国内品質業務運営責任者等）が行うものであるが、国内品質業務運営責任者があらかじめ指定した者（品質保証部門の者又は登録製造所（市場への出荷を行うものに限る）の構成員であって、当該業務を適正かつ円滑に遂行しうる能力を有する者に限る）に行わせることができる（QMS省令第72条第3項）。

　製造業者は製造販売業者からの製造の委託によって製品を製造し、製造販売業者に出荷するものであり、販売業者に直接販売したり供給したりすることはできない。製品の市場への出荷の決定は、原則的には製造業者が行うものではないが、製造販売業者の国内品質業務運営責任者が、登録製造所の構成員の中から市場への出荷を決定する者をあらかじめ指定することにより、日本国内にある最終製品の保管を行う登録製造所から製品の市場への出荷判定を行うことができる。

　また、QMS省令第72条の2により、製造販売業者は製造方法や試験方法の変更、品質情報の収集が妨げられることのないよう、すべての関係施設が製品受領者要求事項に適合しているかどうかについての情報監視等の業務との関係も踏まえ、必要な体制を整備するとともに、関係する施設及び登録製造所との間で以下のような事項について「取り決め」を締結し、その締結内容に従って製造業務を行う必要がある。

① 当該製造業者等における製造及びその他の製造に関係する業務（以下「製造業務」という）の範囲並びに当該製造業務に係る製造管理及び品質管理並びに出荷に関する手順
② 製造方法、試験検査方法等に関する技術的条件
③ 当該製造業務が適正かつ円滑な製造管理及び品質管理の下で行われていることについての製造販売業者による定期的な確認
④ 当該製品の運搬及び受渡し時における品質管理の方法（その条件、表示確認、外装の汚染防止、破損の有無の確認、輸送・保管時の温度記録確認等の方法）
⑤ 製造方法、試験検査方法等についての変更が当該製品の品質に影響を及ぼすと思われる場合の製造販売業者に対しての事前連絡の方法及び責任者
⑥ 当該製品について得た情報のうち、次に掲げるものについての製造販売業者に対する速やかな連絡の方法及び責任者
　　a．当該製品に係る製造、輸入又は販売の中止、回収、廃棄その他保健衛生上の危害の発生又は拡大を防止するために講ぜられた措置に関する情報
　　b．その他当該製品の品質等に関する情報
⑦ 製造所が受けた不具合情報の通知手順
⑧ その他必要な事項

⑧の「その他必要な事項」とは漠然とした表現ではあるが、製品の質、性能、及び安全性を担保する上において、前述した要求事項以外にも製造販売業者・製造業者等の間で取り決めを実施することが必要になってくる場合もあり得る。これらの情報には市場情報としてクレーム、不具合等の状況、歩留まりなどの製造工程や原料受け入れにおける情報等も含まれるが、製品の特質によって担保すべきこと及びその手段も大幅に異なってくることから、製品の特質に合わせて製造販売業者・製造業者等の間で適切に設定されることが要求される。また、全ての施設及び関連する製造所が受けた不具合情報の通知手順を、本取り決めで文書化するとよい。

なお、「取り決め」は、製造販売業者と関係する施設又は登録製造所等との二者間において個々に行うことを基本とするが、関係する施設と登録製造所との間において取り決められている内容に製造販売業者を含む三者により取り決めを行うことでもよいこと。また、必ずしも全ての施設又は登録製造所と直接取り決めを結ぶことを求めるものではなく、例えば全工程を管理している代表的な当該登録製造所等と取り決めを結び、この中で他の登録製造所等の管理方法や連絡方法を規定しておくこと等の方法によることもできる（平成26年8月27日付薬食監麻発0827第4号監視指導・麻薬対策課長通知「薬事法等の一部を改正する法律の施行に伴う医療機器及び体外診断用医薬品の製造管理及び品質管理の基準に関する省令の改正について」の第6逐条解説72-2(4)）。

2.5 監査及び是正・予防措置

2.5.1 監査

監査はマネジメントシステムの法令の規定等及び製品受領者の要求事項の適合の度合いや改善、有効性の評価等を行うことを目的とする。誰が誰を監査するかで監査は一般的に第1者監査、第2者監査、第3者監査に分けられる。

第1者監査：自社内での監査、内部監査
第2者監査：被監査会社の利害関係者による監査（購買先の監査など）
第3者監査（審査）：外部監査（審査）機関による監査（審査）（ISO認証等の審査等）

QMS省令では「監査」は「内部監査」として登場する（QMS省令第56条）。製造販売業者等及び製造業者等は、品質管理監督システムがQMS省令の要件に適合しているかどうかを明確にするために、あらかじめ定めた間隔で内部監査を実施しなければならない。これらを定期的に実施することを手順書に規定し、計画どおり実施しなければならない。

新製品導入時の出荷前、製造場所・作業所の移動等の品質に影響を及ぼす変更、自主回収等の是正処置の確認などには、臨時監査が有効に活用される。購買先の評価、一部製造工程の委託においても、評価手順及び評価方法を手順化し、監査ができる体制の構築が必要である。

監査員は製品、QMS省令を熟知し、客観性があり、不適合を発見した際に毅然とした態度で指摘ができる者を任命するのが望ましい。監査員の資質については、下記のISO規格を参考にするとよい。

ISO 19011 : 2011 (JIS Q 19011 : 2012) Guidelines for auditing management systems

2.5.2 是正・予防措置

Corrective and Preventive Action（CAPA）は是正・予防措置と訳される。ISO13485：2003などに出てくる用語で、QMS省令でも使われている。

製造販売業者等、製造業者等は、発見された不適合（QMS省令の要求事項に適合しないこと）による影響を照らし、適切な是正措置をとらなければならない。発見された不適合とは最終製品の不適合のみならず、原料・購買品の受入時や工程中の不適合も含む。是正措置とは不適合の原因を除去することである。不適合の原因を特定するだけでは是正措置を採ったとはいえない。原因を除去しなければ是正措置を採ったことにはならない。

不適合の原因の特定、不適合が再発しないことを確保するための措置の必要性の評価、所要の是正の明確化及び実施、結果の記録、採った是正措置の実効性について照査しなければならない。QMS省令では「次に掲げる事項に関して必要な要求事項を定めた是正措置に係る手順を確立し、これを文書化しなければならない」としている（第63条）。

① 不適合（製品受領者の苦情を含む）の照査
② 不適合の原因の特定
③ 不適合が再発しないことを確保するための措置の必要性の評価
④ 所要の是正措置（文書の更新を含む）の明確化及び実施
⑤ 是正措置に関し調査を行った場合においては、その結果及び当該結果に基づき採った是正措置の結果の記録
⑥ 採った是正措置及びその実効性についての照査

予防措置とは、起こり得る不適合の発生を防止するために、その原因を除去する措置をいう。リスクマネジメントは予防措置の一つであり、"なぜ"を繰り返していくことで本質的な原因が明らかになっていく。QMS省令では「次に掲げる事項に関して必要な要求事項を定めた予防措置に係る手順を確立し、これを文書化しなければならない」としている（第64条）。

① 起こり得る不適合及びその原因の特定
② 予防措置の必要性の評価
③ 所要の予防措置の明確化及び実施
④ 予防措置に関し調査を行った場合においては、その結果及び当該結果に基づき採った予防措置の結果の記録

⑤　採った予防措置及びその実効性についての照査

　不適合が再発しないように是正措置を実施するのだが、それでも再発する場合がある。それは不適合の原因を完全に除去できなかった結果ではあるが、企業規模等により不適合の再発防止への投資ができないなど、こうした問題は各企業の状況により完全に解決し得ないものでもある。現状での出来る限りの対応を担当者は実施し、管理監督者は出来る限りの資源投資をすべきである。

まとめ

- ✓ QMS省令はISO13485：2003に準拠しているが、体制では医療機器等総括製造販売責任者、国内品質業務運営責任者（QMS省令には存在しないが責任技術者も登録製造業所には残っている。）等、ISO13485：2003には存在しない責任者が存在し、ISO13485：2003そのものではない。
- ✓ ISO13485：2003に適合している製造所だからといって、必ずしも日本の医薬品医療機器法及び関連法令に適合した製造所であるとはいえない。
- ✓ 我々が扱っている医療機器・体外診断用医薬品は、疾病の治療・診断を行う大切な製品である。日本の法令に従い、製造販売承認（認証）書の内容どおりの製品が適切に製造管理・品質管理されていることを製造業の管理監督者、管理責任者、責任技術者は常に製造販売業者と連携をとり、注意を払わなければならない。

関連通知
- ❏ 平成18年10月13日事務連絡「GMP/QMS事例集（2006年版）について」［平成25年12月19日事務連絡により第1部及び第2部は廃止となる。］
- ❏ 平成26年8月12日薬食発0812第1号「薬事法等の一部を改正する法律の施行に伴う医療機器及び体外診断用医薬品の製造管理及び品質管理の基準に関する省令の改正並びに関係省令及び告示の制定及び改廃等について」
- ❏ 平成26年8月27日薬食監麻発0827第4号監視指導・麻薬対策課長通知「薬事法等の一部を改正する法律の施行に伴う医療機器及び体外診断用医薬品の製造管理及び品質管理の基準に関する省令の改正について」
- ❏ 平成26年9月11日薬食監麻発0911第5号監視指導・麻薬対策課長通知「医療機器及び体外診断用医薬品の製品群の該当性について」
- ❏ 平成26年10月24日薬食監麻発1024第10号監視指導・麻薬対策課長通知「QMS調査要領の制定について」
- ❏ 平成26年11月19日薬食監麻発1119第7号、薬食機参発1119第3号監視指導・麻薬対策課長・大臣官房参事官（医療機器・再生医療等製品審査管理担当）連名通知「基準適合証及びQMS適合性調査申請の取扱いについて」
- ❏ 平成26年11月19日付薬食機参発1119第7号、薬食監麻発1119第12号大臣官房参事官（医療機器・再生医療等製品審査管理担当）・監視指導・麻薬対策課長連名通知「医療機器及び体外診断用医薬品の製造所の変更・追加に係る手続の迅速化について」

- 平成26年10月20日薬食機参発1020第4号「医療機器及び体外診断用医薬品の製造業の取扱いに関する質疑応答集（Q&A）について」
- 平成26年11月19日薬食機参発1119第7号薬食監麻発1119第12号「医療機器及び体外診断用医薬品の製造所の変更又は追加に係る手続の迅速化について」
- 平成26年11月21日薬食監麻発1121第25号「医療機器及び体外診断用医薬品の製造管理及び品質管理の基準等に係る質疑応答集（Q&A）について」
- 平成27年3月13日薬食監麻発0313第8号「医療機器及び体外診断用医薬品の製造管理及び品質管理の基準等に係る質疑応答集（Q&A）について（その2）」

参考文献等

- 独立行政法人医薬品医療機器総合機構ウェブサイト「QMS」

第 13 章

臨床試験の実施の基準（GCP）

目的
- GCP 制定の歴史について理解する。
- GCP 関連の法体系と GCP 省令の構成について理解する。
- GCP 省令の内容、特に治験依頼者、インフォームド・コンセント、治験審査委員会、治験責任医師及び治験実施医療機関の用語について理解する。
- 医薬品 GCP、医療機器 GCP 及び再生医療等製品 GCP の相違について理解する。
- 治験計画届出制度について理解する。
- 治験中の副作用及び不具合等報告制度について理解する。
- 治験相談制度及び利用について理解する。
- 本邦の GCP、国際整合化各種 GCP との関連性について理解する。
- 海外臨床データの受入れについて理解する。

関連法令
- 医薬品、医療機器等の品質、有効性及び安全性の確保等に関する法律（昭和 35 年法律第 145 号）
- 医薬品、医療機器等の品質、有効性及び安全性の確保等に関する法律施行規則（昭和 36 年厚生省令第 1 号）
- 医薬品の臨床試験の実施の基準に関する省令（平成 9 年厚生省令第 28 号）［医薬品 GCP 省令］
- 医療機器の臨床試験の実施の基準に関する省令（平成 17 年厚生労働省令第 36 号）［医療機器 GCP 省令］
- 再生医療等製品の臨床試験の実施の基準に関する省令（平成 25 年厚生労働省令第 89 号）［再生医療等製品 GCP 省令］

第13章　臨床試験の実施の基準（GCP）

はじめに

「医薬品、医療機器等の品質、有効性及び安全性の確保等に関する法律」（医薬品医療機器法）による医薬品、医療機器又は再生医療等製品の製造販売承認を受けようとする場合には、承認申請書に臨床試験成績に関する資料の添付を要求されることがある[注]。さらに、製造販売承認申請に係る医薬品、医療機器又は再生医療等製品が、厚生労働省令で定める医薬品、医療機器又は再生医療等製品である場合には、添付する資料の収集及び作成に際し遵守すべき基準は、「医薬品の臨床試験の実施の基準に関する省令」（医薬品GCP省令）、「医療機器の臨床試験の実施の基準に関する省令」（医療機器GCP省令）又は「再生医療等製品の臨床試験の実施の基準に関する省令」（再生医療等製品GCP省令）である。

> 注：医薬品及び再生医療等製品においては、承認申請添付資料として臨床試験成績を要求される。一方、医療機器の場合は、リスクによるクラス分類と基本要件から、臨床試験成績を必要としないことがある。臨床試験を必要とするのは、クラスⅢ及びクラスⅣの医療機器で、承認基準や認証基準が設定されていないなど新規性が高いあるいは安全性等の評価が確立していない医療機器である。

本章では、医薬品GCP省令を中心に述べるが、医療機器GCP省令及び再生医療等製品のGCP省令についても、医薬品GCP省令との相違点を踏まえ記載する。

なお、厚生労働省（所管の法令等）ウェブサイト、日本医師会治験促進センターウェブサイト、医薬品医療機器総合機構（PMDA）ウェブサイトには、GCP関連通知等がまとめて掲載されているので、参考にされたい。

1．GCP制定の歴史

臨床試験の実施の基準（GCP）は、過去の様々な教訓（非人道的試験、薬害事件、データ捏造などの不祥事）を生かし作成されたルールであり、本邦のみならず、医薬品、医療機器、再生医療等製品の臨床試験（本邦では「治験」と称する[注]）を行う上での世界共通の基準である。

> 注：医薬品、医療機器、再生医療等製品の承認申請に添付する資料として、薬物、機械器具等、加工細胞等を実際に使うとどのような効果や副作用があるかを臨床試験で確かめ、そのデータを集めることを「治験」と称する（https://www.pmda.go.jp/review-services/trials/0001.html）。

GCPの根底に流れる倫理的原則はヘルシンキ宣言に基づくものであり、その精神は遠く紀元前に作成された「ヒポクラテスの誓い」まで遡ることができる。「ヒポクラテスの誓い」には、患者に危害や不正を加えず自分の医術の最善を尽くし、差別をせず、生命を尊重し、患者の秘密を守る——などが明記されており、16世紀以降、西洋の医学教育に取り込まれている。昭和21（1946）年、ニュルンベルク国際軍事裁判において、第二次世界大戦中にナチス医師団が行った捕虜や強制収容所のユダヤ人への非人道的人体実験が明らかとなり、翌年「ニュルンベルク綱領」が採択された。本綱領では、インフォームド・コンセントの必要性が提唱されており、ヒトを対象とした研究や医療における国際的倫理基準として尊重さ

れている。さらに昭和38（1964）年、ヘルシンキで開催された第18回世界医師会総会において、ニュルンベルグ綱領を基本方針とする「ヘルシンキ宣言」が採択された。本宣言の基本原則は以下の5項目である。

① 患者・被験者の福利の優先
② 本人の自発的・自由意思による参加
③ インフォームド・コンセント取得の必要性
④ 倫理審査委員会による事前審査、監視の継続
⑤ 常識的な医学研究であること

なお、ヘルシンキ宣言は時代の流れとともに9回改訂され、直近では2013年フォルタレザ（ブラジル）において改訂が行われた。本邦では、ヘルシンキ宣言の精神を基に、1989年に「医薬品の臨床試験の実施に関する基準」（旧GCP）が厚生省薬務局長通知で定められた。その後、平成8（1996）年の日米EU医薬品規制調和国際会議（ICH）合意、薬事法（当時の医薬品医療機器法の名称）改正を経て、1997年に中央薬事審議会の「医薬品の臨床試験の実施の基準（GCP）の内容」（答申GCP）が策定され、「医薬品の臨床試験の実施の基準に関する省令」（新GCP）が制定され、施行された。

医療機器においては、医薬品の旧GCPから少し遅れ、平成9（1997）年に「医療用具の臨床試験の実施に関する基準」（医療用具GCP）が厚生省薬務局長通知で定められたが、平成17（2005）年に「医療機器の臨床試験の実施の基準に関する省令」（医療機器GCP省令）が新たに施行された。

再生医療等製品においては、平成26（2014）年に「再生医療等製品の臨床試験の実施の基準に関する省令」（再生医療等製品GCP省令）が制定され、施行された。

GCP制定変遷の概略を表1に示す。

表1　GCP制定の変遷

西暦	元号	医薬品	医療機器・再生医療等製品
1983	昭和58	医薬品の臨床試験実施に関する要領作成の指標（GCP自主基準：日本製薬工業協会）	
1989	平成1	医薬品の臨床試験の実施に関する基準（旧GCP）	
1992	平成4		医療用具の臨床試験の実施に関する基準（旧GCP）
1996	平成8	ICH-GCP合意（Step 4）薬事法改正（GCP法制化）	
1997	平成9	医薬品の臨床試験の実施の基準の内容（答申GCP）医薬品の臨床試験の実施の基準に関する省令（厚生省令第28号：新GCP）	
2000	平成12	医薬品GCP省令一部改正（厚生省令第127号）	
2001	平成13	医薬品GCP省令一部改正（厚生労働省令第36号）	
2002	平成14	医薬品GCP省令一部改正（厚生労働省令第14号）	
2003	平成15	医薬品GCP省令一部改正（厚生労働省令第106号）	ISO-GCP（ISO 14155：2003）
2004	平成16	医薬品GCP省令一部改正（厚生労働省令第172号）	
2005	平成17		医療機器の臨床試験の実施に関する省令（厚生労働省令第36号：新GCP）
2006	平成18	医薬品GCP省令一部改正（厚生労働省令第72号）	
2008	平成20	医薬品GCP省令一部改正（厚生労働省令第24号）医薬品GCP省令一部改正（厚生労働省令第183号）	
2009	平成21	医薬品GCP省令一部改正（厚生労働省令第68号）	医療機器GCP省令一部改正（厚生労働省令第68号）
2011	平成23		ISO-GCP（ISO 14155：2011）
2012	平成24	医薬品GCP省令一部改正（厚生労働省令第161号）	医療機器GCP省令一部改正（厚生労働省令第161号）
2013	平成25		医療機器GCP省令一部改正（厚生労働省令第11号）
2014	平成26	医薬品GCP省令一部改正（厚生労働省令第87号）	医療機器GCP省令一部改正（厚生労働省令第87号）再生医療等製品の臨床試験の実施の基準に関する省令（厚生労働省令第89号）

2．GCP関連の法体系とGCP省令の構成

2.1　GCP関連の法体系

　治験を実施する根拠及び実施規定となる法体系は、医薬品医療機器法（法律）、医薬品医療機器法施行令（政令）、医薬品医療機器法施行規則及びGCP省令（省令）、GCP省令の施行について（局長通知）、GCP省令のガイダンスについて（課長通知）、GCP実地調査の実施手続きについて（事務連絡）の階層構造となっている（図1）。

　さらに、治験に係る法規制及び承認審査資料収集との関連性を図2に示す。医薬品医療機器法第14条第3項により、承認審査資料収集作成基準及び信頼性の基準が規制され、さらに承認審査資料収集作成基準については、GCP省令第3条で承認審査資料収集のためのGCP基準が規定されている。

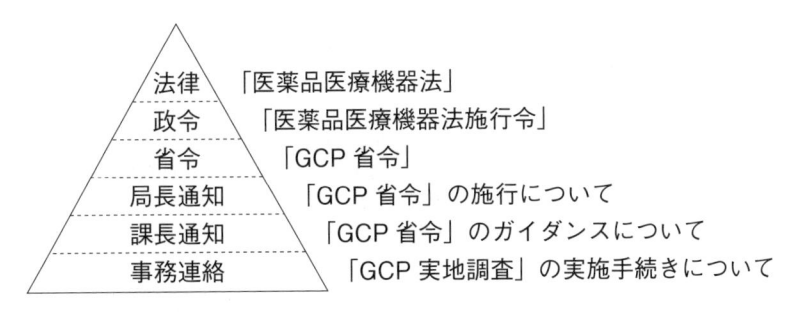

図1　GCP関連の法体系

　治験の実施においては、医薬品医療機器法第80条の2第1項により治験依頼の基準（GCP省令第2章第1節：第4条～第15条の9）が、同法第80条の2第5項により治験を行う基準（GCP省令第3章：第16条～第26条）が、さらに同法第80条の2第4項により治験の管理の基準（GCP省令第4章：第27条～第55条）が規定されている（図2）。

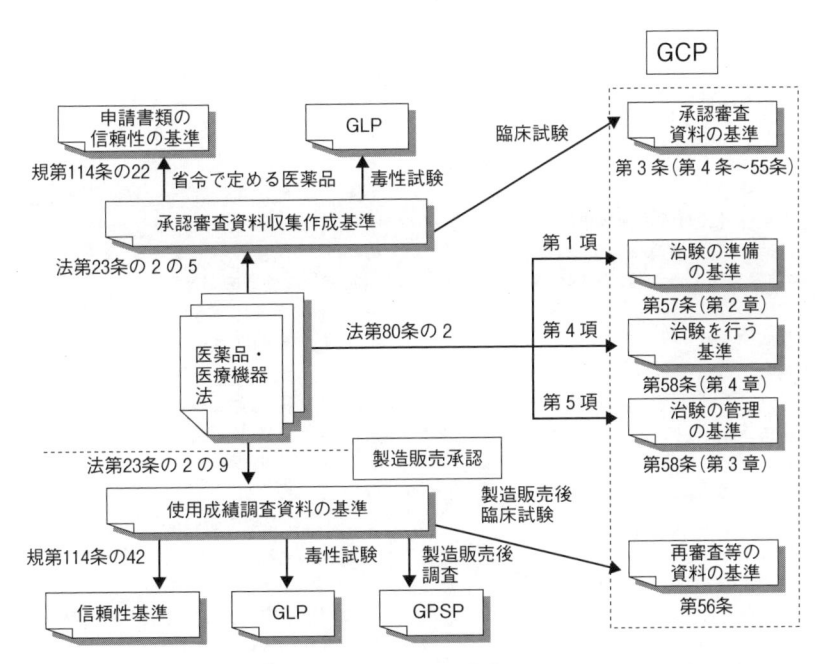

図2　治験に係る法規制（医薬品医療機器法、承認審査資料収集作成基準、及びGCPとの関係）

2.2　GCP省令の構成

　GCP省令は、第1章の総則、第2章の治験の準備に関する基準、第3章の治験の管理に関する基準、第4章の治験を行う基準、第5章の再審査等の資料の基準、第6章の治験依頼者等の基準、附則で構成されている（表2）。

表2　GCP省令の構成

第一章　総則	第四章　治験を行う基準
第1条　趣旨	＜第一節　治験審査委員会＞
第2条　定義	第27条　治験審査委員会の設置
第3条　承認審査資料の基準	第28条　治験審査委員会の構成等
第二章　治験の準備に関する基準	第29条　治験審査委員会の会議
＜第一節　治験の依頼をしようとする者による治験の準備に関する基準＞	第30条　治験審査委員会の審査
	第31条　継続審査等
第4条　業務手順書等	第32条　治験審査委員会の責務
第5条　毒性試験等の実施	第33条　治験審査委員会の意見
第6条　医療機関等の選定	第34条　記録の保存
第7条　治験実施計画書	＜第二節　実施医療機関＞
第8条　治験薬概要書	第35条　実施医療機関の要件
第9条　説明文書の作成の依頼	第36条　実施医療機関の長
第10条　実施医療機関の長への文書の事前提出	第37条　モニタリング等への協力
第11条　治験薬の事前交付の禁止	第38条　治験事務局
第12条　業務の委託	第39条　治験薬の管理
第13条　治験の契約	第39条の2　業務の委託等
第14条　被験者に対する補償措置	第40条　治験の中止等
第15条　治験国内管理人	第41条　記録の保存
第15条の2　業務手順書等	＜第三節　治験責任医師＞
第15条の3　毒性試験等の実施	第42条　治験責任医師の要件
第15条の4　治験実施計画書	第43条　治験分担医師等
第15条の5　治験薬概要書	第44条　被験者となるべき者の選定
第15条の6　説明文書の作成	第45条　被験者に対する責務
第15条の7　実施医療機関の長への文書の事前提出	第46条　治験実施計画書からの逸脱
第15条の8　業務の委託	第47条　症例報告書
第15条の9　被験者に対する補償措置	第48条　治験中の副作用等報告
第三章　治験の管理に関する基準	第49条　治験の中止等
＜第一節　治験依頼者による治験の管理に関する基準＞	＜第四節　被験者の同意＞
	第50条　文書による説明と同意の取得
第16条　治験薬の管理	第51条　説明文書
第17条　治験薬の交付	第52条　同意文書等への署名等
第18条　委嘱の文書の作成	第53条　同意文書の交付
第19条　効果安全性評価委員会の設置	第54条　被験者の意思に影響を与える情報が得られた場合
第20条　副作用情報等	
第21条　モニタリングの実施	第55条　緊急状況下における救命的治験
第22条　モニターの責務	第五章　再審査等の資料の基準
第23条　監査	第56条　再審査等の資料の基準
第24条　治験の中止等	第六章　治験の依頼等の基準
第25条　総括報告書	第57条　法第80条の2第1項の厚生労働省令で定める基準
第26条　記録の保存等	
第26条の2　治験薬の管理	第58条　法第80条の2第4項の厚生労働省令で定める基準
第26条の3　治験薬の品質の確保	
第26条の4　委嘱の文書の作成	第59条　法第80条の2第5項の厚生労働省令で定める基準
第26条の5　効果安全性評価委員会の設置	
第26条の6　副作用情報等	附則
第26条の7　モニタリングの実施	
第26条の8　モニターの責務	
第26条の9　監査	
第26条の10　治験の中止等	
第26条の11　総括報告書	
第26条の12　記録の保存等	

3．GCP省令の内容

3.1 治験依頼者

　治験依頼者は、治験の依頼（第4条～第15条）及び管理（第16条～第26条）に係る業務の全部又は一部を委託することができるが、治験計画の届出及び規制当局への副作用等の報告は、自ら実施しなければならない。さらに、業務を委託した場合であっても、治験データの品質と完全性に関する最終責任は、常に治験依頼者が負っている。

　GCP省令で規定される治験依頼者の責務を以下に記載する。

- 治験の依頼及び管理に係る業務に関する手順書を作成すること（第4条）。
- 医学専門家を含めた治験の依頼及び管理に関する専門家的知識を有する者を確保すること（第4条）。
- 被験薬の品質、毒性及び薬理作用に関する試験データを取得すること（第5条）。
- 治験責任医師及び実施医療機関（GCP省令において、治験又は製造販売後臨床試験を行う医療機関をいう。以下同じ）を選定すること（第6条）。
- 治験実施計画書を作成し、必要に応じて改訂すること（第7条）。
- 治験薬概要書を作成し、必要に応じて改訂すること（第8条）。
- 治験責任医師に説明文書の作成を依頼すること（第9条）。
- 実施医療機関の長へ治験審査委員会で審議に必要な最新の文書を提出すること（第10条）。
- 実施医療機関と治験契約を締結するまで、治験薬を交付してはならないこと（第11条）。
- 治験の依頼及び管理を委託しても、最終責任を負うこと（第12条）。
- 実施医療機関、受託者、依頼者の間で文書にて契約書を締結すること（第13条）。
- 治験に係る被験者に生じた健康被害の補償のための必要な措置を講ずること（第14条）。
- 本邦に住所を有しない治験依頼者は治験国内管理人を選任し、治験の手続きを行わせること（第15条）。
- 治験薬の容器又は被包への記載事項、禁止事項を遵守すること（第16条）。
- 治験薬GMP通知で定められた製造所で治験薬を製造し、実施医療機関に治験薬を交付すること（第17条）。
- 治験調整医師及び治験調整委員会を委嘱する場合は、委嘱の業務範囲、手順等を記載した手順書を作成すること（第18条）。
- 効果安全性評価委員会を設置する場合は、審議の手順書を作成して審議を行わせること（第19条）。
- 副作用情報等の収集、及び重篤な副作用等の情報を規定された期間に規制当局、実施医療機関及び治験責任医師への報告、通知を行うこと（第20条）。

- モニタリングの手順書を作成し、モニタリングを実施すること（第21条）。
- モニタリングの結果、GCP 省令及び治験実施計画書の不遵守事項を治験責任医師に伝達し、再発防止の適切な措置を講じること（第22条）。
- 監査の計画書及び業務の手順書を作成し、監査を実施すること（第23条）。
- 実施医療機関が GCP 省令、治験実施計画書又は治験契約書に違反し、適正な治験に支障を及ぼした場合は、該当実施医療機関における治験を中止すること（第24条）。
- 治験の終了又は中止した場合は、総括報告書を作成すること（第25条）。
- 治験に関する記録を所定の期間保管すること（第26条）。

3.2　インフォームド・コンセント（説明・同意文書）

　治験は、最新の医療技術を試す機会が得られるなどのメリットがある一方、まだ有効性・安全性が確認されていない薬物を使用するため、通常の治療以上の負荷（検査項目の増加とそれに伴う採血量の増加、来院日の増加等）がかかるなどのデメリットがある。そのため、治験を開始する前に、被験者に治験の内容（メリット・デメリットを含む）を十分に説明し、理解が得られた上で文書による同意を得る必要がある。

　GCP 省令で規定される説明文書に記載すべき事項を、以下に列挙する（第51条）。

- 当該治験が試験を目的とするものである旨
- 治験の目的
- 治験責任医師の氏名、職名及び連絡先
- 治験の方法
- 予測される治験薬/治験機器による被験者の心身の健康に対する利益（当該利益が見込まれない場合はその旨）及び予測される被験者に対する不利益
- 他の治療方法に関する事項
- 治験に参加する期間
- 治験の参加を何時でも取りやめることができる旨
- 治験に参加しないこと、又は参加を取りやめることにより被験者が不利益な取扱いを受けない旨
- 被験者の秘密が保全されることを条件に、モニター、監査担当者及び治験審査委員会等が原資料を閲覧できる旨
- 被験者に係る秘密が保全される旨
- 健康被害が発生した場合における実施医療機関の連絡先
- 健康被害が発生した場合に必要な治療が行われる旨
- 健康被害の補償に関する事項
- 当該治験の適否等について調査審議を行う治験審査委員会の種類、各治験審査委員会において調査審議を行う事項その他当該治験に係る治験審査委員会に関する

事項
- 当該治験に係る必要な事項

また、説明文書には、できる限り平易な表現を用いなければならない。後述の治験審査委員会では、説明文書の内容が被験者にわかりやすく記載されているかを審査することが重要な役割の一つになっている。

3.3 治験審査委員会

治験審査委員会（Institutional Review Board：IRB）は、治験責任医師、実施医療機関の長及び治験依頼者から独立した立場の審査機関である。IRBの役割は、審査の対象とされる治験が倫理的及び科学的に妥当であるかどうかその他当該治験が当該実施医療機関において行うのに適当であるかどうかを審査することである。具体的には、治験実施計画書、治験薬概要書、症例報告書の見本、同意を得るための説明文書等の各種資料、被験者の募集の手順に関する資料などに基づき審査する。また、既に承認した治験について、当該治験が適切に実施されていることを継続して審査する。IRBは、被験者の人権の保護、安全の保持及び福祉の向上に重要な役割を担っている。

IRBはこれらの責務を果たすため、医学・歯学・薬学等の専門家と自然科学以外の領域に属する委員（一般的に非専門家という）で構成されている。医学・歯学・薬学等の専門家は、主に科学的観点から審査し、非専門家は被験者の立場に立って倫理的観点から審査する。また、治験実施医療機関と利害関係がない委員及びIRB設置者と利害関係がない委員（同一人物の場合も可）も加えることで、より客観的に審査する体制が整っている。

3.4 治験責任医師と治験実施医療機関

治験責任医師は、実施医療機関において治験の実施に関する責任を有する医師又は歯科医師である。また、治験分担医師及び治験協力者等からなるチームを統括し、GCP、治験実施計画書、治験依頼者との契約及び実施医療機関が定める手順書を遵守して治験を実施する。

本邦では、実施医療機関と治験責任医師、治験に係わる薬剤師、看護師等の雇用関係、さらには重篤な有害事象が発生したとき等の緊急対応や責任の問題等のため、治験依頼者との治験の契約は、実施医療機関の長が結ぶことになっている。実施医療機関の長は、実施医療機関の治験手順書の作成、適切に治験を実施し得る設備・人員の維持、治験薬/治験機器の管理、治験に係る文書・記録の保存等の責任を有する、治験に関する実施医療機関側の最終責任者である。

4．医薬品 GCP、医療機器 GCP 及び再生医療等製品 GCP

　現在の医薬品 GCP 省令は、答申 GCP[注] と ICH-GCP の内容を反映し、1997 年に制定された。医療機器 GCP 省令は、医薬品 GCP の影響を受けながら医療機器の特殊性を反映して 2005 年に制定された。なお、医療機器の GCP として ISO14155 があるが、2011 年の改正により、日本の GCP や ICH-GCP と同等水準の規準となった。再生医療等製品 GCP 省令は、医療機器 GCP 省令を基に、2014 年に公布された。日本製薬工業協会（製薬協）のウェブサイトには、GCP 省令の解釈に関する製薬協の見解が、「治験 119 番」と称して掲載されているので、参照されたい。

> 注：答申 GCP とは、日本の医薬品 GCP の法制化に重要な役割を果たした GCP である。1996 年 ICH-GCP（E6）が Step 4 の段階で発出された後、中央薬事審議会が答申した「医薬品の臨床試験の実施の基準（GCP）の内容」のことであり、平成 9 年 3 月 13 日に発行された。日本においては、米国や EU のように ICH-GCP（E6）がそのままガイドラインとして実装されず、答申 GCP により、独自のグローバル GCP が導入されるに至った。http://www.jmacct.med.or.jp/plan/files/gcp_970313.pdf

　医療機器は、疾病の診断・治療等に用いられるものであり、ピンセット、メス、コンタクトレンズから PET（Positron Emission Tomography）等の画像診断装置に至るまで様々なものがあり、その種類により生体に与えるリスクの大きさは異なる。そのリスクによりクラス分類され、リスクに応じた規制が設けられている（第 19 章「医療機器に関する申請」を参照）。

　医療機器の治験は、その臨床的な有効性及び安全性が性能試験、動物試験等の非臨床試験成績又は既存の文献等のみによって評価できない場合に実施する必要が生じる（平成 20 年 8 月 4 日薬食機発第 0804001 号）。その実施にあたって遵守すべき基準は、医療機器 GCP である。

　再生医療等製品には、ヒト又は動物の細胞培養その他の加工を施したもの（細胞・組織加工医薬品等）と、ヒト又は動物の細胞に導入され、体内で発現する遺伝子を含有するもの（遺伝子治療製品）がある。ヒトの細胞等を用いることから、個体差が大きく、製品の品質が不均一であるため、製品の品質管理・製造管理は、医薬品や医療機器とは異なった規制で実施される。治験を実施する場合には、倫理的に比較試験を実施することが困難であり、Unmet-medical Needs の領域での開発することが多く、被験者数の確保が困難な場合が多い。

　再生医療等製品の早期実用化に向けた承認システムとして、条件・期間付承認が導入された。有効性の推定及び安全性の確認を実施するために遵守すべき基準は、再生医療等製品 GCP である。

　再生医療等製品 GCP の運用に関しては、現状では特化したガイダンス通知等は出ていないが、医薬品や医療機器のガイダンス通知等を参照されたい。

　医薬品 GCP、医療機器 GCP 及び再生医療等製品 GCP は、治験実施時の被験者の人権の保護、安全の保持及び福祉の向上を図り、治験の科学的な質及び成績の信頼性を確保するために定められたものであるから、規定される内容は同様なものが多い。

医薬品 GCP、医療機器 GCP 及び再生医療等製品 GCP における相違点を、表 3 に記載する。

表 3　医薬品 GCP、医療機器 GCP、再生医療等製品 GCP における用語の相違点

項目	医薬品	医療機器	再生医療等製品
名称	治験薬	治験機器	治験製品
安全性	副作用	不具合	不具合
非臨床試験	毒性	安全性	安全性
作用機序	薬理作用	性能	効能、効果及び性能
表示	化学名	原材料名	構成細胞、導入遺伝子
使用方法	溶解方法	使用方法	使用方法
用法・用量	用法又は用量	使用方法	用法、用量又は使用方法
市販後評価	再審査	使用成績調査	再審査
国内管理人	製造販売後臨床試験国内管理人	選任外国製造医療機器等製造販売業者	選任製造販売業者

5．治験計画の届出制度

　医薬品医療機器法において、保健衛生上の見地から治験の実態を把握し、治験の安全性を確保するため、治験依頼者は、厚生労働大臣への治験計画の届出が義務づけられている。治験計画の届出は、実際には独立行政法人医薬品医療機器総合機構（PMDA）に対して行い、PMDA は届出の受付状況、30 日調査の結果等を厚生労働省に報告する。「30 日調査」とは、新薬等は届出をしてから 30 日を経過した後でなければ治験を医療機関に依頼等してはならないとされており、この間に PMDA が届け出られた治験計画に関し保健衛生上の危害の発生を防止するための調査を実施する、その「30 日」の「調査」。なお、届出は治験計画だけでなく、その届出に係る事項を変更したとき（治験計画変更届書）、治験を中止したとき（治験中止届書）、治験を終了したとき（治験修了届書）、開発を中止したとき（開発中止届書）にも行う。

　治験計画届出の対象は、新有効成分薬物、新投与経路薬物、新効能薬物、新剤形薬物及び新用量薬物、新医療用配合剤、類似処方配合剤、生物学的製剤となることが見込まれる薬物並びに遺伝子組換え技術を応用して製造される薬物である。このうち、新有効成分薬物、新投与経路薬物及び新医療用配合剤について初めて届出をした治験依頼者は、PMDA への届け出をした日から起算して 30 日経過した後でなければ、治験を医療機関に依頼若しくは治験を開始してはならない。30 日調査に該当しないものは、治験計画届書提出後 14 日経過するまで待つ必要がある。

　治験計画届書（30 日調査とその他の場合）提出時には、その治験の依頼が科学的に正当

であると判断した理由を記した文書、治験実施計画書、インフォームド・コンセントに用いられる説明文書及び同意文書、症例報告書の見本、最新の治験薬概要書も添付する必要がある。治験計画変更届書は、重要な変更の場合には変更前に、軽微な変更の場合は6か月ごとにまとめて、治験品数量の変更の場合は治験終了時に報告すればよい。

医薬品、医療機器、及び再生医療等製品の治験届出をする場合は、以下の通知を確認されたい（表4）。

表4　医薬品、医療機器、及び再生医療等製品の治験届出

<医薬品>
- 薬事法等の一部を改正する法律の施行について（平成9年3月27日薬発第421号厚生省薬務局長通知）
- 治験の依頼をしようとする者による薬物に係る治験の計画の届出等に関する取扱いについて（平成25年5月31日薬食審査発0531第8号審査管理課長通知）
- 自ら治験を実施しようとする者による薬物に係る治験の計画の届出等に関する取扱いについて（平成25年5月31日薬食審査発0531第4号）

<医療機器>
- 機器器具等に係る治験の計画等の届出等について（平成19年7月9日薬食発第0709004号医薬食品局長通知）
- 機器器具等に係る治験の計画等の届出の取扱い等について（平成25年3月29日薬食機発0329第10号、医療機器審査管理室長通知）

<再生医療等製品>
- 加工細胞等に係る治験の計画等の届出等について（平成26年8月12日　薬食発0812第26号）
- 加工細胞等に係る治験の計画等の届出の取扱い等について（平成26年8月12日　薬食機参発0812第1号）

6．治験中の副作用及び不具合等報告制度

規制当局及び実施医療機関等に安全性情報を報告する制度は、医薬品では副作用等報告、医療機器及び再生医療等製品では不具合等報告である。治験中に治験依頼者が入手した副作用、または不具合等の情報のうち、医薬品医療機器法施行規則で定められているものは、治験依頼者が知ったときから7日又は15日以内（不具合のみの場合30日以内）にPMDAに報告することが求められている（表5）。また、治験責任医師及び実施医療機関の報告事項は、直ちに行うものと定期（1年ごと）に行うものがある（表6）。報告義務のある機関は、治験計画届書を提出するものの場合、届出日から承認日まで又は開発中止届書の提出日までである。医薬品、医療機器、及び再生医療等製品の副作用及び不具合報告の関連通知は表7のとおりである。

表5 規制当局への報告事項（医薬品医療機器法施行規則第228条の20）

(1) 新有効成分その他下記(2)以外の治験の場合

予測性	重篤性	国内症例（国内治験）	外国症例（外国臨床試験・外国市販後自発報告）
予測できない（未知）	死亡・死亡につながる恐れのある症例	個別（7日以内） 定期（1年ごと）	個別（7日以内） 定期（1年ごと）
	その他重篤な症例	個別（15日以内） 定期（1年ごと）	個別（15日以内） 定期（1年ごと）
予測できる（既知）	死亡・死亡につながる恐れのある症例	個別（15日以内） 定期（1年ごと）	個別（15日以内） 定期（1年ごと）
	その他重篤な症例	— 定期（1年ごと）	— 定期（1年ごと）

(2) 一変治験（用法・用量又は効能・効果の追加、変更又は削除によるものに限る）の場合

予測性	重篤性	国内症例（国内治験）	外国症例（外国臨床試験・外国市販後自発報告）
予測できない（未知）	死亡・死亡につながる恐れのある症例	個別（7日以内） 定期（1年ごと）	—# 定期（1年ごと）
	その他重篤な症例	個別（15日以内） 定期（1年ごと）	—# 定期（1年ごと）
予測できる（既知）	死亡・死亡につながる恐れのある症例	個別（15日以内） 定期（1年ごと）	— 定期（1年ごと）
	その他重篤な症例	— 定期（1年ごと）	— 定期（1年ごと）

#未知の外国症例については、市販後安全性対策の枠組みにおいて報告された情報を活用

表6 治験責任医師及び実施医療機関の長への通知事項（GCP症例第20条第2項及び第3項）

予測性	重篤性	国内症例（国内治験）	外国症例（外国臨床試験・外国市販後自発報告）
予測できない（未知）	死亡・死亡につながる恐れのある症例	個別（直ちに） 定期（1年ごと）	個別（直ちに） —*
	その他重篤な症例	個別（直ちに） 定期（1年ごと）	個別（直ちに） —*
予測できる（既知）	死亡・死亡につながる恐れのある症例	— 定期（1年ごと）	— —*
	その他重篤な症例	— 定期（1年ごと）	— —*

*定期報告の治験安全性最新報告概要に、外国臨床試験で集積した重篤副作用等症例の集積評価を踏まえた見解を記載する。

表7　医薬品、医療機器、及び再生医療等製品の副作用及び不具合報告

＜医薬品＞
- 独立行政法人医薬品医療機器総合機構に対する機械器具等に係る治験不具合等報告について（平成25年3月29日　薬食発0329第14号通知）

＜医療機器＞
- 独立行政法人医薬品医療機器総合機構に対する機械器具等に係る治験不具合等報告について（平成25年3月29日　薬食発0329第14号通知）
- 独立行政法人医薬品医療機器総合機構に対する機械器具等に係る治験不具合等報告に関する報告上の留意点等について（平成25年3月29日　薬食機発0329第14号通知）

＜再生医療等製品＞
- 加工細胞等に係る治験中の不具合等の報告について（平成26年10月2日　薬食発1002第23号）
- 加工細胞等に係る治験不具合等報告に関する報告上の留意点等について（平成26年10月2日　薬食機参発1002第1号）

7．治験相談

　治験依頼者は、実施しようとしている治験の倫理性、科学性、信頼性及び被験者の安全性が、承認申請に必要な要件を正しく満たしているかを確認するため、さらに治験の質的な向上を図るため、PMDAに治験相談を依頼することができる。医薬品、医療機器及び再生医療等製品ごとに、治験相談等の区分で相談が準備されている（表8）。本相談の前に事前相談が設定されており、相談内容を明確にした相談資料を作成することが効果的な相談結果を得ることにつながる。相談の手続き及び手数料に関しては、該当するPMDAのウェブサイトを参照されたい（表9）。

表8　治験相談の区分

カテゴリー	治験相談等の種類
医薬品	①手続相談、②生物学的同等性試験等相談、③安全性相談、④品質相談、⑤第Ⅰ相試験開始前相談、⑥前期第Ⅱ相試験開始前相談、⑦後期第Ⅱ相試験開始前相談、⑧第Ⅱ相試験終了後相談、⑨申請前相談、⑩製造販売後臨床試験等計画相談、⑪製造販売後臨床試験等終了時相談、⑫追加相談
医療機器	①開発前相談、②臨床要否相談、③プロトコル相談、④評価相談、⑤資料充足性・申請区分相談、⑥追加相談
再生医療等製品	①手続相談、②開発前相談、③非臨床相談、④品質相談、⑤探索的試験開始前相談、⑥探索的試験終了後相談、⑦申請前相談、⑧条件及び期限付承認後臨床試験等計画相談、⑨条件及び期限付承認後臨床試験等終了時相談、⑩製造販売後臨床相談等計画相談、⑪製造販売後臨床試験等終了時相談、⑫追加相談

表9　治験相談の手続き

医薬品：　　　　 https://www.pmda.go.jp/review-services/f2f-pre/consultations/0007.html
医療機器：https://www.pmda.go.jp/review-services/f2f-pre/consultations/0012.html
再生医療等製品：https://www.pmda.go.jp/review-services/f2f-pre/consultations/0035.html

8．GCP調査

　PMDAの信頼性保証部では、承認申請された医薬品、医療機器又は再生医療等製品の申請書に添付された資料（承認申請資料）が、「厚生労働大臣の定める基準」及び「申請資料の信頼性の基準」に従って収集かつ作成されたものであるかどうかについて、実地に又は書面により調査する（以下「GCP調査」という）。厚生労働大臣の定める基準は、医薬品、医療機器、再生医療等製品のGCP（臨床試験の実施の基準に関する省令に示された基準）等であり、申請資料の信頼性の基準は、医薬品医療機器法施行規則第43条、第61条、第114条の22、第114条の42、第137条の25、第137条の42で示される基準である。GCP調査は、申請品目の臨床試験データパッケージ全体の基準適合性について見るもので、その結果は、適合、条件付き適合、不適合の3段階に評価され、治験依頼者（申請者）に通知される。

9．本邦のGCP、国際整合化各種GCP

　本邦の医薬品GCPには、その策定段階からICH-GCPが導入された。医療機器GCPや再生医療等製品も、ICH-GCPや医薬品GCPとの整合を図ったものとなっている。

　このような経緯から、ICH-GCP、日本の医薬品GCP、医療機器GCP、再生医療等製品GCP、そして国際規格ISO-GCPにおける基本的な概念、主な条項は実質的に同等となっている。しかし、日本のGCPにおいても、医薬品や医療機器あるいは再生医療等製品における用語やカテゴリーによる概念がそれぞれ異なっている（表3）。

　医薬品分野においては、ICH-GCP策定時に、日本（当時は厚生省、現在の厚生労働省）、米国（米国保健福祉省の米国食品医薬品局：FDA）及び欧州連合（欧州医薬品庁EMEA；現在はEMA）の規制当局が合意したことにより、ICH-GCPが早期から国際整合化した国際基準となった。

　一方、医療機器の場合は、ICHと同様の国際整合化会議がGHTF（医療機器規制国際整合化会議：Global Harmonization Task Force）として、日本、豪州、米国、カナダ、欧州連合（EU）の5極で形成された。GHTFは、医療機器規制の枠組みの整合化を目指したが、ICHのような国際整合化ではなく、医療機器のクラス分類を含めた広範な規制の収束（Convergence）に貢献した。それには、医療機器が多品種多機能の製品の集合であること、さらに日本及び米国が規制当局による承認システムであるのに対し、EUではCEマーキング[注]による自己宣言のシステムであることが起因している。

注：CE マーキングは、製品が EU の法律を遵守していることを示し、製品に CE マーキングを貼付することで、生産者の責任を自己宣言するものである。欧州市場において、製品を自由に移動することができる。
http://ec.europa.eu/enterprise/policies/single-market-goods/cemarking/about-ce-marking/index_en.htm

　GHTF では医療機器 GCP の国際基準は策定されず、国際標準化機構（ISO）の医療機器の生物安全性評価を担当する技術委員会の一作業班（ISO TC194 WG4）が、ISO 14155：2003 を策定した。しかし、この規格は、当時、日本、米国、欧州連合で認知されるまでには至らなかった。その後、ICH-GCP、GHTF、各国規制や ISO の他文書の内容を取り込んだ ISO 14155：2011 が策定された。この ISO 規格は、米国官報（Federal Register）において認知規格として、欧州官報（Official Journal of European Union）において欧州整合規格として、日本においても厚生労働省医薬食品局医療機器審査管理室長通知において、日本のGCP と同等の水準である旨が認められた。
　このような紆余曲折が、医療機器 GCP の比較研究を推進した。日米医療機器規制整合化会議（Harmonization By Doing：HBD）が数回実施した研究では、ICH-GCP、米国の治験に関する 21CFR の規制、日本の医療機器 GCP、ISO 14155：2003 及び ISO 14155：2011 は、被験者の安全性・福祉、臨床試験計画の科学的整合性、データの正確性、規制当局判断のための信頼性保証の 4 項目において重大な違いはなく、違いは事務的な手続き程度で、いずれも相互に対応可能な範囲であった。この研究報告は、日米間での同時治験相談、国際治験の実施、同時承認申請を実施可能にした。

10. 外国臨床データの受入れ

　外国で実施された医薬品、医療用具（当時の呼称）及び体外診断用医薬品の臨床試験データについては、1985 年に発出された厚生省薬務局長通知（薬発第 660 号）により、一定の条件をみたしたものは承認審査資料として受け入れることとされた。
　その後、医療用具の外国臨床試験データについては、1997 年に発出された厚生省薬務局長通知（薬発第 479 号）により、受け入れることが改めて示されたものの、受入れ体制が整っていなかった。しかし、平成 18（2006）年に発出された厚生労働省医薬食品局審査管理課医療機器審査管理室長通知（薬食機発 0331006 号）及び事務連絡により、医療機器の外国臨床試験データの受け入れ条件が明示され、その後、日本の GCP と同等以上で実施された外国臨床試験データは受け入れられ、外国臨床試験データだけで承認される品目が多くなった。
　医薬品においては、外国臨床試験データが揃っていても、日本人と外国人の人種差、及び日本と外国の環境因子や医療実態の差から、吸収・分布・代謝・排泄に関する試験（ADME試験）、投与量設定試験と比較試験の国内臨床試験データの提出が求められた。平成 19（2007）年には厚生省医薬安全局長通知（医薬発第 739 号）及び審査管理課長通知（医薬審発第 672 号）により、ICH 指針から民族的要因やブリッジング試験が明確になったことに

より、外国臨床試験データが審査資料として使用されるに至った。さらに、2007年には厚生労働省医薬食品局審査管理課長の発出により、単に外国臨床試験データを受け入れるだけでなく、世界同時開発による国際共同治験が増えてきた。

医薬品及び医療機器の外国臨床試験データを受け入れる条件の1つは、日本を始め、各国及び地域の規制当局のGCPが受け入れられるレベルにあることである（表10）。

表10　外国臨床データ受入れの推移

医薬品・医療用具	• 外国で実施された医薬品等の臨床試験データの取扱いについて（昭和60年6月29日付薬発第660号厚生省薬務局長通知）
医療機器	• 外国で実施された医療用具の臨床試験データの取扱いについて（平成9年3月31日付薬発第479号） • 医療機器に関する臨床試験の試験成績のうち外国で実施したものの取扱いについて（平成18年3月31日付薬食機発第0331006号） • 医療機器に関する臨床試験の試験成績のうち外国で実施したものの取扱いについてに関するQ&Aについて（平成18年6月23日付事務連絡）
医薬品	• 外国で実施された医薬品の臨床試験データの取扱いについて（平成10年8月11日付医薬発第739号） • 外国臨床データを受け入れる際に考慮すべき民族的要因について（平成10年8月11日付医薬審発第672号） • 国際共同治験に関する基本的考え方について（平成19年9月28日付薬食審査発第0928010号）

まとめ

✓ 医薬品、医療機器又は再生医療等製品の製造販売承認に添付する資料のうち、臨床試験データは、GCPに遵守して実施され、作成されたものでなければならない。GCP関連法令は、医薬品医療機器法、同施行令、省令、局長通知、課長通知、事務連絡の階層構造を構成している。GCP省令は、治験の準備の基準、治験を行う基準及び治験の管理の基準で構成されている。

✓ GCPにおいては、治験依頼者、インフォームド・コンセント、治験審査委員会、治験責任医師と治験実施医療機関が重要なキーワードである。医薬品GCP、医療機器GCP及び再生医療等製品GCPは、その内容は実質的に同等であるが、使用されている用語は異なっている。

✓ 治験を実施するためには、治験計画届書を規制当局に提出する必要がある。さらに、治験中に発生した副作用及び不具合は、規制当局への報告義務があるほか、治験責任医師や実施医療機関へ通知する必要がある。

✓ 治験を実施するにあたっては、科学的根拠のある治験実施計画書を作成する必要があり、PMDAの治験相談等を活用できる。申請資料提出後には、GCPへの適合性を確認する

第 13 章　臨床試験の実施の基準（GCP）

　ための調査が実施される。ICH-GCP、日本の医薬品 GCP、医療機器 GCP 及び再生医療等製品 GCP、ISO-GCP（ISO 14155：2011）における基本的な概念、主な条項は実質的に同等である。
✓　日本においては、外国臨床データを受け入れる体制が整っており、医療機器の場合は外国臨床データのみで承認される品目が多くなっている。医薬品においても、外国臨床データが多く受け入れられている。

関連法令・通知

- 医薬品、医療機器等の品質、有効性及び安全性の確保等に関する法律（昭和 35 年法律第 145 号）
- 医薬品、医療機器等の品質、有効性及び安全性の確保等に関する法律施行規則（昭和 36 年厚生省令第 1 号）
- 医薬品の臨床試験の実施の基準に関する省令（平成 9 年厚生省令第 28 号）［医薬品 GCP 省令］
- 医療機器の臨床試験の実施の基準に関する省令（平成 17 年厚生労働省令第 36 号）［医療機器 GCP 省令］
- 再生医療等製品の臨床試験の実施の基準に関する省令（平成 25 年厚生労働省令第 89 号）［再生医療等製品 GCP 省令］
- 医療機器に関する臨床試験データの必要な範囲等について（平成 20 年 8 月 4 日薬食機発第 0804001 号）
- International Organization for Standardization. Clinical investigation of medical devices for human subjects – Good Clinical practice. 2011. ISO 14155：2011
- ISO 14155：2011 翻訳委員会（上野紘機、鐘ヶ江あすか、上崎勇一他）、人を対象とする医療機器の臨床試験-GCP、2011、財団法人日本規格協会
- 薬事法等の一部を改正する法律の施行について（平成 9 年 3 月 27 日薬発第 421 号厚生省薬務局長通知）
- 治験の依頼をしようとする者による薬物に係る治験の計画の届出等に関する取扱いについて（平成 25 年 5 月 31 日薬食審査発 0531 第 8 号）
- 自ら治験を実施しようとする者による薬物に係る治験の計画の届出等に関する取扱いについて（平成 25 年 5 月 31 日薬食審査発 0531 第 4 号）
- 機器器具等に係る治験の計画等の届出等について（平成 19 年 7 月 9 日薬食発第 0709004 号）
- 機器器具等に係る治験の計画等の届出の取扱い等について（平成 25 年 3 月 29 日薬食機発 0329 第 10 号）
- 加工細胞等に係る治験の計画等の届出等について（平成 26 年 8 月 12 日薬食発 0812 第 26 号）
- 加工細胞等に係る治験の計画等の届出の取扱い等について（平成 26 年 8 月 12 日薬食機参発 0812 第 1 号）
- 独立行政法人医薬品医療機器総合機構に対する機械器具等に係る治験不具合等報告について（平成 25 年 3 月 29 日薬食発 0329 第 14 号）
- 独立行政法人医薬品医療機器総合機構に対する機械器具等に係る治験不具合等報告について（平成 25 年 3 月 29 日薬食発 0329 第 14 号）
- 独立行政法人医薬品医療機器総合機構に対する機械器具等に係る治験不具合等報告に関する報告上の留意点等について（平成 25 年 3 月 29 日薬食機発 0329 第 14 号）
- 加工細胞等に係る治験中の不具合等の報告について（平成 26 年 10 月 2 日薬食発 1002 第 23 号）
- 加工細胞等に係る治験不具合等報告に関する報告上の留意点等について（平成 26 年 10 月 2 日薬食機参発 1002 第 1 号）

- 外国で実施された医薬品等の臨床試験データの取扱いについて（昭和60年6月29日薬発第660号）
- 外国で実施された医療用具の臨床試験データの取扱いについて（平成9年3月31日薬発第479号）
- 医療機器に関する臨床試験の試験成績のうち外国で実施したものの取扱いについて（平成18年3月31日薬食機発第0331006号）
- 医療機器に関する臨床試験の試験成績のうち外国で実施したものの取扱いについてに関するQ&Aについて（平成18年6月23日事務連絡）
- 外国で実施された医薬品の臨床試験データの取扱いについて（平成10年8月11日医薬発第739号）
- 外国臨床データを受け入れる際に考慮すべき民族的要因について（平成10年8月11日医薬審発第672号）
- 国際共同治験に関する基本的考え方について（平成19年9月28日薬食審査発第0928010号）
- 米国食品医薬品庁との医療機器の対面助言及び承認審査に係る情報交換の試行について（平成21年6月15日薬食機発第0615001号）
- 米国食品医薬品庁との医療機器の対面助言及び承認審査に係る情報交換の試行について（その2）（平成22年6月15日薬食機発第0615第1号）
- 米国食品医薬品庁との医療機器の対面助言及び承認審査に係る情報交換の試行について（その3）（平成23年6月16日薬食機発第0616第1号）

参考文献等
- 厚生労働省ウェブサイト所管の法令等
- 公益社団法人日本医師会治験促進センターウェブサイト
- 独立行政法人医薬品医療機器総合機構（PMDA）ウェブサイト
- RAPS、薬事法の基礎第一版、2010、薬事日報社
- ポケット資料集作成委員会（代表：鬼頭秀）、GCPポケット資料集2015版
- ポケット資料集作成委員会（相澤篤、飯田創治、菊田貞雄他）、医療機器GCPポケット資料集2015年版
- 日本QA研究会編（石井真由美、後藤邦子、高木道郎他、詳解GCP省令～GCPの正しい理解のために～2009年、薬事日報社
- World Medical Association. WMA Declaration of Helsinki – Ethical Principles for Medical Research Involving Human Subject. 2013
- 日本医師会、人間を対象とする医学研究の倫理的原則、2013.
- 日本製薬工業協会【治験119番】での治験・GCP質問の受付
- Harmonization-by-Doing Working Group 4. Comparing GCP Requirements for Medical Device Clinical Trials in the US and Japan. Regulatory Focus 2010 (April). 40-44.
- HBD WG4日本翻訳チーム、日米医療機器の臨床試験におけるGCP要求事項の比較、医機連ニュース2010年第70号（July）72-80.
- Harmonization-by-Doing Working Group 4. GCP Convergence Improves Transportability of Medical Device Clinical Data. Regulatory Focus 2013 (January). 1-7.
- HBD WG4日本翻訳チーム、日米医療機器の臨床試験におけるGCP要求事項の比較－GCP収束化は医療機器臨床試験データの受入可能性を改善する－、医機連ニュース2013年第81号（April）46-56.

第 14 章

製造販売後調査及び製造販売後臨床試験の実施の基準(GPSP)

目的
- GPSP 省令について理解する。
- 製造販売後調査及び製造販売後臨床試験について理解する。
- 再審査制度、再評価制度及び適合性調査について理解する。
- 医療機器の使用成績評価について理解する。

関連法令
- 医薬品、医療機器等の品質、有効性及び安全性の確保等に関する法律(昭和35年法律第145号)
- 医薬品、医療機器等の品質、有効性及び安全性の確保等に関する法律施行規則(昭和36年厚生省令第1号)
- 医薬品の製造販売後の調査及び試験の実施の基準に関する省令(平成16年厚生労働省令第171号)[医薬品 GPSP 省令]
- 医薬品の臨床試験の実施の基準に関する省令(平成9年厚生省令第28号)[医薬品 GCP 省令]
- 医薬品、医薬部外品、化粧品及び医療機器の製造販売後安全管理の基準に関する省令(平成16年厚生労働省令第135号)[GVP 省令]
- 医療機器の製造販売後の調査及び試験の実施の基準に関する省令(平成17年厚生労働省令第38号)[医療機器 GPSP 省令]

はじめに

　医薬品は、治験の期間に有効性と安全性が検証され、その後に販売される。しかし、治験には、5つの too、すなわち too few、too simple、too narrow、too median-aged、too brief[1]として知られるように、症例数が少ない、対象となる患者は病態が比較的シンプル

(年齢や併用薬、合併症などが制限される）である、投与期間が短い、などの限界がある（表1）。実際に市販後に初めて重大な副作用が明らかになることは少なくない。近年は、ドラッグラグの解消のため、薬剤の世界同時開発・国際共同治験が加速され、その結果、治験における日本人の症例数が少なくなり、承認までに日本人による十分な安全性の評価や検討が難しくなっている。このような環境の中、製造販売後の安全性監視の重要性は益々高まっている。

表1　治験の限界：5つの too

too few	限られた症例数での評価
too simple	投与方法や回数、併用薬に厳しい制限
too narrow	腎機能障害や肝機能障害の合併や妊婦などの特殊な患者は除外
too median-aged	厳しい年齢制限があり、高齢者や小児への適応はまれ
too brief	短い投与期間や観察期間での評価

　医薬品の安全性を確保するためには、開発段階から製造販売後に至るまで常に治験薬や医薬品のリスクを適切に管理する方策を検討することが重要である。前述したように、新医薬品の市販後、特に早期においては、各段階で得られた知見に基づいて、安全性上検討すべき事項を明らかにし、必要な情報を収集するために使用成績調査や製造販売後臨床試験等を計画するとともに、リスクを最小化するための方策を講じる必要がある。従って、本邦において「医薬品リスク管理計画（J-RMP）」の策定が制度として導入された。J-RMP の策定は、平成25年4月1日以降に製造販売承認申請する品目から適用されている。

　平成26年11月25日の医薬品医療機器法の施行に合わせ、医薬品の製造販売業者による J-RMP の策定及び実施の確実な履行の確保を図ることを目的として、GVP 省令とともに「医薬品の製造販売後の調査及び試験の実施の基準に関する省令」（医薬品 GPSP 省令）も平成25年3月に改正された。

　一方、医療機器においても、同様に平成26年11月25日より、従来、新医療機器を対象として実施されていた再審査・再評価が見直され、厚生労働大臣が指定する医療機器についてのみ、使用成績に関する評価を受けることになった。

1．医薬品 GPSP 省令の構成

　GPSP 省令とは、医薬品の製造販売後の調査や試験を実施する際に求められる遵守事項である。GPSP に規定する調査・試験とは、「使用成績調査」、「特定使用成績調査」、及び「製造販売後臨床試験」が該当し、承認された効能・効果、又は用法・用量の範囲内で行うものである。

　これらは、全体を統括する製造販売後調査等管理責任者が企画・立案した計画書に従い実

施する。観察期間終了後に調査票を収集し、集計・評価の上、結果を取りまとめ、医薬品の有効性、安全性に関する根拠資料として再審査・再評価申請資料に活用するとともに、医療関係者に情報として提供するものである。

GPSP省令は、表2に示すように、12の条文と附則で構成されている。

表2　GPSP省令の構成

第1条	趣旨
第2条	定義
第3条	製造販売後調査等業務手順書
第4条	製造販売後調査等管理責任者
第5条	製造販売後調査等
第6条	使用成績調査
第7条	製造販売後臨床試験
第8条	自己点検
第9条	製造販売後調査等業務に従事する者に対する教育訓練
第10条	製造販売後調査等業務の委託
第11条	製造販売後調査等業務に係る記録の保存
第12条	製造販売後調査等に係る再審査等の資料の基準
附則	（施行期日、経過措置）

1.1　製造販売後調査等の定義（第2条）

GPSP省令における「製造販売後調査等」とは、医薬品の品質、有効性及び安全性に関する情報の収集、検出、確認又は検証のために行う使用成績調査、特定使用成績調査又は製造販売後臨床試験をいう。

(1)　使用成績調査

診療において、医薬品を使用する患者の条件を定めることなく、副作用による疾病等の種類別の発現状況、並びに品質、有効性及び安全性に関する情報の検出又は確認を行う調査をいう。

(2)　特定使用成績調査

使用成績調査のうち、診療において、小児、高齢者、妊産婦、腎機能障害又は肝機能障害を有する患者、医薬品を長期に使用する患者、その他医薬品を使用する条件が定められた患者における副作用による疾病等の種類別の発現状況、並びに品質、有効性及び安全性に関する情報の検出又は確認を行う調査をいう。

(3) 製造販売後臨床試験

治験もしくは使用成績調査の成績に関する検討を行った結果、得られた推定等を検証し、又は診療においては得られない品質、有効性及び安全性に関する情報を収集するため、医薬品の承認に係る用法、用量、効能及び効果に従い行う試験をいう。

1.2 製造販売後調査等業務手順書の作成（第3条）

GPSP省令では、製造販売後調査等を適正かつ円滑に実施するために、製造販売後調査等業務手順書を作成するよう規定されており、表3に示す手順について記載しなければならない。また、手順書の作成や改訂にあたっては、手順書にその日付を記載し、保存しなければならない。

表3 製造販売後調査等業務手順書に記載すべき手順

(1) 使用成績調査に関する手順
(2) 製造販売後臨床試験に関する手順
(3) 自己点検に関する手順
(4) 製造販売後調査等業務に従事する者に対する教育訓練に関する手順
(5) 製造販売後調査等業務の委託に関する手順
(6) 製造販売後調査等業務の記録の保存に関する手順
(7) その他製造販売後調査等を適正かつ円滑に実施するために必要な手順

1.3 製造販売後調査等管理責任者の設置（第4条）

製造販売後調査等に係る業務を統括する製造販売後調査等管理責任者を、販売に係る部門から独立して置かなければならない。

製造販売後調査等管理責任者は、医薬品ごとに使用成績調査又は製造販売後臨床試験の概要を記載した製造販売後調査等基本計画書を作成し、必要に応じ改訂し、日付を記載し、保存する必要がある。なお、総括製造販売責任者又は安全管理責任者がJ-RMPを作成し、かつ保存している場合は、製造販売後調査等基本計画書の作成、保存の必要はない。

製造販売後調査等管理責任者は、製造販売後調査等業務手順書及び製造販売後調査等基本計画書又はJ-RMPに基づき、使用成績調査又は製造販売後臨床試験ごとに、実施方法及び評価方法を記載した使用成績調査実施計画書又は医薬品の臨床試験の実施の基準に関する省令（GCP省令）に規定する製造販売後臨床試験実施計画書、その他製造販売後調査等を行うために必要な事項を文書により定める必要がある。

また、製造販売後調査等管理責任者は、製造販売後調査等を行うのに必要があると判断した場合は、製造販売業者等に文書により意見を述べ、その文書（又は写し）を保存する必要がある。一方、製造販売業者等はこの意見を尊重し、製造販売後調査等の業務遂行に

あたり支障がないようにしなければならない。

1.4 製造販売後調査等の実施（第5条）

製造販売後調査等管理責任者は、製造販売後調査等の実施を企画、立案及び調整を行い、実施にあたっては、作成した各種文書に基づき、適正かつ円滑に行われていることを確認し、実施状況を把握する記録を作成し、保存しなければならない。また、J-RMPが作成されている場合には、実施状況の記録を安全管理責任者へ文書で提供しなければならない。製造販売後調査等で得られた結果は、製造販売業者等に（J-RMPが作成されている場合には安全管理責任者にも）文書で報告する必要がある。

1.5 使用成績調査の実施（第6条）

使用成績調査を実施するにあたり、当該使用成績調査の目的を十分に果たしうる医療機関に対し、契約を文書で行い、保管する必要がある。
また、使用成績調査実施計画書に定める必要がある事項を表4に示す。

表4　使用成績調査実施計画書に定める事項

(1) 調査の目的
(2) 調査を予定する症例数
(3) 調査の対象となる患者
(4) 調査の方法
(5) 調査の実施期間
(6) 調査を行う事項
(7) 解析を行う項目及び方法
(8) その他必要な事項

1.6 製造販売後臨床試験の実施（第7条）

製造販売後臨床試験の実施においては、GPSP省令及び医薬品の臨床試験の実施の基準（GCP）に関する省令第56条に基づき実施する。

1.7 自己点検（第8条）

製造販売後調査等業務について、定期的に自己点検を行う必要がある。ただし、GCP省令に基づく監査を実施した事項については、自己点検の実施は必要ない。
製造販売後調査等管理責任者以外の者が自己点検を行う場合は、自己点検の結果を製造

販売後調査等管理責任者に対し文書で報告し、記録を保管する必要がある。製造販売後調査等管理責任者は、自己点検の結果に基づき、業務の改善が必要と判断した場合、その措置を講じるとともに、記録を作成し保管する必要がある。

また、製造販売後調査等管理責任者は、自己点検の結果を製造販売業者等に文書で報告する必要がある。

1.8 教育訓練（第9条）

製造販売後調査等業務に従事する者に対し、計画的な教育訓練を実施し、その記録を作成し保管する必要がある。製造販売後調査等管理責任者以外の者が教育訓練を行う場合は、実施状況を製造販売後調査等管理責任者へ報告する必要がある。

1.9 業務の委託（第10条）

製造販売後調査等業務は、管理に関する業務を除き、業務を適正かつ円滑に遂行しうる能力のある者に委託することができる。委託する場合には、表5に示す事項を記載した文書により受託者との契約を締結しなければならない。なお、製造販売後臨床試験業務の委託に関しては、GCP省令の規定に基づき契約を締結する必要がある。委託した場合、製造販売後調査等管理責任者は、受託者において委託業務が適切かつ円滑に行われているかどうか、受託者に対する指示の履行状況について確認し、記録を作成し保存する必要がある。また、確認結果については、製造販売業者等への文書による報告が必要である。

表5　製造販売後調査等業務の契約で定めるべき事項

(1) 委託の範囲
(2) 受託業務に係る製造販売後調査等業務の手順に関する事項
(3) 業務手順に基づき委託業務が適正かつ円滑に行われているかどうかを確認することができる旨
(4) 委託した業務について、受託者に対する指示に関する事項
(5) 指示を行った場合、その指示に基づく措置が講じられたかどうかを確認することができる旨
(6) 委託者及び受託者の相互の間における製造販売後調査等に関する情報の提供の方法に関する事項
(7) 受託者が委託者に対して行う報告に関する事項
(8) 受託者が受託業務について作成した文書の保存に関する事項
(9) その他必要な事項

1.10 記録の保存（第11条）

　GPSP省令の規定により保存する必要のある文書、その他の記録の保存期間は以下のとおりである。
　　① 再審査又は再評価に係る記録：再審査又は再評価が終了した日から5年間
　　② 上記以外の記録：利用しなくなった日又は記録の最終の記載日から5年間
　なお、製造販売後臨床試験については、GCP省令第56条において読み替えて準用するGCP省令第26条、第34条、第41条に規定する期間とする。すなわち、医療機関における記録の保存期間は、再審査・再評価結果の通知日までである。

1.11 再審査等の資料の基準（第12条）

　再審査及び再評価申請に際し、収集する資料及び作成については、GPSP省令及びGCP省令に定める基準に基づく。

2. 製造販売後調査及び製造販売後臨床試験

2.1 観察研究と介入研究

　観察研究とは、日常診療下の使用実態通りにデータを集め、仮説の検出や確認を行うもので、使用成績調査や特定使用成績調査がこれに該当する。多様な患者集団における未知、又は発生頻度の低い副作用や重篤な副作用等を収集するには、多数の症例が必要となるため、観察研究が適している。
　介入研究とは、一定の条件の患者集団に対し、目的に応じた特定の検査や治療を実施して仮説を検証するもので、製造販売後臨床試験がこれに該当する。

2.2 製造販売後調査等のガイドライン

　製造販売後に実施する使用成績調査、特定使用成績調査、及び製造販売後臨床試験の標準的な実施方法を示したものであり、学問の進歩等を反映した合理的根拠に基づくものであれば、必ずしもガイドラインに記した方法を固守するよう求めるものではないとされている。

(1) **製造販売後調査及び製造販売後臨床試験の要点**
　① 使用成績調査
　　使用実態下における未知の副作用（特に重要な副作用）、副作用発生状況の把握、安全性又は有効性等に影響を与えると考えられる要因を把握することを目的に行う。症例数は

医薬品の特性等に応じ設定する。症例の抽出に偏りが生じないよう、中央登録方式、連続調査方式、全例調査方式による登録を行う。逸脱例についても別途集計する。

② 特定使用成績調査

治験では組み込まれることが少なく、十分な検討が行われていない対象患者（小児、高齢者、妊産婦、腎機能障害又は肝機能障害を有する患者等）、又は長期使用時の有効性及び安全性に関する情報を収集することを目的に行う。症例数は脱落や中止を見込んで、必要な解析が最終的に可能となるような症例数を設定する。使用成績調査と同様、症例の抽出に偏りが生じないよう、中央登録方式等で登録する。

③ 製造販売後臨床試験

腎機能障害を有する患者等特別な背景を有する患者での適正な使用方法を確立するための試験や、有効性及び安全性を検証する試験など、介入研究として、GPSP及びGCP省令に基づいて実施する。

(2) **症例登録方法**

調査を行う際の症例登録は、症例の抽出に偏りを生じない方法で行う必要がある。以下に、簡単に示す。

① 中央登録方式

調査担当医師に、投与を開始する（又は開始した）時点で、予め定めた登録センターへ症例登録をしてもらい、登録した症例全ての調査票を記載してもらう方法。通常の調査で適用する。

② 連続調査方式

調査担当医師に、投与を開始する（又は開始した）症例を依頼した症例数に達するまで連続して漏れなく調査票に記載してもらう方法。急性期治療の注射剤等の調査で適用する。

③ 全例調査方式

調査担当医師に、一定の調査期間中、当該医薬品を使用した全症例について漏れなく調査票に記載してもらう方法。対象症例が少ない希少疾病医薬品や安全性上の理由から流通管理する必要のある医薬品等の調査で適用する。

3．再審査、再評価制度と適合性調査

市販後の安全対策を図る制度として、大きく分けて「副作用・感染症報告制度」、「再審査

制度」、及び「再評価制度」の３つがある。ここでは、再審査及び再評価制度、適合性調査について記載する。

3.1 再審査制度

再審査制度とは、新医薬品（効能効果等の一部変更承認を含む）の製造販売承認後の一定期間（4～10年間）で、製造販売業者等が製造販売後調査や製造販売後臨床試験を行い、承認された効能・効果や安全性について再確認を行い、その結果を申請する制度（医薬品医療機器法第14条の4）である。

再審査の結果は以下に示す３つの措置のうちのいずれかとなる。
① 承認の取り消し
② 効能効果の削除又は修正
③ 特に措置なし

3.2 再評価制度

一度承認された医薬品であっても、年月の経過とともに、より効果の高い薬や安全性の高い薬が発売され、その存在価値がなくなる場合や、現在の評価基準では有用性が認められない場合が出てくる。

再評価制度とは、既に承認された医薬品について、現時点の医学・薬学等の学問水準に照らして、品質、有効性及び安全性を見直す制度（医薬品医療機器法第14条の6）である。再評価結果も再審査結果と同様に、以下に示すいずれかの措置となる。
① 承認の取り消し
② 効能効果の削除又は修正
③ 特に措置なし

3.3 適合性調査

適合性調査とは、医薬品の再審査、再評価申請に係る資料について、GPSP省令、申請資料の信頼性の基準等に適合しているかどうかを医薬品医療機器総合機構（PMDA）が実地に及び書面により行う調査である。適合性調査の実施手続き等については、チェックリスト等も含め通知で示されているので参照されたい。なお、Electronic Data Capture（EDC；臨床検査情報の電子的収集）を利用した調査や試験に係る適合性調査等の手続きについては、別途通知されている。

4. 医療機器の使用成績評価

　医療機器では、従来、医薬品と同様に新医療機器を対象とする再審査制度と既承認医療機器を対象とする再評価制度があったが、医薬品医療機器法により、これらの制度は廃止され、代わって使用成績評価の制度が導入された。使用成績評価の対象となる医療機器は、厚生労働大臣が薬事・食品衛生審議会の意見を聴いて指定する医療機器である。医療機器は短いサイクルで改善・改良が行われるものが多く、再審査期間後には既に対象商品が市場に存在しない場合や、植え込んで使用される医療機器では、一定の期間情報を収集する必要がある場合があるなどの理由により、医療機器を一律に評価対象とするのではなく、医療機器の特性に応じた調査期間を設定し、当該期間中に使用成績に関する調査を行い、有効性及び安全性を確認するように見直された。

まとめ

- ✓ GPSP 省令は、医薬品等の製造販売後の調査や試験を実施する際に求められる遵守事項である。
- ✓ 全体を統括する製造販売後調査等管理責任者を販売に係る部門から独立して置かなければならない。
- ✓ 製造販売後調査等管理責任者が企画・立案した計画書に従い、製造販売後の調査や試験を実施する。
- ✓ 医薬品の製造販売後の調査や試験で得た結果は、有効性及び安全性に関する根拠資料として再審査・再評価申請資料とする。
- ✓ 医薬品の製造販売後臨床試験は、GPSP 省令及び GCP 省令に従って実施する。なお、製造販売後臨床試験の医療機関における記録の保存期間は、再審査・再評価の結果通知日までである。
- ✓ 医療機器では、新医療機器を対象とする再審査と既承認医療機器を対象とする再評価に代えて、厚生労働大臣が指定する医療機器についてのみ、使用成績に関する評価を受けなければならないことになった。調査期間は一律でなく、医療機器の特性に応じ設定され、その期間中に使用成績に関する調査を行い有効性及び安全性を確認するように見直された。

関連通知・告示

- ❏ 平成 16 年 12 月 20 日薬食発第 1220008 号「医薬品の製造販売後の調査及び試験の実施の基準に関する症例の施行について」
- ❏ 平成 17 年 10 月 27 日薬食審査発第 1027001 号「医療用医薬品の製造販売後調査等の実施方法に関するガイドラインについて」
- ❏ 平成 17 年 3 月 25 日事務連絡「医薬品の製造販売後の調査及び試験の実施の基準に関する省

令に係る質疑応答（Q&A）について」
- 平成17年9月16日薬食審査発第0916001号・薬食安発第0916001号厚生労働省医薬食品局審査管理課長・厚生労働省医薬食品局安全対策課長連名通知「医薬品安全性監視の計画について」
- 平成24年4月11日薬食安発0411第1号、薬食審査発0411第2号安全対策課長・審査管理課長連名通知「医薬品リスク管理計画指針について」
- 平成17年3月30日薬食審査発第0330003号「医薬品のGPSP実地調査に係る実施要領について」
- 平成19年3月30日薬機信発第0330002号「医薬品の再審査及び再評価申請のGPSP実地調査」
- 平成26年11月21日薬機信発第1121007号「医薬品の再審査及び再評価申請資料の適合性書面調査及びGPSP実地調査の実施手続きについて」
- 平成25年3月27日薬機信発第0327001号「EDCを利用した治験、製造販売後臨床試験及び使用成績調査に係る適合性調査等の実施手続きについて」
- 平成17年3月31日薬食発第0331040号「医療機器の製造販売後の調査及び試験の実施の基準に関する症例の施行について」
- 平成26年11月21日薬食機参発1121第44号「医療機器及び体外診断用医薬品の製造販売承認に係る使用成績評価の取り扱いについて」
- 平成26年12月26日薬食機参発1226第3号「医療機器及び体外診断用医薬品の製造販売承認時における使用成績評価の対象に係る基本的な考え方について」

参考文献等

1) Rogers AS. Adverse drug events: identification and attribution. Drug Intell Clin Pharm. 1987; 21: 915-920.

第 15 章

製造販売後安全管理の基準（GVP）

目的
- 市販後安全管理や GVP 省令の概要を理解する。
- 製造販売後安全管理の内容、業務を理解する。
- 安全確保業務委託の基本を理解する。

関連法令
- 医薬品、医療機器等の品質、有効性及び安全性の確保等に関する法律（昭和 35 年法律第 145 号）［医薬品医療機器法］
- 医薬品、医療機器等の品質、有効性及び安全性の確保等に関する法律施行規則（昭和 36 年厚生省令第 1 号）［施行規則］
- 医薬品、医薬部外品、化粧品、医療機器及び再生医療等製品の製造販売後安全管理の基準に関する省令（平成 16 年厚生労働省令第 135 号）［GVP 省令］

はじめに

　医薬品、医薬部外品、化粧品、医療機器又は再生医療等製品（以下「医薬品等」という）は、それを規定している法律の題名にもあるように、品質、有効性及び安全性の確保が至上命題である。医薬品等は、承認（認証）される以前の開発段階から品質、有効性及び安全性が繰り返し徹底して確認され、承認後（市販後）も継続してその確認が続く。このうち、市販後の安全性を確保するための基準が、医薬品、医薬部外品、化粧品、医療機器及び再生医療等製品の製造販売後安全管理の基準に関する省令（GVP 省令）である。

　本項では、まず GVP 省令のコアになる業務とそれを支える体制及び環境を概観する。その後、GVP 省令自体について目的等を確認し、それぞれの製造販売後安全管理業務の内容と実施すべき事項を理解し、そのために整備しなければならない事項について、医薬品を中心に見ていくことにする。

1. GVP省令

1.1 安全確保業務（GVP省令のコアとなる業務）の概要

　製造販売後安全管理業務としてコアとなるのは、安全確保業務であり、図1に示すとおり、安全管理統括部門に入ってきた情報を評価・解析し、措置を決定し、実施するという情報の入力から出力までの一連の業務である。当局への報告書の提出も措置の実施に含まれる。

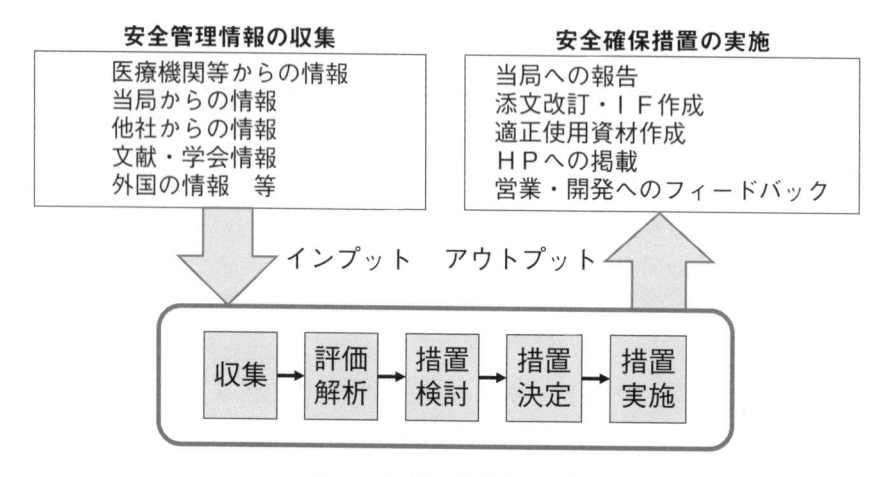

図1　安全確保業務の概要

　安全確保業務で注意すべき点は、おおむね以下の2点である。
　第1は、医療機関等からの情報は医薬情報担当者（以下「MR」という）が収集することが多いが、社内の問い合わせ窓口や安全管理統括部門に直接医療機関等からの情報が入ってくることもあるなど、安全管理情報の入手ルートは様々であること。
　第2は、措置決定後に行われる添付文書の改訂、インタビューフォーム（以下「IF」という）の作成、適正使用資材の作成などは実際に作成を行うのが安全管理統括部門以外の場合もあるという点である。

＊**製造販売後安全管理業務：**
　GVP省令第1条（趣旨）では、「この省令は、医薬品、医療機器等の品質、有効性及び安全性の確保等に関する法律（以下「法」という）第12条の2第2号、第23条の2の2第2号及び第23条の21第2号に規定する製造販売後安全管理（以下「製造販売後安全管理」という）に係る厚生労働省令で定める基準を定めるものとする」と規定されている。

***安全管理情報**：

　GVP省令第2条（定義）第1項では、「この省令で「安全管理情報」とは、医薬品、医薬部外品、化粧品、医療機器又は再生医療等製品（以下「医薬品等」という）の品質、有効性及び安全性に関する事項その他医薬品等の適正な使用のために必要な情報をいう」と規定されている。

***安全確保業務**：

　GVP省令第2条（定義）第2項では、「この省令で「安全確保業務」とは、製造販売後安全管理に関する業務のうち、安全管理情報の収集、検討及びその結果に基づく必要な措置（以下「安全確保措置」という）に関する業務をいう」と規定されている。

1.2　製造販売後安全管理業務（コア業務を支える体制及び環境）

製造販売後安全管理業務
- 組織の設置と組織体制（安責、担当者）
- 市販後安全管理業務手順書（GVP手順書）
- 教育訓練
- 安全管理情報の保存
- 市販直後調査
- 自己点検
- 種々の報告
- 関係者（組織）間の相互連携など

安全管理業務のうち、安全確保業務
収集 → 評価解析 → 措置検討 → 措置決定 → 措置実施

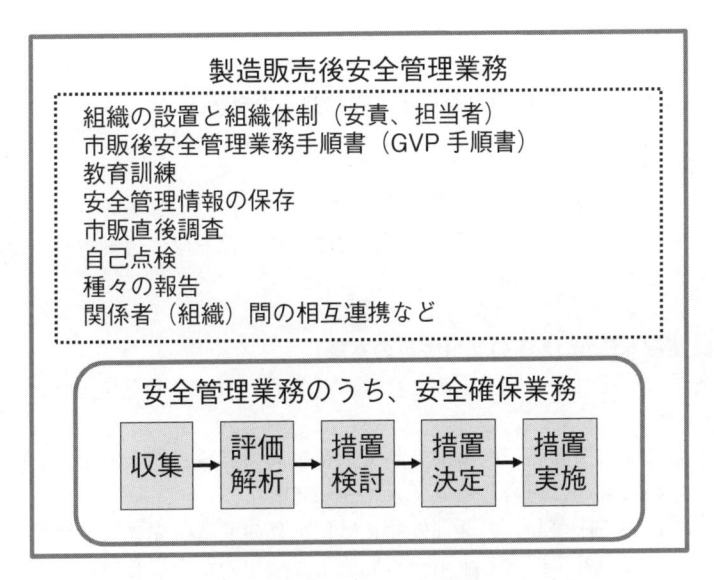

図2　安全管理業務を支える組織体制と環境

　GVPのコア業務の流れは、前述のとおり、安全管理情報の収集、検討と安全確保措置の立案及び措置の実施である。

　GVP省令では、これに加えてこの一連の流れを確実に実施できるようにするための体制及び環境として、販売部門から独立した安全管理統括部門（組織）の設置、3年以上の業務経験のある安全管理責任者の設置、自社の実情に合わせて実施できるように定めた製造販売後安全管理業務手順書（GVP手順書）の整備、報告、品質保証部門等との連携、業務の習熟や理解のための業務担当者への教育訓練、自己点検、安全管理情報等の記録の保存等の仕組みの整備や手順を定めることが義務付けられている（図2）。

　また、医薬品の安全性の確保を図るため、開発の段階から製造販売後に至るまで常にリ

スクを適正に管理することを目的に、医薬品リスク管理計画（Risk Management Plan: RMP）が制度として導入された。医薬品リスク管理計画は、医薬品の開発から市販後まで一貫したリスク管理を1つの文書にまとめたもので、調査・試験やリスクを低減するための取組みを定期的に評価することができるようにするものである。また、RMPは公表され、これによって製造販売業者や医療関係者等がリスク管理の内容を広く共有し、市販後の安全対策の一層の充実につながることが期待されている。

1.3 GVP省令とは

GVP省令には2つの側面がある。1つは、製造販売業の許可の基準としてのGVPであり、いま1つは、製造販売後安全管理業務の実施の基準としてのGVPである（図3）。

なお、GVP省令では、医薬品医療機器等のリスク等に応じて、製造販売業者を第一種から第三種まで区分し、規定の適用の仕方を分けている（表1）。

GVP省令は医薬品医療機器法のどこから導かれるのか？

GVP省令第1条（趣旨）
　この省令は、医薬品医療機器等法第12条の2第2号、第23条の2の2第2号及び第23条の21第2号に規定する製造販売後安全管理に係る厚生労働省令で定める基準を定めるものとする。

⬇

医薬品医療機器法第12条の2（許可の基準）
　次の各号のいずれかに該当するときは、前条第1項の許可を与えないことができる。
　一　申請に係る医薬品、医薬部外品又は化粧品の品質管理の方法が、厚生労働省令で定める基準に適合しないとき。　➡ GQP
　二　申請に係る医薬品、医薬部外品又は化粧品の製造販売後安全管理（品質、有効性及び安全性に関する事項その他適正な使用のために必要な情報の収集、検討及びその結果に基づく必要な措置をいう。以下同じ。）の方法が、厚生労働省令で定める基準に適合しないとき。　➡ GVP
　三　申請者が、第五条第三号イからヘまでのいずれかに該当するとき。

図3　医薬品医療機器法における製造販売後安全管理業務の規定

表1　GVP省令に規定される製造販売業者

第一種製造販売業者	処方箋医薬品、高度管理医療機器又は再生医療等製品の製造販売業者
第二種製造販売業者	処方箋医薬品以外の医薬品（OTC医薬品等）、管理医療機器又は体外診断用医薬の製造販売業者
第三種製造販売業者	医薬部外品、化粧品又は一般医療機器の製造販売業者

1.4　製造販売業の許可の基準としてのGVP

　GVP省令は、製造販売業（業態）の許可要件の1つである。製造販売業許可の許可更新時（5年ごと）に、業態の許可権者である都道府県が許可要件を満たしているかどうかの状況を見る適合性調査を実施し、「適合」であれば許可更新される。製造販売業の許可要件には、GVP省令、GQP省令、業務体制、申請者要件のへ適合などがある。

　このうちGVPについては、都道府県は、各社が定めた製造販売後安全管理業務手順書（GVP手順書）に従って業務が適正に行われているかどうかを、保存されている資料を中心にして確認する。

　都道府県の担当官は、企業の日常活動を見ているわけではないので、確認するためには記録書類に頼るほかない。このため、立ち入り検査で特に重視するのが、保存すべき資料の保存状況の確認になる。中でも教育訓練の実施状況、自己点検の実施状況、安全管理情報の収集状況を重点的に確認することになる。

1.5　市販後安全管理業務を行うための基準としてのGVP

　GVPは市販後の安全管理業務を行うための基準でもあるが、GVP省令は市販後安全対策業務として実施する内容をすべて網羅しているわけではない。第7条以下の条項については具体的な業務の実施内容、実施方法等を医薬品医療機器法施行規則、通知及び事務連絡等に従うこととされている（図4）。

　ここで注意しなければならないのは、GVPとして行う業務はGVP省令に定められたものに限られるのではなく、法、施行規則、通知等の規定も併せて運用しなければならない点である。

　GVPでは第7条に安全管理情報の収集が規定されているが、この条項では第1号から第6号の情報を収集し、それを安全管理責任者に報告すること、製造販売業者は安全管理責任者にその記録を保存させることしか規定していない。

　しかし、副作用については法第68条の10（副作用等の報告）に、「製造販売業者は、その製造販売をしている医薬品等について、当該品目の副作用その他の事由によるものと疑われる疾病、障害又は死亡の発生、当該品目の使用によるものと疑われる感染症の発生

GVP省令

医薬品医療機器法で求められている市販後の安全対策を適切に実施するための基準

- 第1条　（趣旨）
- 第2条　（定義）
- 第3条　（総括製造販売責任者の業務）
- 第4条　（安全確保業務に係る組織及び職員）
- 第5条　（製造販売後安全管理業務手順書等）
- 第6条　（安全管理責任者の業務）
- 第8条　（安全管理情報の検討及びその結果に基づく安全確保措置の立案）
- 第9条　（安全確保措置の実施）
- 第9条の2　（医薬品リスク管理）
- 第10条　（市販直後調査）
- 第11条　（自己点検）
- 第12条　（製造販売後安全管理に関する業務に従事する者に対する教育訓練）
- 第16条　（安全確保業務に係る記録の保存）

誰が、どのような業務をするのかについて、手順を定め、訓練を行い、点検し、記録を残すか等を規定している。

枠組みとしての要件、要素、項目を規定しており、実施にあたっては、具体的な内容、手続き、手順を各社で規定するものとしている。

図4　GVP省令に規定される市販後安全管理業務

その他の有効性及び安全性に関する事項で厚生労働省令で定めるものを知つたときは、その旨を厚生労働省令で定めるところにより厚生労働大臣に報告しなければならない」との規定がある。

また、この具体的な定めは厚生労働省令、すなわち施行規則第228条の20（副作用等報告）で、15日以内に報告するもの、30日以内に報告するもの、その他区分に応じて期間ごとに報告するものが規定されている。

さらに、実務担当者が施行規則第228条の20の規定により行政に報告する際には、この規定について厚生労働省（以下「厚労省」という）が発出した解釈通知、平成17年3月17日薬食発第0317006号「薬事法施行規則の一部を改正する省令等の施行について（副作用等の報告について）」に従って、個々の取扱いを確認の上、報告を行うことになる。

2．GVPのコア業務

安全管理情報の収集、安全管理情報の検討に基づく安全確保措置の立案、安全確保措置の決定、安全確保措置の実施について見ていく。

2.1　安全管理情報の収集

安全管理情報とは、医薬品等の品質、有効性及び安全性に関する事項その他医薬品等の適正な使用のために必要な情報をいう（GVP省令第2条第1項）。

実務上の安全管理情報の入手経路は、医療関係者からの自発報告（副作用等）、使用成績調査を行っている際に回収する調査票（有害事象）、患者様・お客様からのコールセン

ター等への問い合わせ等が多い。これ以外にも、学会報告、文献報告、国内外の行政機関からの情報、他の製造販売業者からの情報などがある。

収集すべき安全管理情報の入手経路は以下のとおり定められている。

GVP省令第7条（安全管理情報の収集）
① 医療関係者からの情報
② 学会報告、文献報告その他研究報告に関する情報
③ 厚生労働省その他政府機関、都道府県及び医薬品医療機器総合機構からの情報
④ 外国政府、外国法人等からの情報
⑤ 他の製造販売業者等からの情報
⑥ その他安全管理情報

2.2 安全管理情報の検討

収集した情報はデータベースに入力するが、その際に評価基準に従って、予測性、重篤性、因果関係等の一次評価を行う。次いで、一次評価に基づいて社内会議を開いて医学的評価と企業としての判断・行動を決める。同時に法第68条の10及び施行規則第228条の20による行政への報告の要不要も判断し、安全対策の必要性も検討する。

予測性は、添付文書における使用上の注意の記載から予測できる副作用を「既知」、使用上の注意の記載から予測できない副作用を「未知」とする。

重篤性は重篤因子の有無により判断するが、その基準は次のとおりである（施行規則第228条の20での重篤因子）。

① 死亡
② 障害
③ 死亡につながるおそれのある症例
④ 障害につながるおそれのある症例
⑤ 治療のために病院又は診療所への入院又は入院期間の延長が必要とされる症例
⑥ 上記①〜⑤項までに掲げる症状に準じて重篤である症例
⑦ 後世代における先天性の疾患又は異常

医薬品等と有害事象との因果関係の判断基準を表2に示す。因果関係が明らかにないもの以外、関連ありとする。また、医療関係者から報告を受けた因果関係についての見解は変更することなくそのまま採用する。

表2　因果関係の区分

分類		基準
関連なし		本剤投与と有害事象との間に合理的な因果関係がない。（本剤投与と有害事象発現との間に時間的な合理性がない。または、併用薬剤や原疾患・合併症等、患者の要因の影響が大きいと考えられる。）
関連あり	関連あるかもしれない	本剤投与と有害事象との間に合理的な因果関係がある可能性が考えられる。（本剤投与と有害事象発現との間に時間的な合理性がある。かつ、併用薬剤や原疾患・合併症等の患者の要因を考えても、本剤との因果関係がある可能性が考えられる。）
	おそらく関連あり	本剤投与と有害事象との間に合理的な因果関係がある可能性が高い。（本剤投与と有害事象発現との間に時間的な合理性がある。かつ、併用薬剤や原疾患・合併症等の患者の要因を考えても、本剤との因果関係がある可能性が高い。または、再投与により同様の有害事象を認める。）

2.3　安全確保業務の立案と実施

　安全管理情報の検討の結果、必要があると認めるときは、廃棄、回収、販売の停止、添付文書の改訂、医薬情報担当者、医療機器情報担当者又は再生医療等製品情報担当者による医療関係者への情報の提供又は法に基づく厚生労働大臣への報告、その他の安全確保措置を立案し、実施することになる。

　主な安全確保措置は以下のとおりである。

- 安全性に係る製品の廃棄、回収、販売の停止
- ブルーレター、イエローレターの配布
- 添付文書や使用上の注意の改訂
- 医療関係者への安全確保に関する情報の伝達・提供
- 行政への副作用・感染症報告やその他の報告

　例えば国際的に流通する医薬品の場合、Company Core Safety Information（CCSI）が見直されるごとにその内容について検討するとともに、必要に応じて本邦における添付文書中の「使用上の注意」を適切に改訂するなどの対応が求められる。

　この場合、CCSIを含め Company Core Data Sheet（CCDS）については、GVP省令第7条第1項第4号に規定する「外国法人からの情報」に該当するものとして当該情報の収集を行う。国際的に流通する医療機器や再生医療等製品における外国での添付文書に相応する文書についても同様である。

　医薬品の副作用の種類別の当局への報告期限を図5に示す。

症例	副作用報告		重篤性	国内	外国
	使用上の注意から予測できない（未知）	重篤	死亡	15日+FAX	15日
			死亡以外	15日	15日
		非重篤		定期報告	－
	使用上の注意から予測できる（既知）	重篤	死亡	15日	－
			承認後2年未満の新有効成分含有医薬品	15日	－
			市販直後調査により得られたもの	15日	－
			その他	30日	－
		非重篤		－	－
既知重篤（死亡を含む）な副作用のうち、その発生数、発生頻度、発生条件等の発生傾向が使用上の注意から予測できないもの又はその発生傾向の変化が保健衛生上の危害の発生又は拡大のおそれを示すもの				15日	15日

図5　医薬品の副作用の報告期限

3．コア業務を支える体制及び環境

　GVPの業務の流れ（安全管理情報の収集、安全管理情報の検討、安全確保措置の立案及び実施）を支える体制として、組織の設置と組織の構成、記録の保存、教育訓練、自己点検、各種報告、関係者の相互連携などがある。このうち、組織の設置及び構成を除く部分は、製造販売後安全管理業務手順書（GVP手順書）で定めることとされている。GVP省令第5条で以下のとおり定められている。

（製造販売後安全管理業務手順書等）
第5条　第一種製造販売業者は、製造販売後安全管理を適正かつ円滑に行うため、次に掲げる手順を記載した製造販売後安全管理業務手順書を作成しなければならない。
　一　安全管理情報の収集に関する手順
　二　安全管理情報の検討及びその結果に基づく安全確保措置の立案に関する手順
　三　安全確保措置の実施に関する手順
　四　安全管理責任者から総括製造販売責任者への報告に関する手順
　五　安全管理実施責任者から安全管理責任者への報告に関する手順
　六　第一種製造販売業者が医薬品リスク管理を行う場合にあっては、医薬品リスク管理に関する手順（第9条の2第1項第1号に規定する医薬品リスク管理計画書に基づき第10条第1項に規定する市販直後調査を行う場合は、当該市販直後調査に関

する手順を含む。）
七　第一種製造販売業者が第10条の２において準用する第10条第１項に規定する市販直後調査を行う場合にあっては、市販直後調査に関する手順
八　自己点検に関する手順
九　製造販売後安全管理に関する業務に従事する者に対する教育訓練に関する手順
十　製造販売後安全管理に関する業務に係る記録の保存に関する手順
十一　品質保証責任者等その他の処方箋医薬品、高度管理医療機器又は再生医療等製品の製造販売に係る業務の責任者との相互の連携に関する手順
十二　第一種製造販売業者が医薬品リスク管理を行う場合にあっては、製造販売後調査等管理責任者との相互の連携に関する手順
十三　その他製造販売後安全管理に関する業務を適正かつ円滑に行うために必要な手順

　製造販売後安全管理業務手順書の作成を求めている１つの理由として、フェールセーフの発想が考えられる。"To err is human, to forgive, divine"「過つは人の常、許したもうは神の業」（Alexander Pope）という言葉がある。
　人は間違うが故に人が間違っても、それをシステムやマニュアルによりカバーし、大きな間違いを防止しようという発想である。人はマニュアルやチェックリストがあれば、それらがないときよりもミスを減らすことができるだろう。さらに業務担当者以外の別の人間が当該業務を点検することで、その業務が適正に行われているということを保証する。最後は行政がその自己点検の結果を監督する。不備があれば程度により行政指導を行うが、不備の程度が著しく、改善されないときは、製造販売業の業許可更新を行わないというペナルティが課される。

3.1　組織の設置と組織体制

　安全確保業務に係る組織及び職員については、GVP省令第４条に規定されている。この規定によって、第一種製造販売業者は、総括製造販売責任者の監督下にあって、販売部門等から独立し、十分な人員を有する「安全管理統括部門」を設置しなければならない。また、安全管理統括部門の責任者として、「安全管理責任者」を置かなければならないが、安全管理責任者は、販売に関与せず、安全確保業務を適正かつ円滑に遂行しうる能力を有し、安全確保業務等に３年以上従事した者であること、という資格要件を満たさなければならない。
　さらに、安全管理情報の収集、解析、措置の実施、資料の保存を安全管理責任者以外の者に行わせる場合は、実施に係る責任者として「安全管理実施責任者」を置かなければならないとされている。
　GVP省令第４条の規定は、製造販売後安全管理業務を専ら科学的見地から行うことを

確保し、採算性といった営業的見地からの影響を極力排除するために設けられた規定である。この観点から、安全管理統括部門は、販売部門からの独立だけでなく、「その他安全確保業務の適切な遂行に影響を及ぼす部門」、例えば、株式や社債等の株式市場等業務に関する部門、他の製造販売業者等との合併等の業務に関する部門などからも独立していなければならないとされている。

3.2　記録の保存

　記録の保存についてはGVP省令第16条に規定されている。

　安全確保業務に係る記録は、当該記録を利用しなくなった日から5年間が原則であるが、それよりも長いものもあるので注意を要する。保存する記録とその保存期間は下記のとおりである。

　自己点検及び教育訓練に係る記録は、作成した日から5年間保存するとされているが、これはGVPの製造販売業の許可要件としての位置付けから、製造販売業者の5年ごとの許可更新の際に、行政がこの記録を確認するために規定されているものである。

（安全確保業務に係る記録の保存）
　第16条　この省令の規定により保存することとされている文書その他の記録の保存期間は、当該記録を利用しなくなった日から5年間とする。ただし、次に掲げる記録の保存期間はそれぞれ当該各号に定める期間とする。
　　一　生物由来製品及び再生医療等製品に係る記録　利用しなくなった日から10年間
　　二　特定生物由来製品及び指定再生医療等製品に係る記録　利用しなくなった日から30年間
　　三　特定保守管理医療機器及び設置管理医療機器に係る記録　利用しなくなった日から15年間
　　四　自己点検及び教育訓練に係る記録　作成した日から5年間

3.3　教育訓練

　業務の習熟や理解のための業務担当者への教育訓練については、安全管理責任者（又はあらかじめ指定された者）が教育訓練計画を作成し、記録を作成・保存しなければならないと規定されている。

　教育訓練の対象には製造販売業者、総括製造販売責任者、安全管理責任者、安全管理統括部門に属する者、安全管理実施部門（MR等）が含まれる。

　教育訓練の内容及び時間は、各社が各々の状況に応じて計画するものとされている。なお、MR等の教育訓練の計画及び実績は、年度ごとに公益財団法人MR認定センターへの報告が行われており、これにより認定MRの資格を継続することができる。

教育訓練についてはGVP省令では以下のとおり規定されている。

（製造販売後安全管理に関する業務に従事する者に対する教育訓練）
第12条　第一種製造販売業者は、総括製造販売責任者に教育訓練計画を作成させ、保存させなければならない。
2　第一種製造販売業者は、製造販売後安全管理業務手順書等及び前項の教育訓練計画に基づき、あらかじめ指定した者に製造販売後安全管理に関する業務に従事する者に対して、製造販売後安全管理に関する教育訓練を計画的に行わせなければならない。
3　第一種製造販売業者は、前項のあらかじめ指定した者が安全管理責任者であるときは、安全管理責任者に前項の教育訓練の記録を作成させ、これを保存させなければならない。
4　第一種製造販売業者は、第二項のあらかじめ指定した者が安全管理責任者以外の者であるときは、当該者に第二項の教育訓練の記録を作成させ、安全管理責任者に対して文書により報告させるとともに、これを安全管理責任者に保存させなければならない。
5　第一種製造販売業者は、安全管理責任者に教育訓練の結果を総括製造販売責任者に対して文書により報告させ、その写しを保存させなければならない。

3.4　自己点検

　自己点検は、業務を行った担当者本人が、自らその業務が正しく行われたか否かを点検することではない。自己点検は、GVP省令第11条第1項に規定されているとおり、製造販売業者が「製造販売後安全管理業務手順書に基づき、あらかじめ指定した者に製造販売後安全管理に関する業務について定期的に自己点検を行わせなければならない」ものである。
　GVP省令には自己点検の目的を示した条項はないが、販売業関連の通知に「監視指導の効果的実施に資するため、定期的な自己点検を促すとともに、定期的かつ計画的に自己点検を実施するように指導する」との記載があり、これによれば、自己点検は行政の行う監視指導に利用することが目的であることがわかる。
　法的には、自己点検の実施者は企業（製造販売業者）であって、その結果を評価するのは行政という構図である。
　また、自己点検の実施者（評価者）についても、「管理する者又はその指定した者が、当該自己点検表に記入を行うこと」とされ、その業務を行っている担当者本人ではないことも付言する。
　通常、企業が行う「業務点検」は、規範遵守、有効性、効率性などを評価基準とするが、GVPの自己点検はこれとは異なり、製造販売後安全管理手順書（GVP手順書）の遵守状況を確認するものである。自己点検についてはGVP省令では以下のとおり規定されている。

（自己点検）
第11条 第一種製造販売業者は、製造販売後安全管理業務手順書等に基づき、あらかじめ指定した者に製造販売後安全管理に関する業務について定期的に自己点検を行わせなければならない。
2　第一種製造販売業者は、前項のあらかじめ指定した者が安全管理責任者であるときは、安全管理責任者に前項の自己点検の記録を作成させ、これを保存させなければならない。
3　第一種製造販売業者は、第一項のあらかじめ指定した者が安全管理責任者以外の者であるときは、当該者に第一項の自己点検の記録を作成させ、安全管理責任者に対して文書により報告させるとともに、これを安全管理責任者に保存させなければならない。
4　第一種製造販売業者は、安全管理責任者に自己点検の結果を第一種製造販売業者及び総括製造販売責任者に対して文書により報告させ、その写しを保存させなければならない。
5　第一種製造販売業者は、総括製造販売責任者に第一項の自己点検の結果に基づく製造販売後安全管理の改善の必要性について検討させ、その必要性があるときは、所要の措置を講じさせるとともに、その記録を作成させなければならない。
6　第一種製造販売業者は、安全管理責任者に前項の記録を保存させなければならない。

3.5　各種報告

　安全確保措置の実施には当局報告も含まれるが、当局に報告が必要な制度を図6に示す（再生医療等製品関係を除く）。

```
医薬品医療機器法
  生物由来製品に関する感染症定期報告（第68条の24）
  新医薬品等の再審査（第14条の4）
  医薬品の再評価（第14条の6）
  使用成績評価（第23条の2の9）
  情報の提供等（第68条の2）
  副作用等の報告（第68条の10）
  機構による副作用等の報告に係る情報の整理及び調査
  の実施（第68条の13）

医薬品医療機器法施行規則
  安全性定期報告等（第63条）
  副作用等報告（第228条の20）
  生物由来製品の感染症定期報告（第241条）

GVP省令：
  市販直後調査（第10条）

通知：
  感染症定期報告
  安全性定期報告
  市販直後調査
  未知・非重篤副作用定期報告
```

図6　当局報告を必要とする制度

製造販売後安全管理のために当局に行う副作用報告、感染症定期報告、安全性定期報告等の法的根拠は、GVP省令ではなく、医薬品医療機器法と同法施行規則によるものがほとんどであり、GVP省令で報告が規定されているものは市販直後調査の実施報告書のみである。

それぞれの報告にあたっては、法令の規定により実施するが、実施方法、報告内容、報告様式等は、別途、通知・事務連絡等に従う。

4．コア業務から派生する業務

4.1 医薬品リスク管理計画

安全確保業務の運用上の流れを有機的にシステム化するための方策として医薬品のリスクを最小化し、適切なリスク管理を行うことを目的としたリスク管理計画（RMP）の策定と実施が制度として導入されている。

医薬品リスク管理計画については、GVP省令で以下のとおり規定されている。

（医薬品リスク管理）
第9条の2 処方箋医薬品の製造販売業者は、医薬品リスク管理を行う場合にあっては、総括製造販売責任者又は安全管理責任者に次に掲げる業務を行わせなければならない。
　一　その行う医薬品リスク管理ごとに、次に掲げる事項を記載した計画書（以下「医薬品リスク管理計画書」という。）を作成すること。
　　イ　医薬品の安全性及び有効性に関し特に検討すべき事項
　　ロ　医薬品の安全性及び有効性に関する情報収集、調査又は試験の概要（処方箋医薬品の製造販売業者が製造販売後調査等（医薬品の製造販売後の調査及び試験の実施の基準に関する省令第2条第1項に規定する製造販売後調査等をいう。以下このロにおいて同じ。）を行う場合にあっては、当該製造販売後調査等の概要を含む。）
　　ハ　医薬品を使用することに伴うリスクの最小化を図るための活動の概要
　　ニ　医薬品リスク管理の実施状況及び評価を行う時期
　　ホ　その他必要な事項
　二　医薬品リスク管理の実施のために必要があると認めるときは、医薬品リスク管理計画書を改訂すること。
　三　医薬品リスク管理計画書を作成し、又は前号の規定により改訂した場合は、医薬品リスク管理計画書にその日付を記載し、これを保存すること。
　2　処方箋医薬品の製造販売業者は、総括製造販売責任者がその業務を行う事務所に医薬品リスク管理計画書を備え付けるとともに、医薬品リスク管理を行うその他の事務

所に医薬品リスク管理計画書に記載された事項のうち、その事務所が担当するものに係る写しを備え付けなければならない。
3 　処方箋医薬品の製造販売業者は、製造販売後安全管理業務手順書等及び医薬品リスク管理計画書に基づき、安全管理責任者に医薬品リスク管理（医薬品の安全性及び有効性に係る調査及び試験の実施を除く。）を行わせるとともに、第1項に規定する業務のほか、次に掲げる業務を行わせなければならない。
　一　医薬品リスク管理が適正かつ円滑に行われているかどうか確認すること。
　二　医薬品リスク管理の実施に関する記録を作成し、これを保存すること。
4 　処方箋医薬品の製造販売業者は、製造販売後安全管理業務手順書等及び医薬品リスク管理計画書に基づき、安全管理実施責任者に、医薬品リスク管理のうち規則第97条各号に掲げる業務を行わせる場合にあっては、安全管理実施責任者にその記録を作成させ、文書により安全管理責任者へ報告させるとともに、安全管理責任者にこれを保存させなければならない。

「医薬品リスク管理」とは、安全確保業務のうち、個々の医薬品について安全性上の検討課題を特定し、使用成績調査や市販直後調査等による調査・情報収集、医療関係者への追加の情報提供などの医薬品のリスクを低減するための取組みを、医薬品ごとに文書化したものである（図7）。

具体的には、医薬品リスク管理は、まず医薬品の安全性及び有効性に関して特に検討すべき事項（安全性検討事項）を特定する。次に、その安全性及び有効性に係る情報収集、調査及び試験（医薬品安全性監視活動）並びに医薬品を使用することに伴うリスクの最小化を図るための活動（リスク最小化計画）を計画し、実施する。そして、これらの結果をベネフィット・リスクバランスの観点から評価し、これに基づいて必要な措置を講ずることにより、医薬品の製造販売後のリスクを適正に管理するために行うものである。

平成25年4月1日以降に製造販売承認申請される新医薬品とバイオ後続品から医薬品リスク管理計画（RMP）の策定・実施が承認条件として付与され、さらに平成26年8月26日以降は後発医薬品に対しても医薬品リスク管理計画（RMP）の策定・実施が求められた。

医薬品リスク管理計画（RMP）には、下記の事項を記載する（図8）。
　①　医薬品の安全性及び有効性に関し特に検討すべき事項（安全性検討事項）
　②　医薬品の安全性及び有効性に関する情報収集、調査又は試験の概要（医薬品安全性監視活動）
　③　医薬品を使用することに伴うリスクの最小化を図るための活動の概要（リスク最小化活動）
　④　医薬品リスク管理の実施状況及び評価を行う時期
　⑤　その他必要な事項

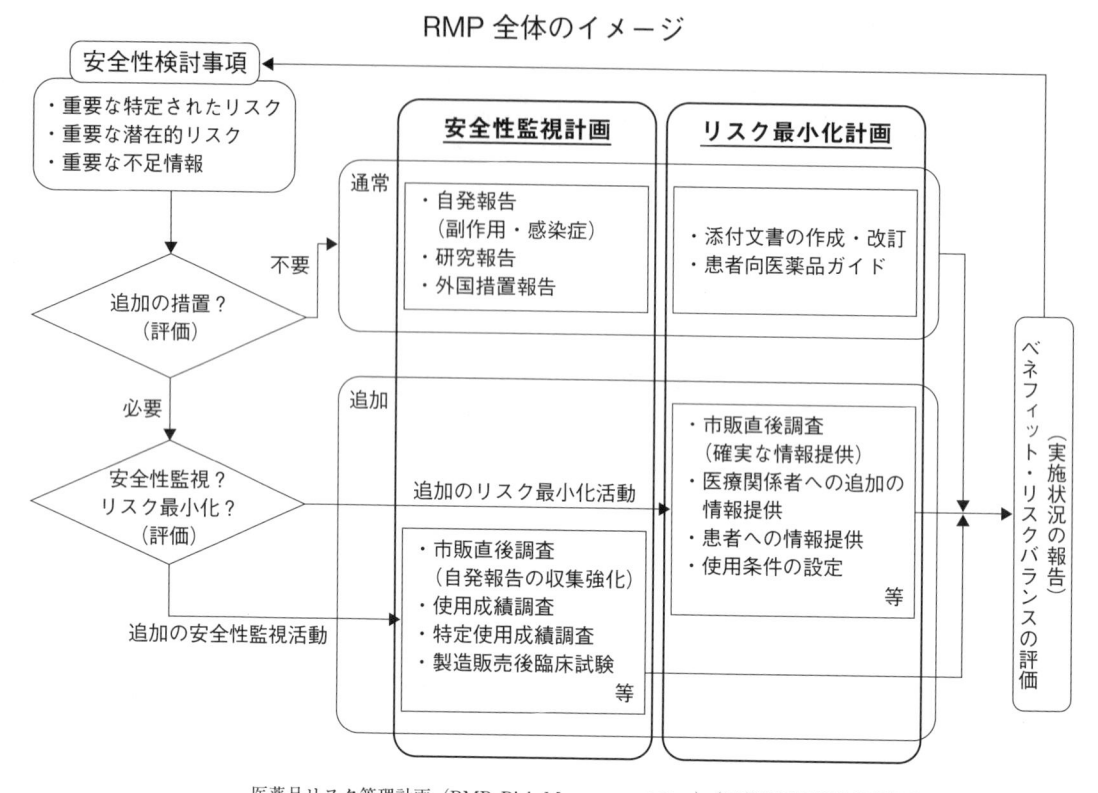

第15章 製造販売後安全管理の基準（GVP）

RMP全体のイメージ

安全性検討事項
・重要な特定されたリスク
・重要な潜在的リスク
・重要な不足情報

追加の措置？（評価）
- 不要
- 必要 → 安全性監視？リスク最小化？（評価）

安全性監視計画

通常：
・自発報告（副作用・感染症）
・研究報告
・外国措置報告

追加の安全性監視活動：
・市販直後調査（自発報告の収集強化）
・使用成績調査
・特定使用成績調査
・製造販売後臨床試験　等

リスク最小化計画

・添付文書の作成・改訂
・患者向医薬品ガイド

追加のリスク最小化活動：
・市販直後調査（確実な情報提供）
・医療関係者への追加の情報提供
・患者への情報提供
・使用条件の設定　等

ベネフィット・リスクバランスの評価（実施状況の報告）

医薬品リスク管理計画（RMP: Risk Management Plan）（医薬品医療機器情報提供ホームページより）

図7　医薬品リスク管理計画の概要-1

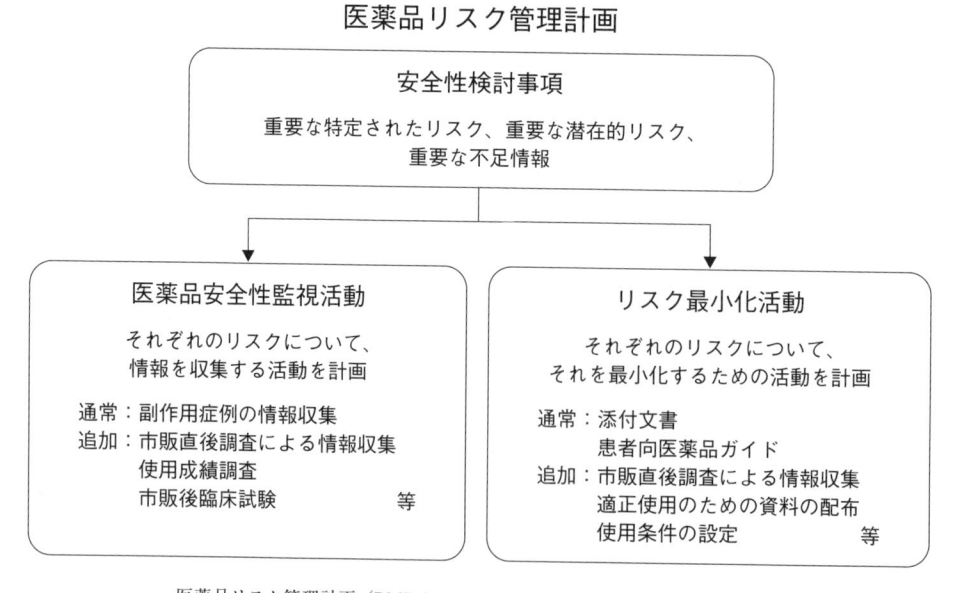

医薬品リスク管理計画

安全性検討事項
重要な特定されたリスク、重要な潜在的リスク、
重要な不足情報

医薬品安全性監視活動

それぞれのリスクについて、
情報を収集する活動を計画

通常：副作用症例の情報収集
追加：市販直後調査による情報収集
　　　使用成績調査
　　　市販後臨床試験　　　　等

リスク最小化活動

それぞれのリスクについて、
それを最小化するための活動を計画

通常：添付文書
　　　患者向医薬品ガイド
追加：市販直後調査による情報収集
　　　適正使用のための資料の配布
　　　使用条件の設定　　　　等

医薬品リスク管理計画（RMP: Risk Management Plan）（医薬品医療機器情報提供ホームページより）

図8　医薬品リスク管理計画の概要-2

医薬品リスク管理は、医薬品の製造販売後のリスクを適正に管理するために行うものである。医薬品の開発段階、承認審査時から当該医薬品のベネフィットとリスクを評価し、これに基づいて必要な安全対策を検討することが必要であることから、医薬品リスク管理計画書の作成にあたっては、安全管理統括部門と医薬品の開発に係る部門との連携を図ることが求められる。

医薬品リスク管理計画（RMP）は、一度策定すれば終わりというものではなく、製造販売後に得られた新たな安全性・有効性の情報によっては計画変更が必要になる場合もあり、計画の策定、実施、評価、変更を継続して行っていくことになる。計画の変更にあたっては、軽微な変更を除き、最新の医薬品リスク管理計画書を医薬品医療機器総合機構（PMDA）に提出する。

4.2 市販直後調査

市販直後調査は、名称に「調査」という文言が入っているが、この「調査」は調査ではなく、2つのお願いを医療機関に対して継続してするものである。図9に示すように、1つは適正使用の推進をお願いすること、もう1つは重篤な副作用の発現時にそれを製造販売業者に連絡してくれるようお願いすることである。

市販直後調査の目的とは？

① 適正使用推進のお願い
② 重篤な副作用収集のお願い

市販直後調査とは、「医薬品の販売を開始した後の6ヵ月間、診療において、医薬品の適正な使用を促し、重篤な副作用等を迅速に把握するために行うもの」であって医薬品リスク管理として行うものをいう。

GVP省令第10条

重篤な副作用とは、　（規則228条の20第1号ハをベース）
(1) 死に至るもの
(2) 生命を脅かすもの
(3) 治療のための入院又は入院期間の延長が必要であるもの
(4) 永続的又は顕著な障害・機能不全に陥るもの
(5) 先天異常・先天性欠損を来たすもの
(6) その他の医学的に重要な状態と判断される事象又は反応

図9　市販直後調査の概要

市販直後調査の究極の目的は、重篤な副作用の早期把握と、それに基づく安全確保措置の速やかな実施による健康被害の拡大防止を図ることである。新医薬品の発売直後は、治験時とは異なり幅広い背景を持った患者（幅広い年齢層、多様な合併症、様々な併用薬等）に使用されるため、治験時に想定できなかった副作用の発生リスクが高まる可能性がある。

このため、新医薬品の使用開始前に医療機関に対し、適正使用と注意喚起、また重篤な副作用の発現時には速やかに製造販売業者に報告してくれるよう繰り返し依頼し、万が一に備える制度が市販直後調査である。したがって、市販直後調査が「うまくいったと」の評価は、重篤な副作用による健康被害を起こさなかったということであり、何％の施設に協力依頼ができた、あるいは継続的な協力依頼を何％の施設に行った、などという表面的な数字で評価されるものではない。目的と手段を取り違えないことが肝要である。

市販直後調査については、GVP省令では以下のとおり規定されている。

（市販直後調査）
第10条 処方箋医薬品の製造販売業者は、市販直後調査（医薬品の販売を開始した後の6箇月間、診療において、医薬品の適正な使用を促し、規則第228条の20第1項第1号イ、ハ(1)から(5)まで及びト並びに第2号イに掲げる症例等の発生を迅速に把握するために行うものであって、医薬品リスク管理として行うものをいう。以下この条において同じ。）を行う場合にあっては、総括製造販売責任者又は安全管理責任者に次に掲げる業務を行わせなければならない。
　一　その行う市販直後調査ごとに、医薬品リスク管理計画書に基づき、次に掲げる事項を記載した実施計画書（以下「市販直後調査実施計画書」という。）を作成すること。
　　イ　市販直後調査の目的
　　ロ　市販直後調査の方法
　　ハ　市販直後調査の実施期間
　　ニ　その他必要な事項
　二　市販直後調査の実施のために必要があると認めるときは、市販直後調査実施計画書を改訂すること。
　三　市販直後調査実施計画書を作成し、又は前号の規定により改訂した場合は、市販直後調査実施計画書にその日付を記載し、これを保存すること。
2　処方箋医薬品の製造販売業者は、総括製造販売責任者がその業務を行う事務所に市販直後調査実施計画書を備え付けるとともに、市販直後調査を行うその他の事務所にその写しを備え付けなければならない。
3　処方箋医薬品の製造販売業者は、製造販売後安全管理業務手順書等、医薬品リスク管理計画書及び市販直後調査実施計画書に基づき、安全管理責任者に市販直後調査を行わせるとともに、第1項に規定する業務のほか、次に掲げる業務を安全管理責任者に行わせなければならない。
　一　市販直後調査が適正かつ円滑に行われているかどうか確認すること。
　二　市販直後調査の実施に関する記録を作成し、これを保存すること。
4　処方箋医薬品の製造販売業者は、製造販売後安全管理業務手順書等、医薬品リスク管理計画書及び市販直後調査実施計画書に基づき、安全管理実施責任者に、市販直後

調査のうち規則第九十七条各号に掲げる業務を行わせる場合にあっては、安全管理実施責任者にその記録を作成させ、文書により安全管理責任者へ報告させるとともに、安全管理責任者にこれを保存させなければならない。

　市販直後調査の対象となる医薬品は新医薬品であり、承認時に市販直後調査を実施するよう承認条件が付与された医薬品である（ただし、市販直後調査を実施しない合理的な理由がある場合は対象とならない場合がある）。
　実際の市販直後調査の運用は図10のとおりであるが、GVP省令第10条には運用についての規定はない。具体的な実施方法は通知（薬食安発第0324001号平成18年3月24日「医療用医薬品の市販直後調査の実施方法等について」）によって規定されている。

実施すべき内容：
納入前に協力依頼を実施すること
納入後に定期的に継続して協力依頼を実施すること

協力依頼の内容：
① 当該医薬品が市販直後調査の対象であること
② 当該医薬品の適正使用に努めること
③ 関係が疑われる重篤な副作用の発現時には
　製造販売業者に報告されたいこと

図10　市販直後調査の運用

　納入後に定期的に継続して調査の協力依頼を実施することとされているが、具体的には、原則として販売開始後2か月間はおおむね2週間以内に1回の頻度で、その後も適切な頻度（おおむね1か月以内に1回）で調査の協力依頼等を行うこととされている（図11）。

　ここで注意を要するのは、図11における②の効能追加等による承認時に、承認条件として市販直後調査の実施が付与された場合である。効能追加等の場合の市販直後調査の調査開始時点は承認日となる。
　広く普及している商品の効能追加で市販直後調査の実施をするとなると、承認後2か月間の2週間に1回の継続した協力依頼が必要となり、MRにとっても大変な負担増になる。
　市販直後調査は、日米欧3極で日本のみが制度化されている。図12に示すように、PMDAによれば、市販直後調査導入前後の副作用報告件数について比較した結果、明らかに制度の導入に伴い、報告件数は増加した。

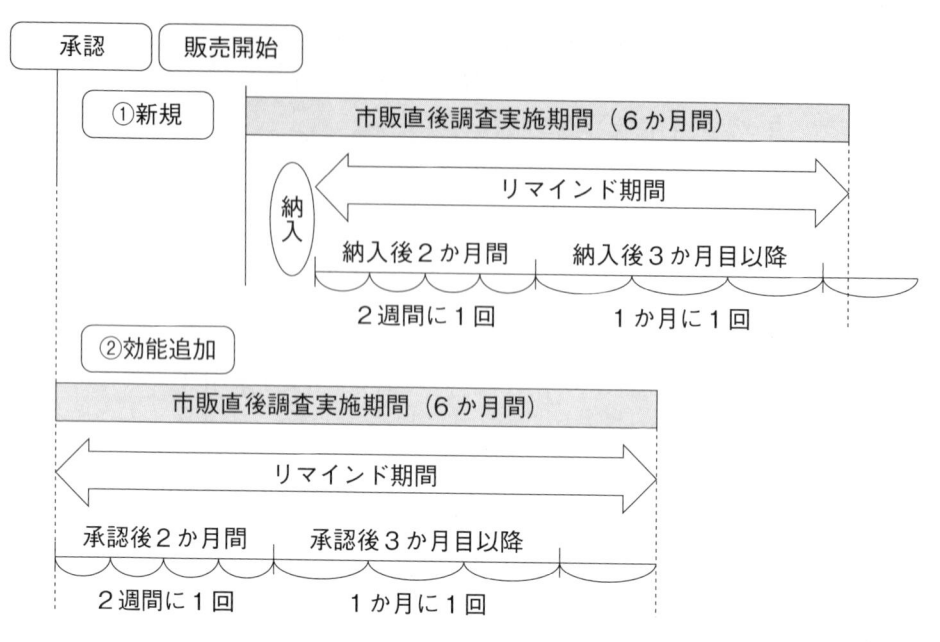

図11 市販直後調査における調査の協力依頼（MR活動の流れ）

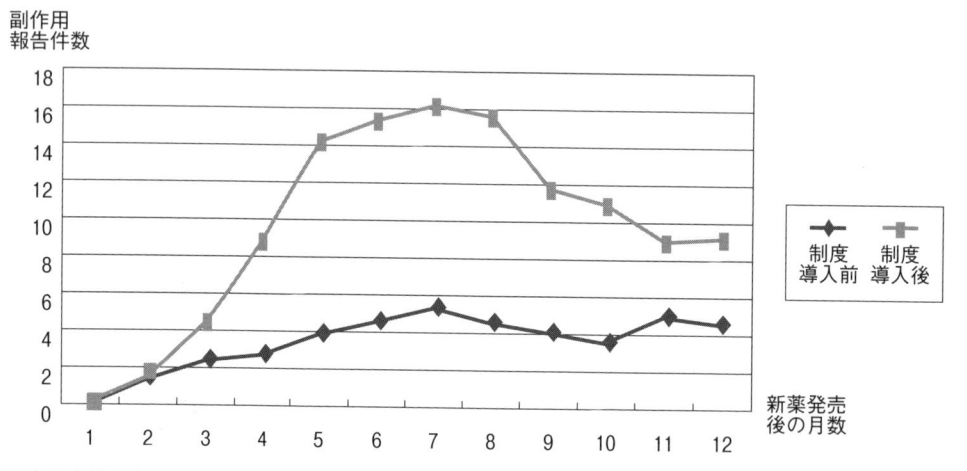

市販直後調査は、新薬販売開始から6か月間、その新薬の適正使用を促し、重篤副作用の発生を迅速に把握する体制を構築するよう製造販売業者に求めるものである。2001年10月に導入された。
　図は、制度導入前の2000年4月～2001年3月に発売された新薬30品目と、制度導入後の2001年10月～2002年10月に発売された新薬20品目の月平均の副作用報告件数を比較したものである。

〔PMDAウェブサイトより（East Asian Pharmaceutical Regulatory Symposium 2008, TokyoにおけるPMDAの川原章安全管理監の講演資料）〕

図12 市販直後調査の導入前後における副作用報告の比較

5．業務の委託

　GVP業務の一部を他社に委託することは常にある。安全性情報は、学会報告、文献報告、その他研究報告などから収集できるが、その一部については、一般財団法人日本医薬情報センター（JAPIC）や一般財団法人国際医学情報センター（IMIC）などの有料情報提供サービスを利用して取得するのが一般的である。サービスを利用する場合には業務委託契約を締結することになる。

　他の製造販売業者に一部の製品の販売・授与を委託することも一般的であるが、この場合にも業務委託契約を締結することになる。製造販売業者間で業務委託契約を締結する際は、上位の取引基本契約で全体像を規定し、各業務については下位の契約として、営業活動（コプロ）契約、供給契約、品質確認契約、GVP委託契約、GPSP委託契約などを締結して、業務委託契約群を構成することになる。本項ではGVP委託契約について見ていく。

　委託（再委託）についてはGVP省令にはその規定はなく、施行規則に規定がある。委託については施行規則第97条及び第98条の2第1項から第9項、再委託契約については第98条及び第98条の6第1項から第10項までに規定が置かれている。

5.1　委託が可能な業務（施行規則第97条）

　委託の場合は以下の4項目が認められている。
① 安全管理情報の収集
② 安全管理情報の解析
③ 必要な措置の実施
④ 安全管理情報の保存その他の①②③に附帯する業務

5.2　再委託が可能な業務（施行規則第98条）

　再委託の場合は以下の3項目が認められている。ただし、注意を要するのは、委託者及び受託者がともに製造販売業者であり、加えて当該医薬品を受託者が販売・授与する場合のみ、再委託が可能との制限が付けられている。
① 安全管理情報の収集
② 安全管理情報の解析
③ 必要な措置の実施
　（ただし、コンビネーション医薬品の場合は例外的に5.1の④も認められる）

5.3　契約の締結（施行規則第98条の2第3項、第98条の6第3項）

　契約の締結については、以下の2つの条文により規定されているが、契約書は1本とし、

委託を中心に契約条項を定め、再委託については特則として必要な条項を置くこともできる。再委託契約は、受託者と再受託者間の契約であり、委託元と再受託者との契約ではないためである。

〈第98条の2第3項で定める契約事項〉
 ① 委託安全確保業務の範囲
 ② 受託安全管理実施責任者の設置及び当該者の実施する委託安全確保業務の範囲に関する事項
 ③ 委託安全確保業務に係る前項各号（第6号を除く）に掲げる手順に関する事項
 ④ 委託安全確保業務の実施の指示に関する事項
 ⑤ 次項第3号の報告及び同項第4号の確認に関する事項
 ⑥ 第7項の指示及び第8項の確認に関する事項
 ⑦ 第9項の情報提供に関する事項
 ⑧ その他必要な事項

〈第98条の6第3項で定める契約事項〉
 ① 再委託安全確保業務の範囲
 ② 再受託安全管理実施責任者の設置及び当該者の実施する再委託安全確保業務の範囲に関する事項
 ③ 再委託安全確保業務に係る前項各号（第6号を除く）に掲げる手順に関する事項
 ④ 再委託安全確保業務の実施の指示に関する事項
 ⑤ 次項第3号の報告及び同項第4号の確認に関する事項
 ⑥ 第7項の指示及び第8項の確認に関する事項
 ⑦ 第9項の情報提供に関する事項
 ⑧ その他必要な事項

5.4 受託者が製造販売業者の場合

製造販売後安全管理業務を委託する場合は、施行規則第98条の2第1項に基づく受託者要件の確認を行い、受託者がその要件を満たしていなければ業務を委託できない。が、受託者が製造販売業者である場合は、GVPが製造販売業の許可要件でもあり、この要求事項はクリアしているものと考えられる。受託者要件の確認事項は次のとおりである。
 ① 業務を適正かつ円滑に遂行しうる能力を有すること
 ② 受託安全管理実施責任者を置いていること
 ③ 製造販売後安全管理業務手順書を備え付けていること

具体的には、以下のような確認を行う。
 ① 製造販売後安全管理業務手順書の記載内容についての確認
 ② 組織体制、責任者（受託安全管理実施責任者、その他業務責任者）等の確認

③　文書保存体制が備わっていること（業務に必要な文書が備置されていること）
　④　自己点検が定期的、かつ適正に実施されていること又はできる体制があること（業務の適正性の確認ができること）
　⑤　教育訓練計画が作成され、かつ教育訓練が適正に実施されていること又はできる体制があること
　⑥　受託者から委託者への報告体制があること
　⑦　委託者から受託者への指示ができること
　⑧　指示に基づき受託者が実施した結果を委託者が確認できること

　受託者が製造販売業者である場合は、上記のような確認により比較的容易に委託することができる。その上で、委託する業務については、委託元の製造販売業者が、受託者に委託安全管理業務手順書を交付し、その手順書に従って業務を実施することになる。

5.5　受託者が製造販売業者以外の場合

　受託者が製造販売業者ではない場合は、委託する業務に関する責任者の設置及び業務手順書の整備を依頼することになる。これにより、受託者が製造販売業者である場合と同様に以下の内容を満たしているとみなすことができる。
　①　業務を適正かつ円滑に遂行しうる能力を有すること
　②　受託安全管理実施責任者を置いていること
　③　製造販売後安全管理業務手順書を備え付けていること

　医薬品情報提供サービスを行っている JAPIC、IMIC 等は、多くの製造販売業者の業務を受託しており、必要な組織体制、手順書等の整備がなされている。また、委託 MR 等を派遣する CRO 等でも同様に、必要な要件の整備が進んでいる。

5.6　再委託の場合の注意事項

　再委託とは、委託元、受託者、再受託者の関係の中で委託元から見た場合の三者間の関係を示す概念である。一方、受託者と再受託者間に限って見た場合は、委託元と受託者の関係となる。

　委託元と再受託者間には直接の契約関係は存在しない。このため、委託元と受託者間の契約に再委託を行う場合は、委託元が直接再受託者を確認できる方法を確保することが求められている（施行規則第 98 条の 6 第 10 項）。

　また、委託元は受託者が再受託者に指示を行った場合は、この指示内容が実施されたことを受託者に確認させ、その記録を受託者に保存させなければならないとされている。

第15章 製造販売後安全管理の基準（GVP）

まとめ

- ✓ GVP省令とは、市販後の安全性を確保するための基準であると同時に、製造販売業の許可要件である。
- ✓ GVPのコア業務は、安全管理情報の収集、検討、安全確保措置の立案及び実施である。それらの業務を支える業務として、組織体制と手順書の整備、記録の保存、教育訓練、自己点検の実施などがある。
- ✓ GVP省令では、医薬品の市販後のリスクを適切に管理するための計画である「医薬品リスク管理計画（RMP）」の策定及び実施の確実な履行に関する内容が規定されている。
- ✓ GVP省令では、医薬品が市販された直後に発生する重篤な副作用を早期に把握し、その拡大を防止するため、市販直後調査の実施が規定されている。
- ✓ GVP業務を行う上でその業務の一部を他社に委託することができるが、その範囲は限られている。

参考文献等

- 電子政府の総合窓口（e-Gov）「法令データ提供システム」

第 16 章

医薬品の表示、添付文書、広告及び販売促進

目的
- 医薬品を適正に使用するための情報提供方法としての表示の薬事要件について理解する。
- 添付文書について理解する。
- 広告規制の概要について理解する。
- 規制官庁と罰則規定について理解する。

関連法令
- 医薬品、医療機器等の品質、有効性及び安全性の確保等に関する法律（昭和35年法律第145号）
- 医薬品、医療機器等の品質、有効性及び安全性の確保等に関する法律施行規則（昭和36年厚生省令第1号）

はじめに

医薬品の成分、効果、用量などの情報を使用者へ適切に伝えるため、医薬品医療機器法では容器・包装、ラベル、添付文書についての規定を定めている。本章では、医薬品を適正かつ安全に使用するために示された規制要件の中で、重要な項目の概要について示した。

1. 医薬品の表示の薬事要件

(1) **医薬品の直接の容器への記載事項**

錠剤やカプセル、シロップなどが入ったガラス容器、プラスチック容器、紙箱、注射剤のアンプル、軟膏のチューブなど、医薬品が直接入れられる容器やその被包には、医薬品医療機器法第50条等に基づき、表1に挙げられた事項の記載が求められる。

表1　医薬品医療機器法による医薬品の直接の容器等の記載事項

表示事項	根拠条文	日本薬局方医薬品	日本薬局方外医薬品
1　製造販売業者の氏名又は名称及び住所（氏名＝個人名、名称＝法人名、住所＝総括製造販売責任者がその業務を行う事務所の所在地）	法第50条第1号 施行規則第213条第1項	○	○
2　名称	法第50条第2号	○ 日本薬局方で定められた名称。日本薬局方において別名のあるものは別名でも可。	○ 一般的名称があるものは一般的名称。一般的名称のないものは承認を受けた販売名を記載すべき。
3　製造番号又は製造記号	法第50条第3号	○	○
4　重量、容量又は個数等の内容量	法第50条第4号	○	○
5　「日本薬局方」の文字及び日本薬局方で記載するように定められた事項	法第50条第5号	○	／
6　「要指導医薬品」の文字（黒枠の中に黒字で記載する。ただし、その直接の容器又は直接の被包の色と比較して明瞭に判読できない場合は、白枠の中に白字で記載することができる）	法第50条第6号 施行規則第209条の2	要指導医薬品	要指導医薬品
7　法第36条の7第1項に規定する区分に応じ、「第1類医薬品」、「第2類医薬品」又は「第3類医薬品」の文字（区分表示は黒枠の中に黒字で記載する。ただし、その直接の容器又は直接の被包の色と比較して明瞭に判読できない場合は、白枠の中に白字で記載することができる）＊下記項目18を参照	法第50条第7号 施行規則第209条の3	一般用医薬品	一般用医薬品
8　貯法、有効期間その他法第42条の基準で定められた事項	法第50条第9号	基準で定められた医薬品	基準で定められた医薬品
9　有効成分の名称及びその分量（有効成分が不明の場合はその本質及び製造方法の要旨）	法第50条第10号	／	○ 一般的名称のあるものは一般的名称。
10　「注意－習慣性あり」の文字	法第50条第11号	厚生労働大臣の指定する習慣性医薬品	厚生労働大臣の指定する習慣性医薬品
11　「注意－医師等の処方箋により使用すること」の文字	法第50条第12号	厚生労働大臣の指定する処方箋医薬品	厚生労働大臣の指定する処方箋医薬品
12　「注意－人体に使用しないこと」の文字	法第50条第13号	厚生労働大臣が指定する医薬品	厚生労働大臣が指定する医薬品
13　使用の期限	法第50条第14号	厚生労働大臣の指定する医薬品	厚生労働大臣の指定する医薬品
14　「製造専用」の文字	法第50条第15号 施行規則第210条第1号	製造専用医薬品	製造専用医薬品

15	外国特例承認取得者の氏名及びその住所地の国名並びに選任製造販売業者の氏名及び住所	法第50条第15号 施行規則第210条第2号	法第19条の2の規定による承認を受けた医薬品	法第19条の2の規定による承認を受けた医薬品
16	外国特例認証取得者の氏名及びその住所地の国名並びに選任製造販売業者の氏名及び住所	法第50条第15号 施行規則第210条第3号	基準適合証を受けた体外診断用医薬品であって本邦に輸出されるもの	基準適合証を受けた体外診断用医薬品であって本邦に輸出されるもの
17	「店舗専用」の文字	法第50条第15号 施行規則第210条第5号	法第31条に規定する厚生労働大臣の定める基準に適合するもの以外の一般用医薬品	法第31条に規定する厚生労働大臣の定める基準に適合するもの以外の一般用医薬品
18	枠の中に「2」の数字（「第②類医薬品」又は「第２類医薬品」の文字）	法第50条第15号 施行規則第210条第6号	第2類医薬品のうち、特別の注意を要するものとして厚生労働大臣が指定するもの	第2類医薬品のうち、特別の注意を要するものとして厚生労働大臣が指定するもの
19	用法、用量その他使用及び取扱い上の必要な注意、日本薬局方、第42条基準で定められた事項	法第52条第1号から第5号まで	添付文書又はその容器若しくは被包のいずれかに記載	添付文書又はその容器若しくは被包のいずれかに記載
20	黒地に白枠、白字をもって、その品名及び「毒」の文字	法第44条第1項	厚生労働大臣の指定する毒薬	厚生労働大臣の指定する毒薬
21	白地に赤枠、赤字をもって、その品名及び「劇」の文字	法第44条第2項	厚生労働大臣の指定する劇薬	厚生労働大臣の指定する劇薬
22	明瞭記載義務	法第53条 施行規則第217条	○	○
23	邦文記載	法第53条 施行規則第218条	○	○
24	記載禁止事項 ・虚偽又は誤解を招くおそれのある事項 ・承認外の効能又は効果 ・保健衛生上危険がある用法、用量又は使用期間	法第54条	○	○

（東京都福祉保健局医薬品等広告講習会　平成26年度資料（一部改変）より：
http://www.fukushihoken.metro.tokyo.jp/kenkou/iyaku/sonota/koukoku/siryou_files/H26iyakuhintou_4.pdf）
体外診断用医薬品の場合は、特例によりその記載の一部を省略、他の文字の記載、略名、略号等の記載をもって代えることができる。

(2) 毒薬・劇薬

　医薬品の有毒作用について、毒性の強いものを「毒薬」、これに準じる毒性を持つものを「劇薬」と分類している。医薬品が毒薬又は劇薬に該当するか否かは、医薬品の承認審査に際して、薬事・食品衛生審議会の意見に基づき、厚生労働大臣が指定する。

　医薬品医療機器法第44条に基づき、毒薬については直接の容器又は直接の被包に、黒地に白枠、白字をもって、その品名及び「毒」の文字が記載されていなければならず、劇薬については直接の容器又は直接の被包に、白地に赤枠、赤字をもって、その品名及び「劇」の文字が記載されていなければならない。

2．医薬品の添付文書

医薬品の添付文書の記載事項は、以下のように医薬品医療機器法第52条に規定されている。

一　用法、用量その他使用及び取扱い上の必要な注意
二　日本薬局方に収められている医薬品にあっては、日本薬局方において添付文書等に記載するように定められた事項
三　第41条第3項の規定によりその基準が定められた体外診断用医薬品にあっては、その基準において添付文書等に記載するように定められた事項
四　第42条第1項の規定によりその基準が定められた医薬品にあっては、その基準において添付文書等に記載するように定められた事項
五　前各号に掲げるもののほか、厚生労働省令で定める事項

添付文書の記載事項は、医療用医薬品と消費者が直接購入して使用する一般用医薬品・要指導医薬品とでは、厚生労働省の通達で要求される記載事項も異なっている。

製造販売業者は、医薬品の承認申請の際、添付文書等記載事項に関する資料を承認申請書に添付しなければならない。また、医療用医薬品及び要指導医薬品の添付文書等記載事項のうち使用及び取扱い上の必要な注意、その他の厚生労働省令で定めるものを、あらかじめ厚生労働大臣に届け出なければならない（表2）。これを変更しようとするときも、同様である。届け出た添付文書は、機構のホームページに掲載することにより公表する必要がある。

表2　届出が必要な添付文書記載項目

医療用医薬品（ワクチンを除く）

名称	販売名
使用及び取扱い上の必要な注意	警告 禁忌 使用上の注意 　効能又は効果に関連する使用上の注意 　用法及び用量に関連する使用上の注意 　慎重投与 　重要な基本的注意 　相互作用 　副作用 　高齢者への投与 　妊婦、産婦、授乳婦等への投与 　小児等への投与 　臨床検査結果に及ぼす影響 　過量投与 　適用上の注意 　その他の注意 取扱い上の注意

要指導医薬品

名称	販売名
使用及び取扱い上の必要な注意	してはいけないこと 相談すること その他の注意 保管及び取扱い上の注意

2.1 医療用医薬品の添付文書

医療用医薬品の添付文書は、以下のように多岐にわたる記載が必要とされる。
 (1) 作成又は改訂年月日
 (2) 日本標準商品分類番号等
 (3) 薬効分類名
 (4) 規制区分
 (5) 名称
 (6) 警告
 (7) 禁忌
 (8) 組成・性状
 (9) 効能又は効果
 (10) 用法及び用量
 (11) 使用上の注意
 (12) 薬物動態
 (13) 臨床成績
 (14) 薬効薬理
 (15) 有効成分に関する理化学的知見
 (16) 取扱い上の注意
 (17) 承認条件
 (18) 包装
 (19) 主要文献及び文献請求先
 (20) 製造販売業者の氏名又は名称及び住所

このうち、最も重要な記載事項の1つである「使用上の注意」については、次の13項目を記載するよう定められている。
 (1) 警告
 (2) 禁忌
 (3) 慎重投与
 (4) 重要な基本的注意
 (5) 相互作用
 (6) 副作用
 (7) 高齢者への投与
 (8) 妊婦、産婦、授乳婦等への投与
 (9) 小児等への投与
 (10) 臨床検査結果に及ぼす影響
 (11) 過量投与

⑿　適用上の注意

⒀　その他の注意

2.2　一般用医薬品・要指導医薬品の添付文書

　一般用医薬品等は、一般消費者が自己の判断で購入して使用するものであることから、その添付文書は一般消費者にも見やすくわかりやすい表現が求められる。このため、図表やイラストを用い、専門用語の使用は避けるなどの工夫を行うようにする。添付文書の記載項目は、以下の11項目である。なお、要指導医薬品の添付文書には、要指導医薬品であることを記載する。

⑴　改訂年月
⑵　添付文書の必読及び保存に関する事項
⑶　販売名、薬効名及びリスク区分
⑷　製品の特徴
⑸　使用上の注意
　①　してはいけないこと
　　・次の人は使用しないこと
　　・次の部位には使用しないこと
　　・本剤を使用している間は、次のいずれの医薬品も使用しないこと
　　・その他
　②　相談すること
　　・次の人は使用前に医師、歯科医師、薬剤師又は登録販売者に相談すること
　　・使用後、次の症状があらわれた場合は副作用の可能性があるので、直ちに使用を中止し、この文書を持って医師、歯科医師、薬剤師又は登録販売者に相談すること
　　・使用後、次の症状の持続又は増強がみられた場合は、使用を中止し、この文書を持って医師、歯科医師、薬剤師又は登録販売者に相談すること
　　・一定の期間又は一定の回数を使用しても症状の改善がみられない場合は、この文書を持って医師、歯科医師、薬剤師又は登録販売者に相談すること
　　・その他
　③　その他の注意
⑹　効能又は効果
⑺　用法及び用量
⑻　成分及び分量
⑼　保管及び取扱い上の注意
⑽　消費者相談窓口
⑾　製造販売業者の氏名又は名称及び住所

また、外部の容器又は外部の被包の使用者の目にとまりやすい場所に、次の８つの事項を別途記載することとされている。
(1) 次の人は使用しないこと
(2) 次の部位には使用しないこと
(3) 乳汁への移行性等から乳児に対する危険性がある医薬品に関する注意事項
(4) 副作用が発現すると重大な事故につながるおそれがある作業等に関する事項
(5) 専門家への相談の勧奨に関する事項
(6) 添付文書の必読に関する事項
(7) 医薬品の保管に関する事項
(8) 以下の項目等、その他外部の容器又は外部の被包に記載することが適当であると考えられる事項
    - リスク区分表示
    - 医薬品副作用被害救済制度に関する表示
    - 消費者相談窓口

2.3　体外診断用医薬品の添付文書

体外診断用医薬品の場合は、以下の項目が要求されている。
(1) 作成・改訂年月
(2) 薬効分類名（体外診断用医薬品であることの明記）
(3) 製造販売承認（認証）番号（又は製造販売届出番号）
(4) 一般的注意事項
(5) 一般的名称
(6) 名称
(7) 警告
(8) 重要な基本的注意
(9) 全般的な注意
(10) 形状・構造等（キットの構成）
(11) 使用目的
(12) 測定原理
(13) 操作上の注意
(14) 用法・用量（操作方法）
(15) 測定結果の判定法
(16) 臨床的意義
(17) 性能
(18) 使用上又は取扱い上の注意
(19) 貯蔵方法、有効期間

⑳　包装単位
㉑　主要文献
㉒　問い合わせ先
㉓　製造販売業者の氏名又は名称及び住所

3．医薬品の広告規制

　医療用医薬品は、医師や薬剤師の管理指導の下に使用される必要があるため、医薬品医療機器法及び行政指導により一般向け広告は禁止されている。
　医薬品等の広告に関する規制は、医薬品医療機器法（第66条、67条、68条）により、以下の項目が定められている。
（1）　誇大広告等の禁止
（2）　特殊疾病用の医薬品の広告制限
（3）　承認前の医薬品等の広告禁止

　特に第66条に規定される誇大広告等の禁止と、第68条に規定される承認前の広告禁止については、「何人も」という記載があることに十分に注意するべきである。医薬品情報は人の生命に直接影響を及ぼすため、広告制限は事業者のみならず、個人も対象としており、個人のウェブサイトなども規制の対象となる。
　また、昭和55年10月9日薬発第1339号厚生省薬務局通知「医薬品等適正広告基準」に基づいて、名称表現、製造方法、効能効果、使用・取扱い上の注意事項、他社製品の誹謗広告の制限、医薬関係者等の推薦禁止、医療用医薬品等における医薬関係者以外の一般人を対象とする広告の禁止など、15項目にわたり適正広告の指導が行われている。

　さらに、平成10年9月29日医薬監第148号では、広告の3要件が提示されており、次のいずれの要件も満たす場合には、広告に該当するものと判断するとしている。
（1）　顧客を誘引する（顧客の購入意欲を昂進させる）意図が明確であること
（2）　特定医薬品等の商品名が明らかにされていること
（3）　一般人が認知できる状態であること

4．医薬品のプロモーション

　製薬企業の業界団体である日本製薬工業協会では「製薬企業倫理綱領」の基本理念の実践のために、いわゆる業界自主基準として「製薬協コード・オブ・プラクティス」を制定している。会員企業はコード・オブ・プラクティスを遵守し、自社のみならず国内において販売を行う子会社・提携会社等に対してもコード・オブ・プラクティスを遵守するように要請することとされている。なお、コード・オブ・プラクティスは、IFPMAコードや、国内関係

法規（医薬品医療機器法、個人情報保護法等）や自主規範（製薬協企業行動憲章等）の改定に伴い、また医療環境の変化等に応じて改定される。

5．規制官庁と罰則規定

　医薬品の広告及び表示に関する直接の規制官庁は、業態を保持するものが、その籍を置く都道府県となる。

　医薬品医療機器法第66条（誇大広告等）第1項又は第3項、及び第68条（承認前の医薬品、医療機器及び再生医療等製品の広告の禁止）の規定に違反した者は、2年以下の懲役若しくは200万円以下の罰金、又はその両方が科せられる。

　医薬品医療機器法第49条（処方箋医薬品の販売）第2項の規定に違反して、規定された事項を帳簿に記載しない者、若しくは虚偽の記載をした者、又は同条第3項の規定に違反して帳簿を最終記載の日から2年間保存しない者は、1年以下の懲役若しくは100万円以下の罰金、又はその両方が科せられる。医薬品医療機器法第67条（特定疾病用の医薬品及び再生医療等製品の広告の制限）の規定に基づく厚生労働省令の定める制限その他の措置に違反した者も同様である。

まとめ

- ✓ 医薬品の表示は、容器に直接印刷するかラベルを貼付する、又は外箱に印刷する、及び添付文書により行う。
- ✓ 医薬品の有毒作用については、「毒薬」や「劇薬」の文字によって直接の容器又は直接の被包に記載する。
- ✓ 添付文書の記載事項は、医療用医薬品と一般用医薬品・要指導医薬品とでは記載事項が異なるため、厚生労働省の通達に注意することが必要である。
- ✓ 製造販売業者は、医療用医薬品及び要指導医薬品の添付文書等記載事項のうち、使用及び取扱い上の必要な注意、その他の厚生労働省令で定めるものを、あらかじめ厚生労働大臣に届け出なければならない。
- ✓ 医療用医薬品の一般向け広告は禁止されている。
- ✓ 誇大広告等の禁止や承認前の医薬品の広告の禁止の規定に違反した者、処方箋医薬品の販売規定に違反して、規定事項を記載しない者・虚偽の記載をした者などは、罰則が科せられる。

関連通知等
- ❍ 昭和39年10月30日薬監第309号「特許の表示について」
- ❍ 昭和55年10月9日薬発第1339号「医薬品等適正広告基準について」

第 16 章　医薬品の表示、添付文書、広告及び販売促進

- 昭和 55 年 10 月 9 日薬監発第 121 号「医薬品等適正広告基準について」
- 平成 9 年 4 月 25 日薬発第 606 号「医療用医薬品添付文書の記載要領について」
- 平成 9 年 4 月 25 日薬発第 607 号「医療用医薬品の使用上の注意記載要領について」
- 平成 9 年 12 月 25 日医薬監第 104 号「組合せ医薬品等の取扱について」
- 平成 9 年 12 月 25 日事務連絡「組合せ医薬品等の取扱いについて」
- 平成 10 年 3 月 31 日医薬監第 60 号「医薬品等の広告について」
- 平成 10 年 9 月 29 日医薬監第 148 号「薬事法における医薬品等の広告の該当性について」
- 平成 10 年 11 月 5 日医薬監第 968 号「医薬品等の広告の取扱いについて」
- 平成 10 年 11 月 5 日事務連絡「医薬品等の広告に係る監視指導の運用について」
- 平成 11 年 6 月 30 日医薬監第 65 号「治験に係る被験者募集の情報提供の取扱いについて」
- 平成 13 年 1 月 31 日医薬監麻発第 50 号「治験に係わる被験者募集の情報提供の取扱いについて」
- 平成 14 年 3 月 28 日医薬発第 0328009 号「医薬品等適正広告基準の一部改正について」
- 平成 15 年 3 月 28 日医薬監第 0328006 号「医療用医薬品等の情報提供と薬事法における広告との関係について」
- 平成 17 年 2 月 10 日薬食発第 0210001 号「処方せん医薬品の指定について」
- 平成 21 年 6 月 1 日薬食発第 0601005 号「添付文書における指定医薬品の記載の削除について」
- 平成 23 年 10 月 14 日薬食発 1014 第 6 号「一般用医薬品の添付文書記載要領について」
- 平成 23 年 10 月 14 日薬食発 1014 第 3 号「一般用医薬品の使用上の注意記載要領について」
- 平成 24 年 7 月 10 日薬食安事務連絡「一般用医薬品の使用上の注意記載要領の訂正について」
- 平成 26 年 3 月 10 日薬食発 0310 第 1 号「薬事法及び薬剤師法の一部を改正する法律等の施行等について」
- 平成 26 年 5 月 22 日薬食監麻発 0522 第 9 号「インターネットによる医薬品等の広告の該当性に関する質疑応答集（Q&A）について」
- 平成 26 年 8 月 6 日薬食発 0806 第 3 号「薬事法等の一部を改正する法律等の施行等について」
- 平成 26 年 9 月 1 日薬食安発 0901 第 01 号「添付文書等記載事項の届出等に当たっての留意事項について」
- 平成 26 年 10 月 31 日薬機安一発第 1031001 号薬機安二発第 1031001 号「添付文書等記載事項の届出及び公表に関する留意点について」
- 製薬協コード・オブ・プラクティス（2013 年 4 月実施、日本製薬工業協会）
- 平成 17 年 3 月 10 日薬食発第 0310006 号「体外診断用医薬品の添付文書の記載要領について」
- 平成 17 年 3 月 31 日薬食案発第 0331014 号「体外診断用医薬品の添付文書の記載要領について」

第 17 章

医療機器の表示、添付文書、広告及び販売促進

目的
- 医療機器の表示の規制要件について理解する。
- 添付文書と取扱説明書について理解する。
- 広告規制の概要について理解する。
- 規制官庁と罰則規定について理解する。

関連法令
- 医薬品、医療機器等の品質、有効性及び安全性の確保等に関する法律（昭和35年法律第145号）
- 医薬品、医療機器等の品質、有効性及び安全性の確保等に関する法律施行規則（昭和36年厚生省令第1号）第7章
- 医薬品、医療機器等の品質、有効性及び安全性の確保等に関する法律第2条第5項から第7項までの規定により厚生労働大臣が指定する高度管理医療機器、管理医療機器及び一般医療機器（平成16年厚生労働省告示第298号）［クラス分類告示］
- 厚生労働大臣が指定する生物由来製品及び特定生物由来製品（平成15年厚生労働省告示209号）
- 医薬品、医療機器等の品質、有効性及び安全性の確保等に関する法律第63条第1項第4号の規定に基づく医療機器（昭和36年厚生省告示21号）

はじめに

　医薬品と比較して、医療機器は多種多様な形状や特性・使用方法があるため、その表示要件等の詳細は機器ごとに定められる個別の規制条文を参照する必要がある。本章では、規制要件の核となる医療機器に共通の規制をまとめた。医療機器の使用者が適正かつ安全に医療

機器を使用するためにその内容は重要であり、読者は確実に理解する必要がある。

1. 医療機器の表示の規制要件

いくつかの例外や機器の特性に応じて規制要求事項に違いはあるが、以下に医療機器に適用される基本的な事項を挙げる（法第8章、第9章第5節、施行規則第7章参照）。医療機器は多種多様な製品の形状や特性を有するため、その表示要求事項については、個々の機器の特性をよく考慮し、その規制事項をよく確認しなければならない。また、電気製品については電気用品安全法により「PSEマーク」の表示等の規制が行われていたが、厚生労働大臣による承認を受けた高度管理医療機器等や登録認証機関による認証を受けた管理医療機器と一体で使用する目的で製造された直流電源装置（ACアダプター）は、規制対象から除外された（平成27年1月22日経済産業省大臣官房商務流通審議官通達「電気用品の範囲等の解釈について」）。ただし、家庭用医療機器等は引き続き電気用品安全法による規制対象となっているので、注意が必要である。

(1) すべての医療機器若しくはその直接の容器又は直接の被包に記載するもの
- 製造販売業者の氏名又は名称及び住所
- 名称
- 製造番号又は製造記号
- 高度管理医療機器、管理医療機器、一般医療機器の別

(2) 機器の特性により、医療機器若しくはその直接の容器又は直接の被包に記載するもの
- 重量、用量又は個数等の内容量
- 生物学的製品についてはその旨
- 使用の期限
- 外国製造医療機器等特例承認取得者の氏名及びその住所地の国名並びに選任外国製造医療機器等製造販売業者の氏名及び住所
- 外国製造医療機器等特例認証取得者の氏名及びその住所地の国名並びに選任外国製造指定高度管理医療機器等製造販売業者の氏名及び住所
- 特定保守管理医療機器である旨
- 単回使用である旨
- 歯科用金属を組成する成分の名称及びその分量

(3) すべての医療機器の添付文書又はその容器若しくは被包に記載するもの
- 使用方法その他使用及び取扱い上の注意

(4) 機器の特性により、添付文書若しくはその容器又は被包に記載するもの
- 保守点検に関する事項
- 生物学的製品についてはその旨

(5) 医療機器プログラムの表示について

医療機器プログラムは、記録媒体を介さず電気通信回線を通じた流通形態もあるため、その特性により表示について追加要求事項が定められている。詳しくは、平成26年11月21日薬食機参発1121第33号、薬食安発1121第1号、薬食監麻発1121第29号「医療機器プログラムの取扱いについて」を参照するとよい。

(6) 製品や添付文書等に表示することが禁止されているもの
- 虚偽又は誤解を招くおそれのある事項（法第54条）
- 承認外の効能、効果又は性能（法第54条）
- 保健衛生上危険がある用法、用量又は使用期間（法第54条）

(7) その他の要求事項

その他の要求事項として、以下の2点が要求されている。
- 明瞭記載義務（判読しやすい文字で明瞭に記載）(医薬品医療機器法施行規則第228条)
- 邦文記載（医薬品医療機器法施行規則第228条）

海外から輸入されるものについても、邦文記載以外は認められないことに留意すること。

2．医療機器の添付文書

医療機器の製造販売業者は、添付文書をその製品に添付することが義務づけられている（法第63条の2）。その詳細は関連通知（平成26年10月2日薬食発1002第8号「医療機器の添付文書の記載要領の改正について」等）に定められており、本項においてはその概略を紹介する。

医療機器は、その様々な形状や動作原理などから、添付文書の一定の様式に必要な情報を収めることが困難な場合もあり、この場合は取扱説明書等にその情報を記載することとなる。

なお、平成26年11月25日よりクラスⅣの医療機器については、独立行政法人医薬品医療機器総合機構（PMDA）への添付文書等記載事項の届出及び公表が義務付けられ、添付文書（案）を、承認申請書に別添として添付することが義務化された。それ以外の医療機器については、添付文書（案）を承認申請書の備考欄に添付することが必要となる。また、届出が必要な添付文書等記載事項の改訂を行おうとする場合は、事前にPMDAに相談を申し入れる必要がある。クラスⅠ～Ⅲの医療機器についても添付文書等記載事項の改訂箇所や改

訂内容によっては、PMDAへの事前相談が必要となる場合があるため留意すること。

(1) 作成単位
 ① 原則として、各々の「承認」、「認証」、「届出」について一種類の添付文書を作成する。しかし、1つの添付文書にまとめて記載した方が使用者にとってわかりやすい場合等は、一連の製品群をまとめて記載してもよい（人工関節等）。また、一承認、一認証又は一届出中に複数の製品が含まれており、これらの組合せによって製品が機能する場合は、まとめて１つの添付文書に記載してよい。
 ② 本体の他に付属品（定期交換をする消耗品を含む）が存在する医療機器では、同一承認、認証又は届出の医療機器であっても付属品のみを流通させる場合は、本体の添付文書とは別に付属品の添付文書を作成する。ただし、この場合は、組み合わせて使用する本体を明示することで、記載事項の一部を簡略記載できる。
 ③ 添付文書のみで情報を提供することが困難であり、取扱説明書が存在する医療機器については、添付文書において記載する内容を取扱説明書の冒頭に記載し、一体化させることができる。

(2) 添付文書の省略
 医療機器を医療機関等に販売する際に一定の条件を満たす場合は、添付文書の製品への添付を省略できる。詳しくは、平成26年9月1日薬食安発0901第04号「体外診断用医薬品及び医療機器の添付文書等記載事項の省略に当たっての留意事項について」を参照頂きたい。

(3) 添付文書の記載項目及び記載順序
 ① 作成又は改訂年月
 ② 承認番号等
 ③ 類別及び一般的名称等
 ④ 販売名
 ⑤ 警告
 ⑥ 禁忌・禁止
 ⑦ 形状・構造及び原理等
 ⑧ 使用目的又は効果
 ⑨ 使用方法等
 ⑩ 使用上の注意
 ⑪ 臨床成績
 ⑫ 保管方法及び有効期間等
 ⑬ 取扱い上の注意
 ⑭ 保守・点検に係る事項

⑮　承認条件
⑯　主要文献及び文献請求先
⑰　製造販売業者及び製造業者の氏名又は名称等

(4)　記載要領
　①　作成又は改訂年月
　　　作成又は改訂の年月及び版数を記載する。改訂時はその履歴がわかるようにする。
　②　承認番号等
　　　承認番号、認証番号又は届出番号のいずれかを記載する。単回使用の医療機器は「再使用禁止」と記載する。
　③　類別及び一般的名称等
　　　医療機器の一般的名称、JMDNコード、高度管理医療機器・管理医療機器・一般医療機器の別、特定保守管理医療機器・設置管理医療機器の別を記載する。
　④　販売名
　　　販売名を記載する。略称・愛称等は記載しないこと。特定生物由来製品・生物由来製品の別、及び遺伝子組換え技術を応用して製造される場合は、その旨を記載する。
　⑤　警告
　　　当該医療機器の使用範囲内において、特に危険を伴う注意すべき事項を記載する。「適用対象（患者）」、「併用医療機器」及び「使用方法」における警告事項についても小項目を作成し、記載する。特定生物由来製品及び生物由来製品については、「警告」の前の本文冒頭に記載すべき追加要求事項があるので通知原文を確認する。
　⑥　禁忌・禁止
　　　当該医療機器の設計限界又は不適正使用等、責任範囲を超える対象及び使用方法を記載する。「適用対象（患者）」、「併用医療機器」及び「使用方法」における禁忌・禁止事項についても小項目を作成し、記載する。
　⑦　形状・構造及び原理等
　　　当該医療機器の全体的構造が容易に理解できるように、原則、イラスト図や写真、又はブロック図、原材料、構成品等を示すとともに、当該医療機器が機能を発揮する原理・メカニズムを簡略に記載する。特定生物由来製品及び生物由来製品は追加要求事項があるので、通知原文を確認する。
　⑧　使用目的又は効果
　　　承認又は認証を受けた使用目的又は効果を記載する。届出をした医療機器については、当該機器に係るクラス分類告示の一般的名称の定義を記載する。
　⑨　使用方法等
　　　設置方法、組立方法及び使用方法等について記載する。なお、組み合わせて使用する医療機器は、その医療機器に対する要求事項若しくは組み合わせて使用可能な医療機器について記載する。

⑩　使用上の注意

当該医療機器の使用に当たっての一般的な注意事項を記載する。「適用対象（患者）」、「併用医療機器」及び「使用方法」等における注意事項についても小項目を作成し、記載する。また、特定生物由来製品は、特定生物由来製品を取り扱う医師等の医療関係者は、当該製品の有効性及び安全性その他適正な使用のために必要な事項に関して、当該製品の使用の対象者に説明する必要性がある旨を記載する。

⑪　臨床成績

承認、再審査又は使用成績評価申請時に用いられた臨床成績等を記載する。

⑫　保管方法及び有効期間等

承認又は認証を受けた保管方法及び有効期間を記載する。耐用期間又は使用期間を定めた医療機器においては、その根拠とともに記載する。また、貯蔵・保管の条件や貯蔵・保管上の注意事項について記載する。

⑬　取扱い上の注意

承認若しくは認証基準又は承認書、認証書若しくは届出書の中で取扱い上の注意事項が特に定められているものは、その注意を記載する。

特定生物由来製品は、特定生物由来製品を取り扱う医師等の医療関係者は、当該製品の使用の対象者の氏名、住所等を記録し、医療機関等においてその記録を保存する必要性がある旨を記載する。

⑭　保守・点検に係る事項

特定保守管理医療機器及び複数回使用する医療機器については、使用のために必要な保守・点検の項目やその点検頻度等について記載する。複数回使用することが想定される医療機器については、洗浄、消毒、滅菌等の方法や手順について記載する。

⑮　承認条件

承認条件が付された場合に記載する。

⑯　主要文献及び文献請求先

文献請求先の氏名又は名称及び電話番号等を記載する。

⑰　製造販売業者及び製造業者の氏名又は名称等

製造販売業者（選任製造販売業者を含む）の氏名又は名称を記載する。また、製造販売業者以外の製造業者が主たる設計を行う製造業者の場合、当該製造業者の氏名又は名称を記載し、外国製造業者である場合はその国名、製造業者の英名を記載する。

(5) 取扱説明書等の関連文書

添付文書だけでは十分に情報提供ができない医療機器は、その性質に鑑み、添付文書の他に「取扱説明書」を作成する必要がある。この場合、「取扱説明書」には、必要に応じ添付文書の記載内容と整合した以下の内容を記載する。

①　目次
②　安全上の警告・注意

③ 製品概要と各部・付属品の名称・構造
④ 組立・設置方法
⑤ 使用前の準備に関する事項
⑥ 一般的な使用方法とその注意事項
⑦ 特殊な使用方法とその注意事項
⑧ 使用後の処理に関する事項
⑨ 医療機器の清掃、消耗品の交換、保管方法に関する事項
⑩ 保守点検に関する事項
⑪ トラブルシューティングに関する事項
⑫ 技術仕様
⑬ 用語の解説・索引
⑭ 医療関係者への安全教育に関する事項
⑮ アフターサービスとその連絡先に関する事項

3．医療機器の広告規制

　医家向けの医療機器については、医療関係者以外の一般人への広告は禁止されている。また、一般向けの医療機器であっても、その広告の内容については、後述するように基準が定められている。加えて、いわゆる健康器具的なものを、あたかも医療機器のような効能・効果が期待できるように広告することも禁じられている（昭和55年10月9日薬発第1339号「医薬品等適正広告基準」）。
　広告に該当するか否かは、主に3つの基準により判断される。
　　① 顧客を誘引する（顧客の購入意欲を昂進させる）意図が明確であること
　　② 特定医薬品等（医療機器も含まれる）の商品名が明らかにされていること
　　③ 一般人が認知できる状態であること

3.1　医薬品医療機器法における主な広告規制

　医療機器の広告規制については、医薬品医療機器法及び通知（医薬品等適正広告基準）に基づく3点の禁止事項があり、その詳細は医薬品等適正広告基準に示されている。この基準は医療機器、医薬品、医薬部外品、化粧品の「広告が虚偽、誇大にわたらないようにするとともにその適正を図ることを目的」としている。医療機器の広告を行う者は、使用者が当該医療機器を適正に使用できるよう、正確な情報の提供の伝達に努めなければならないとされている。3点の禁止事項は下記のとおりである。
　　① 誇大広告の禁止
　　　　製造方法、効能、効果又は性能に関して虚偽又は誇大な広告をすることや、医師などが効能、効果又は製造を保証するような広告が禁止されている。医薬品等適正

広告基準の項にその概略を記述するので参照されたい。
② 医家向け医療機器の一般向け広告の制限
一般向けの医療機器以外は特定の医療機器を除き、テレビ、ラジオ、新聞、インターネットなどでの広告が原則禁じられている。
③ 承認前の医療機器の広告の禁止
承認前の医療機器の広告は厳に禁止されている。なお、未承認品の学会での展示等は、主催者の許可を取ること等を条件に可能となるが、その際の輸入できる機器の数量や使用目的は限定される。

3.2 医薬品等適正広告基準

本基準の内容を以下に掲載した。実際の規制事例や運用の考え方については、東京都福祉保険局の下記ウェブサイトを参照されたい。
http://www.fukushihoken.metro.tokyo.jp/kenkou/iyaku/sonota/koukoku/index.html
また、広告主が東京都内の事業者の場合、都は予約による相談を受け付けているので、必要があれば確認されたい。なお、医療機器の広告については、平成24年5月日本医療機器産業連合会企業倫理委員会発行の「医療機器適正広告ガイド集」の「2．医療機器適正広告ガイド」に詳細が記載されているので参照頂きたい。

(1) **名称関係**
承認、認証（以下「承認等」という）若しくは届出をした販売名又は一般的名称以外の名称を使用しない。

(2) **製造方法関係**
製造方法については承認等若しくは届出に記載した製造方法と異なる表現又はその優秀性について事実に反する認識を得させるおそれのある表現をしない。

(3) **効能効果、性能及び安全性関係**
① 承認等を要する医療機器についての効能効果等の表現の範囲
使用目的、効能効果又は性能（以下「効能効果等」という）についての表現は、承認・認証を受けた若しくは届出をした効能効果等の範囲を逸脱しないものとする。また、承認・認証を受けた若しくは届出をした効能効果等の一部のみを特に強調し、ある分野に専門的に使用されるものであるかのような誤認を与える表現はしない。
② 医療機器の原材料、形状、構造及び寸法等についての表現の範囲
原材料、構成部品、形状、構造、寸法及び原理について、承認・認証を受けた若しくは届出をした内容から逸脱した表現、あるいは虚偽の表現、不正確な表現等を用い、製品の使用目的、効能効果等あるいは安全性について事実に反する認識を得させるおそれ

のある広告をしない。
③ 操作方法又は使用方法についての表現の範囲
　　承認・認証を受けた若しくは届出をした範囲内とし、これらの範囲を越えた表現、不正確な表現等を用いて使用目的、効能効果等、又は安全性について事実に反する認識を得させるおそれのある広告はしない。
④ 効能効果等又は安全性を保証する表現の禁止
　　医療機器の効能効果等又は安全性について、具体的な効能効果等又は安全性を適示して、それが確実であることを保証する表現をしない。
⑤ 効能効果等又は安全性について最大級の表現又はこれに類する表現の禁止
　　医療機器の効能効果等又は安全性について、最大級の表現又はこれに類する表現はしない。
⑥ 効能効果の発現程度についての表現の範囲
　　医療機器の効能又は効果の発現程度及び速効性についての表現は、医学・薬学上認められている範囲を超えてはいけない。
⑦ 本来の効能効果等と認められない表現の禁止
　　医療機器の効能効果等について、本来の効能効果等とは認められない効能効果等を表現することにより、その効能効果等を誤認させるおそれのある広告は行わない。また、二次的効果、三次的効果の表現はしない。

(4) **医療機器の乱用助長を促すおそれのある広告の制限**
　　医療機器について、承認等又は届出の使用方法を逸脱して過量消費又は乱用助長を促すおそれのある広告は行わない。

(5) **医家向け医療機器の広告の制限**
　① 医家向け医療機器のうち、一般を対象として広告できるものは、現在のところ次に掲げる5つのものである。下記以外のものについては個別に各都道府県薬務主管部（局）へ照会すること。
　　　体温計、血圧計、コンタクトレンズ、自動体外式除細動器（AED）、補聴器
　② 医師、歯科医師、はり師等医療関係者が自ら使用し、又はこれらの者の指示によって使用することを目的として供給される医療機器については、医療関係者以外の一般人を対象とした広告は行わない。

(6) **一般向け広告における効能効果についての表現の制限**
　　医師又は歯科医師の診断若しくは治療によらなければ一般的に治癒が期待できない疾患について、医師又は歯科医師の診断若しくは治療によることなく治癒ができるかの表現は、医療関係者以外の一般人を対象とする広告に使用しない。

(7) 使用及び取扱い上の注意について医療機器の広告に付記し、又は付言すべき表現

使用及び取扱い上の注意を特に喚起する必要のある医療機器について広告する場合は、注意するべき事項、又は使用及び取扱い上の注意に留意すべき旨を、付記又は付言する。

(8) 他社製品のひぼう広告の制限

医療機器の品質、効能又は効果等、安全性その他について、他社の製品をひぼうするような広告は行わない。

(9) 医療関係者等の推せん

医療関係者、病院、診療所その他医療機器の効能効果等に関し、世人の認識に相当の影響を与える公務所、学校又は団体が指定し、公認し、推薦し、指導し、又は選用している等の広告は行わない。ただし、公衆衛生の維持増進のため公務所又はこれに準じるものが指定等をしている事実を広告することが必要な場合等特別の場合は、この限りではない。

(10) 懸賞、賞品等による広告の制限
- 懸賞、賞品として医療機器を授与する旨の広告は行わない。
- 医療機器の容器、被包等と引換えに医療機器を授与する旨の広告は行わない。

(11) 不快、不安等の感じを与える表現の制限

不快、又は不安恐怖等の感じを与えるおそれのある表現を用いた医療機器の広告は行わない。

(12) 医療機器の品位の保持

上記の他、医療機器の本質に鑑み、著しく品位を損なう、若しくは信用を傷つけるおそれのある広告は行わない。

(13) 関連法規の遵守

医家向けの医療機器の広告は、医薬品医療機器法、広告関連通知等の法規を遵守する。

4．規制官庁と罰則規定

医療機器の広告及び表示に関する直接の規制官庁は、業態を保持するものが、その籍を置く都道府県となる。罰則については、医薬品医療機器法第17章にまとめられている。表示に関して製品がその法的要求事項を満たさなかった場合は、通常自主回収を行うこととなる。

また、罰則としては、事業者に対して200万円以下の罰金若しくは2年以下の懲役が科せられる。

まとめ

✓ 医療機器の表示は、医療機器本体（形態による）、ラベル、添付文書、直接の容器に行う。表示は判読しやすい文字で明瞭に、かつ邦文で記載されていなくてはならない。また、その内容は承認・認証・届出の内容を正確に反映したものでなければならない。

✓ 医療機器を医療機関等に販売する際に一定の条件を満たす場合は、添付文書の製品への添付を省略できる。

✓ クラスIVの医療機器については、独立行政法人医薬品医療機器総合機構（PMDA）への添付文書等記載事項の届出及び公表が義務付けられた。

✓ 特定の医療機器を除き、医家向け医療機器を一般の使用者に広告することは禁じられている。

✓ 未承認医療機器の広告は禁じられている。

✓ 表示及び広告の規制に違反した場合は、事業者に対する罰則と製品の自主回収等が要求される場合がある。

関連通知等
- 昭和39年10月30日薬監第309号「特許の表示について」
- 昭和45年12月15日薬発第1136号「指圧代用器の取扱いについて」
- 昭和47年2月2日薬監第28号「医療用具の効能の範囲について」
- 昭和55年10月9日薬発第1339号「医薬品等適正広告基準について」
- 昭和55年10月9日薬監発第121号「医薬品等適正広告基準について」
- 昭和56年11月5日薬監第62号「医療用具（バイブレーター）の取扱について」
- 平成元年2月13日薬発第127号「未承認医療用具の展示会等への出展について」
- 平成元年2月13日事務連絡「未承認医療用具の展示会等への出展について（Q&A）」
- 未承認医療用具等の展示に関するガイドライン細則（平成2年8月日本医療機器産業連合会作成）［業界自主ルール］
- 平成4年10月19日薬監第56号「医療用物質生成器の広告について」
- コンタクトレンズの広告自主基準（平成7年4月1日日本コンタクトレンズ協会制定、最終改訂日平成26年8月7日）［業界自主ルール］
- 医療機器業プロモーションコード（平成9年1月28日日本医療機器産業連合会制定、最終改訂日平成22年6月30日）［業界自主ルール］
- 平成9年12月25日医薬監第104号「組合せ医薬品等の取扱について」
- 平成9年12月25日事務連絡「組合せ医薬品等の取扱いについて」
- 平成10年3月31日医薬監第60号「医薬品等の広告について」
- 平成10年9月29日医薬監第148号「薬事法における医薬品等の広告の該当性について」
- 平成10年11月5日医薬発第968号「医薬品等の広告の取扱いについて」
- 平成10年11月5日事務連絡「医薬品等の広告に係る監視指導の運用について」
- 平成11年6月30日医薬監第65号「治験に係る被験者募集の情報提供の取扱いについて」
- 平成13年1月31日医薬監麻発第50号「治験に係わる被験者募集の情報提供の取扱いについて」
- 平成13年2月27日医薬審発第139号、医薬監麻発第123号「鼻洗浄器の取扱いについて」

第 17 章　医療機器の表示、添付文書、広告及び販売促進

- 平成 14 年 2 月 6 日医薬審発第 0206001 号、医薬監麻発第 0206001 号「過酸化物を用いた歯面漂白材の取扱いについて」
- 平成 14 年 3 月 28 日医薬発第 0328009 号「医薬品等適性広告基準の一部改正について」
- 平成 15 年 3 月 28 日医薬監発第 0328006 号「医療用医薬品等の情報提供と薬事法における広告との関係について」
- 平成 16 年 7 月 20 日薬食発第 0720022 号「薬事法第二条第五項から第七項までの規定により厚生労働大臣が指定する高度管理医療機器、管理医療機器及び一般医療機器（告示）及び薬事法第二条第八項の規定により厚生労働大臣が指定する特定保守管理医療機器（告示）の施行について」
- 平成 16 年 9 月 3 日薬食監麻発第 0903013 号「医薬品のインターネット通信販売について」
- 平成 17 年 3 月 31 日薬食監麻発第 0331008 号「改正薬事法における医薬品等の表示の取扱いについて」
- 平成 17 年 6 月 29 日事務連絡「日本医療機器産業連合会作成の「改正薬事法に基づく医療機器の直接表示及び添付文書記載 Q&A について」の送付について」
- マスクの表示・広告自主基準（平成 18 年 1 月 1 日日本衛生材料工業連合会制定、最終改訂日平成 24 年 3 月 1 日）［業界自主ルール］
- 補聴器の適正広告・表示ガイドライン（平成 19 年 3 月 15 日日本補聴器工業会・日本補聴器販売店協会制定、最終改訂日平成 21 年 11 月 2 日）［業界自主ルール］
- 自動体外式除細動器（AED）の適正広告・表示ガイドライン（平成 21 年 3 月 27 日電子情報技術産業協会制定）［業界自主ルール］
- 平成 22 年 7 月 16 日事務連絡「「タンポンの広告記載に関する自主申し合わせ」について」
- 平成 22 年 8 月 17 日薬食監麻発 0817 第 1 号「医療機器の広告について」
- 平成 23 年 1 月 7 日医機連発第 158 号「「医療機器の広告に関する Q&A」について」
- 家庭向け医療機器等適正広告・表示ガイドⅢ（平成 23 年 6 月日本ホームヘルス機器協会制定）［業界自主ルール］
- 医療機器適正広告ガイド集（平成 24 年 5 月　日本医療機器産業連合会制定）［業界自主ルール］
- 平成 26 年 5 月 22 日薬食監麻発 0522 第 9 号「インターネットによる医薬品等の広告の該当性に関する質疑応答集（Q&A）について」
- 平成 26 年 9 月 1 日薬食安発 0901 第 01 号「添付文書等記載事項の届出等に当たっての留意事項について」
- 平成 26 年 9 月 1 日事務連絡「添付文書等記載事項の届出等に関する Q&A について」
- 平成 26 年 9 月 1 日薬食安発 0901 第 04 号「体外診断用医薬品及び医療機器の添付文書等記載事項の省略に当たっての留意事項について」
- 平成 26 年 9 月 1 日事務連絡「体外診断用医薬品及び医療機器の添付文書等記載事項の省略に関する Q&A について」
- 平成 26 年 9 月 29 日薬食安発 0929 第 2 号「使用上の注意等の改訂に係るガイドラインについて」
- 平成 26 年 10 月 2 日薬食発 1002 第 8 号「医療機器の添付文書の記載要領の改正について」
- 平成 26 年 10 月 2 日薬食安発 1002 第 1 号「医療機器の添付文書の記載要領（細則）について」
- 平成 26 年 10 月 2 日薬食安発 1002 第 5 号「医療機器の使用上の注意の記載要領について」
- 平成 26 年 10 月 31 日事務連絡「医療機器の添付文書の記載要領に関する Q&A について」
- 平成 26 年 10 月 31 日薬機安一発第 1031001 号、薬機安二発第 1031001 号「添付文書等記載事項の届出及び公表に関する留意点について」
- 平成 26 年 10 月 31 日薬機安一発第 1031002 号、薬機安二発第 1031002 号「添付文書等記載事項の改訂等に伴う相談に関する留意点等について」
- 平成 26 年 11 月 21 日薬食機参発 1121 第 33 号、薬食安発 1121 第 1 号、薬食監麻発 1121 第 29 号「医療機器プログラムの取扱いについて」

- 平成 26 年 11 月 21 日薬食発 1121 第 6 号「薬事監視指導要領」及び「薬局、医薬品販売業等監視指導ガイドライン」の改正について」
- 平成 27 年 1 月 22 日 20141222 商局第 1 号　経済産業省大臣官房商務流通審議官通達「電気用品の範囲等の解釈について」

参考文献等

- 厚生省薬務局監視指導課、東京都衛生局薬務部監修『医薬品・化粧品等広告の実際'94』じほう、1994 年
- 薬事監視研究会監修『医薬品・化粧品等広告の実際　追補 2002』じほう、2002 年

第 18 章

医薬品に関する申請

目的
- 医薬品の分類（医療用医薬品、要指導医薬品、一般用医薬品）について理解する。
- 日本において医薬品の製造販売承認を取得するための概要を理解する。
- 製造販売承認申請のプロセスを理解する。
- 必要な資料及びその編集方法を理解する。

関連法令
- 医薬品、医療機器等の品質、有効性及び安全性の確保等に関する法律（昭和35年法律第145号）
- 医薬品、医療機器等の品質、有効性及び安全性の確保等に関する法律施行令（昭和36年政令第1号）
- 医薬品、医療機器等の品質、有効性及び安全性の確保等に関する法律施行規則（昭和36年厚生省令第1号）
- 医薬品の安全性に関する非臨床試験の実施の基準に関する省令（平成9年厚生省令第21号）［GLP省令］
- 医薬品の臨床試験の実施の基準に関する省令（平成9年厚生省令第28号）［GCP省令］
- 医薬品及び医薬部外品の製造管理及び品質管理の基準に関する省令（平成16年厚生労働省令第179号）［GMP省令］
- 医薬品、医薬部外品、化粧品及び医療機器の製造販売後安全管理の基準に関する省令（平成16年厚生労働省令第135号）［GVP省令］
- 医薬品の製造販売後の調査及び試験の実施の基準に関する省令（平成16年厚生労働省令第171号）［GPSP省令］

はじめに

医薬品は、医薬品、医療機器等の品質、有効性及び安全性の確保等に関する法律（以下「医薬品医療機器法」という）の第2条第1項において次のように定義される。

① 日本薬局方に収められているもの
② 人又は動物の疾病の診断、治療又は予防に使用されることが目的とされている物であって、機械器具等（機械器具、歯科材料、医療用品、衛生用品並びにプログラム（電子計算機に対する指令であって、一の結果を得ることができるように組み合わされたものをいう）及びこれを記録した記録媒体をいう）でないもの（医薬部外品及び再生医療等製品を除く）
③ 人又は動物の身体の構造又は機能に影響を及ぼすことが目的とされているものであって、機械器具等でないもの（医薬部外品、化粧品び再生医療等製品を除く）

日本における医薬品製造販売承認取得に関わる規制のうち、医療用医薬品、要指導医薬品及び一般用医薬品の販売承認取得に必要な申請資料及びその編集方法、申請から承認までのプロセスについて説明する。

1．医薬品の分類

医薬品は、医療用医薬品、要指導医薬品及び一般用医薬品の3つに大きく分けられる。その他、承認申請区分による分類、薬効分類、及び品質基準による分類などがある。なお、体外診断用医薬品の承認申請の取扱いについては、人体に直接使用するものとは異なっており、本章には記載していない（第20章「体外診断用医薬品に関する申請」を参照）。

1.1 医療用医薬品

(1) 医療用医薬品

医療用医薬品とは、医師若しくは歯科医師によって使用され又はこれらの者の処方箋、若しくは指示によって使用されることを目的として供給される医薬品をいう（H26.11.21 薬食発1121第2号）。

また、次のいずれかに該当する医薬品は、原則として医療用医薬品として取り扱われる。

① 処方箋医薬品、毒薬又は劇薬（ただし、毒薬、劇薬のうち、人体に直接使用しないもの（殺虫剤等）を除く）
② 医師、歯科医師が自ら使用し、又は医師、歯科医師の指導監督下で使用しなければ重大な疾病、障害若しくは死亡が発生するおそれのある疾患を適応症にもつ医薬品
③ その他剤型、薬理作用等からみて、医師、歯科医師が自ら使用し、又は医師、歯

科医師の指導監督下で使用することが適当な医薬品

(2) **処方箋医薬品**

処方箋医薬品とは、病院、診療所、薬局等へ販売又は授与する場合を除き、医薬品医療機器法第49条第1項の規定に基づき、薬局開設者又は医薬品の製造販売業者が、医師、歯科医師又は獣医師から処方箋の交付を受けた者以外に対して、正当な理由がなく、販売し、又は授与してはならない医薬品として、厚生労働大臣が指定する医薬品をいう。

(3) **処方箋医薬品以外の医薬品**

処方箋医薬品以外の医療用医薬品についても、処方箋医薬品と同様に、医療用医薬品として医師、薬剤師等によって使用されることを目的として供給されるものである。このため、処方箋医薬品以外の医療用医薬品についても、効能・効果、用法・用量、使用上の注意等が医師、薬剤師等の専門家が判断・理解できる記載となっているなど、医療において用いられることを前提としており、やむを得ず販売を行わざるを得ない場合等であって、必要な受診勧奨等を行った場合を除き、処方箋に基づく薬剤の交付が原則とされている（H26.3.18 薬食発0318第4号）。なお、非処方箋医薬品という言葉は存在しない。

1.2 要指導医薬品

平成25年7月の薬事法改正に伴い医療用医薬品及び一般用医薬品に加えて「要指導医薬品」という新たな区分が設定された。

現在、要指導医薬品とは、次の①から④までに掲げる医薬品（専ら動物のために使用されることが目的とされているものを除く）のうち、その効能及び効果において人体に対する作用が著しくないものであって、薬剤師その他の医薬関係者から提供された情報に基づく需要者の選択により使用されることが目的とされているものであり、かつ、その適正な使用のために薬剤師の対面による情報の提供及び薬学的知見に基づく指導が行われることが必要なものとして、厚生労働大臣が薬事・食品衛生審議会の意見を聴いて指定するものをいう（医薬品医療機器法第4条第5項第3号）。

① その製造販売の承認の申請に際して医薬品医療機器法第14条第1項及び第8項に該当するとされる医薬品であって、当該申請に係る承認を受けてから厚生労働省令で定める期間を経過しないもの
② その製造販売の承認の申請に際して①に掲げる医薬品と有効成分、分量、用法、用量、効能、効果等が同一性を有すると認められた医薬品であって、当該申請に係る承認を受けてから厚生労働省令で定める期間を経過しないもの
③ 医薬品医療機器法第44条第1項に規定する毒薬
④ 医薬品医療機器法第44条第2項に規定する劇薬

1.3 一般用医薬品

　一般用医薬品とは、医薬品のうち、その効能及び効果において人体に対する作用が著しくないものであって、薬剤師その他の医薬関係者から提供された情報に基づく需要者の選択により使用されることが目的とされているもの（要指導医薬品を除く）をいう（医薬品医療機器法第4条第5項第4号）。

　なお、平成21年施行の改正薬事法により、一般用医薬品の販売規制については、主に副作用の程度によって第一類、第二類及び第三類の3つに分類されることになった。

(1) 第一類医薬品

　その副作用等により日常生活に支障を来す程度の健康被害が生ずるおそれがある医薬品のうち、その使用に関し特に注意が必要なものとして厚生労働大臣が指定するもの及びその製造販売の承認の申請に際して医薬品医療機器法第14条第1項及び第8項に該当するとされた医薬品であって、当該申請に係る承認を受けてから厚生労働省令で定める期間を経過しないもの。

(2) 第二類医薬品

　その副作用等により日常生活に支障を来す程度の健康被害が生ずるおそれがある医薬品（第一類医薬品を除く）であって、厚生労働大臣が指定するもの。

(3) 第三類医薬品

　副作用、相互作用などの項目で、第一類医薬品や第二類医薬品に相当するもの以外の一般用医薬品。

2．医療用医薬品の承認申請

2.1 医療用医薬品の申請区分

　医療用医薬品は、製造販売承認申請に係る医薬品の成分・分量、用法・用量、効能・効果、副作用等に関する審査を行った後、厚生労働大臣により承認される。その承認申請時に添付すべき資料は、申請区分(1)～(10)に基づき要求される（H26.11.21薬食発1121第2号）。この区分を図1、表1及び表2に示す。

第18章　医薬品に関する申請

申　請　区　分

```
医療用医薬品
├─ 新医薬品等
│   ├─ （1）　新有効成分含有医薬品
│   ├─ （2）　新医療用配合剤
│   ├─ （3）　新投与経路医薬品
│   ├─ （4）　新効能医薬品
│   ├─ （5）　新剤型医薬品
│   ├─ （6）　新用量医薬品
│   ├─ （8）　剤型追加に係る医薬品
│   │        （再審査期間中のもの）
│   ├─ （9）　類似処方医療用配合剤
│   │        （再審査期間中のもの）
│   ├─ （10）　その他の医薬品（再審査期間中のもの）
│   └─ （10の2）　その他の医薬品
│                [（10)の場合であって、生物製剤等の製
│                 造方法の変剤さらに係るもの]
│
└─ 新医薬品等以外
    の医薬品
    （後発医薬品）
        ├─ （7）　バイオ後続品
        ├─ （8の2）　剤型追加に係る医薬品
        │            （再審査期間中でないのもの）
        ├─ （9の2）　類似処方医療用配合剤
        │            （再審査期間中でないのもの）
        ├─ （10の3）　その他の医薬品
        │            （再審査期間中でないのもの）
        └─ （10の4）　その他の医薬品
                     [（10の3)の場合であって、生物製剤等
                      の製造方法の変剤さらに係るもの]
```

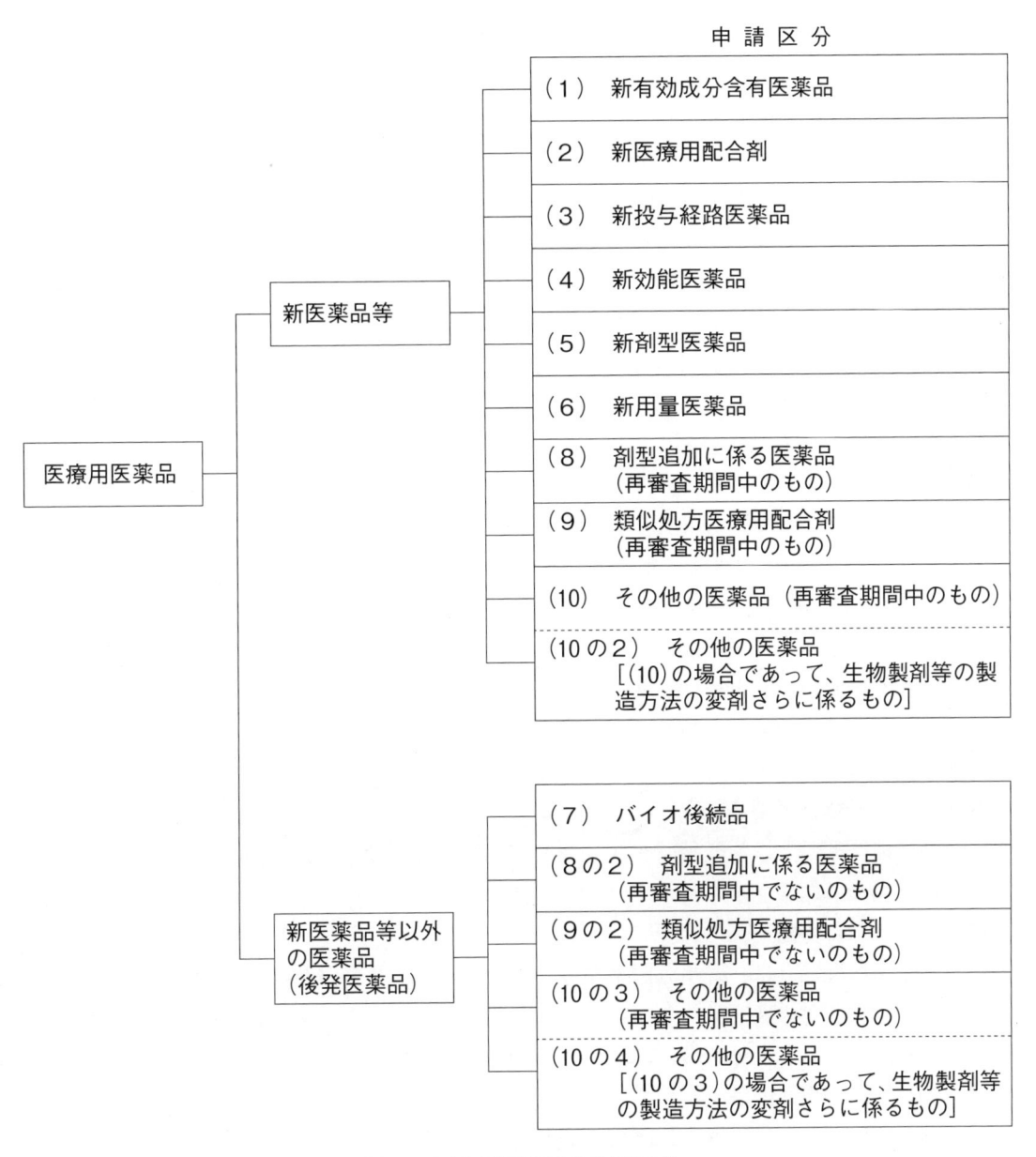

図1　医療用医薬品の申請区分

　このうち、区分（1）～（6）は新医薬品（新薬）として扱われる。また、既に製造販売の承認を与えられている医薬品と有効成分等が同一であって、その医薬品が再審査期間中のものは区分（7）～（10）でも新薬として扱われる。再審査期間中でないものに係る区分（8の2）、（9の2）、（10の3）及び（10の4）は後発医薬品として扱われる。なお、区分（8）～（10）のうち、再審査期間中の当該新医薬品と同一性を有すると認められるものを他者が申請する場合には、当該新医薬品の承認申請時に求められる資料と同等又はそれ以上の資料の提出が必要となる。

307

＊再審査：新医薬品等では、承認された後、一定期間（原則として4～10年で、新有効成分含有医薬品では通常8年）に、再度、有効性及び安全性について審査が行われる。つまり、新医薬品等の有効性及び安全性については、開発段階の臨床試験だけではその調査に限度があるため、市販後の一定期間、臨床現場での情報を収集して再び審査を受けることとされている。

《医療用医薬品の申請区分》

区分（1）　新有効成分含有医薬品

　新有効成分含有医薬品とは、既に製造販売の承認を与えられている医薬品及び日本薬局方に定められている医薬品（以下「既承認医薬品等」という）のいずれにも有効成分として含有されていない成分を有効成分として含有する医薬品をいう。

区分（2）　新医療用配合剤

　配合剤とは、有効成分を2つ以上含有する医薬品をいう。新医療用配合剤とは、日本薬局方に収められている配合剤及び医療用医薬品として製造販売の承認を与えられている配合剤とその有効成分又はその配合割合が異なる医療用医薬品たる配合剤をいう。ただし、区分（9）に規定する類似処方医療用配合剤及び総合消化酵素並びに作用が緩和なパップ剤等のうち、総合的に評価して新規性がないと判断されるものは除く。

区分（3）　新投与経路医薬品

　新投与経路医薬品とは、既承認医薬品等と有効成分は同一であるが、投与経路（経口、皮下・筋肉内、静脈内、経皮、経直腸、経腟、点眼、点耳、点鼻、吸入等の別をいう）が異なる医薬品をいう。

区分（4）　新効能医薬品

　新効能医薬品とは、既承認医薬品等と有効成分及び投与経路は同一であるが、効能・効果が異なる医薬品をいう。

区分（5）　新剤型医薬品

　新剤型医薬品とは、既承認医薬品等と有効成分、投与経路及び効能・効果は同一であるが、徐放化等の薬剤学的な変剤さらにより用法等が異なるような新たな剤型の医薬品をいう。ただし、区分（8）に規定する剤型追加に係る医薬品は除く。

区分（6）　新用量医薬品

　新用量医薬品とは、既承認医薬品等と有効成分及び投与経路は同一であるが、用量が異なる医薬品をいう。

区分（7）　バイオ後続品

　バイオ後続品とは、既に販売承認を与えられているバイオテクノロジー応用医薬品と同等/同質の医薬品をいう。

区分（8）　剤型追加に係る医薬品

　剤型追加に係る医薬品とは、既承認医薬品等と有効成分、投与経路、効能・効果及び用法・用量は同一であるが、剤型又は含量が異なる医薬品をいう。新薬とその成分・分量、用法・用量及び効能・効果が同一性を有すると認められる医薬品を当該再審査期間中に申請する場合にあっては、当該新医薬品と同等又はそれ以上の資料の添付を必要と

する。

区分（9）　類似処方医療用配合剤
　類似処方医療用配合剤とは、日本薬局方に収められている配合剤及び医療用医薬品として製造販売の承認を与えられている配合剤とその有効成分及びその配合割合が類似していると判断される医療用医薬品たる配合剤をいう。再審査期間中のものとの関係は区分（8）の後段参照。

区分(10)　その他の医薬品
　区分（1）～（9）に該当しない医薬品、及び生物製剤等*の製造変剤さらに係るものが該当する。再審査期間中のものとの関係は区分（8）の後段参照。
　なお、製造販売承認を与えられている医療用医薬品とその有効成分及びその配合割合が同一の配合剤は、その他の医薬品として区別されるが、その前例となる承認品目が1967年10月1日以前の承認に係るものであり、かつ、再評価の終了していないものについては、新医療用配合剤に準じた資料が要求される。

　　＊生物製剤等：生物製剤等とは、生物学的製剤基準に収載されているワクチン、血液製剤等の生物学的製剤、組換えDNA技術応用医薬品、細胞培養医薬品その他バイオテクノロジー応用医薬品／生物起源由来医薬品をいう。

表1 医療用医薬品の申請区分と申請の際に必要な添付資料

申請区分	イ 1 2 3	ロ 1 2 3	ハ 1 2 3	ニ 1 2 3	ホ 1 2 3 4 5 6	ヘ 1 2 3 4 5 6 7	ト	チ
（1）新有効成分含有医薬品	○○○	○○○	○○○	○○△	○○○○×△	○○○△○△△	○	○
（2）新医療用配合剤	○○○	×○○	○○○	○△△	○○○○×△	○○×××△×	○	○
（3）新投与経路医薬品	○○○	×○○	○○○	○△△	○○○○×△	○○×△○△△	○	○
（4）新効能医薬品	○○○	×××	×××	○××	△△△△×△	×××××××	○	○
（5）新剤型医薬品	○○○	×○○	○○○	×××	○○○○×△	×××××××	○	○
（6）新用量医薬品	○○○	×××	×××	○××	○○○○×△	×××××××	○	○
（7）バイオ後発品	○○○	○○○	○△△	○××	△△△△×△	△○△△△△△	○	○
（8）剤型追加に係る医薬品（再審査期間中のもの） （8の2）剤型追加に係る医薬品（再審査期間中でないもの）	○○○	×○○	△△○	×××	××××○×	×××××××	×	○
（9）類似処方医療用配合剤（再審査期間中のもの） （9の2）類似処方医療用配合剤（再審査期間中でないもの）	○○○	×○○	○○○	△△×	××××××	○△×××△×	○	○
（10）その他の医薬品（再審査期間中のもの） （10の2）その他の医薬品（(10)の場合であって、生物製剤等の製造方法の変剤さらに係るもの） （10の3）その他の医薬品（再審査期間中でないもの） （10の4）その他の医薬品（(10の3)の場合であって、生物製剤等の製造方法の変剤さらに係るもの）	×××	×△○	××○	×××	××××○×	×××××××	×	○ 1)

注1）原則として、○は添付を、×は添付の不要を、△は個々の医薬品により判断されることを意味する。
注2）右欄注の1）については下記のとおりであること。
　1）製造方法の変更または試験方法の変更等、添付文書の記載に変更を生じない内容に関する限り、原則として、チの資料の添付は要しない。

表2　添付資料の項目及び内容（医療用医薬品と一般用医薬品共通）

イ　起原又は発現の経緯及び外国における使用状況等に関する資料	1　起原又は発見の経緯　に関する資料
	2　外国における使用状況　〃
	3　特性及び他の医薬品との比較検討等　〃
ロ　製造方法並びに規格及び試験方法等に関する資料	1　構造決定及び物理的性質等　〃
	2　製造方法　〃
	3　規格及び試験方法　〃
ハ　安定性に関する資料	1　長期保存試験　〃
	2　苛酷試験　〃
	3　加速試験　〃
ニ　薬理作用に関する資料	1　効力を裏付ける試験　〃
	2　副次的薬理・安全性薬理　〃
	3　その他の薬理　〃
ホ　吸収、分布、代謝、排泄に関する資料	1　吸収　〃
	2　分布　〃
	3　代謝　〃
	4　排泄　〃
	5　生物学的同等性　〃
	6　その他の薬物動態　〃
ヘ　急性毒性、亜急性毒性、慢性毒性、催奇形性その他の毒性に関する資料	1　単回投与毒性　〃
	2　反復投与毒性　〃
	3　遺伝毒性　〃
	4　がん原性　〃
	5　生殖発生毒性　〃
	6　局所刺激性　〃
	7　その他の毒性　〃
ト　臨床試験の成績に関する資料	臨床試験成績　〃
チ　法第五十二条第一項に規定する添付文書等記載事項に関する資料	添付文書等記載事項　〃

2.2　承認申請の概要

　医薬品を業として製造販売するためには、製造販売の承認と製造販売業の許可を取得しなければならない。医薬品医療機器法では、医薬品等の製造販売承認及び製造販売業許可は、厚生労働大臣が与えることとしている（承認：医薬品医療機器法第14条、19条の2、

許可:医薬品医療機器法第12条)。ただし、製造販売に係る承認権限の事務の一部、許可権限の事務のすべては、都道府県知事が行うこととされている(医薬品医療機器法第81条)。薬事規制の概要を図2に示す。

申請は、申請書及び添付資料(以下、まとめて「申請資料」という)を揃えて独立行政法人医薬品医療機器総合機構(以下「PMDA」という)又は都道府県に提出する。申請には手数料が必要となる。以下、申請方法、手数料、申請資料の編集方法などについて説明する。

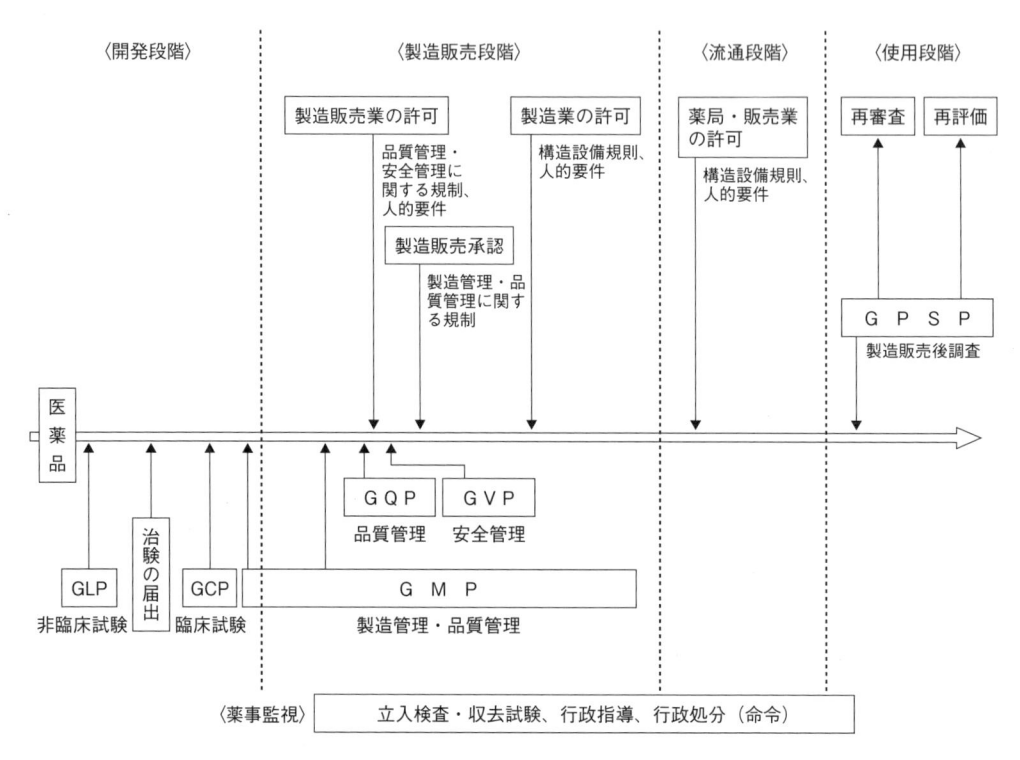

図2 医薬品の開発・製造・流通・使用の各段階における薬事規制 (医薬品製造販売指針2015より)

2.3　申請書の様式、提出先、手数料等

(1)　フレキシブルディスク等申請

製造販売承認は、申請をし、審査を経て問題がなければ与えられる。フレキシブルディスク等による申請(以下「FD申請」という)は、申請方法の一つである。従来から製造販売承認申請は書面により行われていたし、現在も行われているが、現在ではFD申請が推奨されている。FD申請では、申請用ソフトを用いて入力した申請書の電子ファイルを、3.5インチフロッピーディスク又はCD-Rに入れて提出する。この申請書のソフト及びマニュアルについては、厚生労働省が無償で配布を行っており、下記の「医薬品・医薬部外品・化粧品・医療機器・体外診断用医薬品及び再生医療等製品承認・許可・認定・登録関

係FD申請」より申請ソフト及び入力に関するマニュアルがダウンロード可能である。

> 「医薬品・医薬部外品・化粧品・医療機器・体外診断用医薬品及び再生医療等製品承認・許可・認定・登録関係FD申請」
> アドレス　http://www.fd-shinsei.go.jp/

　ただし、フロッピーディスク又はCD-Rにより電子ファイルの申請書を提出する場合でも、別に申請ソフトを用いて印刷した書面の申請書を提出する必要がある。

　また、従来からの書面のみによる申請も受け付けられているが、FD申請ではパスワードを取得することにより「医薬品・医薬部外品・化粧品・医療機器・体外診断用医薬品及び再生医療等製品承認・許可・認定・登録関係FD申請」のホームページにおいて、審査状況の確認ができるといった利点もある。

(2)　**承認申請時の電子データ提出**

　医薬品の承認審査に関しては、「日本再興戦略」（平成25年6月14日閣議決定）においてPMDAの強化の必要性が指摘され、さらに、「健康・医療戦略」（平成25年6月14日関係大臣申合せ）では、「PMDA自らが臨床データ等を活用した解析や研究を進め、審査・相談において、より合理的で効率的な評価・判断プロセスの構築を進める」こととされている。このため、PMDA自らがデータを活用した解析や研究を実施するためには、まず、PMDAに提出される臨床試験成績が電子データとして提出されることが重要となる。これらを踏まえて、平成28年度以降の別途通知で定める日以降に承認申請を行う品目を対象に、電子データの提出を求めることとされている。（H26.6.20薬食審査発0620第6号）

　対象は、原則として表1に掲げる区分（1）から（7）まで、（9）及び（9の2）の医療用医薬品である。なお、一定の経過措置期間（2年程度を想定）を設定することとしており、経過措置期間中においては、従前どおり、電子データの提出は必ずしも求められない。

(3)　**提出先**

　厚生労働大臣宛に提出する場合は、正本1部、副本2部、PMDAの受付窓口に持参するか、郵送・宅配便等による送付が可能である。都道府県知事宛に提出する場合は、正副2部を本社所在地の都道府県庁に提出する。

> 〈申請書の受付場所（厚生労働大臣宛に提出する場合）〉
> 〒100-0013　東京都千代田区霞ヶ関3-3-2　新霞ヶ関ビル6階
> 独立行政法人医薬品医療機器総合機構審査業務部業務第一課
> 　Tel. 03-3506-9437（ダイヤルイン）　　Fax. 03-3506-9442
> 　受付日時：月曜日～金曜日、9：30～12：00及び13：30～17：00

(4) 手数料

新規の承認申請に必要な手数料を表3に示した。「国」の区分の手数料については、相当する額の収入印紙を申請書正本に貼付する。「調査機関（PMDA等）」の区分の手数料については、あらかじめ指定された銀行口座へ振り込みを行い、その領収書の写しを承認審査・調査申請書の裏面に貼付する。都道府県知事宛の申請については、各都道府県庁のホームページ等で確認する。

表3　医療用医薬品の新規製造販売承認申請の手数料一覧

（平成26年4月1日施行　薬事法関係手数料令）（単位：円）

手数料区分		国（A）	PMDA 審査	PMDA 適合性	PMDA 合計（B）	合計（A＋B）
新医薬品その1[注1]（オーファン以外）	先の申請	533,800	23,788,100	6,747,000 ＋外国旅費	30,535,100 ＋外国旅費	31,068,900 ＋外国旅費
	規格違い品目	147,700	2,464,000	1,686,600 ＋外国旅費	4,150,600 ＋外国旅費	4,298,300 ＋外国旅費
新医薬品その1[注1]（オーファン）	先の申請	533,800	19,934,100	3,379,900 ＋外国旅費	23,314,000 ＋外国旅費	23,847,800 ＋外国旅費
	規格違い品目	147,700	2,061,500	841,500 ＋外国旅費	2,903,000 ＋外国旅費	3,050,700 ＋外国旅費
新医薬品その2[注2]（オーファン以外）	先の申請	343,900	11,353,100	2,533,600 ＋外国旅費	13,886,700 ＋外国旅費	14,230,600 ＋外国旅費
	規格違い品目	100,300	1,174,300	633,600 ＋外国旅費	1,807,900 ＋外国旅費	1,908,200 ＋外国旅費
新医薬品その2[注2]（オーファン）	先の申請	343,900	9,345,700	1,267,700 ＋外国旅費	10,613,400 ＋外国旅費	10,957,300 ＋外国旅費
	規格違い品目	100,300	1,004,100	319,000 ＋外国旅費	1,323,100 ＋外国旅費	1,423,400 ＋外国旅費
後発医療用医薬品	適合性あり	281,00	618,200	330,200 ＋外国旅費	948,400 ＋外国旅費	976,500 ＋外国旅費
	適合性なし	281,00	618,200	－	618,200	646,300

注1：新医薬品薬その1：区分(1)新有効成分含有医薬品、区分(2)新医療用配合剤、区分(3)新投与経路医薬品、区分(7)バイオ後発品
注2：新医薬品薬その2：区分(4)新効能医薬品、区分(5)新剤型医薬品、区分(6)新用量医薬品、区分(9)類似処方医療用配合剤
（再審査期間中の場合、手数料区分が異なる場合がある）

(5) 承認審査・調査申請

PMDAで、審査（同一性調査を含む）及び適合性調査が行われる品目については、PMDAに対して承認審査・調査申請書を提出しなければならない。なお、後発医薬品に

対するGCP実地調査について、申請後に実施することを指定された場合は、指定された時点で当該調査に係る調査の申請を行う。

また、2005年4月の改正薬事法施行に伴い、GMPへの適合は、製造業の許可要件から製造販売品目の承認要件となった。GMP適合性調査申請は、当該承認申請書に記載されたすべての製造所の調査実施主体（PMDA又は都道府県知事）に対して行う（2.8項に関連事項を記載）。

2.4 申請書資料の編集方法

(1) CTD申請

日米EU薬品規制調和国際会議（International Conference on Harmonisation：ICH）での各国合意により、新医薬品の承認申請資料の調和を図る一環として、「コモン・テクニカル・ドキュメント（国際共通化資料、Common Technical Document：CTD）」が採用されることとなった。

CTDは、添付すべき資料の構成を示したものであり、資料概要並びに資料の様式及び順序に関する指針を示しているが、個々の承認申請において要求される試験に言及するものではない。CTDは医療用医薬品のうち、新医薬品に適用され、後発医薬品である区分（8の2）、（9の2）、（10の3）に該当する医薬品は、従前の例によることができる。

CTDは、第1部各極の行政情報、第2部資料概要、第3部品質に関する文書、第4部非臨床試験報告書、第5部臨床試験報告書の5部で構成され、その内容は図3のとおりである。

《CTDの構成》

第1部（申請書等行政情報及び添付文書に関する情報）
① 第1部目次
② 承認申請書（写）
③ 証明書類［承認申請資料の収集・作成業務を統括する責任者の陳述書、GLP・GCP関連資料、共同開発に係る契約書（写）等］
④ 特許状況
⑤ 起原又は発見の経緯及び開発の経緯
⑥ 外国における使用状況等に関する資料
⑦ 同種同効品一覧表
⑧ 添付文書案
⑨ 一般的名称に係る文書
⑩ 毒薬・劇薬等の指定審査資料のまとめ
⑪ 市販後調査基本計画書（案）
⑫ 添付資料一覧

⑬　その他

第2部（資料概要）
① 　第2部から第5部の目次
② 　緒言
③ 　品質に関する概括資料
④ 　非臨床に関する概括評価
⑤ 　臨床に関する概括評価
⑥ 　非臨床概要
・薬　　理
・薬物動態
・毒　　性
⑦ 　臨床概要
・生物薬剤学及び関連する分析法
・臨床薬理試験
・臨床的有効性
・臨床的安全性
・参考文献
・個々の試験のまとめ

第3部（品質に関する文書）（添付資料ロ及びハに相当）
① 　目次
② 　データ又は報告書
③ 　参考文献

第4部（非臨床試験報告書）（添付資料ニ、ホ及びヘの一部に相当）
① 　目次
② 　試験報告書
③ 　参考文献

第5部（臨床試験報告書）（添付資料ヘの一部及びトに相当）
① 　目次
② 　全臨床試験一覧表
③ 　臨床試験報告書及び関連情報（治験の総括報告書等をいう）
④ 　参考文献

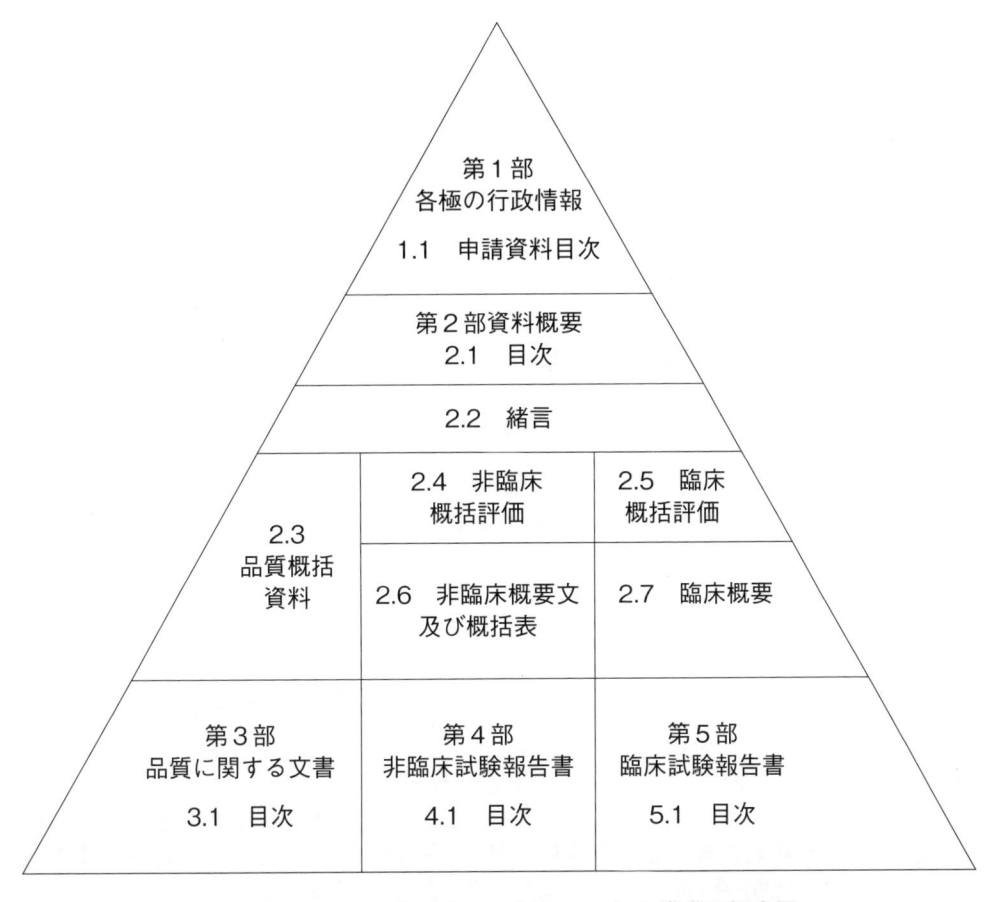

図3 コモン・テクニカル・ドキュメント構成の概念図

(ピラミッド図の内容)
- 第1部 各極の行政情報　1.1 申請資料目次
- 第2部資料概要　2.1 目次
- 2.2 緒言
- 2.3 品質概括資料
- 2.4 非臨床概括評価
- 2.5 臨床概括評価
- 2.6 非臨床概要文及び概括表
- 2.7 臨床概要
- 第3部 品質に関する文書　3.1 目次
- 第4部 非臨床試験報告書　4.1 目次
- 第5部 臨床試験報告書　5.1 目次

(2) CTD の電子的仕様 (eCTD)

CTD の内容を申請者側から審査当局へ電子的に提出することを可能とする「電子化コモン・テクニカル・ドキュメント (eCTD)」が、ICH において 2002 年 9 月に合意され、2005 年 4 月 1 日より eCTD による申請受付が開始された。eCTD は、その内容については CTD と同じであり、新たに特別なデータを要求されるものではない。

(3) 電子データ提出と eCTD との関連性

前述のように臨床試験データの電子的提出を求めることに伴い、添付資料の提出方法については、eCTD によることを原則とする。eCTD での提出を求める対象や範囲、提出方法及びその時期などの具体的事項等については、今後の検討を踏まえて別途通知される予定である。また、eCTD での提出に伴い、承認審査過程の電子化を推進し、紙媒体による資料の提出を簡略化する方向で検討を進められている。しかし、その具体的な対象、範、範囲及び時期等については、今後の検討を踏まえて別途通知される予定である。

2.5 添付資料の作成について（主要なガイドライン等）

国内の主なガイドライン等を表4に要約する。

表4 製造販売承認申請に必要な添付資料作成ガイドライン等

資料名	ガイドライン等
イ．起原又は発見の経緯及び外国における使用状況等に関する資料	・いつ、どこで、誰が、何から抽出分離、合成等をしたのか、その発見の根源となったものは何であるのか、基礎試験、臨床試験に入ったのはいつであるのか、また、従来の既存の薬剤と比べて全く新しいものであるのか、もし、既存の類似薬剤があれば既存の薬剤との用法・用量、効能・効果、使用上の注意等の比較表を記載し、効果、副作用、安全性等においてどのような特徴、若しくは欠点等を持っているのか比較検討すること。同種同効薬の一覧表を添付する。 ・開発にあたり、PMDAの対面助言を行った際は、その相談記録を添付する。 ・外国での許可及び使用状況等については、常に最新の情報を把握し、提出する。外国における添付文書はできる限り入手する。
ロ．製造方法並びに規格及び試験方法等に関する資料	・新医薬品の規格及び試験方法の設定　H13.5.1 医薬審発第568号 ・生物薬品（バイオテクノロジー応用医薬品/生物起源由来医薬品）製造用細胞基材の由来、調製及び特性解析について　H12.7.14 医薬審発第873号 ・生物薬品（バイオテクノロジー応用医薬品/生物起源由来医薬品）の規格及び試験方法の設定　H13.5.1 医薬審発第571号 ・生物薬品（バイオテクノロジー応用医薬品/生物起源由来医薬品）の製造工程の変剤さらにともなう同等性/同質性評価について　H17.4.26 医薬審発第0426001号 ・新有効成分含有医薬品のうち原薬の不純物に関するガイドライン　H7.9.25 薬審第877号、H14.12.16 医薬審発第1216001号、H18.12.4 薬食審査発第1204001号 ・新有効成分含有医薬品のうち製剤の不純物に関するガイドライン　H21.3.4 薬食発第0304015、H21.3.4 薬食発第0304004号、H18.7.3 薬食審発第0703004号 ・医薬品の残留溶媒ガイドライン　H10.3.30 医薬審第307号、H14.12.25 医薬審発第1225006号 ・分析法バリデーションに関するテキスト（実施項目）　H7.7.20 薬審第755号 ・分析法バリデーションに関するテキスト（実施方法）　H9.10.28 医薬審第338号 ・徐放性製剤（経口投与製剤）の設計及び評価に関するガイドライン　S63.3.11 薬審1第5号 ・組換えDNA技術を応用したタンパク質生産に用いる細胞中の遺伝子発現構成体の分析　H10.1.6 医薬審第3号 ・ヒト又は動物細胞株を用いて製造されるバイオテクノロジー応用医薬品のウィルス安全性評価について　H12.2.22 医薬審第326号 ・原薬GMPガイドライン　H13.11.2 医薬発第1200号 ・原薬GMPガイドラインに関するQ&A　H13.11.2 監麻課事務連絡

	・日本薬局方における薬局方の国際調和における合意事項の取扱い　H13.5.1 医薬審発第 574 号 ・ICH Q4B ガイドライン：薬局方テキストを ICH 地域において相互利用するための評価及び勧告　H21.5.26 薬食審査発第 0526001 号 ・ICHQ4B ガイドラインに基づく医薬品等の承認申請等に関する Q&A　H21.5.26 審査管理課事務連絡 ・ICH Q4B ガイドラインに基づく事項別付属文書（強熱残分試験法）H21.5.26 薬食審査発第 0526002 号 ・ICHQ4B ガイドラインに基づく事項別付属文書（注射剤の採取容量試験法）H22.2.8　薬食審査発 0208 第 1 号 ・ICH Q4B ガイドラインに基づく事項別付属文書（注射剤の不溶性微粒子試験法）H22.2.8 薬食審査発 0208 第 2 号 ・ICH Q4B ガイドラインに基づく事項別付属文書（微生物限度試験法及び非無菌医薬品の微生物学的品質特性）H22.9.17 薬食審査発 0917 第 2 号 ・ICH Q4B ガイドラインに基づく事項別付属文書（崩壊試験法）H22.9.17 薬食審査発 0917 第 3 号 ・ICH Q4B ガイドラインに基づく事項別付属文書（溶出試験法）H23.7.26 薬食審査発 0726 第 1 号 ・ICH Q4B ガイドラインに基づく事項別付属文書（無菌試験法）H22.9.17 薬食審査発 0917 第 1 号 ・ICH Q4B ガイドラインに基づく事項別付属文書（錠剤の摩損度試験法）H23.1.27 薬食審査発 0127 第 2 号 ・ICH Q4B ガイドラインに基づく事項別付属文書（SDS ポリアクリルアミドゲル電気泳動法）H23.1.27 薬食審査発 0127 第 1 号 ・ICH Q4B ガイドラインに基づく事項別付属文書（キャピラリー電気泳動法）H23.1.27 薬食審査発 0127 第 3 号 ・ICH Q4B ガイドラインに基づく事項別付属文書（粒度測定法（ふるい分け法））H23.1.27 薬食審査発 0127 第 4 号 ・ICH Q4B ガイドラインに基づく事項別付属文書（かさ密度及びタップ密度測定法）H24.11.8 薬食審査発 1108 第 3 号 ・ICH Q4B ガイドラインに基づく事項別付属文書（エンドトキシン試験法）H25.3.21 薬食審査発 0321 第 1 号 ・ICH Q4B ガイドラインに基づく事項別付属文書（製剤均一性試験法）H26.4.17 薬食審査発 0417-1				
ハ. 安定性試験に関する資料		新有効成分含有医薬品の安定性試験ガイドライン H15.6.3 医薬審発第 0603001 号	新原薬及び新製剤の光安定性試験ガイドライン H9.5.28 薬審第 422 号	新投与経路医薬品等の安定性試験成績の取扱いに関するガイドライン H9.5.28 薬審第 425 号	医薬品の製造（輸入）承認申請に際して添付すべき安定性試験成績の取扱い H3.2.15 薬審第 43 号

（1） 新有効成分含有医薬品	○	○		
（2） 新医療用配合剤	○	○		
（3） 新投与経路医薬品			○	
（5） 新剤型医薬品			○	
（7） バイオ後続品	○[注1]			
（8） 剤型追加に係る医薬品（①再審査期間中のもの）			○	
（8の2） 剤型追加に係る医薬品（②再審査期間中でないのもの）			○[注2]	○[注3]
（9） 類似処方医療用配合剤（再審査期間中のもの）				○
（9の2） 類似処方医療用配合剤（再審査期間中でないのもの）				○
（10） その他の医薬品（再審査期間中のもの）				○
（10の2） その他の医薬品［（10）の場合であって、生物製剤等の製造方法の変剤さらに係るもの］				○
（10の3） その他の医薬品（再審査期間中でないのもの）				○

					○
	(10の4) その他の医薬品〔(10の3)の場合であって、生物製剤等の製造方法の変剤さらに係るもの〕				

注1） 実施要領は生物薬品（バイオテクノロジー応用医薬品/生物起源由来製品）の安定性試験ガイドライン（H10.1.6 医薬審6）参照
注2） 剤型が異なる製剤（例 錠剤⇔カプセル、軟膏⇔クリーム）
注3） 剤型が同一で、含量が違う製剤、液剤等で濃度が同一で入れ目が違う製剤、液剤等で濃度が異なる製剤

ニ. 薬理作用に関する資料	1）効力を裏付ける資料 　効力を裏付ける試験について、未だガイドラインは公布されていない。その申請品目により試験内容は相違するが、期待している申請効能・効果を示せる試験を実施する。また、効果発現の作用機序についても可能な限り詳細な検討を行い、目的とする治療効果の考察にあたっては、主たる作用機序が明確となるようにする。 2）副次的薬理・安全性薬理 ・一般薬理試験ガイドライン　H3.1.29 薬新薬第4号 ・安全性薬理試験ガイドライン　H13.6.21 医薬審発第902号 ・ヒト用医薬品の心室再分極遅延（QT間隔延長）の潜在的可能性に関する非臨床的評価 H21.10.23 薬食審査発1023第4号 ・感染症予防ワクチンの非臨床試験ガイドライン　H22.5.27 薬食審査発0527第1号 ・抗悪性腫瘍薬の非臨床評価に関するガイドライン　H22.6.4 薬食審査発0604第1号 ・医薬品の臨床試験及び製造販売承認申請のための非臨床安全性試験の実施についてのガイダンス　H22.2.19 薬食審査発0219第4号 ・バイオテクノロジー応用医薬品の非臨床における安全性評価　H24.3.23 薬食審査発0323第1号 ・同質疑応答集　H24.8.16 審査管理課事務連絡
ホ. 吸収、分布、代謝、排泄に関する資料	1）吸収、分布、代謝、排泄 ・非臨床薬物動態試験ガイドライン　H10.6.26 医薬審第496号 2）生物学的同等性試験 ・後発医薬品の生物学的同等性試験ガイドライン　H9.12.22 医薬審第487号（一部改正、H24.2.29 薬食審査発0229第10号） ・同質疑応答集 H24.2.29 審査管理課事務連絡 ・含量が異なる経口固形製剤の生物学的同等性試験ガイドライン　H12.2.14 医薬審64（一部改正、H24.2.29 薬食審査発0229第10号） ・同質疑応答集 H24.2.29 審査管理課事務連絡 ・剤型が異なる製剤の追加のための生物学的同等性試験ガイドライン　H13.5.31 医薬審発第783（一部改正、H24.2.29 薬食審査発0229第10号） ・同質疑応答集 H24.2.29 審査管理課事務連絡

	・経口固形製剤の処方変更の生物学的同等性試験ガイドライン　H12.2.14 医薬審 67（一部改正、H24.2.29 薬食審査発 0229 第 10 号） ・同質疑応答集　H24.2.29 審査管理課事務連絡 ・局所皮膚適用製剤の後発医薬品のための生物学的同等性試験ガイドラインについて H15.7.7 審査管理課事務連絡（一部改正、H18.11.24 薬食審査発第 1124004 号） ・同質疑応答集　H18.11.24 審査管理課事務連絡 ・局所皮膚適用製剤の剤型追加のための生物学的同等性試験ガイドラインについて　H18.11.24 日薬食審査発第 1124001 号 ・同質疑応答集　H18.11.24 日審査管理課事務連絡 ・局所皮膚適用製剤（半周形製剤及び貼付剤）の処方変更のための生物学的同等性試験ガイドラインについて H22.11.1 薬食審査発 1101 第 1 号 ・同質疑応答集　H22.11.1 審査管理課事務連絡 ・医療用配合剤の後発医薬品の生物学的同等性試験について Q&A H24.2.29 審査管理課事務連絡 ・含量が異なる医療用配合剤及び医療用配合剤の処方変更の生物学的同等性試験について Q&A H24.2.29 審査管理課事務連絡 3）薬物動態学的相互作用 　・薬物相互作用の検討方法について　H13.6.4 医薬審発第 813 号
ヘ. 急性毒性、亜急性毒性、慢性毒性、催奇形性その他の毒性に関する資料	・医薬品の製造（輸入）承認申請に必要な毒性試験のガイドライン H1.9.11 薬審一第 24 号 ・単回及び反復投与毒性試験ガイドラインの改正、H5.8.10 薬新薬第 88 号 ・反復投与毒性試験に係るガイドラインの一部改正、H11.4.5 医薬審第 655 号 ・医薬品の生殖発生毒性試験に係るガイドライン、H9.4.14 薬審 316、H12.12.27 医薬審第 1834 号 ・医薬品の遺伝毒性試験に関するガイドライン、H11.11.1 医薬審第 1604 号 ・医薬品の遺伝毒性試験及び解釈に関するガイダンス、H24.9.20 薬食審査発 0920 第 2 号 ・医薬品におけるがん原性試験の必要性に関するガイダンス、H9.4.14 薬審第 315 号 ・医薬品のがん原性を検出するための試験に関するガイダンス、H10.7.9 医薬審第 548 号 ・医薬品のがん原性試験に関するガイドライン、H11.11.1 医薬審 1607、H20.11.27 薬食審査発第 1127001 号 ・医薬品の免疫毒性試験に関するガイドライン、H18.4.18 薬食審査発第 0418001 号 ・反復投与組織分布試験ガイダンス、H8.7.2 薬審第 442 号 ・トキシコキネティクス（毒性試験における全身的暴露の評価）に関するガイダンス、H8.7.2 薬審第 443 号 ・医薬品の臨床試験及び製造販売承認申請のための非臨床安全性試験の実施についてのガイダンス H22.2.19 薬食審査発 0219 第 4 号 ・同質疑応答集 H24.8.16 審査管理課事務連絡 ・バイオテクノロジー応用医薬品の非臨床における安全性評価について H24.3.23 薬食審査発 0323 第 1 号

	・抗がん剤の臨床試験実施及び承認申請のために実施される毒性試験に関するQ&A H16.8.9 審査管理課事務連絡 ・感染症予防ワクチンの非臨床試験ガイドライン H22.5.27 薬食審査発 0527 第1号 ・抗悪性腫瘍薬の非臨床評価に関するガイドライン H22.6.4 薬食審査発 0604 第1号 ・小児用医薬品のための幼若動物を用いた非臨床安全性試験ガイドライン H24.10.2 薬食審査発 1002 第5号 ・同質疑応答集 H24.10.2 審査管理課事務連絡 ・医薬品の光安全性評価ガイドライン H26.5.21 薬食審査発 0521 第1号
ト. 臨床試験の成績に関する資料	1）臨床評価に関する共通ガイドライン ・高齢者に使用される医薬品の臨床評価法に関するガイドライン H5.12.2 薬新薬 104 号 ・新医薬品に必要な用量－反応関係の検討のための指針 H6.7.25 薬審第 494 号 ・致命的でない疾患に対し長期間の投与が想定される新医薬品の治験段階において安全性を評価するために必要な症例数と投与期間について H7.5.24 薬審第 592 号 ・治験の総括報告書の構成と内容に関するガイドライン H8.5.1 薬審第 335 号 ・臨床試験の一般指針について H10.4.21 医薬審第 380 号 ・医薬品の臨床薬物動態試験について H13.6.1 医薬審発第 796 号 ・外国臨床データを受け入れる際に考慮すべき民族的要因についての指針 H10.8.11 医薬審第 672 号 ・医薬品の臨床試験のための非臨床安全性試験の実施時期についてのガイドライン H10.11.13 医薬審第 1019 号、H12.12.27 医薬審第 1831 号 ・臨床試験のための統計的原則 H10.11.30 医薬審第 1047 号 ・小児集団における医薬品の臨床試験に関するガイダンスについて H12.12.15 医薬審第 1334 号 ・臨床試験における対照群の選択とそれに関連する諸問題について H13.2.27 医薬審第 136 号 ・マイクロドーズ臨床試験の実施に関するガイダンス H20.6.3 薬食審査発第 0603001 号 ・抗不整脈薬における QT/QTc 間隔の延長と催不整脈作用の潜在的可能性に関する臨床的評価について H21.10.23 薬食審査発 1023 第1号 ・同質疑応答集 H31.10.23、H24.7.3 審査管理課事務連絡 2）薬効群別臨床評価に関するガイドライン ・経口避妊薬の臨床評価方法に関するガイドライン S62.4.21 薬審1第 10 号 ・脳血管障害に対する脳循環・代謝改善薬の臨床評価方法に関するガイドライン S62.10.31 薬審1第 22 号 ・抗高脂血症薬の臨床評価方法に関するガイドライン S63.1.5 薬審1第 1 号 ・抗不安薬の臨床評価方法に関するガイドライン S63.3.16 薬審1第 7 号 ・睡眠薬の臨床評価方法に関するガイドライン S63.7.18 薬審1第 18 号 ・抗心不全薬の臨床評価方法に関するガイドライン S63.10.19 薬審1第 84 号 ・降圧薬の臨床評価に関する原則 H14.1.28 医薬審発第 0128001 号

- 抗悪性腫瘍薬の臨床評価方法に関するガイドラインの改訂について H17.11.1 薬食審査発第1101001号
- 抗菌薬臨床評価のガイドライン H10.8.25 医薬審第745号
- 骨粗鬆症用薬の臨床評価方法に関するガイドライン H11.4.15 医薬審第742号
- 抗不整脈薬の臨床評価方法に関するガイドライン H16.3.25 薬食審査発第0325035号
- 抗狭心症薬の臨床評価方法に関するガイドライン H16.5.12 薬食審査発第0512001号
- 抗リウマチ薬の臨床評価方法に関するガイドライン H18.2.17 薬食審査発第0217001号
- 過活動膀胱治療薬の臨床評価方法に関するガイドライン H18.6.23 薬食審査発第0623001号
- 感染症予防ワクチンの臨床試験ガイドライン H22.5.27 薬食審査発0527第5号
- 経口血糖降下薬の臨床評価方法に関するガイドライン H22.7.9 薬食審査発0709第1号
- 同質疑応答集 H22.7.9 審査管理課事務連絡
- 抗うつ薬の臨床評価方法に関するガイドライン H22.11.16 薬食審査発1116第1号
- 腎性貧血治療薬の臨床評価方法に関するガイドライン H23.9.30 薬食審査発0930第1号
- 同質疑応答集 H23.9.30 審査管理課事務連絡

3）その他臨床評価関連ガイドライン等
- 徐放性製剤（経口投与製剤）の設計及び評価に関するガイドライン S63.3.11 薬審一台5号
- 悪性腫瘍に対する免疫療法剤の評価法に関する研究 医薬品研究 11(4)、964～968（1980）
- 血液製剤特に血漿分画製剤の評価法に関する研究 医薬品研究 15(2)、317～331（1984）
- インターフェロン製剤総合的評価に関する研究 医薬品研究 15(6)、1091～1094（1984）
- 鎮痛消炎剤の臨床評価方法に関するガイドライン 医薬品研究、16(3)、544～553（1985）
- 医薬品開発における生体試料中薬物濃度分析法のバリデーションに関するガイドライン H25.7.11 薬食審査発0711第1号
- 同質疑応答集 H25.7.11
- 医薬品開発における生体試料中薬物濃度分析法（リガンド結合法）のバリデーションに関するガイドライン H26.4.1 薬食審査発0401第1号
- 同質疑応答集 H26.4.1 審査管理課事務連絡
- 医薬品の光安全性評価ガイドライン H26.5.21 薬食審査発0521第1号

(医薬品製造販売指針 2015 一部改変)

2.6 適合性調査

(1) 承認申請資料収集作成基準

申請された医薬品の承認審査には厳格な審査が必要であり、その前提として承認申請書の添付資料は、実施した試験の結果を正確に反映していることが不可欠であるとの認識から、一定の医薬品について、承認申請資料を収集、かつ、作成する際に従うべき基準（承認申請資料収集作成基準）が定められ（医薬品医療機器法第14条第3項）、具体的な基準としては、以下の3つが定められている（医薬品医療機器法施行規則第43条）。

　① 医薬品の安全性に関する非臨床試験の実施基準（GLP）
　② 医薬品の臨床試験の実施の基準（GCP）
　③ 申請資料の信頼性の基準

2004年4月1日より、承認申請資料がこれらの基準に適合しているかどうかの調査の全部又は一部（申請品目により異なる）はPMDAが行っている。

(2) 対象医薬品の範囲

上記③の基準に従うべき医薬品の範囲は、医薬品医療機器法施行規則第42条で定められたとおり、その製造販売に際し、厚生労働大臣の承認を受ける必要のある医薬品である。ただし、体外診断用医薬品、パッチテスト用医薬品、薬局製造販売用医薬品、都道府県知事承認医薬品及び動物専用医薬品は除かれる。

(3) 書面調査と実地調査

適合性調査は、書面による調査と実地の調査に分けられる。

書面による調査では、申請者に、原則として承認申請資料の根拠となった資料（いわゆる生データを含む）をすべて搬入させ調査を行う。

実地調査では、承認申請資料が収集又は作成された場所（申請者の事務所、工場、研究所、試験施設、あるいは医療機関）に調査担当者が赴き、その場でGCP又はGLPへの適合性を調査する。GCP実地調査を例にすれば、承認審査資料における調査対象試験のうちの重要な試験を実施し、かつ、これらの試験にエントリーされた症例数が多い医療機関や、過去若しくは最近GCP実地調査を行っていない医療機関などが実地調査の対象となる。つまり、重要かつ大量のデータを扱っている医療機関や実地調査を受けたことのない医療機関は実地調査の対象になると考えられる。

(4) 調査の主体

適合性調査は、承認申請資料適合性調査申請書が提出されている場合は、PMDAの信頼性保証部が調査を行うが、根拠資料が搬入されない等の理由で、PMDAによる実施ができない場合や、承認申請資料について信頼性に疑問がある等の理由で、医薬・生活衛生局長が必要があると認めた場合には厚生労働省が調査を行う。

2.7 審査

承認審査の実際の業務は、厚生労働省に代りPMDAが行う(図4)。以下の項において、新医薬品等について、審査の概要を記す。なお、後発医薬品では、既承認医薬品(先発医薬品、新薬等)との成分・分量、用法・用量、効能・効果等の同一性に関する調査(同一性調査)及び適合性調査により承認される。

(1) チーム審査

PMDAは新医療用医薬品の審査の実施にあたり、承認申請書等及び添付資料に基づき、複数の担当者による審査を行う。審査チームは、品質、非臨床、臨床、統計、その他の審査に必要な専門分野の担当者によって構成される。

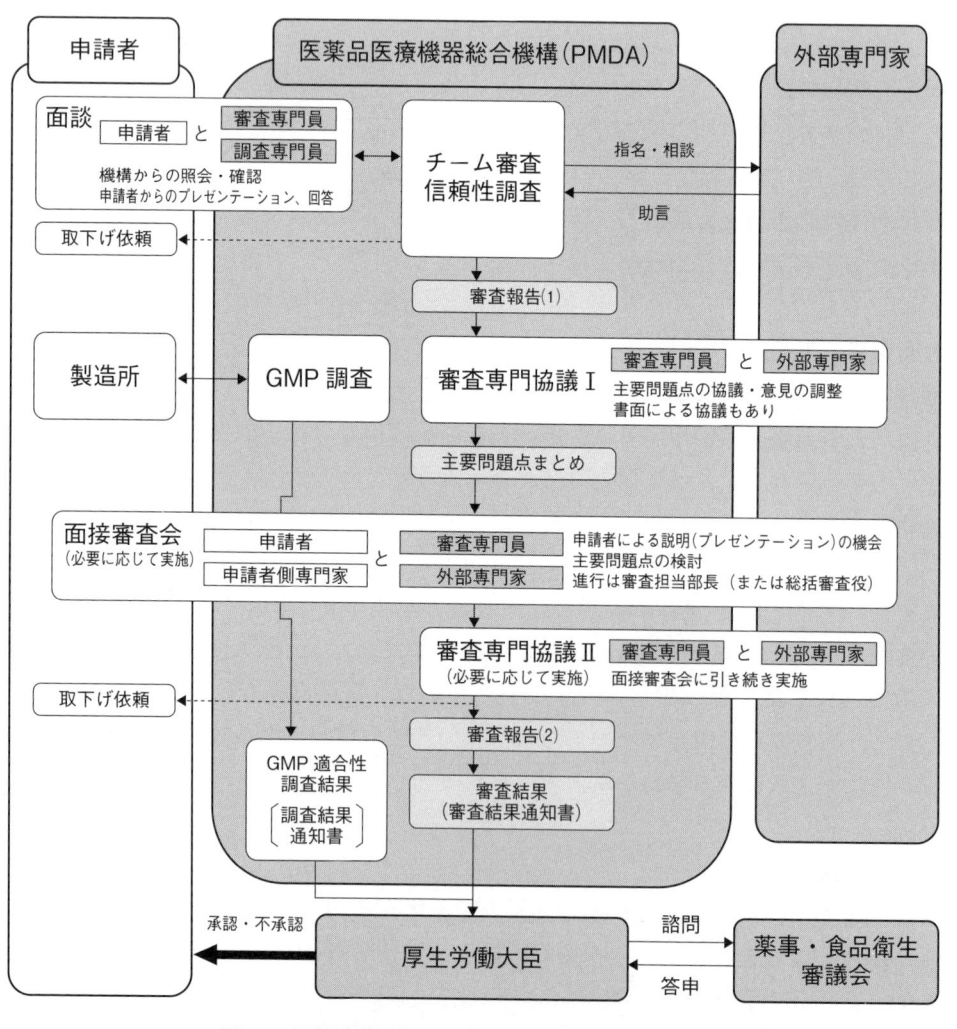

図4 承認審査プロセス (PMDAウェブページより)

(2) 承認審査プロセス
① 承認審査においては、PMDA と申請者の面談、PMDA からの照会事項と回答を経て、面接審査会及び審査専門協議が開催される（図4）。
② 審査専門協議終了後、審査は厚生労働大臣の諮問により設置された薬事・食品衛生審議会の医薬品部会による審議に進む。医薬品部会は、審議を担当する薬効群により2つに分かれており、医薬品第二部会で抗菌性物質製剤、化学療法剤、抗悪性腫瘍剤、血液製剤、生物学的製剤、呼吸器官用薬、アレルギー薬（外用薬を除く）及び感覚器官用薬（炎症性疾患）について審議を行い、それ以外の薬効群については医薬品第一部会で審議を行う。
③ 医薬品部会での審議終了後、審査は薬事・食品衛生審議会の薬事分科会に進む。
④ 医薬品部会、薬事分科会での審議が終了し、厚生労働大臣に答申がなされた新医薬品等は、GMP 適合性調査が終了していれば、厚生労働省（医薬食品局審査管理課）での事務処理が終了すると承認となり、PMDA を経由して承認書が交付される。

(3) 優先審査
　医薬品医療機器法の第1条にある、医療上特にその必要性が高い医薬品の研究開発の促進に関し、平成5（1993）年8月25日付薬発第725号の第2［一部改正 H18.3.31 薬食発第0331004号］では、これらの医薬品等を希少疾病用医薬品等として指定、試験研究促進のための必要措置等が通知されている。
　また平成23（2011）年9月1日付薬食審査発0901第1号では医薬品等の優先審査の取扱いが通知されている。優先審査が適用される希少疾病用医薬品等以外のその他重篤な疾病等を対象とする新医薬品であって、医療の質の向上に明らかに寄与すると認められるもの（以下「希少疾病外優先審査品目」という）については、適応疾患の重篤性及び医療上の有用性が総合的に評価され、決定される。
　PMDA は、審査の各段階において可能な限り優先審査対象品目の審査順位を優先させている。また、当該新医薬品等の承認時には優先審査対象品目であることが公表される。

(4) 申請から承認までの期間
　新薬の審査期間について、平成25（2013）年の中央値は10.1か月である。一方、後発医薬品の審査期間は、申請資料について先発医薬品との同一性及び資料の信頼性等に問題がなければ1年間の審査期間を経て原則2月及び8月に承認される。

2.8　GMP 適合性調査

　平成17（2005）年4月の改正薬事法施行に伴い、GMP への適合は、製造業の許可要件から製造販売品目の承認要件となった。
　GMP 適合性調査申請は、当該承認申請書に記載されたすべての製造所の調査実施主体

（PMDA 又は都道府県知事）に対して行う。適合性調査の実施主体は、外国製造所、国内の生物学的製剤等・放射線医薬品の製造所、新医薬品の製造所についてはPMDAであり、それ以外の製造所については都道府県知事となる。PMDAが行うGMP適合性調査の流れを図5に示す。

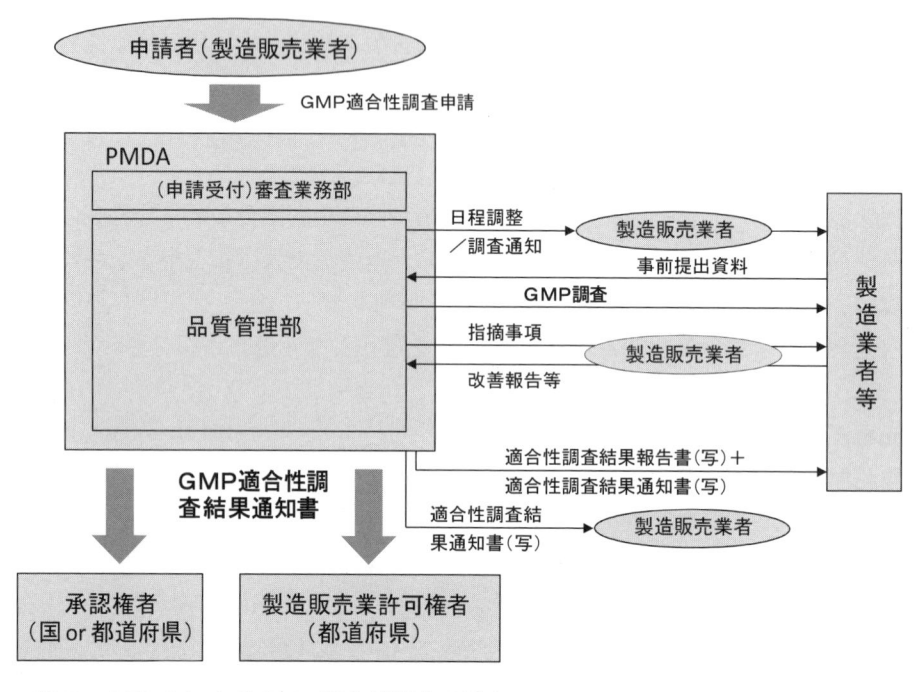

図5　PMDAによるGMP適合性調査の流れ　（PMDAウェブページの図をもとに作成）

3．要指導・一般用医薬品の申請から承認までのプロセス

3.1　要指導・一般用医薬品の申請区分

　要指導・一般用医薬品も医療用医薬品と同様に、製造販売承認申請時に添付すべき資料は、申請区分に基づき決められている（図6、表5）。平成20（2008）年10月より、一般用医薬品審査の合理化及び新規性の高い一般用医薬品の審査上の取扱いの明確の観点から、申請区分が従来の4区分から次に示す8区分に改定された（平成20年10月20日薬食発第1020001号）。さらに、医薬品医療機器法の施行に伴い、一般用医薬品として初めて市場に登場したもの（いわゆるダイレクトOTC、スイッチOTC）については、「要指導医薬品」としてその取扱いに十分注意を要することから、販売に先立って薬剤師が需要者の提供する情報を聞くとともに、書面による当該医薬品に関する説明を行うことが原則とされた。これに伴い、上述の申請区分のうち、区分（4）～（6）については、「要指導」である旨の記載を追加した（平成26年6月12日薬食発0612第6号）。

《要指導・一般用医薬品の申請区分》（図6）

区分（1） 新有効成分含有医薬品（ダイレクトOTC）
　既に製造販売の承認を与えられている医薬品及び日本薬局方に定められている医薬品（以下「既承認医薬品等」という）のいずれにも有効成分として含有されていない成分を有効成分として含有する医薬品であり、医療用医薬品も含めて、初めての有効成分を含有する医薬品をいう。

区分（2） 新投与経路医薬品
　既承認医薬品等と有効成分は同一であるが、投与経路（経口、皮下・筋肉内、静脈内、経皮、経直腸、経膣、点眼、点耳、点鼻、吸入等の別をいう）が異なる医薬品であり、医療用医薬品も含めて、初めての投与経路を有する医薬品をいう。

区分（3）-① 新効能医薬品
　既承認医薬品等と有効成分及び投与経路は同一であるが、効能・効果が異なる医薬品であり、医療用医薬品も含めて、初めての効能・効果を有する医薬品をいう。

区分（3）-② 新剤型医薬品
　既承認医薬品等と有効成分、投与経路及び効能・効果は同一であるが、徐放化等の薬剤学的な変剤さらにより用法等が異なるような新たな剤型の医薬品であり、医療用医薬品も含めて、初めての剤型を有する医薬品をいう。

区分（3）-③ 新用量医薬品
　既承認医薬品等と有効成分及び投与経路は同一であるが、用量が異なる医薬品であり、医療用医薬品も含めて、初めての用量を有する医薬品をいう。

区分（4） 要指導（一般用）新有効成分含有医薬品：いわゆるスイッチOTC
　既承認の要指導・一般用医薬品の有効成分として含有されていない成分を含有するものをいう。なお、原則として、申請に際しては当該有効成分の医療用医薬品について再審査あるいは再評価が終了していることが前提となる。

区分（5）-① 要指導（一般用）新投与経路医薬品
　既承認の要指導・一般用医薬品と有効成分は同一であるが、投与経路が異なるものをいう。

区分（5）-② 要指導（一般用）新効能医薬品
　承認の要指導・一般用医薬品と有効成分及び投与経路は同一であるが、効能・効果が異なるものをいう。

区分（5）-③ 一般用（要指導）新剤型医薬品
　既承認の要指導・一般用医薬品と有効成分、投与経路及び効能・効果は同一であるが、徐放化等の薬剤学的な変剤さらにより用法等が異なるような新たな剤型のものであり、要指導医薬品又は一般用医薬品のいずれかに区分されるものをいう。

区分（5）-④ 一般用（要指導）新用量医薬品
　既承認の要指導・一般用医薬品と有効成分及び投与経路は同一であるが、用量が異なるものであり、要指導医薬品又は一般用医薬品のいずれかに区分されるものをいう。

区分（6）　一般用（要指導）新配合剤
　　既承認の要指導・一般用医薬品の有効成分として含有されている成分からなる医薬品であって、既承認の要指導・一般用医薬品と有効成分の組合せが異なる医薬品のうち、有効成分の組合せが既承認のものと類似していると判断されるもの以外のものであり、要指導医薬品又は一般用医薬品のいずれかに区分されるものをいう。具体的には、平成20年3月31日付薬食発第0331053号医薬食品局長通知の記の第二の1の（1）①のアからカの医薬品は、一般用（要指導）新配合剤に該当する。

区分（7）−①　類似処方一般用配合剤
　　既承認の一般用医薬品の有効成分として含有されている成分からなる医薬品であって、既承認の一般用医薬品と有効成分の組合せが類似処方の一般用医薬品をいう。

区分（7）−②　類似剤型一般用医薬品
　　新剤型医薬品以外であって、既承認一般用医薬品と有効成分、投与経路及び効能・効果は同一であるが、剤型が異なる一般用医薬品のうち、区分（5）−③要指導（一般用）

申請区分

要指導・一般用医薬品
- （1）　新有効成分含有医薬品（ダイレクトOTC）
- （2）　新投与経路医薬品
- （3）−①　新効能医薬品
- （3）−②　新剤型医薬品
- （3）−③　新用量医薬品
- （4）　要指導（一般用）新有効成分含有医薬品（スイッチOTC）
- （5）−①　要指導（一般用）新投与経路医薬品
- （5）−②　要指導（一般用）新効能医薬品
- （5）−③　一般用（要指導）新剤型医薬品
- （5）−④　一般用（要指導）新用量医薬品
- （6）　一般用（要指導）新配合剤
- （7）−①　類似処方一般用配合剤
- （7）−②　類似剤型一般用医薬品
- （8）　その他の一般用医薬品（製造販売承認基準品目等）

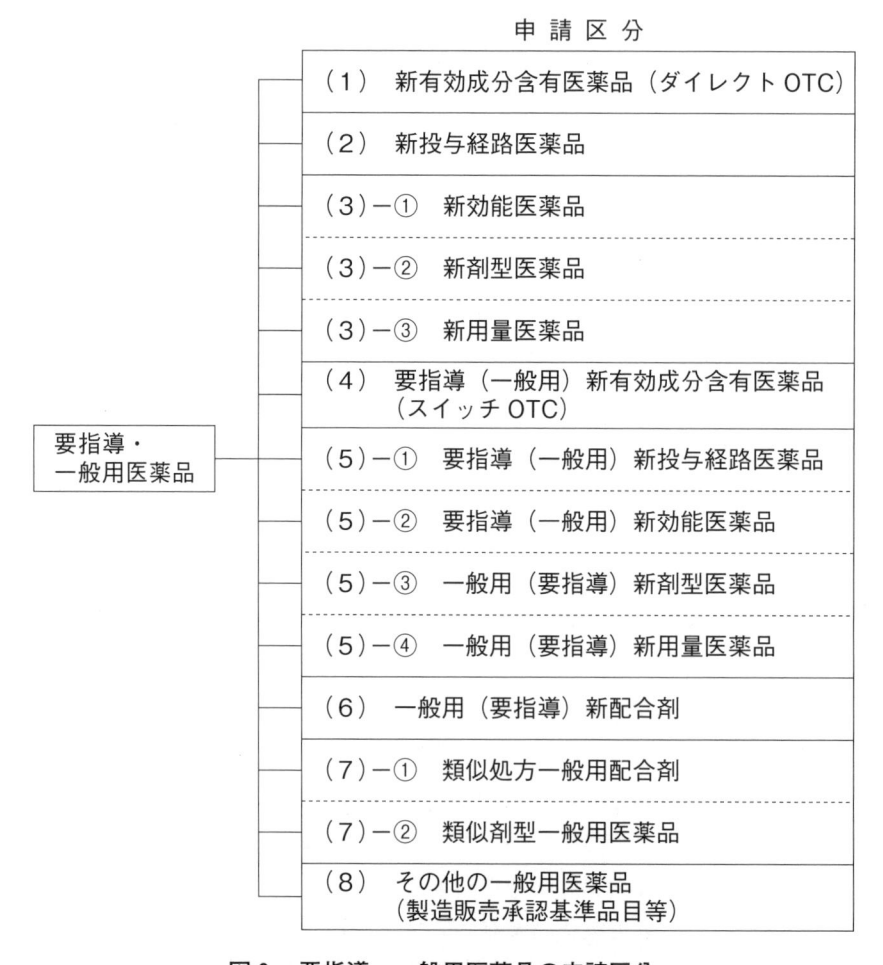

図6　要指導・一般用医薬品の申請区分

新用量医薬品に該当しないものをいう。

区分（8） その他の一般用医薬品

一般用医薬品であって、区分（1）から（7）に該当しないものをいう。

表5　要指導・一般用医薬品の申請区分と申請の際に必要な添付資料

申請区分	添付資料（イ～トの内容については表2参照）							
	イ 1 2 3	ロ 1 2 3	ハ 1 2 3	ニ 1 2 3	ホ 1 2 3 4 5 6	ヘ 1 2 3 4 5 6 7	ト	チ
（1）　新有効成分含有医薬品（ダイレクトOTC）	○○○	○○○	○○○	○○△	○○○○×△	○○○△○△△	○	○
（2）　新投与経路医薬品	○○○	×○○	○○○	○△△	○○○○×△	○○×△○△△	○	○
（3）-①　新効能医薬品	○○○	×××	×××	○××	△△△△×△	××××××	○	○
（3）-②　新剤型医薬品	○○○	×××	×××	×××	△△△△×△	××××××	○	○
（3）-③　新用量医薬品	○○○	×××	×××	×××	○○○○×△	××××××	○	○
（4）　要指導（一般用）新有効成分含有医薬品（スイッチOTC）	○○○	××○	△×△ 2)	×××	△××××	△△××△△	○	○
（5）-①　要指導（一般用）新投与経路医薬品	○○○	××○	△×△ 2)	×××	△×××××	△△××△△	○	○
（5）-②　要指導（一般用）新効能医薬品	○○○	×××	×××	×××	△×××××	××××××	○	○
（5）-③　一般（要指導）新剤型医薬品	○○○	××○	△×△ 2)	×××	△×××××	××××××	○	○
（5）-④　一般（要指導）新用量医薬品	○○○	×××	×××	×××	△×××××	××××××	○	○
（6）　一般用（要指導）新配合剤	○○○	××○	△×△ 2)	×××	△×××××	△△××△△	○	○
（7）-①　類似処方一般用配合剤	××○	××○	△×△ 2)	×××	△×××××	△△××△△	×	○
（7）-②　類似剤型一般用医薬品	××○	××○	△×△ 2)	×××	△×××××	××××××	×	○
（8）　その他の一般用医薬品（承認基準品目等）	××○ 1)	××○	△×△ 2)	×××	××××××	××××××	×	×

注1）原則として、○は添付、×は添付不要、△は個々の医薬品により判断されることを意味する。
注2）右欄注の1）から2）については下記のとおりである。
　1）承認基準に適合する医薬品については、承認基準と申請品目の有効成分及びその分量に関する対比表を添付することでよい。承認基準に適合する医薬品以外については、処方設計の根拠及び有効性・安全性等について十分説明すること。
　2）加速試験により3年以上の安定性が推定されないものについては、長期保存試験成績が必要である。ただし、申請時において長期保存試験により、暫定的に1年以上の有効期間を設定できるものについては、長期保存試験の途中であっても承認申請して差し支えないこと。その場合、申請者は、承認時までにその後引き続き試験した長期保存試験の成績を提出するものとする。
〔平成26年11月21日薬食発1121第2号〕

3.2 要指導・一般用医薬品の承認審査の基本的考え方

以下のような一般用医薬品の承認審査の基本的考え方、スイッチOTC及びダイレクトOTCが申請された場合の承認審査の考え方等が示され、平成14（2002）年11月8日、一般用医薬品承認審査合理化等検討会「セルフメディケーションにおける一般用医薬品のあり方について」中間報告書にまとめられている（http://www.mhlw.go.jp/shingi/2002/11/s1108-4.html#2）。

① 一般の人が自らの判断で使用するものであることから、安全性の確保が前提となるものであり、配合成分の種類及び分量は有効性とともに安全性が確保できる範囲のものであること。
② 効能・効果は、一般の人が自ら判断できる症状の記載が主体であること。
③ 用法・用量並びに剤型は、一般の人が自らの判断で使用できるものであること。
④ 使用上の注意は、一般の人に理解しやすいものであること。なお、服用しても症状の改善がみられない場合には、服用を中止し、医師、歯科医師又は薬剤師に相談すべきことを記載すること。

一方、新たにスイッチOTC及びダイレクトOTCを製造販売する業者に対しては、それぞれ一定期間の製造販売後調査の実施が義務づけられている。この製造販売後調査では、3,000例の症例調査が行われている（外用薬は1,000例）。

- スイッチOTC：原則3年間の製造販売後調査の実施（品目に応じて、調査期間を3年未満とする場合がある）
- ダイレクトOTC：再審査期間（新有効成分8年間、新効能・新用量4年間、新投与経路6年間）の製造販売後調査の実施

一般用医薬品は、厚生労働大臣承認医薬品と、承認権限が都道府県知事に委任されている地方委任医薬品に分かれる。一般用医薬品については、承認審査の合理化・透明化を推進するため、従来、薬事・食品衛生審議会の意見を聞き、薬効群ごとに、その成分・分量、用法・用量、効能・効果等に関する具体的な承認基準を定める作業が進められている。

(1) 新有効成分を含有する要指導医薬品（ダイレクトOTC）が申請された場合の承認審査の考え方

① 申請された用法・用量、海外での一般用医薬品としての使用状況、副作用の発生状況等を踏まえ、一般用医薬品として適切であるかどうかを薬事・食品衛生審議会の意見を聴いて審査する。
② 再審査期間の設定に加え、適正使用と安全性確保の方策として、必要に応じ情報提供の方法、販売方法、広告宣伝に関し、承認条件を付す。
③ 再審査の実施を求めること等から、承認の時点で「要指導医薬品」となる。

④　製造販売後1年の時点でいったん調査結果をまとめ、特に必要な品目については薬事・食品衛生審議会の意見を聴いて承認事項、承認条件等の見直しを行う。
　⑤　再審査期間終了時点で一般用医薬品としての販売可否の評価を行い、問題がないことが確認されれば、要指導医薬品から一般医薬品に移行する。

(2) **要指導新有効成分含有医薬品（スイッチOTC）等の承認審査の考え方**
　①　当該有効成分（スイッチ成分）を含有する医療用医薬品について、再審査又は再評価が終了していることを条件とする。なお、再審査についてはその期間が終了していれば、結果通知がなされる前に申請を行うことは差し支えない。ただし、承認は少なくともその後になる。また、結果によっては承認されない場合もある。
　②　スイッチ成分の副作用の発生状況、申請された用法及び用量、海外での一般用医薬品としての使用状況、再審査又は再評価の結果等を踏まえ、要指導・一般用医薬品として適切であるかどうかを薬事・食品衛生審議会の意見を聴いて審査する。
　③　適正使用と安全性確保の方策として、製造販売後調査（PMS）の実施に加え、必要に応じ情報提供の方法、販売方法、広告宣伝に関し、承認条件を付す。
　④　製造販売後調査の実施を求めること等から、承認の時点で「要指導医薬品」となる。
　⑤　製造販売後一定期間（原則として3年間）、副作用等に関する製造販売後調査を製造販売後調査計画書に従い実施することを求める。
　⑥　製造販売後調査終了時点で一般用医薬品としての販売可否の評価を行い、問題がないことが確認されれば、要指導医薬品から一般医薬品に移行する。なお、製造販売後1年の時点でいったん調査結果をまとめ、特に必要な品目については薬事・食品衛生審議会の意見を聴いて承認事項、承認条件等の見直しを行う。

(3) **新規性の高い配合剤の要指導・一般用医薬品の承認審査の考え方**
　配合剤を申請する場合には、その確固とした理由をデータ等で明確に示す必要があり、配合意義が認められなければ承認されない。
　　①　新規性の高い配合剤を申請する場合、その成分を組み合わせる意義について、十分に説明する必要がある。
　　②　有効性が高く安全性に対しても慎重な配慮が求められる成分に、新たな成分を組み合わせる場合などには、その理由（例えば既存製剤を上回る有効性、安全性）をデータ等で示す必要がある。
　　③　例えば一つの有効成分で医療上効能効果を謳えるにも関わらず、他の成分を配合する製剤の場合、その成分が必要ないと判断されれば、たとえ安全性に問題がないとしても承認されない。

(4) **新有効成分を含有する殺虫剤、消毒薬等の要指導・一般用医薬品の承認審査の考え方**
　①　申請された用法・用量、海外での一般用医薬品としての使用状況、副作用の発生状況

等を踏まえ、一般用医薬品として適切であるかどうかを薬事・食品衛生審議会の意見を聴いて審査する。
② 適正使用と安全性確保の方策として、必要に応じ、製造販売後調査の実施、情報提供の方法、販売方法、広告宣伝に関し、承認条件を付す。
③ 製造販売後1年の時点でいったん副作用等の情報をまとめ、特に必要な品目については薬事・食品衛生審議会の意見を聴いて承認事項、承認条件等の見直しを行う。

(5) **一般用医薬品として取り扱われないもの**
① 次のいずれかに該当する医薬品は原則として医療用医薬品として取り扱われる（H26.11.21薬食発1121第2号）。
　a）処方箋医薬品、毒薬又は劇薬（ただし、毒薬、劇薬のうち、人体に直接使用しないもの（殺虫剤等）を除く）
　b）医師、歯科医師が自ら使用し、又は医師、歯科医師の指導監督下で使用しなければ重大な疾病、障害若しくは死亡が発生するおそれのある疾患を適応症に持つ医薬品
　c）その他剤型、薬理作用等からみて、医師、歯科医師が自ら使用し、又は医師、歯科医師の指導監督下で使用することが適当な医薬品
　　（例）　注射剤、経管投与剤、X線造影剤、放射性医薬品、全身麻酔剤
② 次のものは医薬部外品として取り扱われる。
　a）新指定医薬部外品の承認基準（表6）に適合するもの
　b）新範囲医薬部外品に該当するもの（平成16年7月16日薬食発第0716002号）
　　ⅰ）いびき防止薬

表6　新指定医薬部外品の承認基準と製品群

承認基準名	製品群名
1．のど清涼剤製造販売承認基準	のど清涼剤
2．健胃清涼剤製造販売承認基準	健胃清涼剤
3．外皮消毒剤製造販売承認基準	外皮消毒剤
4．きず消毒保護剤製造販売承認基準	きず消毒保護剤
5．ひび・あかぎれ用剤製造販売承認基準	ひび・あかぎれ用剤（クロルヘキシジン主剤） ひび・あかぎれ用剤（メントール・カンフル主剤） ひび・あかぎれ用剤（ビタミンAE主剤）
6．あせも・ただれ用剤製造販売承認基準	あせも・ただれ用剤
7．うおのめ・たこ用剤製造販売承認基準	うおのめ・たこ用剤
8．かさつき・あれ用剤製造販売承認基準	かさつき・あれ用剤
9．ビタミン剤製造販売承認基準	ビタミンC剤 ビタミンE剤 ビタミンEC剤
10．ビタミン含有保健剤製造販売承認基準	ビタミン含有保健剤
11．カルシウム剤製造販売承認基準	カルシウム剤

〔平成11年3月12日医薬発第280号及び第283号をもとに作成〕

ⅱ）カルシウムを主たる有効成分とする保健薬
　　ⅲ）含嗽薬
　　ⅳ）健胃薬
　　ⅴ）口腔咽喉薬
　　ⅵ）コンタクトレンズ装着薬
　　ⅶ）殺菌消毒薬
　　ⅷ）しもやけ・あかぎれ用薬
　　ⅸ）瀉下薬
　　ⅹ）消化薬
　　ⅺ）生薬を主たる有効成分とする保健薬
　　ⅻ）整腸薬
　　ⅹⅲ）鼻づまり改善薬（外用剤に限る）
　　ⅹⅳ）ビタミンを含有する保健薬
　　ⅹⅴ）健胃薬、消化薬又は整腸薬のうち、いずれか2以上に該当するもの

3.3　承認審査のプロセス

(1)　要指導・一般用医薬品の承認審査のプロセス（図8）

　表5の申請区分(1)～(5)については、原則として、要指導・一般用医薬品部会で審議、薬事分科会で報告がなされる。区分(6)については、要指導・一般用医薬品部会で報告がなされるが、成分の組合せで作用が増強する場合等については、要指導・一般用医薬品部会で審議、薬事分科会で報告がなされることがある。また、区分(7)-①であっても、成分の組合せで作用が増強する場合等については、要指導・一般用医薬品部会で審議、薬事分科会で報告がなされることがある。申請区分(3)-(6)については、原則として生データチェックを行う。

　要指導・一般用医薬品においても適合性調査の対象になる場合があるので注意する必要がある。要指導・一般用医薬品として承認前例のない品目については、外部専門家に意見を聞く（専門協議）等、慎重に審査の上、個別に承認の可否を検討することとされている。

　要指導医薬品の指定の要否については、薬事・食品衛生審議会要指導・一般用医薬品部会にて審議、厚生労働大臣が指定する。要指導医薬品から一般用医薬品への移行の可否については、当該申請に係る承認を受けてから厚生労働省令で定める期間が経過するまでに（承認時に再審査期間が指定されたものは再審査期間が経過した時点で）重篤な副作用の発生状況等を踏まえ、薬事・食品衛生審議会安全対策調査会にて評価、確認後、厚生労働省において副作用情報等の監視を行い、特段の問題が生じない限り、厚生労働省令で定める期間が経過した時点で、一般用医薬品に移行する。

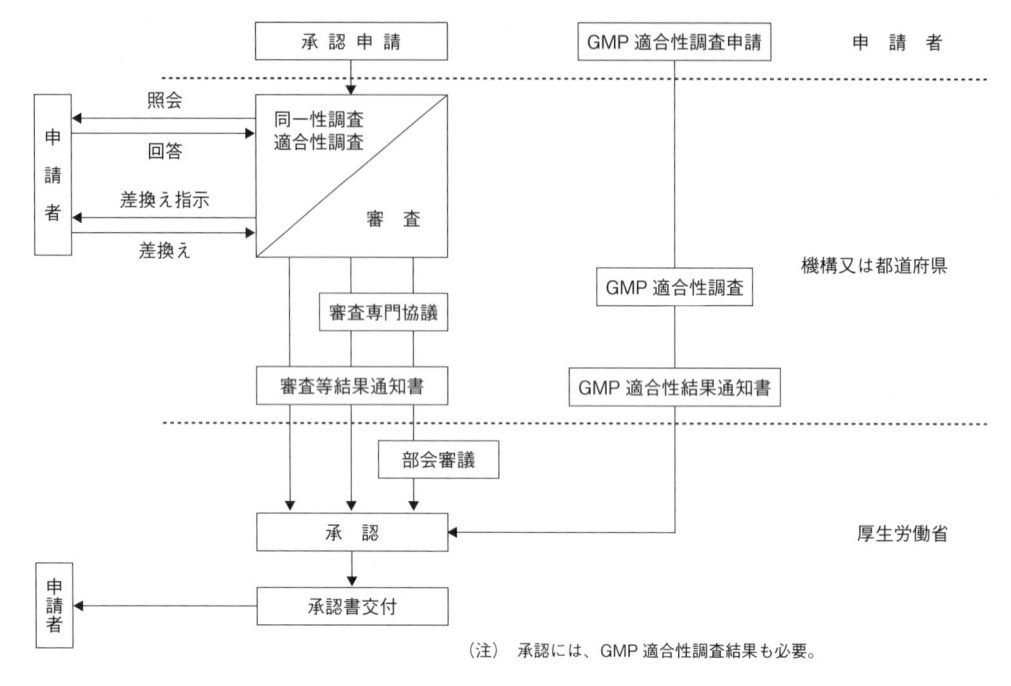

図8 要指導・一般用医薬品の承認審査の流れ （医薬品製造販売指針2015より）

(2) その他の医薬品の範囲と承認審査のプロセス

原則として申請区分（7）及び（8）が該当する。区分（7）の医薬品については PMDA での同一性調査及び審査を行い、必要に応じて専門委員に相談するものである。申請区分（7）及び（8）については同一性調査及び審査において、申請者への照会、申請書の差換え指示を行う。販売名に係る審査等も、同一性調査と併せて行う。

3.4 申請資料の編集方法

要指導・一般用医薬品の承認申請に際し添付すべき資料の範囲は、表5に示したとおりである。資料作成上の留意事項は原則的に医療用医薬品の場合に準じているが、留意する点として申請区分（1）-（7）については、医療用医薬品の場合と同じく資料概要及び添付文書（案）が必要となる。

3.5 添付資料の作成

(1) 添付文書案

指導・一般用医薬品を使用する際に、通常の用法・用量によるほか、厳重に注意しなければならない事項がある場合は、一般使用者にこれを十分に周知徹底させることが必要である。医薬品医療機器法第52条において、使用及び取扱い上必要な注意事項を添付文書

又は容器若しくは被包に記載することが定められている。申請区分（8）以外の場合は、承認申請時に添付文書（案）の添付が必要である（H26.11.21 薬食発 1121 第 2 号、H26.11.21 薬食審査発 1121 第 12 号）。

(2) 添付資料

要指導・一般用医薬品の資料作成の留意事項は、原則的には医療用医薬品の場合に準じる。

申請区分（4）、（5）及び（6）については、原則として臨床試験成績が必要であり、その症例数は、目安として申請区分（4）、（5）については 5 か所以上、150 例以上、申請区分（6）については 3 か所以上、60 例以上が要求されている。なお、申請区分（1）-（3）については、申請内容に応じた例数の設定が必要となる。

なお、申請区分（4）について、医療用医薬品として申請したときのデータ又は PMS のデータ等を利用する場合は、利用するデータは用量の範囲、患者の背景、重症度等が要指導・一般用医薬品の評価として適している症例でなければならない。また、申請区分（4）、（6）において、有効成分が同一処方であり、剤型の相違が軽微とみなせる剤型（例えば、外用液剤、軟膏剤、クリーム剤）を複数同時に申請する場合は、1 つの剤型について必要とされている症例数の臨床試験資料を添付すれば、他の剤型においては不要となる場合もある（H20.10.20　審査管理課事務連絡（Q&A））。

3.6　手数料

一般用医薬品の新規の承認申請に必要な手数料を表 7 に示した。支払い方法については、医療用医薬品に準ずる。

表 7　要指導・一般用医薬品の新規製造販売承認申請の手数料一覧

（平成 26 年 4 月 1 日施行　薬事法関係手数料令）（単位：円）

手数料区分		適合性調査	国（A）	PMDA 審査	PMDA 適合性	PMDA 合計（B）	合計 (A)+(B)
スイッチOTC等	先の申請品目	あり	202,200	1,291,600	330,200 +外国旅費	1,621,800 +外国旅費	1,824,400 +外国旅費
		なし	202,200	1,291,600	−	1,291,600	1,493,800
	規格違い品目	あり	202,200	1,291,600	330,200 +外国旅費	1,621,800 +外国旅費	1,824,400 +外国旅費
		なし	202,200	1,291,600	−	1,291,600	1,493,800
その他		あり	21,300	110,300	330,200 +外国旅費	440,500 +外国旅費	461,800 +外国旅費
		なし	21,300	110,300	−	110,300	131,600

注）ダイレクト OTC の申請手数料は表 3「新薬その 1（オーファン以外）」である

まとめ

- ✓ 「医薬品」は医薬品医療機器法第2条で定義され、医療用医薬品、要指導医薬品、及び一般用医薬品に大別される他、承認申請区分による分類などがある。
- ✓ 医療用医薬品は、医師や歯科医師の処方箋若しくは指示によって使用される医薬品である。要指導医薬品及び一般用医薬品は、人体に対する作用が著しくないものであって、需要者の選択による使用が目的とされている医薬品である。要指導医薬品は、その適正な使用のために薬剤師の対面による情報の提供及び薬学的知見に基づく指導が行われることが必要なものである。
- ✓ 医薬品を業として製造販売するためには、厚生労働大臣による製造販売品目の承認と製造販売業の許可を取得しなければならない。
- ✓ 医薬品の製造販売承認の申請では、成分・分量、投与経路、効能・効果、用法・用量等により添付すべき資料が医療用医薬品は10区分、要指導・一般用医薬品は8区分に分けられている。
- ✓ 医薬品の製造販売承認申請に係る審査及び調査は、主に厚生労働省からの委託を受けたPMDAが行う（承認権限の事務の一部、許可権限の事務のすべては都道府県知事が行う）。
- ✓ 製造販売承認申請に係る調査は、申請資料作成が医薬品医療機器法第14条第3項で定められた承認申請資料収集作成基準（GLP、GCP、申請資料の信頼性の基準）に適合しているかどうかを調べるもので、PMDAが実施する。
- ✓ 平成17（2005）年4月の改正薬事法施行に伴い、GMPへの適合が製造業の許可要件から、製造販売品目の承認要件となった。GMP適合性調査の申請は、当該承認申請書に記載されたすべての製造所の調査実施主体（PMDA又は都道府県知事）に対して行う。
- ✓ 申請に際しては、国及びPMDAに対する審査及び調査に係る手数料が必要であり、その金額は申請する区分により異なる。
- ✓ 医療用の新薬及びダイレクトOTC及びスイッチOTC等は、PMDAにおける審査及び調査後、薬事・食品衛生審議会の医薬品部会及び薬事分科会による審議、厚生労働大臣に対する答申を経て、厚生労働省での事務処理が終了すると承認される。
- ✓ 要指導医薬品のうち、スイッチOTC薬及びダイレクトOTC薬については、一定の期間が経過することにより一般用医薬品に移行することとなるが、移行の際には、一般用医薬品としての販売可否を確認するためのリスク評価が行われる。

関連通知
- ○ 昭和55年6月25日薬審第804号（別添　医療用配合剤の取扱いについて）
- ○ 昭和59年3月30日薬審第243号「組換えDNA技術を応用して製造される医薬品の承認申請に必要な添付資料の作成について」

- 昭和60年5月31日薬審2第120号「医療用漢方エキス製剤の取扱いについて」
- 昭和61年3月12日薬審2第98号「注射剤に溶解液等を組み合わせたキット製品等の取扱いについて」
- 昭和61年12月11日薬審1第62号「組換えDNA技術応用医薬品に係る治験届並びに製造承認及び認可申請等の取扱いについて」
- 昭和62年4月21日薬審1第10号「経口避妊薬の臨床評価方法に関するガイドラインについて」
- 昭和62年5月21日薬審1第12号「「組換えDNA技術応用医薬品に係る治験届並びに製造承認及び許可申請等の取扱いについて」の改訂について」
- 昭和62年10月31日薬審1第22号「脳血管障害に対する脳循環・代謝改善薬の臨床評価方法に関するガイドラインについて」
- 昭和63年1月5日薬審1第1号「抗高脂血症薬の臨床評価方法に関するガイドラインについて」
- 昭和63年3月11日薬審1第5号「徐放性製剤（経口投与製剤）の設計及び評価に関するガイドラインについて」
- 昭和63年3月16日薬審1第7号「抗不安薬の臨床評価方法に関するガイドラインについて」
- 昭和63年6月6日薬審1第10号「細胞培養技術を応用して製造される医薬品の承認申請に必要な添付資料の作成について」
- 昭和63年7月18日薬審1第18号「睡眠薬の臨床評価方法に関するガイドラインについて」
- 昭和63年10月19日薬審1第84号「抗心不全薬の臨床評価方法に関するガイドラインについて」
- 平成元年9月11日薬審1第24号「医薬品の製造（輸入）承認申請に必要な毒性試験のガイドラインについて」
- 平成3年1月29日薬新薬第4号「一般薬理試験ガイドライン」
- 平成3年2月15日薬審第43号「医薬品の製造（輸入）承認申請に際して添付すべき安定性試験成績の取扱いについて」
- 平成5年8月25日薬発第725号「薬事法及び医薬品副作用被害救済・研究振興基金法の一部を改正する法律の施行について」
- 平成5年12月2日薬新薬第104号「「高齢者に使用される医薬品の臨床評価法に関するガイドライン」について」
- 平成6年7月25日薬審第494号「「新医薬品の承認に必要な用量－反応関係の検討のための指針」について」
- 平成7年5月24日薬審第592号「致命的でない疾患に対し長期間の投与が想定される新医薬品の治験段階において安全性を評価するために必要な症例数と投与期間について」
- 平成7年7月20日薬審第755号「分析法バリデーションに関するテキスト（実施項目）」
- 平成7年9月25日薬審第877号「新有効成分含有医薬品のうち原薬の不純物に関するガイドラインについて」
- 平成7年11月15日薬発第1062号「遺伝子治療用医薬品の品質及び安全性の確保に関する指針について」
- 平成8年5月1日薬審第335号「治験の総括報告書の構成と内容に関するガイドラインについて」
- 平成8年7月2日薬審第443号「トキシコキネティクスに関するガイダンスについて」
- 平成8年7月2日薬審第444号「医薬品のための遺伝毒性試験の特定項目に関するガイダンスについて」
- 平成8年8月6日薬審第544号「医薬品のがん原生試験のための用量選択のガイダンスについて」
- 平成9年4月14日薬審第315号「医薬品におけるがん原性試験の必要性に関するガイダンス

について」
- 平成9年4月14日薬審第316号「医薬品の生殖発生毒性試験に係るガイドラインの改定について」
- 平成9年5月28日薬審第422号「新原薬及び新製剤の光安定性試験ガイドラインについて」
- 平成9年5月28日薬審第425号「新投与経路医薬品等の安定性試験成績の取扱いに関するガイドラインについて」
- 平成9年6月23日薬審第539号「新有効成分含有医薬品のうち製剤の不純物に関するガイドラインについて」
- 平成9年10月28日医薬審第338号「分析法バリデーションに関するテキスト(実施方法)」
- 平成9年12月22日医薬審第487号「後発医薬品の生物学的同等性試験ガイドラインについて」
- 平成10年1月6日医薬審第3号「組換えDNA技術を応用したタンパク質生産に用いる細胞中の遺伝子発現構成体の分析について」
- 平成10年1月6日医薬審第6号「生物薬品(バイオテクノロジー応用製品/生物起源由来製品)の安定性試験について」
- 平成10年3月30日医薬審第307号「医薬品の残留溶媒ガイドラインについて」
- 平成10年4月21日医薬審第380号「臨床試験の一般指針について」
- 平成10年6月26日医薬審第496号「非臨床薬物動態試験ガイドライン」
- 平成10年7月9日医薬審第548号「「医薬品のがん原性を検出するための試験に関するガイダンス」について」
- 平成10年7月9日薬審第551号「「医薬品のがん原性試験のための用量選択」補遺について」
- 平成10年7月9日医薬審第554号「医薬品の遺伝毒性試験の標準的組合せ」
- 平成10年8月11日医薬審第672号「外国臨床データを受け入れる際に考慮すべき民族的要因について」
- 平成10年8月25日医薬審第743号「「抗菌薬臨床評価のガイドライン」について」
- 平成10年10月30日審査管理課事務連絡「後発医薬品の生物学的同等性試験ガイドラインに関する質疑応答集(Q&A)」
- 平成10年11月12日医薬審第1015号「HIV感染症治療薬の製造又は輸入承認申請の取扱いについて」
- 平成10年11月13日医薬審第1019号「医薬品の臨床試験のための非臨床安全性試験の実施時期についてのガイドラインについて」
- 平成10年11月30日医薬審第1047号「「臨床試験のための統計的原則」について」
- 平成11年3月12日医薬発第280号「医薬品販売規制緩和に係る薬事法施行令の一部改正等について」
- 平成11年3月12日医薬発第283号「新指定医薬部外品の製造(輸入)承認基準等について」
- 平成11年4月15日医薬審第742号「骨粗鬆症用薬の臨床評価方法に関するガイドラインについて」
- 平成11年7月30日医薬発第906号「細胞・組織を利用した医療用具又は医薬品の品質及び安全性の確保について」
- 平成11年11月1日医薬審第1604号「医薬品の遺伝毒性試験に関するガイドラインについて」
- 平成11年11月1日医薬審第1607号「医薬品のがん原性試験に関するガイドラインについて」
- 平成12年2月14日医薬審第64号「含量が異なる経口固形製剤の生物学的同等性試験ガイドラインについて」
- 平成12年2月14日医薬審第67号「経口固形製剤の処方変更の生物学的同等性試験ガイドラインについて」
- 平成12年2月22日医薬審第326号「「バイオテクノロジー応用医薬品の非臨床における安全性評価」について」
- 平成12年2月22日医薬審第329号「「ヒト又は動物細胞株を用いて製造されるバイオテクノ

ロジー応用医薬品のウイルス安全性評価」について」
- 平成12年7月14日医薬審発第873号「「生物薬品（バイオテクノロジー応用医薬品/生物起源由来医薬品）製造用細胞基剤の由来、調整及び特性解析」について」
- 平成12年12月15日医薬審第1334号「小児集団における医薬品の臨床試験に関するガイダンスについて」
- 平成12年12月26日医薬発第1314号「ヒト又は動物由来成分を原料として製造される医薬品等の品質及び安全性確保について」
- 平成12年12月26日医薬審第1807号「ヒト又は動物由来成分を原料として製造される医薬品等の品質及び安全性確保に係る承認申請等の取扱いについて」
- 平成12年12月27日医薬審第1831号「医薬品の臨床試験のための非臨床安全性試験の実施時期についてのガイドラインの改正について」
- 平成13年2月27日医薬審発第136号「「臨床試験における対照群の選択とそれに関連する諸問題」について」
- 平成13年3月28日医薬発第266号「薬事法施行規則の一部を改正する省令等の施行について（細胞組織医薬品及び細胞組織医療用具に関する取扱いについて）」
- 平成13年5月1日医薬審発第568号「新医薬品の規格及び試験方法の設定」
- 平成13年5月1日医薬審発第571号「生物薬品（バイオテクノロジー応用医薬品/生物起源由来医薬品）の規格及び試験方法の設定について」
- 平成13年5月1日医薬審発第574号「日本薬局方における薬局方の国際調和における合意事項の取扱い」
- 平成13年5月21日審査管理課事務連絡「含量が異なる経口固形製剤の生物学的同等性試験ガイドライン及び経口固形製剤の処方変更の生物学的同等性試験ガイドラインに関する質疑応答集（Q&A）について」
- 平成13年5月31日医薬審発第786号「後発医薬品の生物学的同等性試験ガイドライン等の一部改正について」
- 平成13年6月1日医薬審発第796号「医薬品の臨床薬物動態試験について」
- 平成13年6月4日医薬審発第813号「薬物相互作用の検討方法について」
- 平成13年6月21日医薬審発第902号「安全性薬理試験ガイドライン」
- 平成13年11月2日医薬発第1200号「原薬GMPガイドライン」
- 平成13年11月2日監視指導・麻薬対策課事務連絡「原薬GMPガイドラインに関するQ＆A」
- 平成14年1月28日医薬審発第0128001号「降圧薬の臨床評価に関する原則について」
- 平成14年3月29日医薬発第0329004号「遺伝子治療用医薬品の品質及び安全性の確保に関する指針の改正について」
- 平成14年12月16日医薬審発第1216001号「新有効成分含有医薬品のうち原薬の不純物に関するガイドラインの改定について」
- 平成14年12月25日医薬審発第1225006号「医薬品の残留溶媒ガイドラインの改正について」
- 平成15年5月20日医薬発第0520001号「生物由来製品及び特定生物由来製品の指定並びに生物由来原料基準の制定等について」
- 平成15年6月3日医薬審発第0603001号「安定性試験ガイドラインの改定について」
- 平成15年6月24日医薬審発第0624001号「新有効成分含有医薬品のうち製剤の不純物に関するガイドラインの改定について」
- 平成15年7月7日薬食審査発第0707001号「局所皮膚適用製剤の後発医薬品のための生物学的同等性試験ガイドラインについて」
- 平成15年7月7日審査管理課事務連絡「局所皮膚適用製剤の後発医薬品のための生物学的同等性試験ガイドラインに関する質疑応答集（Q&A）について」
- 平成16年2月13日薬食審査発第0213005号「キット製品の取扱いについて」
- 平成16年2月19日薬食発第0219011号「遺伝子組換え微生物の使用等による医薬品等の製

第18章　医薬品に関する申請

- 造における拡散防止措置等について」
- 平成16年2月19日薬食発第0219008号「遺伝子組換え生物等の使用等の規制による多様性の確保に関する法律の施行について」
- 平成16年2月27日薬食審査発第0227012号「キット製品の取扱いに関する一部改正について」
- 平成16年2月27日薬食審査発第0227016号「薬事法施行規則の一部を改正する省令の施行について」
- 平成16年3月19日薬食審査発第0319001号「遺伝子組換え生物等の使用等の規制による生物の多様性の確保に関する法律の施行に伴う事務取扱い等について」
- 平成16年3月25日薬食審査発第0325035号「抗不整脈薬の臨床評価方法に関するガイドラインについて」
- 平成16年5月12日薬食審査発第0512001号「抗狭心症薬の臨床評価方法に関するガイドラインについて」
- 平成16年7月16日薬食発第0716002号「一般用医薬品から医薬部外品への移行措置に係る薬事法施行令の一部改正等について」
- 平成16年7月16日薬食発第0716006号「一般用医薬品から医薬部外品に移行する品目の範囲について」
- 平成16年12月28日薬食発第1228004号「遺伝子治療用医薬品の品質及び安全性の確保に関する指針の一部改正について」
- 平成17年2月16日薬食発第0216004号「体外診断用医薬品の製造販売承認申請について」
- 平成17年2月16日薬食機発第0216005号「体外診断用医薬品の製造販売承認申請に際し留意すべき事項について」
- 平成17年3月30日薬食発第0330008号「薬事法及び採血及び供血あつせん業取締法の一部を改正する法律の施行に伴う医薬品、医療機器等の製造管理及び品質管理（GMP/QMS）に係る省令及び告示の制定及び改廃について」
- 平成17年3月31日薬食発第0331015号「医薬品の承認申請について」
- 平成17年3月31日薬食発第0331033号「体外診断用医薬品の製造販売認証申請について」
- 平成17年3月31日薬食機発第0331006号「体外診断用医薬品の製造販売届出の取扱いについて」
- 平成17年3月31日薬食審査発第0331009号「医薬品の承認申請に際し留意すべき事項について」
- 平成17年3月31日薬食機発第0331010号「体外診断用医薬品の製造販売認証申請に際し留意すべき事項について」
- 平成17年4月26日薬食審査発第0426001号「生物薬品（バイオテクノロジー応用医薬品/生物起源由来医薬品）の製造工程の変剤さらにともなう同等性/同質性評価について」
- 平成17年11月1日薬食審査発第1101001号「「抗悪性腫瘍薬の臨床評価方法に関するガイドライン」の改訂について」
- 平成18年2月17日薬食審査発第0217001号「「抗リウマチ薬の臨床評価方法に関するガイドライン」について」
- 平成18年3月31日薬食発第0331004号「薬事法施行規則の一部を改正する省令の施行について」
- 平成18年4月18日薬食審査発第0418001号「医薬品の免疫毒性試験に関するガイドラインについて」
- 平成18年6月23日薬食審査発第0628001号「「過活動膀胱治療薬の臨床評価方法に関するガイドライン」について」
- 平成18年7月3日薬食審査発第0703004号「「新有効成分含有医薬品のうち製剤の不純物に関するガイドラインの改定について」の改定について」
- 平成18年9月1日薬食審査発第0901004号「品質リスクマネジメントに関するガイドライン」

- 平成18年9月1日薬食監麻発第0901005号「品質リスクマネジメントに関するガイドライン」
- 平成18年11月24日薬食審査発第1124001号「局所皮膚適用製剤の剤型追加のための生物学的同等性試験ガイドラインについて」
- 平成18年11月24日薬食審査発第1124004号「後発医薬品の生物学的同等性試験ガイドライン等の一部改正について」
- 平成18年11月24日審査管理課事務連絡「局所皮膚適用製剤の剤型追加のための生物学的同等性試験ガイドラインに関する質疑応答集（Q&A）について」
- 平成18年11月24日審査管理課事務連絡「後発医薬品の生物学的同等性試験ガイドラインに関する質疑応答集（Q&A）」等の改正について」
- 平成18年12月4日薬食審査発第1204001号「「新有効成分含有医薬品のうち原薬の不純物に関するガイドラインの改定について」の一部改正について」
- 平成19年2月21日薬食機発第0221001号「体外診断用医薬品のシリーズ申請等の取扱いについて」
- 平成19年5月30日審査管理課事務連絡「「後発医薬品の生物学的同等性試験ガイドライン等の一部改正について」の訂正について」
- 平成20年2月8日薬食発第0208003号「ヒト（自己）由来細胞や組織を加工した医薬品又は医療機器の品質及び安全性の確保について」
- 平成20年3月27日薬食監麻第0327025号「ヒト（自己）由来細胞・組織加工医薬品等の製造管理・品質管理の考え方について」
- 平成20年3月31日薬食発第0331053号「薬事法関係手数料令の一部を改正する政令等の施行について」
- 平成20年6月3日薬食審査発第0603001号「マイクロドーズ臨床試験の実施に関するガイダンス」
- 平成20年10月20日薬食発第1020001号「一般用医薬品の承認申請について」
- 平成20年10月20日審査管理課事務連絡「一般用医薬品の承認申請区分及び添付資料に関する質疑応答集（Q&A）について」
- 平成20年10月30日審査管理課事務連絡「一般用医薬品の承認申請に際し留意すべき事項に係る訂正について」
- 平成21年3月4日薬食発第0304004号「バイオ後続品の承認申請について」
- 平成21年3月4日薬食審査発第0304007号「バイオ後続品の品質・安全性・有効性確保のための指針」
- 平成21年3月4日薬食審査発第0304015号「バイオ後続品の承認申請に際し留意すべき事項について」
- 平成21年5月26日薬食審査発0526001号「ICH Q4Bガイドライン：薬局方テキストをICH地域において相互利用するための評価及び勧告」
- 平成21年5月26日審査管理課事務連絡「ICHQ4Bガイドラインに基づく医薬品等の承認申請等に関するQ&A」
- 平成21年5月26日薬食審査発0526002号「ICH Q4Bガイドラインに基づく事項別付属文書（強熱残分試験法）」
- 平成22年2月8日薬食審査発0208第1号「ICHQ4Bガイドラインに基づく事項別付属文書（注射剤の採取容量試験法）」
- 平成22年2月8日薬食審査発0208第2号「ICH Q4Bガイドラインに基づく事項別付属文書（注射剤の不溶性微粒子試験法）」
- 平成22年2月19日薬食審査発0219第4号「医薬品の臨床試験及び製造販売承認申請のための非臨床安全性試験の実施についてのガイダンス」
- 平成22年5月27日薬食審査発0527第1号「感染症予防ワクチンの非臨床試験ガイドライン」
- 平成22年6月4日薬食審査発0604第1号「抗悪性腫瘍薬の非臨床評価に関するガイドライン」

- 平成 22 年 7 月 9 日薬食審査発 0709 第 1 号「経口血糖降下薬の臨床評価方法に関するガイドライン」
- 平成 22 年 7 月 9 日審査管理課事務連絡「同質疑応答集」
- 平成 22 年 9 月 17 日薬食審査発 0917 第 2 号「ICH Q4B ガイドラインに基づく事項別付属文書（微生物限度試験法及び非無菌医薬品の微生物学的品質特性）」
- 平成 22 年 9 月 17 日薬食審査発 0917 第 3 号「ICH Q4B ガイドラインに基づく事項別付属文書（崩壊試験法）」
- 平成 22 年 9 月 17 日薬食審査発 0917 第 1 号「ICH Q4B ガイドラインに基づく事項別付属文書（無菌試験法）」
- 平成 22 年 11 月 16 日薬食審査発 1116 第 1 号「抗うつ薬の臨床評価方法に関するガイドライン」
- 平成 23 年 1 月 27 日薬食審査発 0127 第 2 号「ICH Q4B ガイドラインに基づく事項別付属文書（錠剤の摩損度試験法）」
- 平成 23 年 1 月 27 日薬食審査発 0127 第 1 号「ICH Q4B ガイドラインに基づく事項別付属文書（SDS ポリアクリルアミドゲル電気泳動法）」
- 平成 23 年 1 月 27 日薬食審査発 0127 第 3 号「ICH Q4B ガイドラインに基づく事項別付属文書（キャピラリー電気泳動法）」
- 平成 23 年 1 月 27 日薬食審査発 0127 第 4 号「ICH Q4B ガイドラインに基づく事項別付属文書（粒度測定法（ふるい分け法））」
- 平成 23 年 7 月 26 日薬食審査発 0726 第 1 号「ICH Q4B ガイドラインに基づく事項別付属文書（溶出試験法）」
- 平成 23 年 9 月 30 日薬食審査発 0930 第 1 号「腎性貧血治療薬の臨床評価方法に関するガイドライン」
- 平成 23 年 9 月 30 日審査管理課事務連絡「同質疑応答集」
- 平成 24 年 3 月 23 日薬食審査発 0323 第 1 号「「バイオテクノロジー応用医薬品の非臨床における安全性評価」について」
- 平成 24 年 8 月 16 日審査管理課事務連絡「同質疑応答集」
- 平成 24 年 10 月 2 日薬食審査発 1002 第 5 号「小児用医薬品のための幼若動物を用いた非臨床安全性試験ガイドライン」
- 平成 24 年 10 月 2 日審査管理課事務連絡「同質疑応答集」
- 平成 24 年 11 月 8 日薬食審査発 1108 第 3 号「ICHQ4B ガイドラインに基づく事項別付属文書（かさ密度及びタップ密度測定法）」
- 平成 25 年 3 月 21 日薬食審査発 0321 第 1 号「ICH Q4B ガイドラインに基づく事項別付属文書（エンドトキシン試験法）」
- 平成 25 年 7 月 11 日薬食審査発 0711 第 1 号「医薬品開発における生体試料中薬物濃度分析法のバリデーションに関するガイドライン」
- 平成 25 年 7 月 11 日「同質疑応答集」
- 平成 26 年 4 月 1 日薬食審査発 0401 第 1 号「医薬品開発における生体試料中薬物濃度分析法（リガンド結合法）のバリデーションに関するガイドライン」
- 平成 26 年 4 月 1 日審査管理課事務連絡「同質疑応答集」
- 平成 26 年 4 月 17 日薬食審査発 0417 第 1 号「ICH Q4B ガイドラインに基づく事項別付属文書（製剤均一性試験法）」
- 平成 26 年 5 月 21 日薬食審査発 0521 第 1 号「医薬品の光安全性評価ガイドライン」
- 平成 26 年 11 月 21 日薬食発 112 第 2 号「医薬品の承認申請について」
- 平成 26 年 11 月 21 日薬食審査発 1121 第 12 号「医薬品の承認申請に際し留意すべき事項について」

第 19 章

医療機器に関する申請

目的
- 医療機器の範囲について理解する。
- 製品クラスごとの品目審査の仕組みについて理解する。
- 申請から承認までのプロセスを理解する。
- 承認申請書類一式を理解する。

関連法令
- 医薬品、医療機器等の品質、有効性及び安全性の確保等に関する法律（昭和35年法律第145号）
- 医薬品、医療機器等の品質、有効性及び安全性の確保等に関する法律施行令（昭和36年政令第1号）
- 医薬品、医療機器等の品質、有効性及び安全性の確保等に関する法律施行規則（昭和36年厚生省令第1号）
- 医薬品、医療機器等の品質、有効性及び安全性の確保等に関する法律第2条第5項から第7項までの規定により厚生労働大臣が指定する高度管理医療機器、管理医療機器及び一般医療機器（平成16年厚生労働省告示第298号）［クラス分類告示］
- 医薬品、医療機器等の品質、有効性及び安全性の確保等に関する法律第23条の2第1項の規定により厚生労働大臣が基準を定めて指定する医療機器（平成17年厚生労働省告示第112号）

はじめに

この章では、医薬品、医療機器等の品質、有効性及び安全性の確保等に関する法律（以下「医薬品医療機器法」という）に規定されている医療機器を製造販売するにあたり、品目の

クラス分類に応じて定められている必要な手続きと、申請から承認・認証までの審査について説明する。

1. 医療機器とは

　医薬品医療機器法第2条第4項において、医療機器とは「人若しくは動物の疾病の診断、治療若しくは予防に使用されること、又は人若しくは動物の身体の構造若しくは機能に影響を及ぼすことが目的とされている機械器具等（再生医療等製品を除く。）であつて、政令で定めるもの」と規定されている。医療機器の使用目的は医薬品と同じであり、形態が異なるものとして定義されている。

　医療機器は、形態、使用方法、原材料も医薬品に比べてバラエティに富んでいる。診断用機器としては、体温計、血圧計、大型のMRI、CT、画像診断用シネフィルムなどがある。

　治療用・処置用機器は主に医療機関で用いられるもので、注射筒と針、尿道用、消化器用、血管用などの1回限りの使用が前提となるディスポーザブルのカテーテル・チューブ類や、人工呼吸器、麻酔器、人工心肺装置などの医用電気機器、また患者体内に植え込み生命維持に直結する植込み型ペースメーカ、人工心臓などがあり、患者への侵襲度合いもいろいろである。

　予防目的の医療機器には、歯科用口腔内清掃キットなど歯科の虫歯予防関連の機器がある。四肢のうっ血の軽減予防を目的とした弾性ストッキングも医療機器に該当する。

　また平成26（2014）年11月の改正法施行から、「無体物」であるソフトウエアも医療機器プログラムとして、医療機器の1つとなった。

2. 市販前の品目審査制度の概要

2.1 クラス分類ごとの品目審査制度

　2014年11月25日施行の医薬品医療機器法により、医療機器に関する業（製造販売業と製造業）と製造販売承認・認証等製品について、それまで同じ章の同じ条文で規定されていたものが、別の章の別の条文に分離された。これにより、医薬品と同じ用語と定義で製造業、製造販売承認及びQMSが規定されていたが、医療機器独自の規定となった。

　医療機器の製造販売をしようとする者（製造販売業者）は、品目ごとの審査を経て承認又は認証を取得するか、若しくは届出を経てこれを行わなければならない。平成17（2005）年4月よりリスクによるクラス分類の制度が導入され（平成16年厚生労働省告示第298号、平成16年7月20日薬食発第0720022号）、承認、認証、届出は、このクラス分類等に従って行うこととなった（表1）。例えば、認証基準が告示されている「指定管理医療機器」は、登録認証機関による認証審査の対象となり、適合しない品目はPMDAによる審査対象となる。なお、2014年11月施行の法改正によって、その対象は、原則クラスⅢの高度管理

医療機器にも拡大した。

　品目審査の内容は、医療機器の品目ごとに有効性や安全性とともに、適切な製造管理・安全管理の体制があるかなどを確認することとなるが、これらの医療機器を製造販売するためには、医療機器のクラスにかかわらず、必ず製造販売業の許可を取得することが必要である（医薬品医療機器法第23条の2）。ただし、製造販売業の許可には種別があり、一般医療機器のみ扱うのであれば第三種医療機器製造販売業の許可、管理医療機器を扱うのであれば第二種医療機器製造販売業の許可、高度管理医療機器を扱うのであれば第一種医療機器製造販売業の許可取得が必要になる。

表1　クラス分類ごとの品目審査の相違

クラス分類	製造販売規制	審査機関
Ⅰ：一般医療機器	承認・認証不要 （届出/自己認証）	―
Ⅱ：指定管理医療機器	認証 （認証基準に適合するもの）	登録認証機関
Ⅲ：指定高度管理医療機器		
Ⅱ：管理医療機器 Ⅲ：高度管理医療機器 Ⅳ：高度管理医療機器	厚生労働大臣による承認	PMDA

2.2　海外の品目審査制度との比較

　海外における品目審査も、日本と同様に医療機器のクラス分類により、その取扱いが異なっている。平成17（2005）年に導入された日本のクラス分類の考え方は、医療機器規制国際整合化会議（Global Harmonization Task Force：GHTF）の考え方を引用しているため、そのもとになった欧州のクラス分類と酷似している。

　GHTFは、欧州、米国、カナダ、豪州及び日本が参加国となった国際整合化会議であり平成4（1992）年から平成24（2012）年まで開催された。2012年からは参加国を増やし行政側のみが参加する会議体International Medical Device Regulators Forum（IMDRF）となり、現在も開催されている。

　米国では、クラスⅠと一部のクラスⅡは一般規制（General Control、届出）により、クラスⅡは特別規制（Special Control）、つまり510(k)（「ファイブテンケイ」と読む）と呼ばれる申請（市販前届出）により、FDAで既存医療機器と実質的同等性を審査されて認可（clear）される。クラスⅢ（日本のクラスⅣとクラスⅢの一部に相当）はPMA（Premarket Approval）申請による品目審査が行われ、PMA Originalでは品質システム/GMP規則に基づき製造所に対する立ち入りQSR（Quality System Regulation）調査が実施され、問題がなければ最終的に承認される。

欧州においては、個別品目で、書面の適合性評価が行われるのはクラスⅢ（日本のクラスⅣ相当）のみであり、クラスⅡa、Ⅱbにおいては、あるカテゴリー内で最初に取り扱われる品目のみにて書面の適合性評価が実施され、その後は、年次のConformity Assessment調査（サーベイランス）の中で確認される。これらはすべてNotified Bodyと呼ばれる第三者認証機関にて適合性の評価が実施される。なお、クラスⅠは、Notified Bodyによる適合性の評価は不要である。

3．製造販売届出制度

一般医療機器（ただし、既存の医療機器と明らかに異なるものを除く）は、品目ごとに製造販売届書を独立行政法人医薬品医療機器総合機構（以下「PMDA」という）に提出する（医薬品医療機器法第23条の2の12、同第23条の2の13）。届出事項は、表2のとおりで、別紙として、添付文書（案）を添付する（医薬品医療機器法施行規則第114条の47・様式第63の21(1)）。個々の項目の内容は、承認申請の場合とほぼ同様のため、承認申請の項を参照すること。

表2　製造販売届出事項（医薬品医療機器法施行規則様式第63の21(1)より）

・製造販売業の許可の種類	・性能及び安全性に関する規格
・製造販売業の許可番号及び年月日	・使用方法
・類別	・保管方法及び有効期間
・名称（一般的名称・販売名）	・製造方法
・使用目的又は効果	・製造販売する品目の製造所
・形状、構造及び原理	・備考
・原材料	

4．製造販売認証制度

平成17（2005）年4月より第三者認証制度が導入された。これは厚生労働大臣が基準を定めて指定する品目ごとの審査及び基本要件（後述）への適合性確認を、国に代わって医薬品医療機器法第23条の2の23に規定する「登録認証機関」に委託して行うものである。基準は「適合性認証基準」と呼ばれ、厚生労働省の告示（平成17年厚生労働省告示第112号）によってこの基準の対象となる医療機器が指定される。その対象は、管理医療機器（クラスⅡ）であったが、平成26（2014）年11月からは高度管理医療機器（原則クラスⅢ）に範囲が拡大され、その中から認証基準が策定されて一般的名称毎に指定される。これらの医療機器は「指定管理医療機器」や「指定高度管理等医療機器」、これら合わせて「指定高度管理医療機器等」と呼ばれる。

登録認証機関は、厚生労働大臣に登録申請し、3年ごとに更新を行う。登録要件としては、

①ISO/IEC 17021/17065 に適合していること、②製造販売業者から独立性があること、及び③申請者の欠格条項に非該当であることが求められる。

製造販売業者が登録認証機関に品目認証申請を行うと、登録認証機関で適合性認証基準、及びQMSへの適合性が確認される。申請された品目が適合性認証基準に適合していないときは、登録認証機関は認証を与えてはならないとされている（医薬品医療機器法第23条の2の23第2項）ので、該当する医療機器は認証を受けられず、製造販売承認（申請先はPMDA）を受けなければならない。認証された品目は、定期的に厚生労働省に報告される。認証後は、製造販売業者に対して登録認証機関による定期的（毎年）なサーベイランス調査が実施される。

認証基準は、医療機器の一般的名称、技術基準としての日本工業規格（JIS）、使用目的又は効果から成る。認証基準に加え、すべての医療機器に適用される医薬品医療機器法第41条第3項の規定に基づき定められた「基本要件基準」への適合性が求められる。認証基準は、2015年6月19日現在、管理医療機器で936基準、高度管理医療機器で3基準が制定されている。

また2014年の法改正より、認証においても承継が行えるようになった。これは同一の登録認証機関であれば、製造販売業者間において認証取得者の地位を承継することができる。承継者が他の登録認証機関による認証を希望する場合は、承継日から3か月以内に認証申請を行う必要がある（平成26年9月25日薬食機参発0925第1号）。

5．製造販売承認制度

5.1　製造販売承認申請

医薬品医療機器法第23条の2の5に基づき、高度管理医療機器並びに管理医療機器のうち認証基準に適合しない品目は、製造販売開始前に、品目ごとに厚生労働大臣承認を受けなければならない。なお、指定高度管理医療機器等で認証基準に適合しないものとして製造販売承認申請を行う場合は、当該認証基準に適合しない旨を承認申請書の備考欄に記載するとともに、その不適合事項を説明した資料を添付する必要がある。

PMDAは、医薬品医療機器法第23条の2の7の規定に基づき承認のための審査を実施し、厚生労働大臣はPMDAの審査結果を考慮して承認する。

製造販売業者は、医療機器製造販売承認申請書と医薬品医療機器法施行規則第114条の19第1項に基づく医療機器の有効性及び安全性が確保されていることを証する資料を添付し、PMDAに申請する。

平成21（2009）年4月1日に申請区分の見直しが図られ、「新医療機器」、「改良医療機器」、及び「後発医療機器」という申請区分になった。承認基準がありそれに適合する場合は「後発医療機器（承認基準あり、臨床なし）」になる。

5.2 承認までのプロセス

製造販売承認審査は、品目としての有効性及び安全性の評価（書面による審査）、及び承認申請資料適合性調査（信頼性調査）、並びに製造所のQMS適合性調査（有効なQMS基準適合証がない場合）が含まれている（図1）。製造販売業者がPMDAに申請後、審査（医療機器審査一部、同第二部、同第三部）と並行して信頼性調査（信頼性保証部）及びQMS適合性調査申請に基づくQMS適合性調査（品質管理部）が実施される。

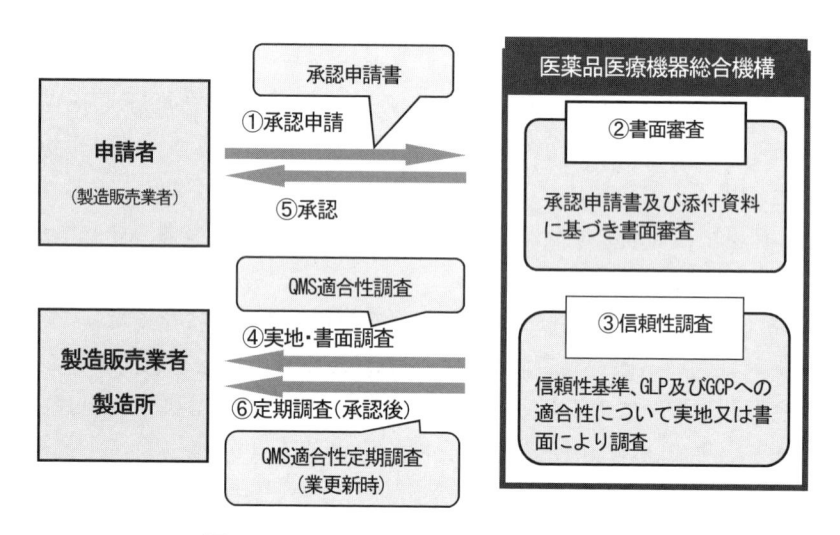

図1　PMDAにおける承認審査の手続き

5.3 新医療機器とその審査プロセス

「新医療機器」とは既に製造承認を与えられている医療機器（承認の際に法第23条の2の9第1項の規定により使用成績評価の対象として指定された医療機器であって、調査期間を経過していないものを除く。以下「既承認医療機器」という）と構造、使用方法、効果又は性能が明らかに異なる医療機器をいう（平成26年11月20日薬食発1120第5号）。

新医療機器は、PMDAによる審査を経て薬事・食品衛生審議会の医療機器・体外診断薬部会にて承認の可否等が審議され、その後、薬事・食品衛生審議会の薬事分科会に報告される。なお、既承認医療機器と全く異なる新規性を有する医療機器等については薬事分科会でさらに審議される。

申請から承認までの審査の主要な標準的プロセスを図2に示す（平成25年11月20日薬食機発1120第1号引用）。QMS調査及び信頼性調査は、品目審査と並行して実施される。

平成26（2014）年度に策定された「医療機器審査迅速化のための協働計画」のもと、パフォーマンスゴールが設定（5年間の目標）され、その年度に申請した品目に対し、80パーセンタイル（以下「％タイル」という）値として、通常審査品目については申請から

承認までの総審査期間 12 か月、優先審査品目については 9 か月とする目標が定められている。この協働計画は、より有効でより安全な医療機器をより早く医療の現場に提供するために、行政側及び申請者側双方にて協働して達成するための目標として定められたものである。

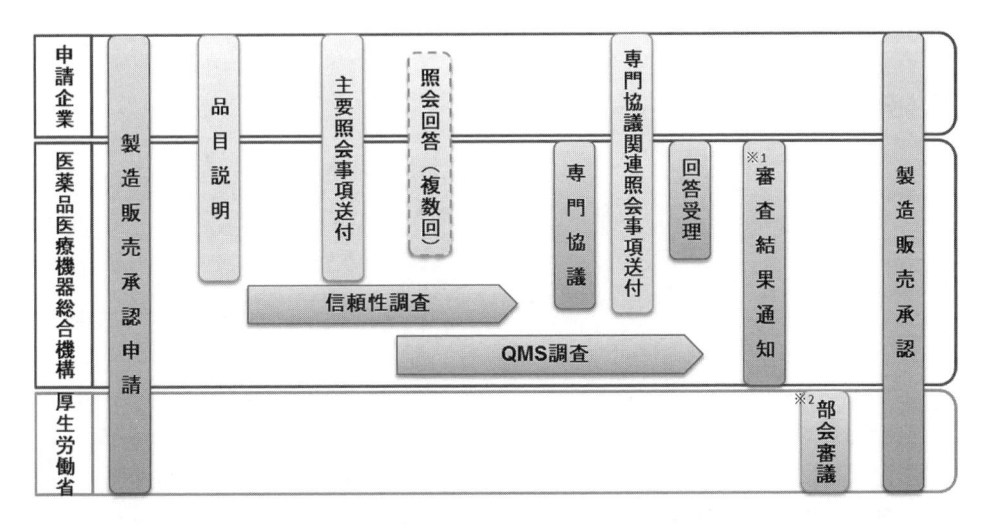

※1　総合機構から厚生労働省に対する審査結果通知日（総合機構における審査業務が終了した日）。
※2　薬事・食品衛生審議会医療機器・体外診断薬部会における審議。

図 2　新医療機器における申請から承認までの主要なプロセス

5.4　その他の申請区分について

「改良医療機器」とは、新医療機器等又は後発医療機器のいずれにも該当しない医療機器と定義され（平成 26 年 11 月 20 日薬食発 1120 第 5 号）、臨床試験成績を添付して申請する場合の申請区分は改良医療機器（臨床あり）、臨床試験成績を添付せずに申請する場合は改良医療機器（承認基準なし、臨床なし）となる。申請内容により専門協議を実施する場合がある。

改良医療機器（臨床あり）における審査期間の目標は、2014 年度以降に申請した品目において、5 年間の目標として、80％タイル値で、申請から承認まで総審査期間 9 か月、改良機器（臨床なし）では総審査期間 7 か月にすることが設定されている。

「後発医療機器」とは既承認医療機器と構造、使用方法、効果及び性能が同一性を有すると認められる医療機器であり、すなわち、既承認医療機器と構造、使用方法、効果及び性能が実質的に同等であるものをいう（平成 26 年 11 月 20 日薬食発 1120 第 5 号）。

後発医療機器を承認申請する際には、既承認医療機器と異なる部分（以下「差分」という）を明確にし、その上で実質的に同等であることの説明が必要になる。

つまり、既承認医療機器と申請する品目の差分を明確にし、その差分が既存の医療機器の範囲を越えない場合は、後発医療機器のカテゴリーに該当する。また承認基準がありそ

の基準に適合する品目の場合も、このカテゴリーに該当する。後発医療機器における審査期間の5年間の目標は、2014年度以降に申請した品目において、申請から承認まで総審査期間5か月、一部変更承認申請の場合は4か月にすることが設定されている（80％タイル）。

6．基本要件基準等について

6.1 基本要件基準

　基本要件は、「医療機器の安全性及び性能の基本要件（Essential Principles）」の略語である。日本も参加した医療機器規制国際整合化会議（GHTF）でまとめられたものである。GHTFは、法改正又は法制定に当たっては基本要件を考慮すること、基本要件に適合していることを説明することを含む資料様式であるSTED（Summary Technical Document）を受け入れるようにも提案している。STEDの詳細については後述する。

　基本要件は、日本国内では「医薬品医療機器法第41条第3項の規定により厚生労働大臣が定める医療機器の基準」（平成17年3月29日告示第122号）として告示された。すべての医療機器が具備すべき品質、有効性及び安全性に係る基本的な要件を規定したものである。2014年11月5日付で、GHTF最新版である2012年発行のEssential Principles of Safety and Performance of Medical Devicesと適合させるために一部改正された。製造販売承認（認証）申請、及び届出をする際には、この基本要件基準への適合性の証明が必須となる。

　基本要件は、第1章の一般的要求事項（第1条〜第6条）と、第2章の設計及び製造要求事項（第7条〜第18条）からなる。

　この基本要件基準への適合性は、その各条項に適合することを示すための適切な規格、基準等がある場合には、当該規格、基準等を活用して示すことができるが、他に合理的な方法がある場合には、必ずしも特定の規格、基準等に定められた試験検査の実施を求めるものではない。参考とする規格、基準等がない場合は、基本要件への適合性を証明するために行う試験方法等を説明するとともに、それによって得られる試験結果により基本要件への適合性が証明できることを説明する必要がある。

　製造販売の承認及び認証を要しない医療機器等（クラスⅠ）については、製造販売の届出の際、製造販売業者において基本要件基準への適合性を確認しておく必要がある。

　下記は、基本要件基準から抜粋した内容である。

　なお、基本要件基準では、リスクを危険性、ハザードを危害と訳して用いている。

第1章：一般的要求事項

第1条（設計）　適正に使用された場合において、患者の臨床状態及び安全を損なわないよう、使用者及び第三者の安全や健康を害することがないよう、設計及び製造されていること。

第2条（リスクマネジメント）　安全性を最新技術に立脚して確保しなければならない。また、各危害についての残存する危険性が受容可能な範囲となるよう危険性を管理すること。

第3条（医療機器の性能及び機能）　医療機器は、意図する性能を発揮できなければならず、医療機器としての機能を発揮できるよう設計及び製造されていること。

第4条（製品の有効期間又は耐用期間）　製品の有効期間又は耐用期間の範囲内において、当該医療機器が通常の使用条件下において使用され、かつ適切に保守された場合に、その特性及び性能は、患者・使用者・第三者の健康及び安全を脅かす程度に劣化による悪影響を受けないこと。

第5条（輸送及び保管等）　医療機器は、製造販売業者等の指示及び情報に従った条件の下で輸送及び保管され、かつ意図された使用方法で使用された場合において、その特性及び性能が低下しないよう設計、製造及び包装されていること。

第6条（医療機器の有効性）　医療機器の意図された有効性と比較した場合、既知または予測することが可能な全ての危険性及び不具合が可能な限り低減され、それを受容できること。

第2章：設計及び製造要求事項

第7条（医療機器の化学的特性等）　使用材料選定にあたり、化学的特性、生体適合性、並びに物理学的特性への注意

第8条（微生物汚染等の防止）　感染及び微生物汚染の除去若しくは軽減、さらに動物、ヒト、微生物由来組織等を用いた場合の要求事項

第9条（使用環境に対する配慮）　他の医療機器等と併用して用いる場合に必要な要件、並びに使用環境における危険性の除去若しくは軽減

第10条（測定又は診断機能に対する配慮）　測定又は診断機能を有する医療機器又は分析機器に対する要求事項（正確性、精度、安定性など）

第11条（放射線に対する防護）　適正水準の放射線の照射確保並びに患者等への放射線曝露の低減

第12条（プログラムを用いた医療機器に対する配慮）　プログラムを用いた医療機器の再現性、信頼性及び性能の確保、開発のライフサイクルを考慮にいれた検証

第13条（能動型医療機器及び当該能動型医療機器に接続された医療機器に対する配慮）　能動型医療機器に対する要求事項（危険性が合理的に実行可能な限り低減していること）

第14条（機械的危険性に対する配慮）　動作抵抗、不安定性及び可動部分に関連する機械的危険性に対し、患者、使用者及び第三者をする防護よう設計及び製造されていること。

第15条（エネルギー又は物質を供給する医療機器に対する配慮）　患者及び使用者の安全保障のため、供給エネルギー又は物質が患者に及ぼす危険性に対する防護

第16条（一般使用者が使用することを意図した医療機器に対する配慮）　自己検査医療機器又は自己投薬医療機器など一般使用者である患者に及ぼす危険性への防護策

第17条（添付文書等による使用者への情報提供）　添付文書等により、安全な使用方法などの必要な情報の提供

第18条（性能評価及び臨床試験）　性能評価試験、臨床試験、製造販売後調査など必要なデータを収集するときに基づくべき要求事項

6.2　承認基準など

　承認基準は、その基準への適合性を確認することによって承認を行うというものであり、審査の迅速化を図るためのものである。2015年10月9日現在、医薬食品局長通知により44基準が作成され、利用されている。この基準へ適合している品目の場合、申請区分は「後発医療機器・承認基準あり」となり、他の申請区分より申請手数料は比較的安い。

　承認基準は、国際基準等を引用した技術基準と基本要件基準からなり、臨床試験成績に関する資料の添付が不要で後発医療機器の範囲の品目について定められている。主として、下記の項目からなりたっている。

① 適用範囲
　対象となる医療機器が一般的名称によって指定される。
② 技術基準
　該当するJIS、ISO/IEC、FDAガイダンス等に基づき、性能、機能、有効性等に関する項目が定められる。
③ 使用目的又は効果
　基準の対象となる使用目的又は効果が限定されている。
④ 基本要件基準適合性チェックリスト
　「医薬品医療機器法第41条第3項の規定により厚生労働大臣が定める医療機器の基準」（平成17年3月29日厚生労働省告示第122号）への適合性を確認するためのチェックリストが作成されている品目もある。

　その他、品目審査に関する基準としては、医薬品医療機器法第42条第2項に基づく厚生労働省告示による「医療機器の品質等に関する基準」があり、該当品目においては、基準への適合性が必須として求められ、例えばヒト由来、動物由来などの生物由来の原料を用いるときに求められる「生物由来原料基準」などがある。

　なお、認証基準に関しては、本章の4．製造販売認証制度の項を参照のこと。

7．信頼性調査

　医薬品医療機器法第23条の2の5第3項の後段に基づき、医療機器の品質、有効性及び

安全性に関する資料を添付するときは、医薬品医療機器法施行規則第114条の22に基づき、申請資料の信頼性の確保がされていなければならない。

申請書に添付された資料（承認申請資料又は使用成績評価申請資料）が、厚生労働大臣の定める基準である医療機器GLP（平成17年3月23日厚生労働省令第37号「医療機器の安全性に関する非臨床試験の実施の基準に関する省令」）、医療機器GCP（平成17年3月23日厚生労働省令第36号「医療機器の臨床試験の実施の基準に関する省令」）、医療機器GPSP（平成17年3月23日厚生労働省令第38号「医療機器の製造販売後の調査と試験の実施の基準に関する省令」）及び次にあげる「申請資料の信頼性の基準（医薬品医療機器法施行規則第114条の22）」に従って収集され、かつ、作成されたものであるかについて信頼性調査が実施される。

> 《医薬品医療機器法施行規則第114条の22より》
> ① 当該資料は、これを作成することを目的として行われた調査又は試験において得られた結果に基づき正確に作成されたものであること（正確性）。
> ② 申請に係る医療機器の品質、有効性又は安全性を有することを疑わせる調査結果、試験成績等が得られた場合には、当該調査結果、試験成績等についても検討及び評価が行われ、その結果は当該資料に記載されていること（完全性・網羅性）。
> ③ 当該資料の根拠になった資料は、法第23条の2の5第1項又は第11項の承認を与える又は与えない旨の処分の日まで保存されていること。ただし、資料の性質上その保存が著しく困難であると認められるものにあってはこの限りではない（記録・保管）。

信頼性調査においては、上記の施行規則に基づき、下記の3点が調査される。
① 申請資料の正確性：試験計画書、生データ、最終報告書の間に転記ミスなどの齟齬がなく正確に作成されているか。
② 資料の網羅性：申請資料として経緯が明確であり、作為的な行為がないのか、不利になるデータも全て検討・評価されているのかなど。
③ 資料の保存：関係するデータを保存しているか。

8．製造販売承認申請

8.1　承認申請書の記載事項

製造販売承認申請書の様式（医薬品医療機器法施行規則様式第63の8⑴は、図3のとお

```
┌─────────────────────────────────────────────────────────┐
│  ┌──────┐                                               │
│  │収 入│          医療機器製造販売承認申請書           │
│  │印 紙│                                               │
│  └──────┘                                               │
│                                                         │
│  ┌──────────────────────────┬──────────────────────┐   │
│  │    類        別          │                      │   │
│  ├──────┬───────────────────┼──────────────────────┤   │
│  │ 名  │ 一 般 的 名 称    │                      │   │
│  │ 称  ├───────────────────┼──────────────────────┤   │
│  │      │ 販   売   名      │                      │   │
│  ├──────┴───────────────────┼──────────────────────┤   │
│  │ 使 用 目 的 又 は 効 果 │                      │   │
│  ├──────────────────────────┼──────────────────────┤   │
│  │ 形 状、構 造 及 び 原 理│                      │   │
│  ├──────────────────────────┼──────────────────────┤   │
│  │ 原      材      料       │                      │   │
│  ├──────────────────────────┼──────────────────────┤   │
│  │ 性能及び安全性に関する規格│                     │   │
│  ├──────────────────────────┼──────────────────────┤   │
│  │ 使   用   方   法        │                      │   │
│  ├──────────────────────────┼──────────────────────┤   │
│  │ 保 管 方 法 及 び 有 効 期 間│                  │   │
│  ├──────────────────────────┼──────────────────────┤   │
│  │ 製   造   方   法        │                      │   │
│  ├──────────────────────────┼──────────┬───────────┤   │
│  │                          │ 名 称   │ 登録番号  │   │
│  │ 製造販売する品目の製造所 ├──────────┼───────────┤   │
│  │                          │          │           │   │
│  ├──────────────────────────┴──────────┴───────────┤   │
│  │ 備            考                                 │   │
│  └─────────────────────────────────────────────────┘   │
│                                                         │
│  上記により、医療機器の製造販売の承認を申請します。   │
│         年  月  日                                     │
│                       住 所 [法人にあっては、主       │
│                              たる事務所の所在地]       │
│                                                         │
│                       氏 名 [法人にあっては、名       │
│                              称及び代表者の氏名]       │
│                                                         │
│  厚生労働大臣  殿                                      │
└─────────────────────────────────────────────────────────┘
```

図3 製造販売承認申請書（様式第63の8(1)（第114条の17関係））の様式

りである。

　製造販売承認申請書の各欄の記載事項は、次によることとされている。詳細は平成26年11月20日薬食機参発1120第1号通知を参照すること。

(1) **類別欄**

　　類別は、医薬品医療機器法施行令別表第1に従って記載する。各類別への該当性については平成16年7月20日薬食発第072022号「医薬品医療機器法第二条第五項から第七項までの規定により厚生労働大臣が指定する高度管理医療機器、管理医療機器及び一般医療機器（告示）及び医薬品医療機器法第二条第八項の規定により厚生労働大臣が指定する特

定保守管理医療機器（告示）の施行について」（クラス分類通知）の別添を参考に判断すること。

(2) 名称（一般的名称・販売名）欄

「一般的名称」は、クラス分類通知の別添の定義を元に判断し、記載する。申請時に該当する一般的名称がない場合は空欄とし、いずれにも該当しないと考える理由、一般的名称（案）、その定義（案）及びクラス分類（案）並びにその判断理由等を別紙に記載し添付する。

一品目中に複数の一般的名称が含まれる場合であって、品目全体を総称した一般的名称がある場合はその名称を記載する。特に全体を総称した一般的名称がない場合にあっては、最も高リスクに分類される医療機器の一般的名称、若しくは主たる使用目的又は性能から判断した一般的名称を記載する。

「販売名」は、当該医療機器の性能等に誤解を与える恐れがないものであり、かつ、医療機器としての品位を保つものであること。また、他の用途を想定させるような名称は認められないこと。なお、一物一名称が原則であるが、妥当な理由により一物多名称のものを申請する場合は、その説明資料を申請書に添付する。この場合、販売名ごとに製造販売承認申請する必要がある。

(3) 使用目的又は効果欄

当該品目の使用目的として、医療機器の特性に応じ、適応となる患者と疾患名、使用する状況、期待する結果などについて適切に記載する。また、必要に応じて効果を記載する。

(4) 形状、構造及び原理欄

当該医療機器の外観形状、構造、原理、各構成ユニット、電気的定格、各部の機能等、どのような品目であるのか、わかりやすく記載する。「使用目的又は効果」に影響を与えることがない付帯的な機能を有する場合は、その内容を説明する。

(5) 原材料欄

形状、構造及び原理欄において記載した内容との対応関係が明確となるように原材料を記載し、その規格を明らかにする。ただし、血液・体液・粘膜等に接触（直接・間接を含む）せず、かつ性能に大きく影響しない部品又は材料については、簡潔な記載で差し支えない。また原材料が品目の使用目的、性能及び安全性に直接的な影響を及ぼすものでない操作パネルなどの原材料の記載は要しない。医療機器プログラムなど、特に記載を要する原材料がない品目においては空欄にする。

ヒトや動物の組織又はこれら組織由来の製品に関しては、病原体による感染の可能性を考慮し、必要な原材料規格の設定を行う。特に、ドナーや動物の選定方法、ウイルス等の検査、不活化方法等に関して規定が必要になる。

なお、ウシ等由来原材料においては、「生物由来原料基準」（平成15年厚生労働省告示第210号）及び関連通知に従い、原産国、部位、処理方法、必要に応じTSE（Transmissible Spongiform Encephalopathy）資料に関する情報その他の品質・安全性確保の観点から必要な事項を記載する。ヒト及び動物由来原料については、その由来、ドナースクリーニングの内容など、品質・安全性の確保の観点から必要な事項を記載する。

(6) **性能及び安全性に関する規格欄**

品質、安全性及び有効性の観点から、また基本要件、承認基準など本品の要求事項として求められる設計仕様のうち、形状、構造及び原理欄に該当しない事項を記載する。これらの内容は、主に設計の検証の段階で得られた製造販売する品目の品質、有効性及び安全性を保証した内容であり、品質、安全性（物理的・化学的・生物学的安全性を含む）及び有効性（性能、機能）の観点から求められる規格等（設計インプットに相当）になる。なお、引用可能な規格・基準がない場合は、試験方法の概要も併せて記載する。

(7) **使用方法欄**

使用方法は順を追って、必要に応じ図解する等により、わかりやすく記載する。未滅菌製品で使用に際して必ず滅菌した上で使用すべき製品にあっては、用時滅菌である旨及び滅菌方法、滅菌条件（薬剤、ガス等を含む）を記載する。

他の医療機器と組み合わせて使用する場合であって、有効性及び安全性の確保のために特定の条件を満たす機器と併用しなければならない場合は、組み合わせて使用する機器の条件を記載した上で、当該機器を含めた使用方法を説明する。

なお、再滅菌を行って繰り返し使用することを前提とする医療機器にあっては、その旨と再滅菌の方法を記載する。

(8) **保管方法及び有効期間欄**

特定の保管方法によらなければその品質を確保することが困難であるか、又は経時的に品質の低下をきたし有効期間を定める必要がある製品について記載する。なお、有効期間が3年を超えるものについては有効期間の記載を要さない。

保管方法については、冷暗所等一定の条件の下に保管しなければ、変質、劣化等が起こり得る製品については、その保管方法、条件を記載する。

(9) **製造方法欄**

医療機器の4つの製造工程（設計、主たる組立て、滅菌、最終製品の保管）が、複数の登録製造所で実施される場合、工程フロー図若しくは図表を用いて、各工程と登録製造所の関係について説明する。工程に紐づく登録製造所が単一の場合など、製造販売する品目の製造所欄の記載のみで誤認が生じない場合は、説明は不要となる。

工程の製造条件によって製品の使用目的、性能等が影響を受ける品目（例えば、薬剤

コーティング、ヘパリンコーティングなど）にあっては、登録製造所以外の施設が行う工程であっても、その製造条件の記載をする。

　滅菌医療機器にあっては、滅菌方法、引用する滅菌バリデーション基準を記載する。「製造販売する品目の製造所」欄に記載する滅菌方法が放射線又はその他である場合は、製造方法欄に放射線滅菌、電子線滅菌などの具体的な滅菌方法を記載する。

　承認、認証、届出済みの品目を構成品として組合せる医療機器においては、工程フロー図若しくは図表等を用いて、構成品並びに最終製品の滅菌に関する情報を記載する。併せて、当該構成医療機器の製造販売業者の氏名、承認（認証・製造販売届出）番号、販売名、並びに構成品の名称を記載する。

　ヒト及び動物由来原料を使用して製造する場合は、製造工程中の細菌、真菌、ウイルス等の不活化/除去処理の方法、その他の品質・安全性確保の観点から必要な事項を記載する。

⑽　製造販売する品目の製造所欄

　製造販売する品目に関して、登録を受けた製造所ごとに、製造所の名称、製造業登録番号、製造工程（設計、主たる組立て、滅菌、保管の別）を記載する。

　滅菌工程を含む製造所においては、放射線、EOG（エチレンオキサイドガス）、湿熱、その他の別を製造所ごとに記載する。

　製造所が登録申請中の場合はその旨記載する。

⑾　備考欄

　備考欄には、下記の内容を記載する。

- クラス分類通知によるクラス分類
- 特定保守管理医療機器に該当する場合はその旨
- 生物由来材料又はそれに相当するものを含有するものは、生物由来材料等含有と記載
- 遺伝子組み換え技術を利用して製造する医療機器については、遺伝子組み換え技術利用医療機器と記載
- 単回使用の場合はその旨
- 新規原材料を含有する場合はその旨
- 複数の一般的名称が含まれる場合は、「名称」欄に記載しなかった一般的名称を記載する。ただし、品目全体を総称した一般的名称を記載した場合は不要。
- 添付文書（案）を添付。ただし、添付文書届出対象品目（クラスⅣ）を除く。
- 治験識別記号及びPMDAにおける治験相談を利用した場合はその旨
- 申請者の製造販売業許可番号、許可の区分及び主たる事業所の所在地、又は、許可を申請中である場合はその旨（主たる事業所の所在地を含む）
- 申請区分

- 指定高度管理医療機器等にて、当該認証基準に適合しないものとして製造販売承認申請を行った場合は、当該適合性認証基準に適合しない旨を記載し、その不適合の内容を説明した資料を添付する。
- 当該申請品目が、他の医療機器の一部として他の品目の製造工程において使用される場合は、「製造専用として使用されうる医療機器」と記載
- 当該品目の外観が把握できるような写真又は図版（CG等）を添付
- QMS適合性調査の有無、及びQMS適合性調査申請提出予定先を記載。QMS適合性調査を省略する場合、その根拠及び有効な基準適合証番号及び交付年月日を記載し、その基準適合証の写しを添付する。
- その他、関連通知に基づき備考欄に指定された事項

8.3 添付資料の記載と編集

承認申請書に添付する資料は、医薬品医療機器法施行規則第114条の19第1項第1号に基づき、表4に示すものが必要である。これらの添付資料は、GHTFにおいて合意されているSTED（Summary Technical Document）の形式に従って項目立てし、編集する。規格への適合宣言書、試験成績書などの資料を「別添資料」として末尾に取りまとめて添付する場合は、資料番号を付して目次を設け、添付する資料が一覧できるように編集する。申請区分に応じて承認申請書に添付する資料の範囲は表5のとおりである。

詳細は、平成27年1月20日薬食機参発0120第9号通知を参照する。

表4 製造販売承認申請書に添付すべき資料の項目

添付資料	添付資料の項目	STED形式
イ．開発の経緯及び外国における使用状況等に関する資料	1．開発の経緯に関する資料 2．類似医療機器との比較 3．外国における使用状況	1．品目の総括 　1.1　品目の概要 　1.2　開発の経緯 　1.3　類似医療機器との比較 　1.4　外国における使用状況 3．機器に関する情報
ロ．設計及び開発に関する資料	1．性能及び安全性に関する資料 2．その他設計検証に関する資料	4．設計検証及び妥当性確認文書の概要
ハ．法第41条第3項に規定する基準への適合性に関する資料	1．基本要件基準への適合宣言に関する資料 2．基本要件基準への適合に関する資料	2．基本要件基準への適合性
ニ．リスクマネジメントに関する資料	1．リスクマネジメント実施の体制に関する資料 2．安全上の措置を講じたハザードに関する資料	6．リスクマネジメント 　6.1　リスクマネジメントの実施状況 　6.2　安全上の措置を講じたハザード
ホ．製造方法に関する資料	1．製造工程と製造所に関する資料 2．滅菌に関する資料	7．製造に関する情報 　7.1　滅菌方法に関する情報
ヘ．臨床試験の試験成績に関する資料又はこれに代替するものとして厚生労働大臣が認める資料	1．臨床試験の試験成績に関する資料 2．臨床評価に関する資料	8．臨床試験の試験成績等 　8.1　臨床試験成績等 　8.2　臨床試験成績等のまとめ
ト．医療機器の製造販売後の調査及び試験の実施の基準に関する省令第2条第1項に規定する製造販売後調査等の計画に関する資料	1．製造販売後調査等の計画に関する資料	9．製造販売後調査等の計画
チ．法第63条の2第1項に規定する添付文書等記載事項に関する資料	1．添付文書に関する資料	5．添付文書（案）

表5 製造販売承認申請書に添付すべき資料の範囲

申請区分	イ 開発の経緯 1	2	3	ロ 設計検証 1	2	ハ 基本要件 1	2	ニ リスク 1	2	ホ 製造方法 1	2	ヘ 臨床試験 1	2	ト 調査計画 1	チ 添付文書 1
新医療機器	○	○	○	○	△	○	○	○	○	○	△	○[1]	○[1]	○[2]	△[4]
改良医療機器（臨床あり）	○	○	○	○	△	○	○	○	○	○	△	○[1]	○[1]	×[3]	△[4]
改良医療機器（承認基準なし・臨床なし）	○	○	○	○	○	○	○	○	○	○	△	×	×	×[3]	△[4]
後発医療機器（承認基準なし・臨床なし）	○	○	○	○	○	○	○	○	○	○	△	×	×	×[3]	△[4]
後発医療機器（承認基準あり・臨床なし）	○	○	○	○	△	○	○	○	○	○	△	×	×	×[3]	△[4]

1）臨床試験の成績に関する資料又は臨床評価に関する資料のうち、少なくともどちらか一方の資料を添付すること。
2）新医療機器であって承認に伴う製造販売後調査が不要と考える場合には、その理由を説明すること。
3）申請品目が使用成績評価の対象になることが想定される場合には、製造販売後調査の計画に関する資料の添付を求めることがあること。
4）申請品目が新法第63条の3の規定に基づき厚生労働大臣が指定する医療機器である場合、添付文書に関する資料を添付すること。

製造販売承認申請は、申請区分ごとに定められている表5の添付すべき資料の範囲に従って必要な添付資料を作成し、図4のとおりに製造販売承認申請書及び添付資料を編成する。

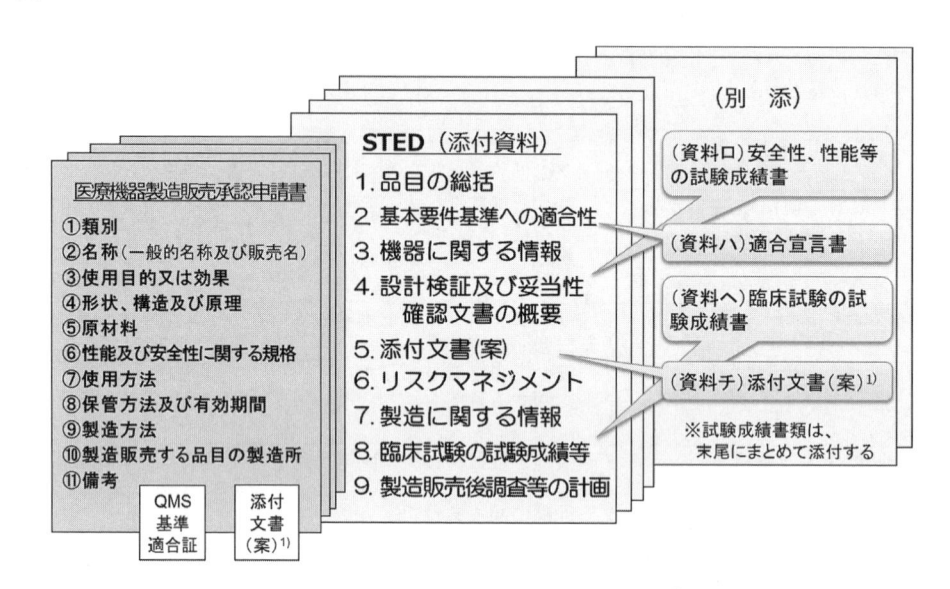

1）添付文書（案）は、添付文書の届出対象であるクラスⅣであれば別添として添付し、それ以外は備考欄に添付する。

図4　製造販売承認申請書のパッケージイメージ

8.4　添付資料・STED 形式記載項目の詳細(1)

「新医療機器」及び「改良（臨床あり）」の場合のSTEDについて、平成27年1月20日薬食機参発0120第9号通知を引用しながら説明する。詳細は同通知を参照すること。

《新医療機器と改良医療機器（臨床あり）の場合のSTED形式》

１．品目の総括
1.1　品目の概要
　　下記の様式を用いて品目の概要を記載する。

品目の概要

1	類　別	
2	名称	一般的名称	
		販　売　名	
3	クラス分類	
4	申　請　者　名	
5	使用目的又は効果	
6	構　造・原　理	
7	使　用　方　法	
8	備　　　考	申請年月日： 申請区分： 一般的名称の該当性：

1.2　開発の経緯
(1)　申請品目を開発するに至った背景から申請までの経緯の概要を説明する。
　(ア)　申請品目の開発コンセプトを簡潔に説明する。
　(イ)　開発及び設計の各過程（開発に着手した経緯、外国における申請及び許認可の年月、設計要求事項の確定、設計の検証、妥当性の確認、開発過程における設計の変更）において、どのように検討を進めてきたのか説明する。
　(ウ)　開発及び設計過程において問題になったことがあった場合や当初の計画を変更した場合には、その内容、理由と対応の妥当性について説明する（例：導入先国の使用目的や対象患者、仕様などが著しく異なる等）。
(2)　設計開発の経緯として、次に留意して説明する。
　(ア)　設計開発に着手した経緯を説明する。
　　①　申請品目と構造、使用方法等が類似する医療機器（複数の医療機器と類似する場合は複数と比較）に係る一般的な臨床使用の状況を述べ、申請品目がどのような意図、経緯、理由において開発されたものであるか記載する。
　　②　申請品目と類似する医療機器に比べて何が新しいのか明確にする。また、申請品目

と類似する医療機器とで異なる部分（以下「差分」という）の概要について記載し、差分と設計開発のコンセプトとの関連について説明する。
　　　③　申請品目と構造・原理は同一で、型式、エネルギー出力、適用部位、使用目的等が異なる医療機器を開発している場合は、その概略を付記する。
　(イ)　対面助言を利用した場合は、その助言に基づく対応を記載する。
　(ウ)　一部変更承認申請の場合は、その理由など背景情報について説明する。また、当該変更が使用目的又は効果等にどのような影響を与えるのか説明する。
　(エ)　製品仕様を定めるにあたって考慮した事項について、以下を留意して説明する。
　　　①　設計開発のコンセプトに基づき、設計仕様（技術要件等）をどのように定めたかについて説明する。
　　　②　設計仕様を定めるに当たって参考とした類似する医療機器に関する技術要件等を説明し、申請品目における技術要件等の差分を具体的に記載する。
　　　③　必要に応じて、図示または差分の技術要件等の数値化など、具体的に記載する。
　　　④　設計仕様を定めるにあたり、リスクマネジメントの観点から講じた措置がある場合は、その内容も盛り込む。
　　　⑤　安全性等の確保のために参照した基準又は規格等があり、それを設計仕様に含めた場合は、その旨を記載する。
　(オ)　設計仕様に基づき、検証した結果について、以下を留意して説明する。
　　　①　期待する検証結果が得られていることについて記載する。
　　　②　設計検証及び妥当性確認に関する各試験の開始及び終了の年月日を年次順に記載した開発の経緯図を作成する。その際、各試験で使用した検体が申請品目と異なる場合は、その経緯と変更内容の概要を説明する。
　　　③　共同開発の場合は、作業分担表（参加・参画業者名、承認申請形態、作業分担）を作成する。
　　　④　非臨床試験及び臨床試験を開始した時期並びに非臨床試験から臨床試験に移行した判断根拠を記述する。また、類似の医療機器における通常の進め方と異なる場合には、相違点及びその妥当性を説明する。
　　　⑤　臨床試験成績を添付しない場合は、その理由について説明する。
　　　⑥　設計開発のコンセプトの達成に関する考察を記載する。

1.3　類似医療機器との比較

　下表を参照し、類似する医療機器との比較を行い、差分の有無及び差分の程度を明確にする。
　(1)　申請品目の特性に応じて適切な項目を選択して比較する。構造・原理、原材料、有効性及び安全性に関する規格については比較する項目の設定に十分留意する必要がある。なお、比較対象とした資料の出典等を記載する。
　(2)　使用成績評価または再審査が終了している場合は、その終了年月日を記載する。

表6　類似する医療機器との差分に関する情報

（注）	申請品目	類似する医療機器	差分に関する情報
一般的名称			
販売名			
製造販売業者等			
承認番号			
承認年月日			
使用目的又は効果			
形状、構造			
原理			
原材料			
………			
………			

注：比較する項目は、申請品目の特性に応じて、類似する医療機器との差分が明確になるよう選択する。

1.4　外国における使用状況

(1)　申請品目が外国にて使用されている医療機器の場合は、米国、欧州等の主要な諸外国における使用状況について記載する。輸入品であって、輸入先国で使用されていない場合には、その理由が必要になる。

(2)　国名、当該国における販売名、許認可の年月日及び使用目的又は効果、使用開始年、年間使用概数について、表形式を用いて簡潔に記載する。

(3)　外国での使用において、製造販売業者等から規制当局に報告されている不具合の発現状況について、不具合の種類、発生頻度等の概略を一覧表として記載する。

(4)　製造販売承認事項一部変更承認申請の場合は、既承認品目の国内における不具合の発生状況を記載する。

(5)　調査年月も記載する。

(6)　承認申請後に、申請中の主要国で認可又は不認可の決定があった場合、回収等の措置があった場合等は、審査担当に速やかに文書で報告する必要がある。

(7)　専門協議の前にあっては、必要に応じて上記の情報を最新情報に改訂する。

2．基本要件基準への適合性

本欄は、医薬品医療機器法第41条第3項に基づく医療機器の性状、品質及び性能の適正を図るための基準として定められた「医薬品医療機器法第41条第3項の規定により厚生労働大臣が定める医療機器の基準」（平成17年厚生労働省告示第122号）、いわゆる『基本要件』への適合性を示す欄である。

(1)　「基本要件」への適合性を示すために用いた規格一覧を、出典（タイトルなど）、年号、規格番号などとともに記載する。この際、法令、通知は特に記載を要しない。

(2)　基本要件適合性チェックリストとして基本要件の項目ごとにその適合性について表形

式で説明する。説明にあたっては、基本要件基準の項目ごとに適用又は不適用を記載し、適合の方法として適合性を示すために用いた規格を（不適用の場合はその理由）記載し、特定文書の確認として該当する添付資料又は文書番号等を記載する。

表7　基本要件適合性チェックリスト

第一章　一般的要求事項

基本要件	当該機器への適用・不適用	適合の方法	特定文書の確認
（設計） 第一条　… （要件を項目ごとに記載）	適用もしくは不適用	適合性を示すために用いた規格を記載	該当する添付資料又は文書番号を記載

(3) 基本要件への適合性を示す際に用いた規格及び基準の妥当性を説明し、その適合性を説明する。参考とする規格、基準等がない場合には、基本要件への適合性を証明するために行う試験方法などを説明し、その結果により基本要件への適合性が証明できることを説明する。

(4) 別添として、基本要件基準、医療機器の製造管理及び品質管理基準に適合して製造されるものである旨の自己宣言書を添付する（下図を参照）。法第42条第2項の規定に基づく基準が定められている医療機器の場合は当該基準について、承認基準に適合するものとして申請する医療機器の場合は承認基準について記載し、適合している旨の宣言をする。

番号：＿＿＿＿＿

適合宣言書

本宣言書は、販売名：○○○○を承認申請するにあたり、製造販売する品目が下記の基準に適合することを宣言する。

記

1．医薬品、医療機器等の品質、有効性及び安全性の確保等に関する法律第41条第3項の規定により厚生労働大臣が定める医療機器の基準（平成17年3月29日、厚生労働省告示第122号）

2．医療機器及び対外診断用医薬費の製造管理及び品質管理の基準に関する省令（平成16年12月17日、厚生労働省告示第169号）

平成YY年MM月DD日
東京都千代田区霞が関…
○○株式会社
代表取締役社長

図5　適合宣言書の例示

3. 機器に関する情報

承認申請書に記載した内容に補足して申請品目に関する情報がある場合、本項目において説明する。例えば、原材料に関する補足情報がある場合、医用電気機器における付帯的機能等について特段に記載すべき情報がある場合などがある。

4. 設計検証及び妥当性確認文書の概要

設計検証（design verification）及び妥当性確認（validation）の要約においては、機器の有効性及び安全性を裏付ける試験等の結果について、以下により簡潔に記載し、試験成績書を別途添付する。

(1) 「総括」として、試験項目、試験方法、試験検体、試験結果、試験実施施設、資料番号等を一覧表とする。併せて、実施した試験項目をもって有効性及び安全性に関する評価が必要かつ十分なものであると判断した根拠を説明する。

(2) 有効性及び安全性を裏付ける試験等の結果と性能及び安全性に関する規格との関連についての考察も記載する。また用いた試験検体について説明し、申請品目と異なる品目を検体として用いたときは、その妥当性について説明する。

(3) これら設計検証及び妥当性確認は、必ずしも試験による検証を求めるものではなく、入手できる情報に基づき合理的かつ科学的に評価できる場合はその評価結果を説明することでもよい。

(4) 試験ごとに、試験方法及び試験結果を一覧表として要約するとともに必要な考察を記載すること。試験結果はできる限り図表化して説明する。

(5) 各試験の主な留意事項は、以下のとおり。

(ア) 物理的、化学的特性：
配合成分の特性が医療機器の本質に係るもの（例えば、歯科材料又は高分子材料等を応用した医療機器など）にあっては、当該材料の特性に応じて、物理的、化学的特性について説明する。

(イ) 電気的安全性及び電磁両立性：
電気を用いた能動型医療機器にあっては、電気的安全性及び電磁両立性に関する試験結果を説明する。

(ウ) 生物学的安全性：
血液、体液等に直接又は間接に接触する医療機器にあっては、生物学的安全性について評価する。

(エ) 放射線に関する安全性：
放射線を用いる医療機器にあっては、放射線に関する安全性について評価する。

(オ) 機械的安全性：
機械的安全性に関して評価した場合に説明する。

(カ) 安定性及び耐久性：
安定性について評価を行い、その結果に基づき適切な保管方法及び有効期間を設定する。
放射線滅菌済みの医療機器にあっては、材質劣化に関する事項として、原則、製造方法に関する資料に記載した最大照射線量で滅菌したものについて、滅菌直後及

び6か月以上経過後（有効期間が6か月未満のものは除く）の性状、強度試験等材質劣化に関する資料を添付し、製品性能が担保されることを考察すること。ただし、既に材質の劣化に関する知見が知られている場合等、上記の評価方法によらず安定性の評価を行う場合は、当該評価が必要かつ十分なものであると判断した根拠を説明する。

再滅菌を行って使用することを前提とする医療機器の場合は、使用状況を勘案して滅菌条件において繰返し滅菌したときの耐久性についても検討する。

(キ) 性能：
使用目的又は効果を実現するために、申請品目に求められる性能について評価する。

(ク) 使用方法：
使用方法が従前と異なる医療機器にあっては、使用方法の妥当性について評価する。

5．添付文書（案）

(1) 法第63条の3の規定に基づき添付文書届出対象の品目にあっては、添付文書（案）を別添に添付する。

(2) 全品目において、添付文書（案）のうち、「警告」欄、「禁忌・禁止」欄及び「使用上の注意」欄について、非臨床試験、臨床試験の成績又は文献、類似する医療機器の添付文書、実施したリスクマネジメント結果等に基づき、設定根拠を記載する。

(3) 添付文書（案）のうち、警告・禁忌、並びに使用上の注意について、非臨床試験及び臨床試験の成績等に基づき、設定根拠を記載する。クラスⅣに分類される医療機器に該当する品目並びにクラスⅢに分類される医療機器のうち埋込み又は留置を行うもの及び不具合が生じた場合生命の危険に直結する蓋然性が相対的に大きいと考えられる品目にあっては、主たる使用国の添付文書と比較し、「警告」欄、「禁忌・禁止」欄、「使用上の注意」欄及び設計開発した国の添付文書等と異なる記載箇所について設定根拠を記載する。なお比較する添付文書等は別途添付するが、設定根拠を説明する箇所以外は、邦訳する必要はない。本邦における添付文書と比較検討の上、申請者の考察を記述する。

6．リスクマネジメント

本欄は、申請する医療機器に対して実施されたリスクマネジメントについて、その概要を記載するものであること。

基本的には、「設計管理を行った者」によって、JIS T 14971「医療機器－リスクマネジメントの医療機器への適用」又は当該規格の原典である ISO 14971 "Medical devices-Application of risk management to medical devices" を参照して実施されたリスクマネジメントの概要を説明するものであるが、必要に応じて申請者（製造販売業者）においてその内容を照査し追加の考察を加える。

6.1 リスクマネジメントの実施状況

どのような組織と文書に基づいてリスクマネジメント活動を行ったのか記載する。

6.2 安全上の措置を講じたハザード

安全上の観点からリスク低減措置を実施した項目について記載する。

(1) 申請する医療機器に関連性のあるハザード（類似の医療機器に係るものを含む）であって、厚生労働省等から安全対策上の対応を求められたハザードがある場合には、当該ハザードに係るリスク分析の結果と必要な場合には実施したリスク軽減措置について表形式等を用いて記載する。

(2) 設計開発時に実施したリスクマネジメントにおいて、リスクの受容可能性に関する判断基準を用いて残留リスクを受容できないと判断した場合は、その内容を記載するとともに、当該医療機器の使用目的におけるベネフィットが全体的な残留リスクを上回ると最終的に判断した理由を記載する。

7．製造に関する情報

承認申請書の「性能及び安全性に関する規格」に設定した規格に対し、製造工程中にて確認しているかどうか、下記の表8を参考に記載する。この際、設計検証で検証済みで製造工程中では特に確認を要しない項目にあっては、その旨を記載する。

表8　製造に関する資料の記載例

性能及び安全性に関する規格		製造工程中にて確認している事項
形状及び外観	(1)・・・	最終製品にて、全数検査
	(2)・・・	
	(3)・・・	
・・・試験		最終製品から抜取りして実施
・・・検査		購買管理先からの受入れ時に確認
・・・強度		他の○○検査により担保
・・・係数		設計検証により検証済み
・・・装置の性能項目		最終製品にて、機能検査を全数実施
・・・径		抜き取りにて、○○○を使って通過性を確認
生物学的安全性		設計検証により検証済み
無菌性の保証		滅菌バリデーション基準に基づき確認

※主たる組立てに関わる登録製造所が複数ある場合は、上記の表の他に工程フロー等も記載する。

7.1 滅菌方法に関する情報

(1) 滅菌医療機器の場合は、滅菌バリデーションの実地状況を記載する。また滅菌パラメータ等の滅菌条件を記載した滅菌バリデーションに関する宣言書を添付する。

(2) エチレンオキサイド滅菌の場合は、滅菌後に残留するエチレンオキサイド及びエチレンクロロヒドリンの試験結果を記載し、その報告書を別途添付する。

(3) ウシ等由来原材料を使用する場合は、その原材料の原産国、部位、処理方法、必要に応じTSE資料に関する情報その他の品質・安全性確保の観点から必要な事項を記載する。

また、ヒト及び動物由来材料については、その由来、ドナースクリーニングの内容、製造工程中の細菌、真菌、ウイルス等の不活化/除去処理の方法、その他の品質・安全性確保の観点から必要な事項を記載すること。また、その起原（ドナースクリーニングの内容を含む）の妥当性を明らかにすることを含め、ウイルスその他の病原体の製造工程中での除去又は不活性化方法のバリデーションに関する試験についても記載すること。

8．臨床試験の試験成績等

　STED形式においては、「総括」として、実施した臨床試験について、試験目的、試験の種類（比較臨床等）、対象、症例数、使用方法、検査・観察項目、使用期間、観察期間、治験期間、代表施設名、資料番号等を一覧表とし、試験ごとに概略を記載し考察する。

8.1　臨床試験成績等

(1)　臨床試験の実施計画書、総括報告書及び症例一覧表を別途添付する。総括報告書の作成に際しては、ISO14155付属書Dを参照にする。

(2)　試験ごとに試験方法（試験目的、試験の種類、対象、選択基準、除外基準、症例数、使用方法、検査・観察項目及び時期、使用期間、観察期間、併用療法、治験期間（観察期間を含む）、評価方法・評価基準、代表施設名及び施設数、治験調整医師若しくは代表施設の治験責任医師等）及び試験成績の概略を一覧表としてまとめる。

(3)　不具合については、試験別・不具合の種類別発現頻度一覧表、背景因子別・不具合の種類別発現頻度一覧表、不具合症例一覧表（有害事象が発現したものは、重篤度、必要となった治療、転帰及び治験機器との因果関係に関する担当医師の判定、症状の詳細、経過、担当医師等のコメント）等を作成し、不具合の発現状況と処置、経過等の要約を記載する。重篤な不具合・死亡例については、経過等を含めた症例表を作成し、治験機器との関連について、医師の判断も含めて考察をまとめる。

8.2　臨床試験成績等のまとめ

　複数の臨床試験やサブグループ、又は層別解析を実施した場合は、それらの試験成績を要約して、有効性及び安全性評価についての結論を記載する。

9．製造販売後調査等の計画

　申請品目が法第23条の2の9に基づく使用成績評価の対象となるかどうかについて考察し、対象となると考える場合には、製造販売後調査の計画について記載する。新医療機器であって承認に伴う製造販売後調査が不要と考える場合には、その理由を説明する。

8.5 添付資料・STED 形式記載項目の詳細(2)

「改良（臨床なし）」及び「後発」の場合の STED は、表 9 に示すとおり、1 項の品目の総括の一部及び 5 項の添付文書（案）にてその新規性の程度に応じた記載内容となるが、全般的に同様な記載となる。

表 9　申請区分ごとの STED 形式の構成

新医療機器	改良 （臨床あり）	改良 （臨床なし）	後発/基準あり
1．品目の総括 　1.1　品目の概要（別紙様式）	同左	同左	同左
1.2　開発の経緯	同左	開発のコンセプト又は本邦への導入にあたり考慮した事項	同左
1.3　類似医療機器との比較	同左	差分が明確になるように説明	実質的に同等であると判断した理由を記載
1.4　外国における使用状況	同左	ほぼ同じ	ほぼ同じ
2．基本要件基準への適合性	同左	同左	同左
3．機器に関する情報	同左	同左	同左
4．設計検証及び妥当性確認文書の概要	同左	ほぼ同じ	同左
5．添付文書（案）	同左	既承認機器との対比	同左
6．リスクマネジメント	同左	同左	同左
7．製造に関する情報	同左	同左	同左
8．臨床試験の試験成績等	同左	なし	なし
9．製造販売後調査等の計画	なし	なし	なし

次に、平成 27 年 1 月 20 日薬食機参発 0120 第 9 号通知の別添 2 を引用しながら、相違のある 1.2 項及び 1.3 項について説明する。詳細は同通知を参照すること。

《改良医療機器（臨床なし）と後発医療機器の場合の STED 形式》

1．品目の総括
1.2　開発の経緯
(1) 申請品目の「開発のコンセプト」について、若しくは申請品目を「本邦に導入するにあたり考慮した事項」のどちらかについて説明する。説明に際しては、以下の点に留意する。
　(ア)「開発のコンセプト」にあっては、申請品目と構造、使用方法等が実質的に同等（後発医療機器の場合）又は類似する（改良医療機器の場合）と考える既承認医療機器に係る一般的な臨床使用の状況を簡潔に述べ、申請品目がどのような意図、経緯、理由にお

いて開発されたものか説明する。
　(ｲ)　「本邦に導入するにあたり考慮した事項」にあっては、申請品目と構造、使用方法等が実質的に同等（後発医療機器の場合）又は類似する（改良医療機器の場合）と考える既承認医療機器に係る一般的な臨床使用の状況を簡潔に述べ、製造販売業者として導入にあたっての背景情報を説明する（例えば、既存品目より優位であるため、既存の製品からバリエーションを追加するためなど）。
　(ｳ)　既に製造販売承認等を取得している医療機器の製造販売承認事項一部変更承認申請の場合は、その変更理由等の背景情報について説明する。
　(ｴ)　申請品目が類似する医療機器と同一のものの場合は、その旨を記載する。

1.3　類似医療機器との比較

下表を用い、申請品目と構造、使用方法等が類似する医療機器（複数の場合もある）との比較を行い、同等である部分及び申請品目と類似する医療機器とで異なる部分（以下「差分」という）が明確になるよう整理して記載する。

(1)　改良医療機器（臨床なし）として申請する場合
　　申請品目が既存の医療機器と実質的に異なる部分、例えば既存の医療機器にない新たな使用目的や、設計仕様上又は性能上の特性等を明確にし、その概要を簡明に記載する。また、必要に応じて臨床試験の添付を不要とした理由を記載する。

(2)　後発医療機器として申請する場合
　　申請品目が類似する医療機器と実質的に同等であると判断した理由を記載する。

(3)　承認基準ありとして申請する場合
　　構造、使用方法等が実質的に同等であると思われる類似する医療機器（複数の場合もある）との比較を行い、承認基準への適合性から同等性を説明する。

表10　類似する医療機器との差分に関する情報

	申請品目	類似する医療機器	差分に関する情報
一般的名称			
販売名			
製造販売業者等			
承認番号			
承認年月日			
使用目的又は効果			
形状、構造			
原理			
原材料			
………			
………			

注：比較する項目は、申請品目の特性に応じて、類似する医療機器との差分が明確になるよう選択する。

9．承認事項の変更について

　承認（認証）事項を変更する場合には、一部変更承認（認証）申請（以下「一変」という）、又は軽微変更届による変更手続きが必要になる。変更内容により、有効性、安全性への影響を評価し、適切な手続きを選択する。品目により、変更内容の有効性、安全性への影響は異なるので、平成26年11月20日薬食機参発1120第1号別紙2、平成20年10月23日薬食機発第1023001号等関係通知を参照し、適切な変更手続きを行う必要がある。PMDAに申請する品目に関して変更手続きが不明な場合は、PMDAの実施する簡易相談の利用を勧める。

　製造販売届出品目の場合は、一変に該当する事項と軽微な変更届出に該当する事項について、いずれも届出事項の変更届出を行う必要がある。

　表11に、手続きの種類をまとめる。

表11　変更手続きの種類

変更手続きの種類	説　明
通常の一変	下記以外の変更
迅速一変	迅速に審査処理されるとして、通知等にて定められているもの 　例：有効期間の延長のみを目的にした一変 　　　製造所の追加・変更のみの一変
特定一変	特定範囲の変更 ・組織・血液に接触する箇所の原材料のみの変更 ・滅菌方法、滅菌線量の決定方法又は滅菌バリデーションの方法のみの変更
軽微な変更届出	製品の品質、有効性及び安全性に影響がない変更。変更後30日以内に提出する。
手続き不要	総合的に判断して有効性及び安全性と直接の関連性を有さず、その医療機器の本質からみて同一性を損なうものでないときに限り、特に手続きは不要。

(1) 一部変更承認（認証）申請

　承認事項の一部変更申請については、平成26年11月20日薬食機参発1120第1号通知の別紙2を参照し、医薬品医療機器法施行規則様式第63-9(1)を用いて申請する。また、認証事項の一部変更申請については、同様式第65(1)を用いる。変更にあたって変更する項目欄（原材料の変更であれば、原材料欄）をすべて記載し、備考欄に変更理由及び変更内容の具体的内容について新旧対照表を用いて記載する。

　また、承認後に有効期間の延長だけを目的とした一部変更申請の場合は、申請書に「㊥」と朱書きした上で、必要な試験成績書等を添付することにより、迅速に処理するとされている。

(2) 製造所の変更・追加

変更する内容が製造所の変更・追加のみであって、一変申請が必要な場合のうち、遺伝子組換え技術応用医療機器、品目ごとに調査すべき品目以外であれば、その申請手続きは迅速に処理される。詳細については、平成26年11月19日薬食機参発1119第7号・薬食監麻発1119第12号通知を参照すること。

(3) 特定一変

平成20年11月10日薬食機発第1110001号「医療機器の特定の変更に係る手続きの迅速化について」において示された制度により、特定範囲の一部変更承認申請に対し、迅速に審査する制度である。これは、FDAのReal Time Reviewからヒントを得て構築された制度で、事前にPMDAの申請資料の充足性を相談する申請手続相談を受けることができる。申請手続相談時の相談記録に基づいて申請資料を完備したうえで正式の承認申請を実施する。承認申請後の事務処理期間は、信頼性調査に要する期間を除いて審査に必要な書類が完備した時点から2か月を目標としている。

(4) 軽微な変更

医薬品医療機器法第23条の2の5第12項の規定により、承認事項において軽微な変更を行う場合は、軽微変更届を提出する。軽微変更届ができない変更として、「使用目的又は効果の追加、変更又は削除」、「病原因子の不活化又は除去方法に関する変更」並びに「製品の品質、有効性及び安全性に影響を与えるもののうち、厚生労働大臣が法23条の2の5第11項の承認を受けなければならないと認めるもの」を対象外としている。個々の判断については、平成20年10月23日薬食機第1023001号通知の別紙1を参考にし、対応する必要がある。また厚生労働大臣が承認を受けなければならないと認めるものについては、2015年3月末で発出されておらず、今後明確になる予定である。

(5) 手続き不要

変更内容が総合的に判断して有効性、及び安全性と直接の関連性を有さず、その医療機器の本質から見て同一性を損なうものでないときに限り、承認事項の変更の手続きを必要としない。平成20年10月23日薬食機第1023001号通知の別紙2にて示されている具体的事例の範囲の変更であれば、軽微変更届出、並びに一部変更承認（認証）申請が不要である。

まとめ

- ✓ 医療機器を製造販売するには、品目の承認申請、認証申請、届出という手続きが必要であり、その手続きは製造販売しようとする品目のクラス分類により異なる。
- ✓ 高度管理医療機器（クラスⅢ、Ⅳ）を製造販売する場合は、PMDAに製造販売承認申

請を行う（指定高度管理医療機器を除く）。
- ✓ 指定高度管理医療機器等を製造販売する場合は、登録認証機関に製造販売認証申請を行う。認証基準のない高度管理医療機器等及び指定高度管理医療機器等で認証基準に適合しない医療機器はPMDAに製造販売承認申請を行う。
- ✓ 一般医療機器（クラスⅠ）を製造販売する場合は、製造販売届書をPMDAに提出する。
- ✓ 承認（認証）申請する際には、添付資料概要（STED）の添付が必要である。
- ✓ 承認等された医療機器であっても、製品の一部を変更して製造販売する場合には、一変申請等の変更手続きが必要である。

関連通知
- クラス分類について
  - 平成16年7月20日薬食発第0720022号「医薬品、医療機器等の品質、有効性及び安全性の確保等に関する法律第二条第五項から第七項までの規定により厚生労働大臣が指定する高度管理医療機器、管理医療機器及び一般医療機器（告示）及び医薬品、医療機器等の品質、有効性及び安全性の確保等に関する法律第二条第八項の規定により厚生労働大臣が指定する特定保守管理医療機器（告示）の施行について」[クラス分類通知]
- 承認申請について
  - 平成26年11月20日薬食発1120第5号「医療機器の製造販売承認申請について」
  - 平成26年11月20日薬食機参発1120第1号「医療機器の製造販売承認申請書の作成に際し留意すべき事項について」
  - 平成27年1月20日薬食機参発0120第9号「医療機器の製造販売承認申請書添付資料の作成に際し留意すべき事項について」
- 認証申請、製造販売届出について
  - 平成26年11月20日薬食発1120第8号「医療機器の製造販売認証申請について」
  - 平成26年11月20日薬食機参発1120第4号「医療機器の製造販売認証申請書の作成に際し留意すべき事項について」
  - 平成27年2月20日薬食機参発0210第1号「医療機器の製造販売認証申請書添付資料の作成に際し留意すべき事項について」
  - 平成26年11月21日薬食機参発1121第41号「医療機器の製造販売届出に際し留意すべき事項について」
- 物理的、化学的特性について
  - 平成24年3月1日薬食機発0301第5号「歯科材料の製造販売承認申請等に必要な物理的・化学的評価の基本的考え方について」
- 生物学的安全性について
  - 平成24年3月1日薬食機発0301第20号「医療機器の製造販売承認申請等に必要な生物学的安全性評価の基本的考え方について」
- 安定性及び耐久性について
  - 平成20年9月5日薬食機発第0905001号「医療機器の有効期間の設定と安定性試験について」
  - 平成21年8月5日事務連絡「医療機器の有効期間の設定と安定性試験に関する質疑応答集（Q&A）」
  - 平成24年12月27日薬食機発1227第5号「医療機器製造販売承認（認証）申請に際しての有効期間の設定に係る安定性試験の取扱いについて」
  - 平成25年2月8日薬食機発0208第5号「医療機器製造販売承認（認証）申請に際しての有

第 19 章　医療機器に関する申請

　　　　　効期間の設定に係る安定性試験の取扱いに関する質疑応答集（Q&A）」
　滅菌について
- 平成 22 年 10 月 12 日薬食機発 1012 第 2 号「エチレンオキサイド滅菌における滅菌残留物の許容限度の取扱いについて」
- 平成 23 年 11 月 9 日薬食機発 1109 第 1 号「医療機器のエチレンオキサイド滅菌残留物に関する日本工業規格の制定に伴う薬事法上の取扱いについて」
- 平成 24 年 1 月 31 日薬食機発 0131 第 1 号「医療機器のエチレンオキサイド滅菌残留物に係る日本工業規格の制定に伴う薬事法上の取扱いに関する質疑応答集（Q&A）」
- 平成 26 年 12 月 18 日薬食監麻発 1218 第 4 号「滅菌バリデーション基準の制定について」

　一部変更・軽微変更について
- 平成 20 年 10 月 23 日薬食機発第 1023001 号「医療機器の一部変更に伴う手続について」
- 平成 20 年 11 月 10 日薬食機発第 1110001 号「医療機器の特定の変更に係る手続きの迅速化について」
- 平成 26 年 11 月 19 日薬食機参発 1119 第 7 号　薬食監麻発 1119 第 12 号「医療機器及び体外診断用医薬品の製造所の変更又は追加に係る手続の迅速化について」

　使用成績評価について
- 平成 26 年 11 月 21 日薬食機参発 1121 第 44 号「医療機器及び体外診断用医薬品の製造販売承認に係る使用成績評価の取扱いについて」
- 平成 26 年 12 月 26 日薬食機参発 1226 第 5 号「医療機器及び体外診断用医薬品の製造販売承認時における使用成績評価の対象に関わる基本的な考え方について」

第 20 章

体外診断用医薬品に関する申請

目的
- 体外診断用医薬品の日本における規制の位置付けを理解する。
- 体外診断用医薬品はリスクに応じた規制(製造販売承認申請制度)を受けることを理解する。
- リスク分類に応じた薬事申請概略と具体的な留意事項を理解する。

関連法令
- 医薬品、医療機器等の品質、有効性及び安全性の確保等に関する法律(平成25年法律第84号)
- 医療機器又は体外診断用医薬品の製造管理又は品質管理に係る業務を行う体制の基準に関する省令(平成26年厚生労働省令第94号)
- 医薬品、医療機器等の品質、有効性及び安全性の確保等に関する法律第二十三条の二の五第七項第一号に規定する医療機器又は体外診断用医薬品の区分を定める省令(平成26年厚生労働省令第95号)
- 医薬品、医薬部外品、化粧品及び医療機器の製造販売後安全管理の基準に関する省令(平成16年厚生労働省令第135号)[GVP省令]
- 医療機器及び体外診断用医薬品の製造管理及び品質管理の基準に関する省令(平成16年厚生労働省令第169号)[改正QMS省令]
- 医薬品、医療機器等の品質、有効性及び安全性の確保等に関する法律第23条の2の5第1項の規定により厚生労働大臣が基準を定めて指定する体外診断用医薬品(平成17年3月29日厚生労働省告示第120号)
- 医薬品、医療機器等の品質、有効性及び安全性の確保等に関する法律第23条の2の23第1項の規定により厚生労働大臣が基準を定めて指定する体外診断用医薬品(平成17年厚生労働省告示第121号)
- 医薬品、医療機器等の品質、有効性及び安全性の確保等に関する法律第41条第3項の規定により厚生労働大臣が定める体外診断用医薬品の基準(平成26

年11月5日厚生労働省告示第402号)［基本要件］

はじめに

　体外診断用医薬品は、医療上、疾病の診断や治療の経過観察等を行う上で重要な役割を果たすが、その特性として多様な技術の応用と急速な技術の改良を伴うことから、効率的な薬事法上の取扱いが望まれていた。昭和60年6月29日薬発第662号「体外診断用医薬品の取扱いについて」及び昭和60年7月15日薬審1第5号「体外診断用医薬品の承認申請上の取扱いについて」により、体外診断用医薬品の範囲が明確化され、また承認審査の事務の簡素合理化の措置がとられた。平成14年法律第96号による薬事法改正では、従来の規制を参考としながら、リスクに応じたクラス分類、医療機器・体外診断用医薬品QMS省令（平成16年厚生労働省令第169号）、基本要件（平成17年厚生労働省告示第126号）及び一般的名称の導入等、国際的整合性を考慮した規制が導入された。平成25年11月27日に公布された薬事法等の一部を改正する法律（薬事法を医薬品、医療機器等の品質、有効性及び安全性の確保等に関する法律（略名；医薬品医療機器法）に題名改正等）により、体外診断用医薬品はさらなる国際整合化と製品特性を踏まえた規制が図られることとなった。

1．体外診断用医薬品の概要

1.1　体外診断用医薬品の定義

　体外診断用医薬品は、医薬品医療機器法第2条第14項において「専ら疾病の診断に使用されることが目的とされている医薬品のうち、人又は動物の身体に直接使用されることのないものをいう」と定義されている。
　医薬品については、医薬品医療機器法第2条第1項第2号で、「人又は動物の疾病の診断、治療又は予防に使用されることが目的とされている物であって、機械器具等（機械器具、歯科材料、医療用品、衛生用品並びにプログラム（電子計算機に対する指令であって、一の結果を得ることができるように組み合わされたものをいう。以下同じ。）及びこれを記録した記録媒体をいう。以下同じ。）でないもの（医薬部外品及び再生医療等製品を除く。）」と定義されている。体外で使用する診断薬は、この条文に記載されている「機械器具、歯科材料、医療用品、衛生用品並びにプログラムでないもの」との理解から医薬品とされ、医薬品に準じた取扱いがなされてきた。しかし、このことは諸外国において「Medical Device (MD)」、又は「In Vitro Diagnostic Medical Device (IVD-MD)」として取り扱われていることと大きな相違があり、平成14 (2002) 年の薬事法改正により、法的位置付けは医薬品であるが、国際的整合性を考慮して医療機器に近い規制を受けることになった。人用の体外診断用医薬品は厚生労働省が、動物用の体外診断用医薬品は農林水産省が

管轄する。

なお、化学物質の審査及び製造等の規制に関する法律（昭和48年法律第117号）の定義によれば、「試薬」とは「化学的方法による物質の検出若しくは定量、物質の合成の実験又は物質の物理的特性の測定のために使用される化学物質」（第3条第1項第3号）であり、様々な種類がある。体外診断用医薬品は、臨床検査用試薬とも呼ばれ、一般化学試薬や研究用試薬などと異なり、医薬品医療機器法の規制を受けるものである。

1.2　市場規模

2012年度の世界における体外診断用医薬品と検体検査機器を含めた市場は、約563億米ドルといわれる。日本における体外診断用試薬（体外診断用医薬品と検査用試薬）と検体検査機器を含めた市場は、約51億米ドルであり、世界の市場の約9％を占めている状況である。

我が国における2013年度までの10年間の体外診断用医薬品と一般用検査薬の市場規模は表1のとおりである。

表1　体外診断用医薬品の市場規模　（単位：百万円）

年　度	体外診断薬 （医療用）	一般用検査薬	合計
2004	281,842	2,044	283,886
2005	286,415	2,323	288,738
2006	293,517	1,830	295,347
2007	297,220	2,006	299,226
2008	294,745	1,669	296,414
2009	310,709	1,708	312,417
2010	311,955	2,137	314,092
2011	321,216	1,822	323,038
2012	330,434	1,840	332,274
2013	338,216	1,706	339,922

((一社)日本臨床検査薬協会調べ/www.jacr.or.jp)

1.3　体外診断用医薬品のクラス分類

体外診断用医薬品のクラス分類は、リスクによる分類という点では医療機器と同様であるが、医療機器のように不具合又は機能の障害が生じた場合を考慮した分類とは異なり、診断におけるリスクに着目した分類となっている。まず、診断情報リスクが比較的小さい

ものとその他で分類し、さらに診断情報リスクが比較的小さいものを2つに分類している。その概略を表2に示す。

現在、日本国内で製造販売されているすべての体外診断用医薬品について、平成17年4月1日薬食発第0401031号厚生労働省医薬食品局長通知「体外診断用医薬品の一般的名称について」により、一般的名称ごとにクラス分類が定められている。その後品目の追加等があり、現在、クラスⅠは156品目、クラスⅡは3,785品目、及びクラスⅢは286品目となっている。

表2 クラス分類の考え方

分類	クラス分類	考え方
低リスク	クラスⅠ	診断情報リスクが比較的小さく、情報の正確さが生命維持に与える影響がクラスⅢと比較して小さいと考えられるもののうち、較正用標準物質があり、自己点検が容易なものとして告示により示されたもの。 （例） GPT、GOT、ALP、グルコース、LDH、HbA1C、IgG、コレステロール、エストラジオール
	クラスⅡ	診断情報リスクが比較的小さく、情報の正確さが生命維持に与える影響がクラスⅢと比較して小さいと考えられるもの、及び一般用検査薬。 （例） Hb、Ht等血液形態学的検査、抗Sm抗体等自己免疫測定
その他	クラスⅢ	診断情報リスクが比較的大きく、情報の正確さが生命維持に与える影響が大きいと考えられるもの。 （例） 癌、HIV、HCV等感染症診断薬、NAT等遺伝子診断薬、細菌学的検査

1.4 体外診断用医薬品の一般的名称

医薬品医療機器法における体外診断用医薬品については、厚生労働省医薬食品局長通知（平成17年4月1日薬食発第0401031号）により、一般的名称が定められ、その一般的名称ごとにクラス分類等（検査項目、コード、定義）も定められ、これに従って規制が行われている。一般的名称は、GMDN（Global Medical Device Nomenclature）を参考に、日本国内で製造販売されている体外診断用医薬品について定められたものである。具体的な一般的名称等については、平成17年4月1日薬食発第0401031号等を参照されたい。

2．製造販売制度の概要

2.1 クラス分類ごとの承認申請等の手続き

　体外診断用医薬品を製造（委託製造含む）し、市場に出荷（製造販売）する場合は、個別の品目ごとに、製造販売の承認、認証又は届出のいずれかの手続きを行わなければならない。この手続きは申請しようとする品目の属するクラスにより異なってくる。クラス分類ごとの必要とされる手続きと基準の概要は表3のとおりである。

　なお、クラスにかかわらず、体外診断用医薬品を製造販売する場合には製造販売業の許可が必要となることは医薬品及び医療機器と同じである。

　クラスIは原則として届出だけでよい。クラスIIの欄の「認証」は、認証基準（医薬品医療機器法第23条の2の23第1項に基づく告示で定める基準）の定めのある品目（指定体外診断用医薬品）であって、その基準に適合するものであることを「登録認証機関」に確認させるという医療機器と同様の第三者認証制度である。この認証基準と品目は、平成17年厚生労働省告示第121号「法第23条の2の23第1項の規定に基づき厚生労働大臣が基準を定めて指定する体外診断用医薬品」で定められている。

　ただし、クラスI及びクラスIIのものであっても、基準への適合性により手続きが異なる。基準への適合性等による手続き及び審査機関の関係は表4のとおりである。

　ただし、放射性体外診断用医薬品にあっては、クラス分類にかかわらず、すべて厚生労働大臣による製造販売の承認が必要となり、承認申請は独立行政法人医薬品医療機器総合機構（PMDA）に行う（平成18年5月11日薬食機発0511001号）。

　また、日本市場において承認前例がない新規項目については、PMDAによる承認審査後にクラス分類等が設定されるので、薬事申請時のクラス分類としては未定とした。ただし、クラス分類が決まっても、認証基準告示等が出るまでは手続きは製造販売承認申請となる。

表3　クラス分類と承認の要・不要

クラス分類	医療用	一般用	適用基準等
クラスI	承認不要（製造販売届出）		・基本要件基準 ・QMS ・較正用標準物質
クラスII	第三者認証（製造販売認証）	同左	・基本要件基準 ・QMS ・認証基準
クラスIII	大臣承認（製造販売承認）		・基本要件基準 ・QMS ・承認基準

表4　基準[1]への適合性から見た承認申請等の区分

クラス分類	基準への適合性	手続き	審査機関
クラスⅠ	適合	製造販売届出	審査なし（届出先：医薬品医療機器総合機構）
	不適合	製造販売承認申請	医薬品医療機器総合機構
クラスⅡ	適合	製造販売認証申請	登録認証機関
	不適合	製造販売承認申請	医薬品医療機器総合機構
クラスⅢ	適合	製造販売承認申請	医薬品医療機器総合機構
	不適合		
	基準なし		
未定	新規項目		

1 ここで言う基準とは、クラスⅠ製品に関しては承認・認証不要基準、クラスⅡ製品に関しては認証基準、そしてクラスⅢ製品に関しては承認基準を指す。

2.2 製造販売の承認

体外診断用医薬品の製造販売の承認は、資料に基づいて申請に係る体外診断用医薬品の有効性・安全性等（使用目的、形状・構造・原理、品目仕様、使用方法等）に関する審査と生産方法・管理体制の審査を行い、厚生労働大臣が品目ごとに与えることとされている。これらの資料は、申請時点における医学、薬学等の学問的水準に基づき倫理性、科学性及び信頼性の確保されたもの（基本要件を含む）であって、体外診断用医薬品としての品質、有効性及び安全性を立証する十分な根拠を示すものでなければならない（平成26年11月21日薬食発1121第15号）。また、その製造販売業者は、製造管理及び品質管理の基準（QMS）に適合し、適切な品質管理及び安全管理体制のもとに体外診断用医薬品が製造されることを担保しなければならない。なお、審査・調査はPMDAで行われる。

2.3 製造販売の認証

医薬品医療機器法第23条の2の23第1項の規定に基づき厚生労働大臣が基準を定めて指定する体外診断用医薬品（平成17年厚生労働省告示第121号。以下「指定体外診断用医薬品」という）については、厚生労働省の認可を得た登録認証機関によって審査が行われる。認証審査の基準は承認品目と同じであるが、審査のポイントは認証基準への適合性（既存の体外診断用医薬品との同等性）とQMS適合性にある（平成26年11月21日薬食発1121第18号）。

なお、登録認証機関になるためには、厚生労働大臣に登録申請を行い、以下の登録要件を満たすことが必要となる。2015年3月末現在で体外診断用医薬品を審査できる登録認

証機関は、9機関である。
① ISO/IEC 17021 及び ISO/IEC 17065 への適合
② 製造販売業者からの独立性
③ 欠格条項非該当

2.4 製造販売の届出

　法第23条の2の5第1項の規定により厚生労働大臣が基準を定めて指定する体外診断用医薬品（平成17年厚生労働省告示第120号）については、承認及び認証申請が不要となり、製造販売届をすることにより製造販売することができる（平成26年11月21日薬食機参発1121第23号）。ただし、基準に適合しない場合や、測定原理、検出感度等が既存の体外診断用医薬品と明らかに異なる場合は、承認申請が必要となる。

2.5 業態の許可・登録

　体外診断用医薬品を製造販売するためには、体外診断用医薬品製造販売業の許可を取得することが前提となる。製造販売業の許可を得るには、まず業者コードを取得し、製造販売業許可申請を行う。許可権限は都道府県知事にある。製造販売業許可申請においては、総括製造販売責任者（薬剤師）の設置、QMS省令に基づく管理監督者、管理責任者、国内品質業務運営責任者及び安全管理責任者の選任と製造販売後安全管理の基準に関する省令（GVP省令）に適合する体制の確立が必要となる。また、製造販売する製品を製造する製造所にあっては製造業の登録が必要となる（外国製造業者も同様）。製造業の登録が必要となる製造所は以下のとおりである。
① 最終製品の設計開発に関して最終の責任を有する施設
② 反応系に関与する成分の最終容器への充填工程を行う施設
③ 市場への出荷判定を行うために最終製品を保管している施設

　なお、放射性体外診断用医薬品については、上記②の製造工程から上記③の最終製品を出荷するために保管するまでの工程に関わる全ての施設を登録することが要求される。

2.6 申請から承認までのプロセス

探索研究から製造販売承認（認証）を得るまでの開発ステップを図1に示す。

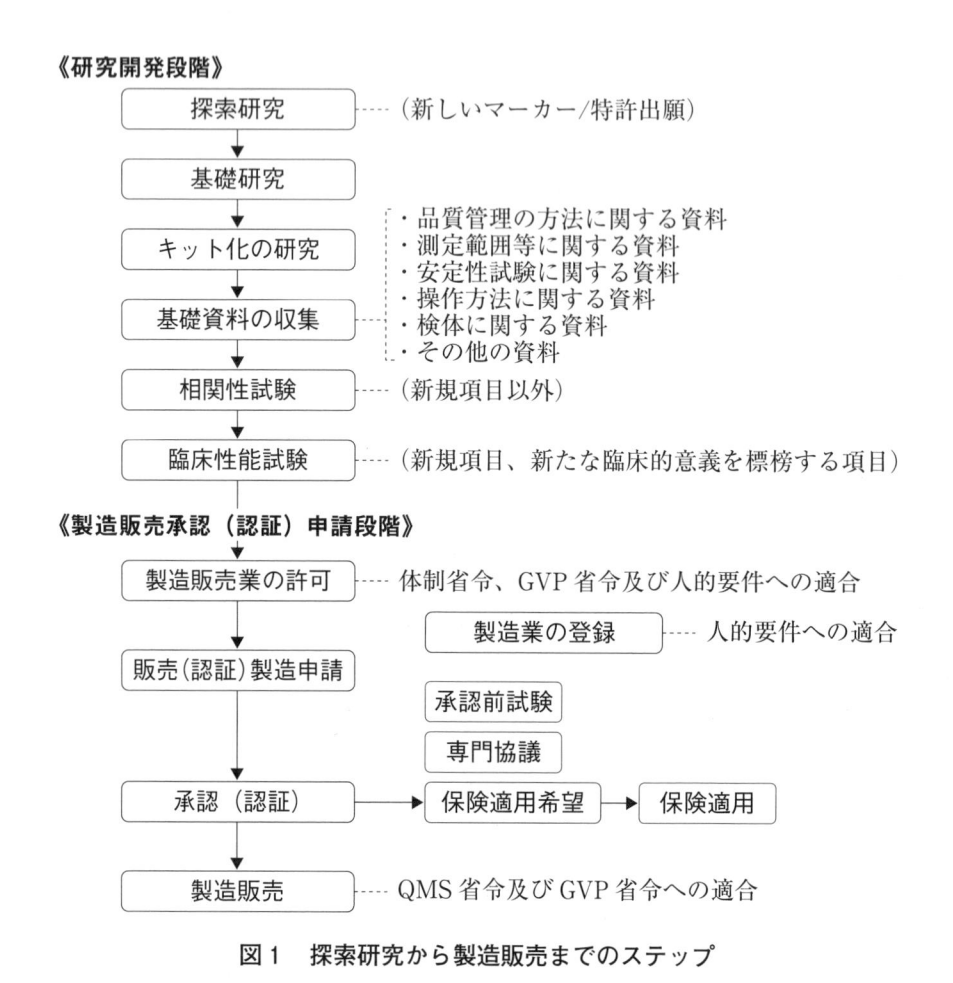

《研究開発段階》

探索研究 …… （新しいマーカー/特許出願）
↓
基礎研究
↓
キット化の研究
↓
基礎資料の収集 …… ・品質管理の方法に関する資料
・測定範囲等に関する資料
・安定性試験に関する資料
・操作方法に関する資料
・検体に関する資料
・その他の資料
↓
相関性試験 …… （新規項目以外）
↓
臨床性能試験 …… （新規項目、新たな臨床的意義を標榜する項目）

《製造販売承認（認証）申請段階》

製造販売業の許可 …… 体制省令、GVP省令及び人的要件への適合
↓
販売（認証）製造申請　　製造業の登録 …… 人的要件への適合
　　　　　　　　　　　　承認前試験
　　　　　　　　　　　　専門協議
↓
承認（認証） → 保険適用希望 → 保険適用
↓
製造販売 …… QMS省令及びGVP省令への適合

図1　探索研究から製造販売までのステップ

3．製造販売承認申請

2.2で説明したように製造販売の承認は、製品の有効性、安全性、製造方法及び管理体制について審査が行われた上で決まる。以下、承認申請の概要を承認申請書の記載要領を中心にして解説する。

(1) **申請区分**

承認申請のための申請区分は以下のとおりである。申請区分により添付すべき資料が異なるので注意が必要である（平成26年11月21日薬食発1121第15号、同日薬食機参発1121第16号）。

① 新規項目；新規項目を検出又は測定しようとする品目。
② 承認基準外品目；クラスⅢの体外診断用医薬品のうち、承認基準の定めのない品目をいう。現時点で該当する項目は、HIV、HCV、HDV、HTLV、病原体遺伝子検査項目及びヒト遺伝子検査項目である。
③ 承認基準品目；承認基準の定めのある品目であって、承認基準に適合するもの。
④ 基準不適合品目；承認基準、適合性認証基準（法第23条の2の23第1項に基づく基準）、承認・認証不要基準（法第23条の2の5第1項に基づく基準）の定めのある品目であって、その基準に適合しないもの。

なお、放射性体外診断用医薬品については、適合性認証基準、承認・認証不要基準に適合しているものであっても、承認申請が必要となる。

(2) 承認基準

前記(1)の③の品目には、医薬食品局長通知「体外診断用医薬品の承認基準について」（平成27年1月20日薬食発0120第1号）に記載されている品目が該当し、その具体的内容は以下のとおりである。詳細は、平成27年1月20日薬食発0120第1号を参照されたい。

① 検出用試薬

対照体外診断用医薬品又は検出方法と比較した際、比較対象品（又は検出方法）及び申請品目について同一検体の検出結果を適切な表にまとめ、両者の一致率を算出したとき、90％以上であること。

〈試験方法〉

a．試験実施者

試験の実施は、申請者自身が行うか又は他の試験検査機関等に依頼して実施する。試験成績を示す書類には、試験実施者（又は、試験実施責任者）の陳述・署名がなければならない。

b．検体数と選択方法

- 検体は、原則として通常の方法で適切に採取され、適切に保管された検体、100検体以上とする。ただし、臨床的性能が適正に評価できる場合や対象となる疾患が極めて少ない場合は、必ずしもこの限りではない。
- 検体は原則として、陽性又は陰性となるもののうち少ない方の検体数を50検体以上とするとともに、検体は臨床的判断濃度（基準値・カットオフ値等）近傍の検体を含めて選択すること。ただし、対象となる疾患数又は疾患における検体種が極めて少ない場合や臨床的判断濃度近傍の検体を確認することが困難な場合は、必ずしもこの限りではない。なお、半定量試薬及び細菌の同定試薬は、この方法によること。

② 測定用試薬

対照体外診断用医薬品又は測定方法と比較した際、同一検体に対する比較対象品（又は測定方法）の測定結果をX軸、申請品目の測定結果をY軸にとり、測定値の相関係

数及び回帰直線式を求めるとき、相関係数は 0.9 以上であり、かつ、回帰直線式の傾きは 0.9〜1.1 であること。

〈試験方法〉

a．試験実施者

　試験は、申請者自身が行うか又は他の試験検査機関等に依頼して実施する。試験成績を示す書類には、試験実施者（又は、試験実施責任者）の陳述・署名がなければならない。

b．検体数と選択方法

- 検体は、原則として通常の方法で適切に採取され、適切に保管された検体、100 検体以上とする。ただし、臨床的性能が適正に評価できる場合や対象となる疾患が極めて少ない場合は、必ずしもこの限りではない。
- 検体の濃度は、測定範囲全域にわたって分布させるとともに、臨床的判断濃度（基準値・カットオフ値等）近傍の検体を含めて選択すること。ただし、対象となる疾患数又は疾患における検体種が極めて少ない場合は、必ずしもこの限りではない。

③　比較対照品目

　対象とする体外診断用医薬品は、既に承認又は認証された体外診断用医薬品のうち、実際に臨床で汎用されており、かつ現在の技術レベルからみて再現性等の性能が優れているものを選定すること。対照となる既承認（認証）体外診断用医薬品において、複数の品目がある場合は、原則として 2 種類以上を対照として選択すること。複数の測定方法が存在する場合には、測定方法が複数となるよう 2 種類以上の体外診断用医薬品を対照として選定すること。検出用試薬（半定量試薬）の場合は、指示値の範囲が一致しているものを選定すること。測定用試薬で回帰直線式の y 切片が 0 から大きく離れる場合、対照とすることは望ましくない。なお、公的機関（WHO 等）、標準化機関（JCTLM、CLSI、JCCLS 等）又は関連学会等で採用されている基準的な検出又は測定方法がある場合は、原則その検出又は測定結果を対照とすること。

(3)　**添付資料の内容と範囲**

　製造販売承認申請のために申請書に添付すべき資料の内容と範囲を表 5 に示す（平成 26 年 11 月 21 日薬食発 1121 第 15 号）。

表5　承認申請書に添付すべき資料の内容と範囲

添付資料	添付資料の項目	添付資料項目の内容	新規品目	承認基準外品目	承認基準不適合品目	承認基準品目
イ．開発の経緯及び外国における使用状況等に関する資料	1．開発の経緯及び外国における使用状況等に関する資料	① 開発の経緯 ② 国内外での使用状況 ③ 臨床診断上の意義	○	○	○	×
	2．申請品目の説明に関する資料	① 測定方法（測定原理・操作方法・判定方法） ② 反応系に関与する成分に関する情報 ③ 既存の体外診断用医薬品との類似性の説明	○	○	○	○
ロ．仕様の設定に関する資料	1．品質管理の方法に関する資料		○	○	○	△
	2．測定範囲等に関する資料		○	○	○	×
	3．較正用標準物質の設定に関する資料		○	○	○	△
ハ．安定性に関する資料	保存条件及び有効期間の設定に関する資料		○	○	○	○
ニ．法第四十一条第三項に規定する基準への適合性に関する資料	基本要件基準への適合に関する資料	① 基本要件基準への適合宣言に関する資料 ② 基本要件基準への適合に関する資料	○	○	○	○
ホ．性能に関する資料	1．性能に関する資料	① 添加回収試験 ② 希釈試験	△	△	△	×
	2．操作方法に関する資料		○	△	△	×
	3．検体に関する資料	反応特異性に関する試験	○	○	○	×
	4．既存体外診断用医薬品との相関性に関する資料		－	○	○	○
	5．セロコンバージョンパネル等を用いた試験に関する資料		△	△	△	△
ヘ．リスクマネジメントに関する資料	リスクマネジメントに関する資料	① リスクマネジメント実施体制に関する資料	○	○	○	○
		② 重要なハザードに関する資料	○	○	○	○
ト．製造方法に関する資料	製造工程と製造施設に関する資料		○	○	○	○
チ．臨床性能試験の試験成績に関する資料	臨床性能試験成績に関する資料		○	△	△	△

○：添付が必要　　×：添付が不要　　△：個々の体外診断用医薬品により判断される　　－：該当しない

(4) 製造販売承認申請書の記載に際しての留意事項

製造販売の承認の申請は、医薬品医療機器法施行規則の様式第63の8(2)による申請書（表6）を提出することによって行う。申請書の各欄記載事項の留意点は以下のとおりである（平成26年11月21日薬食機参発1121第16号）。

① 名称欄
　a．一般的名称
　- 一般的名称と分類コードを正確に記載すること。なお、一般的名称がない場合は、平成26年11月25日薬食機参発1125第26号の通知を参照して、申請と同時に一般的名称案等を提出する。この場合、申請書の備考欄に、当該体外診断用医薬品の概要（測定項目の概要及びその体外診断用医薬品の臨床的な意義を含み、300字程度）を記載すること。
　- 複数の測定項目等を同時に測定できるものの申請については、該当するすべての一般的名称と分類コード番号を列記すること。

　b．販売名
　- 原則自由に命名して差し支えないが、使用者が誤解、混乱しないよう配慮するとともに、品位に欠けたり、誇大過ぎる名称は避けること。

② 使用目的欄

測定検体（検体種）、測定項目、及び検出（定性試験の場合）と測定（定量試験・半定量の場合）の別を記載すること。臨床的意義を記載する場合は、「…の診断の補助」のように記載すること。

③ 形状、構造及び原理欄

申請品目がどのようなものであるかがわかるように簡潔にまとめて記載すること。

　a．構成試薬
　- 構成試薬の名称を記載すること。
　- 形状、構造が性能に影響しない試薬については、剤型を記載すること（例えば、液剤）。
　- 標準液が複数ある場合は、名称とともに数字や識別記号をつけ、その試薬が複数あることがわかるように記載すること。

　b．形状
　- 形状、構造が性能に影響する試薬については、形状、構造を図示すること。なお、サイズが性能に影響を及ぼさない場合については、サイズの記載は不要である。なお、形状、構造を図示した場合は、製品の外観がわかるような写真を備考欄に添付すること。

　c．原理
　- 「反応系に関与する成分」を含めた測定原理を簡潔に記載すること。ただし、学会等で公知とされる測定原理は、その測定原理名を記載することでよい。

表6　製造販売承認申請書〈様式第63の8(2)〉

収入印紙	体外診断用医薬品製造販売承認申請書		
名称	一般的名称		
	販売名		
使用目的			
形状、構造及び原理			
反応系に関与する成分			
品目仕様			
使用方法			
製造方法			
保管方法及び有効期間			
製造販売する品目の製造所	名称		登録番号
備考			

上記により、体外診断用医薬品の製造販売の承認を申請します。
　　　　年　月　日

　　　　　　　　　　　　　　住　所　〔法人にあつては、主たる事務所の所在地〕

　　　　　　　　　　　　　　氏　名　〔法人にあつては、名称及び代表者の氏名〕

厚生労働大臣　殿

④　反応系に関与する成分欄
　a．反応系に関与する成分を含む構成試薬の名称を記載すること。
　b．反応系に関与する成分及びその分量又は含量を記載すること。
　　▪ 分量の記載は、瓶あたりあるいは測定単位あたりなどの量記載でもよい。また、性能が確認できる範囲であれば幅記載でもよい。構成試薬が凍結乾燥品の場合、その旨を明記すれば使用時の濃度表示でもよい。分量又は含量が幅記載の範囲内で異なる場合、また、反応系に関与しない成分（例えば防腐剤）の異なるものであって性能が同一である場合、申請書を1つにすることができる。
　c．抗体（抗血清）を用いている場合、由来の動物種をカタカナで記載し、モノクローナル抗体、ポリクローナル抗体の別を明記する。また、モノクローナル抗体の場合は、

産生細胞の名称を記載すること。
⑤ 品目仕様欄
　a．品質管理の方法
- 最終製品の品質管理の方法を記載すること。感度試験、正確性試験、同時再現性試験以外の項目を設定した場合は、その項目の設定理由、試験方法の選択理由等の設定根拠を記載すること。
- 同一項目で、2種以上の検体（例えば、血清と尿）を用いる場合で、性能が異なる場合は、それぞれの性能について記載すること。
- 管理用物質が用いられている場合は、その管理用物質（管理用物質の由来等も含む）について記載すること。

　b．例示として、定量試薬の場合は代表的な機種を用いた測定範囲、定性試薬の場合は最小検出感度を記載すること。

⑥ 使用方法欄
　試薬及び試液の調製方法と、操作方法を分けて使用方法の概略がわかるよう簡潔に記載すること。なお、検体の採取方法又は保存方法が測定結果に影響を及ぼし、特に注意が必要である場合は、検体の採取方法又は保存方法を記載すること。

　a．試薬及び試液の調製方法
- すべての試薬の調製法を記載すること。そのまま用いる場合は、「そのまま用いる。」と記載すること。

　b．操作方法
- 標準的な手順を記載すること。機器で測定する場合は反応の流れがわかるような、試薬側から見た操作方法の必要項目を記載すること。
- 検体量及び試薬量について、具体的な量を記載すること。なお、性能が保証される範囲で幅記載、液量比の記載をしても差し支えない。
- 測定波長については、具体的な数値を記載すること。なお、機器により測定波長が異なる場合は、測定が確認されている範囲内であれば幅記載でもよい。
- 定性項目にあっては、判定法（カットオフ値等）を記載する。

⑦ 製造方法欄
　記載項目例と留意点は次のとおり。
　a．キットの構成
- キットを構成する試薬名を記載すること。反応系に関与する成分を含む構成試薬にあっては、すべての反応に関与する成分を記載する。反応系に関与する成分を含まない構成試薬は、個々の成分名でなく、例えば「緩衝剤他より製する」と記載することでよい。
- キット製品の各構成試薬について、単独で流通することがある場合、あるいは補充用として製することがある場合は、その旨を記載すること。

　b．製造工程及び登録製造所

- 製造工程について、その製造工程等を行う製造所の情報をわかりやすく記載すること。必要に応じて工程フロー図等を用いて記載してもよい。
- 当該品目の設計、反応系に関与する成分を含む構成試薬については最終容器への充填工程、出荷判定するために保管するまでの各工程の登録製造所の名称を記載すること。
  (放射性体外診断用医薬品にあっては、当該品目の設計、反応系に関与する成分の最終容器への充填工程、出荷判定するために保管するまでの各工程に関わる全ての登録製造所の名称)

⑧ 保管方法及び有効期間欄

　安定性試験成績に基づいて最も適切な保管方法と有効期間を設定すること。安定性については推測試験等を利用して保管方法と有効期間を設定することも可能だが、製品の特性や流通期間を配慮した実態にあった期間を設定すること。

　なお、構成試薬ごとに異なる設定をする場合は、構成試薬ごとの保管方法及び有効期間を記載し、可能であるならばキットとしての保管方法及び有効期間を設定すること。

⑨ 製造販売する品目の製造所欄

　当該品目の設計、反応系に関与する成分の最終容器への充填工程、国内における出荷試験のため最終製品の保管を行うまでの各工程を行う製造所の名称、登録番号及び製造工程を記載すること。

　なお、放射性体外診断用医薬品の場合は、反応系に関与する成分の最終容器への充填工程から、国内における出荷試験のため最終製品の保管を行う工程に関与するすべての製造所の名称、登録番号及び製造工程を記載する。

⑩ 備考欄

　a．製造販売業の許可年月日、許可番号、許可区分、主たる機能を有する事業所の所在地を記載すること。
　b．承認申請区分（新規品目、承認基準外品目、承認基準品目、基準不適合品目）を記載すること。なお、認証基準、承認・認証不要基準に適合しないものとして製造販売承認申請を行った場合は、当該基準に適合しない理由の説明を記載すること。
　c．申請時に、一般的名称がない場合、当該体外診断用医薬品の概要。
　d．シリーズで申請する場合は、その旨と理由。
　e．放射性体外診断用医薬品である場合は、その旨を記載すること。
　f．安定性試験を継続している場合は、その旨を記載すること。
　g．承認前試験対象品目である場合は、その旨を記載すること。
　h．遺伝子組換え技術を利用して製造されたものである場合は「遺伝子組換え技術利用」と記載すること。
　i．付属品がある場合は、その旨とその内容を記載すること。
　j．添付文書（案）を添付すること。
　k．形状、構造及び原理欄で形状、構造を図示している場合は、当該品目の製品の外観

がわかるような写真を添付すること。
- l．QMS適合性調査の有無、QMS適合性調査の提出予定先を記載すること。QMS適合性調査を省略する場合は、その根拠と基準適合証の写しを添付すること。
- m．保険適用希望の有無及びその区分を記載すること。

(5) **添付資料の概要**

添付資料（表5参照）は邦文で記載すること。ただし、当該添付資料の原文が邦文で記載されたものでない場合は、原文のまま添付することで差し支えないが、その場合は邦文で作成したその資料の概要を添付すること。当該品目において不要と判断される資料があった場合、不要である理由を記載すること。各資料中の各試験の記載では、試験の実施場所、責任者、期間等を詳細に記載し、さらに試験実施者本人又は資料作成者の署名及び陳述を付けること。

イ．開発の経緯及び外国での使用状況等に関する資料
1）開発の経緯及び外国での使用状況等に関する資料
- a．当該品目の開発の経緯、国内外での使用状況、臨床診断上の意義について記載すること。
- b．開発の目的から、診断薬として臨床的意義を見いだすまでの経緯を文献や資料に基づき説明すること。
- c．外国で販売されている場合、外国での使用状況を記載すること。
- d．臨床診断上の意義について、外国資料や国内資料等のデータに基づき、その有用性を簡潔に記載すること。新規品目については、既存の測定項目や診断との比較及びそれらに対する位置づけについても記載すること。

2）申請品目の説明に関する資料
新規性又は特徴等について、以下の項目ごとに簡単にわかりやすく説明すること。
- 測定方法（測定原理、操作方法、判定方法）。
- 既存の体外診断用医薬品との類似性についての説明をすること（新規品目でない場合、新規品目に該当しない旨の説明も含む）。

ロ．仕様の設定に関する資料
1）品質管理の方法に関する資料
- a．自ら設定した品質管理の方法に基づいて行った試験の実測値を記載すること。なお、感度試験、正確性試験及び同時再現性試験以外の項目を設定した場合は、その設定理由を記載すること。
- b．実測値は3ロット以上、1ロットにつき3回以上の測定成績が必要となる。なお、二重測定のものは、二重測定して、1回と数える。

2）測定範囲等に関する資料
- a．測定試薬においては測定範囲（上限値及び下限値）を記載すること。
- b．検出試薬においては最小検出感度に関する試験成績を記載すること。

3）較正用の基準物質の設定に関する資料

　　較正用基準物質又は標準物質の詳細（各々の由来を含む）、設定根拠、組成、純度及び濃度あるいは力価について記載すること。

ハ．安定性に関する資料

　保存条件及び有効期間の設定に関する資料

　　a．試験期間は設定された貯法のもとで有効期間まで行うこと。

　　b．試験項目は、品質管理の方法に定めのある項目によること。

　　c．3ロット以上、1ロットにつき2回以上、開始時を含む3時点以上の測定成績に基づき有効期間を設定すること。

ニ．法第41条第3項に規定する基準への適合性に関する資料

　　a．自己宣言書を添付すること。

- 基本要件基準及び承認基準が存在する品目であって当該承認基準に適合するものとして申請する場合には、当該承認基準に適合していること並びに体外診断用医薬品の製造管理及び品質管理規則に適合して製造されるものであることが記載されていること。
- 承認基準外品目若しくは基準不適合品目の場合は、基本要件基準及び体外診断用医薬品の製造管理及び品質管理規則に適合して製造されるものであることの旨が記載されていること。
- 宣言は、代表取締役か総括製造販売責任者が行うこと。

　　b．基本要件基準適合性チェックリストに基づき作成した基本要件基準への適合性を証明する資料を添付すること。

　　c．当該体外診断用医薬品に適切な規格・基準がない場合、必要な試験を行い、採用したその試験の設定の妥当性について説明すること。

ホ．性能に関する資料

　1）性能に関する資料

　　a．測定品目であり、純物質等で一定の濃度の溶液が調製できるものについては添加回収試験を行うこと。

　　b．測定品目の場合、希釈試験を行うこと。

　2）操作方法に関する資料

　　a．用手法の製品においては、重要な反応条件（反応時間等）に関する試験成績について記載すること。

　　b．検体の採取方法に特別な注意が必要である場合、その根拠を記載すること。

　3）検体に関する資料

　　必要に応じて、反応特異性（共存物質の影響、交差反応性、非特異反応、不活性化の影響、抗凝固剤の影響等）に関する資料を添付すること。

　4）既存体外診断用医薬品との相関性に関する資料（新規品目以外）

　　a．承認基準に関する通知を参照し、相関性に関する資料を作成すること。

b．承認（認証）基準不適合品又は承認（認証）不要基準不適合品の場合は、不適合の理由について説明すること。
　5）セロコンバージョンパネル等を用いた試験に関する資料
　　セロコンバージョンパネル等があり、それらの検討が必要とされている項目について当該試験成績を添付すること。
ヘ．リスクマネジメントに関する資料
　・リスクマネジメント実施体制に関する資料及び重要なハザードに関する資料
　　a．JIS T 14971を参照して、リスクマネジメントの社内体制及びその実施状況の概要を示すこと。
　　b．リスク分析にあたり、当該想定されるリスクが臨床上の有用性と比較して受容可能である旨を説明すること。
　　c．厚生労働省等から安全対策上の対応を求められたハザードの場合、そのハザードのリスク分析及び行ったリスク軽減措置を表形式で要約すること。
　　d．リスク分析の結果、重大なハザードが認められた場合、そのハザードのリスク分析及び行ったリスク軽減措置を表形式で要約すること。
　・構成試薬に含まれる成分に関する資料（ヒト血液由来の成分の場合）
　　HBV、HIVの存在を否定する試験成績、HCVについては試験結果を添付すること。
ト．製造方法に関する資料
　1）製造方法欄に記載したすべての製造工程を記載すること。
　2）製造工程と品質検査項目について、その工程を行う製造所情報（以下の2点）とともに工程フロー図等を用いて記載すること。
　　a．製造所の名称
　　b．登録製造所の登録番号
　3）製造工程が複数の製造所等で行われる場合、その関連がわかるように記載すること。
　4）品質検査項目ごとに、検査の目的、検査概要、品目仕様との関連についての説明をすること。
チ．臨床性能試験の試験成績に関する資料
　　新規品目及び承認基準外品目等のうち、新しい臨床診断上の意義を標榜するものである場合は、その新たな臨床診断上の意義の根拠となる臨床性能試験の試験成績を記載すること。
　1）施設及び検体数は（原則として）2施設以上150検体以上（正常範囲を含む）とする。なお、検体数については、統計学的に解析が可能で臨床的に十分評価できる場合はこの限りではない。
　2）資料の作成にあたっては例えば以下の検討項目が考えられる。
　　a．対象疾患又は病態
　　b．基準範囲（基準値）
　　c．検出を目的とするものにあってはカットオフ値

d．疾患との関連における有病正診率及び無病正診率
　　e．ROC分析
　　f．異常検体（溶血、乳び、黄疸等）の場合の測定結果に対する影響
　　g．薬物による影響
  3）外国で実施された臨床性能試験成績を活用することは可能であるが、日本人と外国人の人種的な差等が当該体外診断用医薬品の性能、臨床的意義に与える影響を考慮して判断すること。

(6) **専門協議**

　専門協議は、専門協議品目（新規項目、承認基準外品目（原則）、一部の基準不適合品目及び審査当局が疑義を生じた品目）の審査に関し、外部の専門家からなる専門委員の中からその申請品目に応じた分野の専門家が指名されて行われる。書類による協議と会議による協議がある。

　なお、新規項目やデータに疑義が生じた場合、生データチェック（臨床性能試験データ、試験契約書、試験プロトコール等）を行うことがある。

(7) **承認前試験**

　公衆衛生上、特に重要な体外診断用医薬品については、承認申請後にその品目仕様の適否を国立感染症研究所（感染研）で実地に検討し、決定することとなっている（平成17年9月9日薬食機発第0909001号）。

① 対象となる検査項目
  1）血液型判定用抗体基準収載品
  2）輸血に関する項目：
  　　梅毒、HBV（遺伝子及びHBs抗原を対象とするもののみ）、HCV、HDV、HIV、HTLV
  3）公衆衛生上特に重要なもの
  　　HAV、風疹ウイルス、クラミジア・トラコマティス（遺伝子及び抗原を対象とするもののみ）

② 申請

　体外診断用医薬品製造販売承認申請書正本1部、副本4部及び添付資料3部をPMDAへ提出する。なお、申請にあたっては、通常の申請費用に承認前試験手数料を加えた金額の収入印紙を申請書に貼付する。添付資料に関して以下の資料を追加すること。

  1）輸入品の場合、輸入元国の添付文書
  2）測定機器が専用機器の場合、機器の仕様と感染研への機器の一時持込みの可否
  3）その他必要に応じ感染研から求められる資料（例；測定者間再現性、測定日間再現性、ロット間再現性、臨床性能試験に関するデータ等）

③ 感染研試験の実施の決定

感染研で承認前試験の実施に関する確認を行い、実施が決定したとき申請者に通知する。通知を受けた申請者は試験品（原則として3ロット）を感染研へ提出する。

(8) 手数料

2015年4月1日現在の体外診断用医薬品関係の手数料を表7に示す。

表7　申請手数料の額

区分		手数料額（単位：円）		
		機構	国	計
新規品目		2,147,500	43,200	2,190,700
承認基準外		2,147,500	43,200	2,190,700
承認基準不適合	臨床あり	2,147,500	23,500	2,171,000
	臨床なし	996,900	23,500	1,020,400
承認基準適合	臨床なし	362,000	23,500	385,500
シリーズ追加*		60,300	23,500	60,300×追加構成製品数

＊シリーズ申請の場合の手数料（構成製品数をnとする）：282,900＋23,500＋60,300×（n−1）

(9) タイムクロック

体外診断用医薬品の審査期間は、審査合理化計画により、平成30年度までに以下を達成することを目標としている。

① 専門協議等品目　13か月
② 通常品目　7か月

(10) 一変申請、軽微変更届

製造販売承認事項を変更する場合は、変更内容に応じて大きく以下のような手続きが必要となる。

① 新規承認申請が必要な変更

反応系に関与する成分及び分量、性能等に関わる軽微でない変更。

② 一部変更承認申請（一変申請）が必要な変更

原則として、その体外診断用医薬品の本質を損なうものでない変更。

例）a．販売名の変更（変更届とされた以外の変更）
　　　　Corporate Identityの整備等による販売名の統一性のための変更等
　　b．臨床的意義の追加
　　c．検体種の追加等
　　d．定量に定性を追加

e．定量から定性への変更
f．性能に影響のある形状・構造の変更
e．性能試験の変更
f．測定波長の変更
g．保管方法及び有効期間の変更など

③ 届出が必要な変更

性能に影響を与えない範囲での軽微な変更。なお、変更後30日以内の届出が必要となる。

例）a．商号商標の変更に伴う販売名の変更
b．構成試薬の名称のみの変更（内容変更なし）
c．成分名称のみの変更
d．試薬の調製方法の変更など

④ 一変申請、届出等の必要のない変更

性能に影響を与えない範囲での極めて軽微な変更に関しては、一変申請も届出の手続きも必要としない。

(11) シリーズ申請

① シリーズとは

複数の測定項目（製品）を組合せて一体として医療機関で使用される場合、臨床上の必要性が認められるものについては、一品目の体外診断用医薬品として製造販売することができる。

体外診断用医薬品のシリーズとしては、例えば以下のようなものが該当する。

a．ペーパー試薬（例：尿検査用ペーパー試薬）
b．プレート試薬（例：血清アレルゲン測定用プレート試薬）
c．培地又はディスク（例：同定・感受性用培地セット、薬剤感受性ディスク）
d．自動分析機器用試薬又はフィルム（例：血清自動分析機器の試薬）

② シリーズ申請等の取扱い

シリーズ品目を構成する各構成製品についての承認・認証・届出の区分（以下「承認等区分」という）ごとに、同一の一般的名称及び販売名（シリーズ名）により、手続きを行うこと。1つのシリーズ品目について、承認等区分ごとのシリーズ申請等が行われることになるが、それらについては、1つのシリーズ品目として一体のものとして扱うこととし、シリーズ品目として製造販売承認、製造販売認証されたもの、又は製造販売届出を行ったものについては、当該シリーズ品目を構成する個々の製品（以下「構成製品」という）を個別に又は組み合わせて製造販売することができる（平成19年2月21日薬食機発第0221001号）。

4．製造販売認証申請

2.3で説明したように指定体外診断用医薬品については、登録認証機関に認証申請を行う。審査のポイントは、認証基準への適合性とQMSへの適合性にある（平成26年11月21日薬食発1121第18号、同日薬食機参発1121第19号）。

(1) **認証基準について**

　指定体外診断用医薬品は、平成17年厚生労働省告示第121号により告示され、同告示中に認証基準が示されているほか、認証基準の取扱いについては、平成27年1月20日薬食発0120第4号医薬食品局長通知「体外診断用医薬品の認証基準について」に示されている。その具体的内容は以下のとおりである。詳細は、同通知を参照されたい。

① 検出用試薬

　対照体外診断用医薬品又は検出方法と比較した際、比較対象品（又は検出方法）及び申請品目について同一検体の検出結果を適切な表にまとめ、両者の一致率を算出したとき、90％以上であること。

〈試験方法〉

ａ．試験実施者

　試験の実施は、申請者自身が行うか又は他の試験検査機関等に依頼して実施する。試験成績を示す書類には、試験実施者（又は、試験実施責任者）の陳述を付し署名する。

ｂ．検体数と選択方法

- 検体は原則として通常の方法で適切に採取され、適切に保管された検体、50検体以上とするが、性能が適正に評価できる場合や対象となる疾患が極めて少ない場合は、必ずしもこの限りではない。
- 検体は原則として、陽性又は陰性となるもののうち少ない方の検体数を25検体以上とするとともに、検体は臨床的判断濃度（カットオフ値等）近傍の検体を含めて、性能が適切に評価できるように選択すること。ただし、対象となる疾患数又は疾患における検体種が極めて少ない場合や臨床的判断濃度近傍の検体を確認することが困難な場合は、必ずしもこの限りではない。

② 測定用試薬

　対照体外診断用医薬品又は測定方法と比較した際、同一検体に対する比較対象品（又は測定方法）の測定結果をX軸、申請品目の測定結果をY軸にとり、測定値の相関係数及び回帰直線式を求めるとき、相関係数は0.9以上であり、かつ、回帰直線式の傾きは0.9～1.1であること。

〈試験方法〉

ａ．試験実施者

　試験の実施は、申請者自身が行うか又は他の試験検査機関等に依頼して実施する。

試験成績を示す書類には、試験実施者（又は、試験実施責任者）の陳述と署名を付す。
  b．検体数と選択方法
  - 検体は原則として通常の方法で適切に採取され、適切に保管された検体、50 検体以上とするが、性能が適正に評価できる場合や対象となる疾患が極めて少ない場合は、必ずしもこの限りではない。
  - 検体の濃度は、測定範囲全域にわたって分布させるとともに、臨床的判断濃度（基準値・カットオフ値等）近傍の検体を含めて、性能が適正に評価できるように選択すること。ただし、対象となる疾患数又は疾患における検体種が極めて少ない場合は、必ずしもこの限りではない。

③ 比較対照品目

　対照とする体外診断用医薬品は、既に承認又は認証された体外診断用医薬品のうち、実際に臨床で汎用されており、かつ現在の技術レベルからみて再現性等の性能が優れているものを選定すること。対照となる既承認（認証）体外診断用医薬品において複数の品目がある場合は、原則として2種類以上を対照として選択すること。複数の測定方法が存在する場合には、測定方法が複数となるよう2種類以上の体外診断用医薬品を対照として選定すること。測定用試薬で回帰直線式のy切片が0から大きく離れる場合、対照とすることは望ましくない。なお、公的機関（WHO等）、標準化機関（JCTLM、CLSI、JCCLS等）又は関連学会等で採用されている基準的な検出又は測定方法がある場合は、原則、その検出又は測定結果を対照とすること。

(2) 添付資料の内容と範囲

　製造販売認証申請のために申請書に添付すべき資料の内容と範囲を表8に示す（平成26年11月21日薬食発1121第18号、同日薬食機発1121第19号）。

(3) 製造販売認証申請書の記載における留意事項

　製造販売認証申請書における留意事項は、概ね製造販売承認申請書と同じである。ただし、使用目的欄において臨床的意義を記載する必要はない。

(4) 添付資料の概要

　製造販売認証申請における添付資料に関しては、表8のとおりである。

表8 認証申請書に添付すべき資料の内容と範囲

添付資料	添付資料の項目の内容
法第23条の2の23第1項に規定する厚生労働大臣が定める基準への適合性に関する資料	1．申請に係る体外診断用医薬品が認証基準の定めのある体外診断用医薬品に該当することを説明する資料 2．当該体外診断用医薬品の使用目的について説明する資料 3．認証基準への適合性を示す資料 4．既存の体外診断用医薬品と明らかに異なるものではないことを説明する資料
法第41条第3項又は第42条第1項若しくは第2項の規定により、基準が設けられている場合にあっては、当該基準への適合性に関する資料	1．基本要件基準への適合宣言に関する資料 2．基本要件基準への適合に関する資料 3．法第42条第1項による基準への適合性を説明する資料

　基本要件への適合に関する資料の1つとして自己宣言書を添付する。その内容は以下のとおりである。

- 認証基準に適合していること、並びに体外診断用医薬品の製造管理及び品質管理規則に適合して製造されるものであることが記載されていること。
- 宣言は、代表取締役か総括製造販売責任者が行うこと。

(5) **手数料**

　手数料に関しては、登録認証機関によって異なり、またQMS調査の方法によっても大きく異なるので、認証申請を行う登録認証機関へ前もって確認をすること。

(6) **タイムクロック**

　各登録認証機関が標準事務処理期間を定めているので、前もって確認すること。

(7) **一変申請、軽微変更届**

　製造販売認証事項を変更する場合の考え方は、製造販売承認事項を変更するときの考え方と基本的には同じである。

5．製造販売の届出

　2.4で説明したように、承認・認証申請不要品目は、製造販売の届出を行うことで製造販売ができる。その品目は、2009年3月31日の時点で131品目が指定されている。

(1) 承認不要品目

　承認不要品目とは、平成17年3月29日厚生労働省告示第120号「医薬品、医療機器等の品質、有効性及び安全性の確保等に関する法律法第23条の2の5第1項の規定により厚生労働大臣が基準を定めて指定する体外診断用医薬品」別表に掲載されている体外診断用医薬品のうち、告示に掲げられている機関等が供給する較正用標準物質によって較正が行われているもの、あるいは告示に掲げられている機関等が定める標準測定方法によって較正が行われているものである。ただし、測定原理、検出感度等が既存の体外診断用医薬品と明らかに異なるもの、又は放射性医薬品に該当するものは本基準が適用されない。

(2) 製造販売届記載の留意事項

　製造販売届記載における留意事項は、製造販売承認申請書における留意事項と概ね同じである。ただし、使用目的欄において臨床的意義を記載する必要はない。

(3) 手数料

　届出のための手数料は不要である。

6．一般用検査薬について

　2015年7月現在、一般用検査薬として薬局等で入手できるのは、一般用グルコースキット（尿グルコース試験紙）、一般用総蛋白キット（尿蛋白試験紙）及び一般用ヒト絨毛性性腺刺激ホルモンキット（妊娠検査薬）の3種類である。しかしながら、自分で自分の健康状態を知ることは重要なことであることから、2014年には薬事・食品衛生審議会において議論がなされ、その議論を踏まえて「一般用検査薬の導入に関する一般原則」の見直しが図られ、一般用検査薬への転用の仕組みが明確になった。

(1) 一般用検査薬の導入に関する一般原則

　1）一般原則

　　1）-1 検査項目について

　　① 検体（尿、糞便、鼻汁、唾液、涙液など侵襲性がないもの）
- 検体から得られる検査結果の臨床的意義が確立されていること。
- 検査に必要な量が容易に採取できるなど使用者の負担が少ないこと。
- 検査手順において特別な器具及び処理を必要としないこと。

　　② 検査項目
- 学術的な評価が確立しているもので、正しい判定ができるもの。
- 健康状態を把握し、受診につなげていけるもの。ただし、悪性腫瘍、心筋梗塞や遺伝性疾患などの重大な疾患の診断に係るものは除く。感染症に係る検査は、個別の検査項目ごとに慎重に検討を行う。

- 情報の提供により、結果に対する適切な対応ができるもの。
③ 方法
- 検査手順が簡便であること。
- 判定に際して特別な器具機械を用いず容易にできること。
- 短時間に情報が得られるものであること。
④ 性能

適正な性能（感度、正確性、精密性）を有し、特に感度については、製品間の差による混乱を生じないよう配慮すること。また、定性ないしは半定量のもので、判定は2段階又は3段階程度とし、説明を統一すること。

2）製品への表示等

使用者向けの文書を含む製品への表示等については、使用者にわかりやすく、かつ正確に伝えられるよう配慮する必要があるため、添付文書などには、以下のような工夫をすること。

① 検査の目的・意義について説明すること。
② 検体採取などについて説明すること。
③ 検査手順などについて平易な説明及び図解を多く取り入れること。
④ 判定に対する解釈を加え、検査結果への妨害物質の影響を説明すること。
⑤ 誤判定の可能性など検査の性能に関して説明すること。

＜添付文書に記載すべき基本的項目＞
- 改訂年月
- 添付文書の必読及び保存に関する事項
- 販売名及び一般的名称
- 製品の特徴
- キットの内容及び成分・分量
- 使用目的
- 使用方法
- 使用上の注意
  ◦ 一般用検査薬に共通した位置づけ
  ◦ 使用に際しての注意
    ▪ 検体採取に関する注意
    ▪ 検査手順に関する注意
    ▪ 判定に関する注意
  ◦ その他（検査結果の記録）
- 保管及び取扱い上の注意
- 保管方法・有効期間
- 包装単位
- 消費者相談窓口

- 製造販売業者等の氏名又は名称及び住所

3）販売時の情報提供について

　販売に際して、次のような事項について薬剤師等による適切な指導・相談を行うこと。また、販売時の情報提供が適切に行われるよう、製造販売業者及び販売業者は、販売者に対する研修等を実施するよう努めることとされている。

　＜販売に際しての指導事項＞
- 専門的診断におきかわるものでないことについてわかりやすく説明すること。
- 検査薬の使い方や保管上の注意についてわかりやすく説明すること。
- 検体の採取時間とその意義をわかりやすく説明すること。
- 妨害物質及び検査結果に与える影響をわかりやすく説明すること。
- 検査薬の性能についてわかりやすく説明すること。
- 検査結果の判定についてわかりやすく説明すること。
- 適切な受診勧奨を行うこと。特に、医療機関を受診中の場合は、通院治療を続けるよう説明すること。
- その他使用者からの検査薬に関する相談には積極的に応じること。

4）その他

　包装、品質管理に関して、一般用検査薬としての特性を踏まえた配慮が求められる。

(2) 一般用検査薬の承認審査等について

1）医療用検査薬から一般用検査薬への転用にあたっては、まず、「一般原則」を考慮したガイドライン案を業界で作成し、厚生労働省及びPMDAで評価し、医療機器・体外診断薬部会において審議され、了承された検査項目について、一般用検査薬に追加する。

2）個別製品の承認は、一般用検査薬に追加された検査項目に関し、医療用検査薬と同様の手続きにより、承認審査が行われる。

7．コンパニオン診断薬について

　医薬品を投与する前に、患者の遺伝子やタンパク質などのバイオマーカーを調べ、患者一人一人にあった治療方法（適切な医薬品の投与）を選択する個別化医療が行われるようになってきており、医療の質と安全性の向上又は医療財源の効率的な運用を実現する上でも期待されている。

　このような個別化医療の実現には、投与する医薬品の効果予測、安全性予測、用法・用量の最適化等を目的としてバイオマーカーを検査する検査薬、いわゆるコンパニオン診断薬が不可欠となってきている。

　これを踏まえて、コンパニオン診断薬に関する規制が整備されつつあり、以下にその概要を示す。

(1) コンパニオン診断薬の定義

コンパニオン診断薬等とは、特定の医薬品の有効性又は安全性の向上等の目的で使用する次のいずれかに該当するものであって、当該医薬品の使用に不可欠な体外診断用医薬品等（単に疾病の診断等を目的とする体外診断用医薬品等を除く）であると定義されている。

- 特定の医薬品の効果が、より期待される患者を特定するもの
- 特定の医薬品による特定の副作用について、それが発現するおそれの高い患者を特定するもの
- 特定の医薬品の用法・用量の最適化又は投与中止の判断を適切に実施するために必要なもの

(2) 承認申請に係る留意事項

コンパニオン診断薬等を用いる必要がある医薬品で、当該コンパニオン診断薬等が承認されていない場合には、原則として、当該医薬品の承認申請を行う際に、同時期に当該コンパニオン診断薬等の承認申請を行うことが要求される。そのために、当該コンパニオン診断薬等を用いる必要がある医薬品の申請者は、コンパニオン診断薬等の開発についての情報を取得していることが必要である。

(3) 申請書作成にあたっての留意事項

1） 使用目的欄

下記のアからウに示した内容を含めて記載すること。

ア　検査対象
- 検体（組織、細胞等）を用いる場合は、採取する部位（血液中、組織中等）及び検体の種類を可能な範囲で記載すること。
- がん組織を検査対象とする場合は、その旨を記載すること。

イ　測定項目及び検出・測定の別
- 検出・測定の対象となる遺伝子名、タンパク名等を記載すること。
- 特定遺伝子の検査を行う場合については、必要に応じて対象とするコドンや遺伝子変異領域等も記載すること。

ウ　臨床的意義
- コンパニオン診断薬等であることが明確になるように、関連する医薬品の一般的名称及び当該医薬品の投与における体外診断用医薬品の必要性（適応の判定、副作用の予測、投与量の判断等）について記載すること。
- 申請品目がコンパニオン診断薬として使用される医薬品の適応疾患名を記載すること。なお、がん組織を検査対象とする場合は、適応がん種を記載することでよい（肺癌、乳癌、胃癌、大腸癌等）。

2） 反応系に関与する成分欄

ア　抗原検出キットの場合

- モノクローナル抗体の場合は、産生クローン名等の抗体を特定できる情報を記載すること。
- ポリクローナル抗体の場合は、免疫動物種及び免疫抗原の情報等を記載すること。

イ　抗体検出キットの場合
- 主要な抗原の情報等、特異性を担保するために重要な情報等について記載すること。

ウ　遺伝子検査の場合
- 反応特異性を担保するプライマーやプローブ等、検出する部位に関する遺伝子配列又は領域等について記載すること。

まとめ

✓ 体外診断用医薬品は、法的位置づけは医薬品に属するものの、国際的整合性を考慮して医療機器に近い規制を受けている。

✓ 診断におけるリスクに着目して、一般的名称ごとにクラスⅠ、Ⅱ及びⅢの3分類に分けられる。

✓ 製造販売するためには、体外診断用医薬品製造販売業及び品目の承認/認証の取得が必要である。また、製造販売承認審査は、所定の添付資料の提出と承認申請の手続きを経て、PMDAにて行われる。

✓ 製造販売認証申請は、製造販売承認申請の場合と同様、添付資料を登録認証機関に提出して、認証基準の適合性とQMSへの適合性についての審査を受ける。

✓ 厚生労働大臣が基準を定めて指定する体外診断用医薬品で、その基準に適合するものについては、承認・認証申請は不要であり、届出を行うことにより製造販売ができる。

✓ 2015年7月現在、一般用検査薬として薬局等で入手できるのは、一般用グルコースキット（尿グルコース試験紙）、一般用総蛋白キット（尿蛋白試験紙）及び一般用ヒト絨毛性性腺刺激ホルモンキット（妊娠検査薬）の3種類であるが、自分で自分の健康状態を知ることは重要なことであることから、2014年の薬事・食品衛生審議会における議論を踏まえて、一般用検査薬への転用の仕組みが明確にされた。

✓ 個別化医療の実現には、投与する医薬品の効果予測、安全性予測、用法・用量の最適化等を目的としてバイオマーカーを検査する検査薬、いわゆるコンパニオン診断薬が不可欠となってきており、コンパニオン診断薬に関する規制が整備されつつある。

関連通知
＜体外診断用医薬品全般に関する関連通知＞
○　平成26年11月21日薬食発1121第15号「体外診断用医薬品の製造販売承認申請について」

第 20 章　体外診断用医薬品に関する申請

- 平成 26 年 11 月 21 日薬食機参発 1121 第 16 号「体外診断用医薬品の製造販売承認申請に際し留意すべき事項について」
- 平成 26 年 11 月 21 日薬食発 1121 第 18 号「体外診断用医薬品の製造販売認証申請について」
- 平成 26 年 11 月 21 日薬食機参発 1121 第 19 号「体外診断用医薬品の製造販売認証申請に際し留意すべき事項について」
- 平成 26 年 11 月 21 日薬食機参発 1121 第 23 号「体外診断用医薬品の製造販売届出の取扱いについて」
- 平成 17 年 4 月 1 日薬食発第 0401031 号「体外診断用医薬品の一般的名称について」
- 平成 27 年 1 月 20 日薬食発 0120 第 1 号「体外診断用医薬品の承認基準について」
- 平成 27 年 1 月 20 日薬食発 0120 第 4 号「体外診断用医薬品の認証基準について」
- 平成 26 年 11 月 5 日薬食機参発 1105 第 5 号「医薬品、医療機器等の品質、有効性及び安全性の確保等に関する法律第 41 条第 3 項の規定により厚生労働大臣が定める医療機器及び体外診断用医薬品の基準の取扱いについて」
- 平成 27 年 1 月 20 日薬食機参発 0120 第 1 号「体外診断用医薬品の基本要件基準適合性チェックリストについて」
- 平成 17 年 9 月 9 日薬食機発第 0909001 号「体外診断用医薬品の製造販売承認前試験の取扱いについて」
- 平成 18 年 5 月 11 日薬食機発第 0511001 号「放射性医薬品たる体外診断用医薬品の取扱いについて」
- 平成 19 年 2 月 21 日薬食機発第 0221001 号「体外診断用医薬品のシリーズ申請等の取扱いについて」
- 平成 21 年 10 月 23 日薬食発 1023 第 1 号「体外診断用医薬品の製造販売承認申請及び製造販売認証申請に際し添付すべき安定性に関する資料の取扱いについて」
- 平成 26 年 8 月 12 日薬食発 0812 第 1 号「薬事法等の一部を改正する法律の施行に伴う医療機器及び体外診断用医薬品の製造管理及び品質管理の基準に関する省令の改正並びに関係省令及び告示の制定及び改廃等について」
- 平成 26 年 8 月 27 日薬食監麻発 0827 第 4 号「薬事法等の一部を改正する法律の施行に伴う医療機器及び体外診断用医薬品の製造管理及び品質管理の基準に関する省令の改正について」
- 平成 26 年 9 月 11 日薬食監麻発 0911 第 1 号「医療機器又は体外診断用医薬品の製造管理又は品質管理に係る業務を行う体制の基準に関する省令について」
- 平成 26 年 9 月 11 日薬食監麻発 0911 第 5 号「医療機器及び体外診断用医薬品の製品群の該当性について」
- 平成 26 年 10 月 24 日薬食監麻発 1024 第 10 号「QMS 調査要領の制定について」
- 平成 26 年 11 月 19 日薬食監麻発 1119 第 7 号薬食機参発 1119 第 3 号「基準適合証及び QMS 適合性調査申請の取扱いについて」
- 平成 26 年 10 月 3 日薬食機参発 1003 第 1 号「医療機器及び体外診断用医薬品の製造業の取扱いについて」
- 平成 26 年 8 月 12 日薬食発 0812 第 4 号「医薬品、医薬部外品、化粧品、医療機器及び再生医療等製品の製造販売後安全管理の基準に関する省令等の施行について」
- 平成 17 年 3 月 10 日薬食発第 0310006 号「体外診断用医薬品の添付文書の記載要領について」
- 平成 17 年 3 月 31 日薬食安発第 0331014 号「体外診断用医薬品の添付文書の記載要領について」
- 平成 26 年 9 月 1 日薬食安発 0901 第 04 号「体外診断用医薬品及び医療機器の添付文書等記載事項の省略に当たっての留意事項について」

＜一般用検査薬に関する関連通知＞
- 平成 26 年 12 月 25 日薬食発 1225 第 1 号「体外診断用医薬品の一般用検査薬への転用について」
- 平成 26 年 12 月 25 日薬食機発 1225 第 1 号、薬食機参発 1225 号第 4 号「一般用検査薬の販売時の情報提供の充実について」

- 平成 27 年 3 月 23 日薬食機参発 0323 第 1 号「一般用検査薬への転用ガイドライン案の作成について」

＜コンパニオン診断薬に関する関連通知＞
- 平成 25 年 7 月 1 日薬食審査発 0701 第 10 号「コンパニオン診断薬等及び関連する医薬品の承認申請に係る留意事項について」
- 平成 25 年 7 月 1 日事務連絡「コンパニオン診断薬等及び関連する医薬品に関する質疑応答集（Q&A）について」
- 平成 25 年 12 月 24 日薬機発第 1224029 号「コンパニオン診断薬及び関連する医薬品に関する技術的ガイダンス等について」
- 平成 26 年 2 月 19 日薬食機発 0219 第 4 号「コンパニオン診断薬等に該当する体外診断用医薬品の製造販売承認申請に際し留意すべき事項について」
- 平成 26 年 3 月 28 日薬食機発 0328 第 7 号「コンパニオン診断薬等に該当する体外診断用医薬品の製造販売承認申請に際し留意すべき事項についての質疑応答集」

第 21 章

コンビネーション製品に関する申請

目的
- コンビネーション製品の定義、範囲について理解する。
- コンビネーション製品に特有の承認申請、製造販売業、製造業の要件等、品質管理、治験、副作用及び不具合の扱いについて理解する。

関連法令
- 医薬品、医療機器等の品質、有効性及び安全性の確保等に関する法律（昭和35年法律第145号）
- 医薬品、医療機器等の品質、有効性及び安全性の確保等に関する法律施行令（昭和36年政令11号）
- 医薬品、医療機器等の品質、有効性及び安全性の確保等に関する法律施行規則（昭和36年厚生省令第1号）
- 医薬品及び医薬部外品の製造管理及び品質管理の基準に関する省令（平成26年7月30日厚生労働省令第87号）
- 医療機器及び対外診断用医薬品の製造管理及び品質管理の基準に関する省令（平成26年11月21日厚生労働省令第128号）
- 再生医療等製品の製造管理及び品質管理の基準に関する省令（平成26年8月6日厚生労働省令第93号）

はじめに

　医薬品医療機器法に規定されている医薬品、医療機器又は再生医療等製品を組み合わせた製品を一般的にコンビネーション製品という。この章では、コンビネーション製品の定義、製品の製造販売の承認申請、製造販売業及び製造業の許可、認定又は登録並びに製造管理及び品質管理、副作用・不具合報告等の取扱いについて概説する。法改正に伴い、平成26年

10月24日薬食審査発1024第3号・薬食機参発1024第2号・薬食安発1024第10号・薬食監麻発1024第16号厚生労働省医薬食品局審査管理課長・大臣官房参事官（医療機器・再生医療等製品審査管理担当）・安全対策課長・監視指導・麻薬対策課長通知「コンビネーション製品の承認申請における取扱いについて」が発出され、コンビネーション製品についての取扱いが幅広く示されていることから、本章ではこの通知を引用し、それに経験や過去の事例に基づく解説を加える。

1．コンビネーション製品とは

コンビネーション製品は以下のように定義される。

単独で流通した場合には、「医薬品、医療機器又は再生医療等製品に該当することが想定される薬物、機械器具又は加工細胞等（以下「薬品等」という）のうち、二以上の異なる種類のものを組み合わせて一の医薬品、医療機器又は再生医療等製品として製造販売する製品」である。

コンビネーション製品には、以下の製品が含まれる。

① セット製品：コンビネーション製品のうち、組み合わせられる薬物等が一体不可分ではなく、それぞれ医薬品、医療機器又は再生医療等製品として独立に流通可能な製品。

ただし、カテーテル、注射器などの穿刺する医療機器に、穿刺部位の皮膚の消毒を目的とする医薬品たる外皮用殺菌消毒剤を組み合わせ、これらを一つの包装として滅菌したものについては、平成21年3月31日付通知「組合せ医療機器に係る製造販売承認申請、製造販売認証申請及び製造販売届出に係る取扱いについて」により扱われ、コンビネーション製品の対象にはならない。

なお、これ以外の薬物と機械器具を組み合わせたセットは対象となる。

② キット製品：医薬品を注射筒等の医療機器内に充填した製品。又は医薬品（複数）を組み合わせて単一の容器内にセットし、用時コネクターを介して混合できるようにしたキット製品等（昭和61年3月12日薬審2第98号「注射剤に溶解液等を組み合わせたキット製品等の取扱いについて」におけるキット製品）。

③ 薬物と一体不可分な医療機器等、組み合わせられる薬物等が独立に流通することが不可能な製品（キット製品を除く）。

その他、医薬品医療機器法施行規則（昭和36年厚生省令第1号。以下「施行規則」という）第98条第2項及び第228条の20第3項に規定する「機械器具等と一体的に製造販売するものとして承認を受けた医薬品」、第114条の60第2項に規定する「薬物と一体的に製造販売するものとして承認を受けた医療機器」、及び第137条の60に規定する「機械器具等と一体的に製造販売するものとして承認を受けた再生医療等製品」についても、コンビネーション製品に該当する。

一方、製造販売された医薬品、医療機器又は再生医療等製品を販売業者がまとめて販売するもの、例えば複数の一般用医薬品、又は補助的な医療機器を組み合わせたものについては、コンビネーション製品とはみなされず、平成9年12月25日付通知「組合せ医薬品等の取扱いについて」に基づき取り扱われる。

2．コンビネーション製品の医薬品、医療機器又は再生医療等製品への該当性の判断

コンビネーション製品に該当すると考えられる製品が、医薬品、医療機器又は再生医療等製品のいずれに該当するかは、当該製品の主たる機能、目的を勘案して個別に判断し、判断にあたっては以下に掲げる事例を参考にする。

① 医薬品たるコンビネーション製品の例

プレフィルドシリンジ入り注射剤、医薬品ペン型注入器（容量調整機能付き）付き注射剤、吸入器（吸入量調整機能付き）付き喘息用薬剤：これらは1．の②のキット製品に該当する。

② 医療機器たるコンビネーション製品の例

薬剤溶出ステント、ヘパリンコーティングカテーテル、抗菌剤入り骨セメント、抗菌作用中心循環カテーテル：これらは1．の③の薬物と一体不可分な医療機器に該当する。

③ 再生医療等製品たるコンビネーション製品の例

プレフィルドシリンジ入り細胞懸濁液、細胞浮遊液と足場材料をセットにして医療現場で含浸させて使用する製品：包装形態にもよるが、これらは1．の①のセット製品に該当する。

3．承認申請の取扱い

(1) コンビネーション製品の承認申請

一の製品として、医薬品、医療機器又は再生医療等製品のいずれかに該当するものとして承認申請する。

すなわち、承認申請しようとする製品が医薬品、医療機器又は再生医療等製品のいずれに該当するかを判断し、いずれかの方法で承認申請を行う。申請方法等については該当する各章を参照されたい。

(2) 個別に承認等が必要ない場合

コンビネーション製品を構成する薬物等（医薬品たるコンビネーション製品については機械器具又は加工細胞等、医療機器たるコンビネーション製品については薬物又は加工細胞等、再生医療等製品たるコンビネーション製品については薬物又は機械器具等をいう。

以下同じ）については、最終製品たるコンビネーション製品の製造所以外の製造所において製造される場合であっても、個別に医薬品、医療機器及び再生医療等製品の製造販売の承認、認証を取得、又は届出（以下「承認等」という）をする必要はない。

例えば、薬剤溶出型冠動脈ステントの場合、使用する薬剤の承認申請を取得する必要はなく、薬剤溶出型冠動脈用ステントの承認を取得すればよい。

(3) **個別に承認・業許可が必要な場合**

コンビネーション製品を構成する薬物等について、最終製品たる医薬品等として製造販売する場合については、別途製造販売業の許可及び製造販売の承認等を受ける必要がある。

例えば、コンビネーション製品を構成する医療機器を単独で製造販売する場合は、医療機器としての製造販売業の許可と承認が必要となる。

(4) **承認申請書等の各欄の記載**

コンビネーション製品を構成する薬物等が医薬品、医療機器又は再生医療等製品として承認等されている場合は、当該コンビネーション製品の承認申請書に、成分又は構成部品として、当該薬物等の販売名、一般的名称、製造販売業の名称、承認番号、認証番号又は届出番号、承認等の年月日を記載することで、その他の承認申請書等の各欄の記載については、簡略して差し支えない。

すなわち、医療機器であるコンビネーション製品の構成品として医薬品を有する場合、それが本邦で承認された医薬品若しくは日本薬局方に収められているものである場合には簡略化できるが、それ以外の医薬品の場合、詳細な記載などが求められる。

(5) **セット製品**

臨床上の必要性が認められるものを除いては、一般には認められないため、承認申請にあたっては、臨床上の必要性を示す。

(6) **医薬品に該当するコンビネーション製品の承認申請書の備考欄**

「コンビネーション製品」と記載する。ただし、コンビネーション製品が「注射剤に溶解液等を組み合わせたキット製品等の取扱いについて」における「キット製品」に該当する場合は、「コンビネーション製品（キット製品）」と記載する。

(7) **既に承認された製品であって、コンビネーション製品に該当する医薬品**

一部変更承認又は軽微変更届出の機会をとらえて承認申請書の備考欄に「コンビネーション製品」と記載する。また、平成28（2016）年11月24日までに変更手続きがないコンビネーション製品に該当する医薬品は、備考欄に上記の内容を記載するため、当該医薬品の販売名及び承認番号等を記載した表（該当通知を参照）を上記期限までに独立行政

法人医薬品医療機器総合機構（PMDA）審査業務部業務第一課へ届け出ること。ただし、製造販売承認申請の際、備考欄に「キット製品」に該当する旨を記載している場合は、当該届は必要ない。

4．コンビネーション製品における製造業の許可、認定又は登録並びに品質管理

(1) コンビネーション製品の製造業

当該コンビネーション製品が、医薬品にあっては医薬品の製造業の許可又は認定、医療機器にあっては医療機器の製造業の登録、再生医療等製品にあっては再生医療等製品の製造業の許可又は認定を受ける必要がある（表1）。なお、この際、コンビネーション製品を構成する薬物等を製造する者については、許可、認定又は登録を受ける必要はない。

表1　コンビネーション製品における業の許可又は認定

コンビネーション製品の該当するカテゴリー	製造業の許可、認定又は登録
医薬品	医薬品製造業の許可又は認定
医療機器	医療機器製造業の登録
再生医療等製品	再生医療等製品製造業の許可又は認定

(2) 製造管理及び品質管理の方法に係る基準の適合性調査

コンビネーション製品が、医薬品にあっては医薬品及び医薬部外品の製造管理及び品質管理の基準に関する省令（平成26年7月30日厚生労働省令第87号）、医療機器にあっては医療機器及び体外診断用医薬品の製造管理及び品質管理の基準に関する省令（平成26年11月21日厚生労働省令第128号）、再生医療等製品にあっては再生医療等製品の製造管理及び品質管理の基準に関する省令（平成26年8月6日厚生労働省令第93号）に基づく。コンビネーション製品を構成する薬物等に対して、最終製品たるコンビネーション製品に適用される基準とは異なる基準への適合性が別途求められることはない。

ただし、コンビネーション製品を構成する薬物等については、当該コンビネーション製品に適用される製造管理及び品質管理の基準に従い、適切な購買管理等を実施する必要がある。

なお、PMDAによるコンビネーション製品に対するQMS適合性調査に際しては、医薬品又は再生医療等製品を含む医療機器に対し、追加的な調査が行われることがある（施行規則第114条の33：医療機器のQMS追加的調査）。

5．治験の計画の届出並びに副作用及び不具合の取扱い

(1) 治験コンビネーション製品の治験計画の届出

製造販売された際にコンビネーション製品に該当すると考えられるもの（以下「治験コンビネーション製品」という）について、治験の計画を届出ようとする場合は、備考欄に「コンビネーション製品に関する治験」と記載した上で、薬物、機械器具又は加工細胞等のいずれかとして一の治験の計画を届け出ること。

(2) 治験コンビネーション製品を構成する薬物等の評価を別途行おうとする場合

(1)にかかわらず、治験コンビネーション製品を構成する薬物等の評価を別途行おうとする場合等は、治験コンビネーション製品に係る治験の計画に加えて、治験コンビネーション製品を構成する薬物等に係る治験の計画について届け出ることを妨げるものではないこと。その場合、治験計画届出の備考欄には、別途届け出る治験に係る届出年月日、届出回数及び治験成分記号又は治験識別記号を、相互に記載する。なお、治験コンビネーション製品及び治験コンビネーション製品を構成する薬物等の治験の計画を届け出る者は、別の者であっても差し支えない。

(3) 治験中の副作用又は不具合の報告

治験中の副作用又は不具合の報告については、治験コンビネーション製品の治験の計画を届け出た者が行う。ただし、(2)の場合にあっては、治験コンビネーション製品に係る副作用又は不具合（治験コンビネーション製品を構成する薬物等に係る副作用又は不具合を除く）にあっては当該治験コンビネーション製品の治験の計画を届け出た者が行い、治験コンビネーション製品を構成する薬物等に係る副作用又は不具合にあっては当該薬物等に係る治験の計画を届け出た者が行う。

6．市販後の副作用及び不具合の取扱い

(1) 構成する機械器具に起因する不具合が発生した場合

医薬品たるコンビネーション製品については、その構成する機械器具に起因する不具合が発生した場合には、医薬品医療機器法第68条の10（副作用等の報告）第1項及び施行規則第228条の20（副作用等報告）第3項（機械器具等と一体的に製造販売する医薬品）に基づき、当該コンビネーション製品の製造販売業者が報告を行わなければならない。ただし、薬事法等の一部を改正する法律及び薬事法等の一部を改正する法律の施行に伴う関係政令の整備等及び経過措置に関する政令の施行に伴う関係省令の整備等に関する省令（平成26年厚生労働省令第87号）附則第7条の規定に基づき、現に承認を受けているコンビネーション製品については、平成28年11月25日から当該報告を求める。また、当該規定を適用する場合は、平成28年11月24日以前であっても、第68条の10第1項及

び施行規則第228条の20第3項に準じた報告の実施及び必要な体制整備に努めなければならない。

なお、これらの報告は、医薬品たるコンビネーション製品にあってはPMDA安全第2部、医療機器及び再生医療等製品たるコンビネーション製品にあっては、安全第1部安全性情報課ほかに行う。

(2) **構成する薬物等に起因する副作用又は不具合が発生した場合**

機械器具等と一体的に製造販売するものとして承認を受けた医薬品の機械器具等に係る部分の不具合部分の報告については、施行規則第228条の20第2項に規定する医療機器の取扱いにより報告を行うこと（施行規則第228条の20第3項）。また、医療機器又は再生医療等製品たるコンビネーション製品については、構成する薬物等に起因する副作用又は不具合が発生した場合には、法第68条の10第1項及び施行規則第228条の20第2項（医療機器に関する規定）又は第4項（再生医療等製品に関する規定）に基づき、当該コンビネーション製品の製造販売業者が報告を行わなければならない。

(3) **コンビネーション製品に係る副作用等報告の方法等**

平成26年10月2日付通知「医薬品等の副作用等報告について」を参照されたい。

7. その他の市販後の要求事項など

(1) **品質等の情報や製品の変更情報等を把握できる体制を確保すること**

コンビネーション製品においては、製造販売業者が製品全体の品質、有効性及び安全性（以下「品質等」という）を管理・把握する必要があることから、コンビネーション製品を構成する薬物等の医薬品、医療機器又は再生医療等製品としての承認等の有無によらず、品質等の情報や製品の変更情報等、当該薬物等に関する重要な情報を把握できる体制を確保すること。

(2) **承認等の内容を変更する際の事前通知**

コンビネーション製品を構成する薬物等が承認等を受けている場合であって、当該薬物等の製造販売業者が、承認等の内容を変更（ただし、製品の品質等に影響を及ぼさない軽微な変更を除く）する場合には、コンビネーション製品の製造販売業者に対して事前に通知すること。また、当該薬物等の品質等に大きな影響を与える情報を知ったときには、遅滞なく、コンビネーション製品の製造販売業者にも報告すること。

(3) **平成26年11月25日以降の一変承認申請又は軽微変更届出**

本通知の適用の日（平成26年11月25日）以降、本通知の内容に従い承認事項の一部変更承認申請又は軽微変更届出を行うことができる。その際、製造等の実態に変更がない

場合は、必要な規格、使用等を既承認事項から変更せずに記載することで、軽微変更届出により変更しても差し支えないが、具体的な取扱いについては別途通知するものである。また、一部変更承認申請又は軽微変更届出を行わず、既承認の事項を維持しても差し支えないが、その場合には、承認書の内容に従って、適時適切に、業許可更新等の必要な手続きを行う。

8．コンビネーション製品に関する保険制度

　薬剤溶出型ステントのような一体不可分な医療機器であるコンビネーション製品の保険適用においては特段の追加的な手続きはなく、通常の医療機器の保険適用希望書の提出と同様に行う。一方、キット製品のうち、既存のキット製品がない医薬品について新たにキット製品として承認されたものや、既承認のキット製品と機能・形態あるいは組み合わされた医薬品の組成が異なるものとして承認された医薬品の薬価基準への収載手続については通知で定められている（平成24年2月10日付通知「医療用医薬品の薬価基準収載等に係る取扱いについて」）。

9．コンビネーション製品に関する海外の制度との比較

9.1　米国における規制

　米国においては、コンビネーション製品（Combination Product）は規則（21 CFR 3.2(e)）に基づき、以下のように定義されている。

① 　2つ以上の規制されている構成要素、すなわち、医薬品と医療機器、生物学的製剤と医療機器、等からなる製品であって、物理的に、化学的に又はそれ以外の方法で組み合され又は混合されて、単一の形態をなす製品。

② 　医薬品と医療機器、医療機器と生物製学的剤、等からなる2つ以上の別個の製品であって、一緒に包装されて、単一包装又は1つのユニットをなす製品。

③ 　独立に包装された医薬品、医療機器又は生物学的製剤(A)であって、それ自体の治験計画又は表示案の記載に基づき、承認済み/認可済みの、個別に特定した医薬品、医療機器又は生物学的製剤(B)を伴う場合に限って使用することを意図する製品。この場合、(A)及び(B)の両方が、使用目的、適用又は効果を達成するのに必要であり、検討対象の商品(A)の承認に際しては、承認済み/認可済みの商品(B)の表示の記載を変更して、例えば、使用目的、投与剤型、強度若しくは投与経路の変更又は用量の顕著な変更を反映させることが必要になる可能性がある。

④ 　独立に包装された、治験対象の医薬品、医療機器又は生物学的製剤(C)であって、それ自体の表示案の記載に基づき、もう1つの個別に特定した治験対象の医薬品、医療機器また生物製剤(D)を伴う場合に限って使用する製品。この場合、(C)及び(D)

の両方が、使用目的、適用又は効果を達成するのに必要である。

　FDAのウェブサイトには、承認されたコンビネーション製品の事例が掲載されているので参考にされたい。また、コンビネーション製品の承認申請は、製品が有する主たる作用機序（Primary Mode of Action）に基づき、CBER（生物製品評価センター）、CDER（医薬品評価センター）若しくはCDRH（医療機器・放射線センター）に割り当てられ、そこで審査が行われる。また、コンビネーション製品のガイドライン、規制を横断的に統括する部門としてFDA内にはOffice of Combination Product（コンビネーション製品部）が設けられている。

9.2　欧州における規制

　欧州においては、現在までのところ、コンビネーション製品を定義して扱う規制やガイダンスはなく、日本や米国におけるコンビネーション製品であっても、医療機器、医薬品のいずれかの規制で扱われることになる。医療機器か医薬品のいずれに分類されるかの判断基準や例示として、境界製品やドラッグ・デリバリー製品等に関するガイダンス文書（MEDDEV 2.1/3）があり、これによれば、例えばプレフィルドシリンジや経皮吸収型貼付剤は医薬品として扱われ、抗菌剤被覆カテーテルや薬剤溶出型冠動脈用ステントは医療機器として扱われている。

まとめ

- ✓ コンビネーション製品の製造販売承認申請等については、承認申請しようとする製品が医薬品、医療機器又は再生医療等製品のいずれに該当するかを判断し、いずれかの方法で承認申請を行う。
- ✓ コンビネーション製品の治験の計画の届出については、薬物、機械器具又は加工細胞等のいずれかとして一の治験の計画を届け出る。
- ✓ 市販後の副作用及び不具合の取扱いについては、医薬品たるコンビネーション製品のうち製品を構成する医療機器に起因する不具合については、医療機器の取扱い（報告様式等）に基づき医薬品の製造販売業者がPMDAに行う。また、医療機器又は再生医療等製品たるコンビネーション製品のうち構成する薬物等に起因する副作用又は不具合が発生した場合には、医薬品の取扱い（報告様式等）に基づき医療機器又は再生医療等製品の製造販売業者が行う。

関連通知

- ○ 昭和61年3月12日付け薬審2第98号「注射剤に溶解液等を組み合わせたキット製品の取扱

第 21 章　コンビネーション製品に関する申請

いについて」
- 平成 9 年 12 月 25 日医薬監第 104 号「組合せ医薬品等の取扱いについて」
- 平成 16 年 2 月 13 日薬食審査発第 0213005 号「キット製品の取扱いについて」
- 平成 21 年 3 月 31 日薬食機発 0331002 号「組合せ医療機器に係る製造販売承認申請、製造販売認証申請及び製造販売届出に係る取扱いについて」
- 平成 24 年 2 月 10 日医政発 0210 第 3 号、保発 0210 第 5 号「医療用医薬品の薬価基準収載等に係る取扱いについて」
- 平成 26 年 10 月 2 日付け薬食発 1002 第 20 号「医薬品等の副作用等報告について」
- 平成 26 年 10 月 24 日薬食審査発 1024 第 2 号、薬食機参発 10274 号第 1 号、薬食安発 1024 号第 9 号、薬食監麻発 1024 号第 15 号「コンビネーション製品の承認申請における取扱いについて」

第 22 章

保険償還

目的
- 日本における保険償還に関する背景について理解する。
- 保険償還を取得するプロセス及び注意事項について理解する。

関連法令
- 健康保険法（大正 11 年法律第 70 号）
- 医薬品、医療機器等の品質、有効性及び安全性の確保等に関する法律（昭和 35 年法律第 145 号）

はじめに

　日本は国民皆保険制度の国である。そのため、有用性・安全性が確認された医療技術は、原則として保険医療の下で給付される。医療用医薬品（以下「医薬品」という）、医療機器・材料及び体外診断用医薬品（以下「体外診断薬」という）についても、製造販売承認を受けたほとんどの製品は、保険償還の対象として認められることになる。したがって、患者は一定の費用を負担すれば、これらの製品による治療を受けることができる。

　保険医療で使用される医薬品、医療機器・材料等の価格（保険償還価格）は、健康保険法において厚生労働大臣が定めるとされている。保険償還価格の決定に際しては、厚生労働大臣の諮問機関である中央社会保険医療協議会（以下「中医協」という）で審議され、了承を得るという手続きが取られている。

　本章では、健康保険法及び関連通知、中医協の資料を基に、医薬品及び医療機器・材料等の保険収載手続き及び保険償還価格の算定ルール等の概要について示す。また、保険償還に関わる最近の話題も最後に紹介する。

　なお、本内容はあくまで概要を示したものであり、さらに詳細なルール及び運用があること、また平成 27（2015）年 6 月現在のものであり、その後の制度改革等により変更される

可能性があることに十分留意する必要がある。よって、本章を参考にする際、必ず最新情報を確認していただきたい。

1. 医薬品の保険償還

　医薬品の保険償還価格（以下「薬価」という）は、原則として銘柄別・規格別に定められ、「薬価基準」に収載される。ただし、一部統一名収載として有効成分名で定められている場合もある。

　薬価基準への収載は、新規に価格設定され薬価収載される場合でも、薬価既収載品が価格改定され収載される場合でも、薬価基準制度という明確なルールに基づいて実施される。以下に、薬価基準収載手続き及び薬価算定ルールの概要を紹介する。なお、詳細は、保険局長通知等を参照されたい。

1.1 新医薬品

1.1.1 薬価基準収載手続き

　新医薬品の薬価基準収載は、原則として年4回、2月、5月、8月、11月に実施される。
　新たに承認された医薬品の薬価基準収載手続きは、薬価基準収載希望書と表1の必要書類を厚生労働省医政局経済課（以下「経済課」という）へ提出することから始まる。なお、新薬収載希望者は事前に必要資料を提出することとされ、表1のアからカまでの資料のうち所定の部数を、薬価基準収載希望書の様式に準じて作成した整理票とともに、薬事・食品衛生審議会医薬品第一部会又は第二部会終了後1週間を経過した日までに経済課宛に提出する。詳細は、最新の関連通知（「薬価算定の基準について」、「医療用医薬品の薬価基準収載等に係る取扱いについて」、及び「医療用医薬品の薬価基準収載希望書の提出方法等について」）を参照されたい。

表1　新医薬品の薬価基準収載希望書に併せて提出が要求される資料

提出資料	提出期限	提出部数
ア．薬価基準収載希望資料	承認後1週間又は承認前の直近の医薬品部会終了後3週間のいずれか早い日	20部　ア、イについては加えてフレキシブルディスク、CD、MO、USBメモリ等にて1部
イ．薬価算定用資料		
ウ．外国価格表の写し		
エ．審査報告書のコピー		
オ．「コモン・テクニカル・ドキュメント（国際共通化資料）」（以下、「CTD」という）の第1部（申請書等行政情報及び添付文書に関する情報）の(5)起原又は発見の経緯及び開発の経緯、(6)外国における使用状況等に関する資料、(7)同種同効品一覧表及び(9)一般的名称に係る文書又は薬事・食品衛生審議会医薬品等一部会若しくは医薬品第二部会提出資料概要中の「イ．起原又は発見の経緯及び外国における使用状況に関する資料」のいずれか一方		
カ．「添付文書（案）」、「効能・効果、用法・用量、使用上の注意（案）及びその設定根拠」（CTDの第1部(8)添付文書案を添付することで差し支えない）と「使用上の注意の解説（案）」		

必要な書類が提出された後、定められた薬価算定プロセスに従って手続きが進められ、第1回薬価算定組織において当該新薬の薬価算定案が検討される。収載希望者が薬価算定組織での意見陳述を希望する場合、直接意見表明する機会が与えられる。薬価算定組織で検討された算定案は、収載希望者に通知される。本算定案を収載希望者が了解した場合、薬価算定組織より中医協総会にその算定案が提案される。中医協総会おいて審議・了承された後、厚生労働大臣の告示を経て保険収載となる。なお、第1回薬価算定組織による算定案に不服があった場合、収載希望者は1回限り不服を申し立てることができる。この一連の流れを、図1に示す。

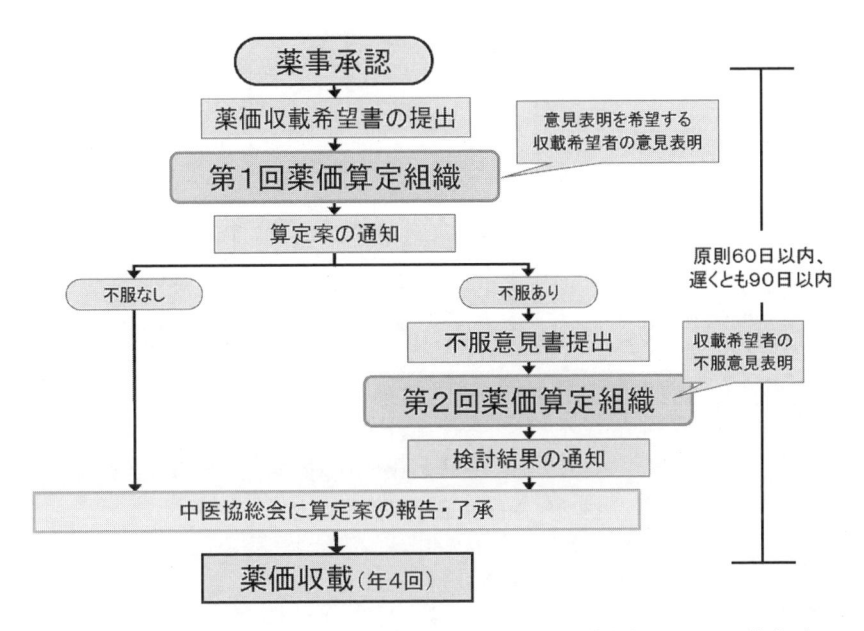

<出典：H26.4.26 中医協総会　総-2-1（参考1）>

図1　新医薬品の薬価算定プロセス

　なお、報告品目、新キット製品、及び後発医薬品（ジェネリック医薬品）に関する薬価基準収載手続きは、薬価基準収載希望書又は後発医薬品収載希望書を提出することにより行われ、新医薬品とはその手続き、提出する資料及び期限が異なる。薬価基準への収載は、報告品目と新キット製品は年2回5月と11月に、後発医薬品（ジェネリック医薬品）は年2回6月と12月に行われる。

1.1.2　新医薬品の薬価算定方式

日本における新医薬品の薬価算定方式は、図2に示すように、同等な効能・効果や薬理作用などを有する類似薬の有無等により、類似薬効比較方式又は原価計算方式のいずれか適切な方法が選択される仕組みとなっている。

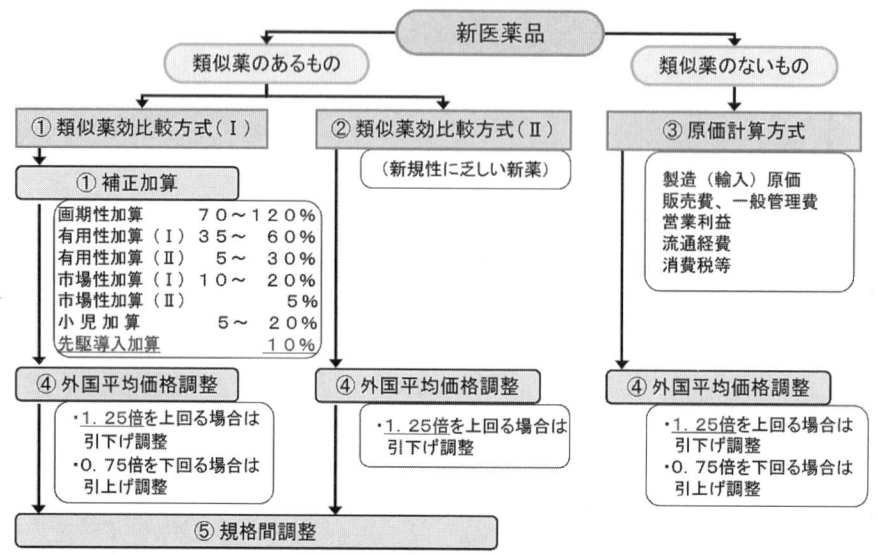

<出典：H26.4.26 中医協総会　総-2-1（参考1）>
図2　新医薬品の薬価算定方式

1.1.3　類似薬効比較方式(I)

類似薬効比較方式(I)は、新医薬品の基本的な薬価算定方式である。最も類似性のある既存薬を選択し、当該新薬の1日あたりの費用と当該類似薬の1日薬価に合わせることを基本とする。

簡単な例を図3に示す。類似薬として選択されたA錠の1錠あたり薬価が50円、1日3錠使用することが基本である場合、A錠の1日薬価は150円である。一方、当該新薬が1日2錠の場合は、1錠あたりの薬価はA錠の1日薬価150円の2分の1の75円（150円÷2）とするという考え方である。

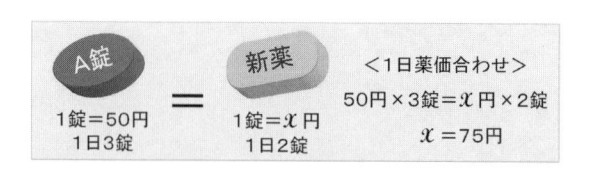

<出典：H26.4.26 中医協　総-2-1（参考1）>
図3　一日薬価合わせ

当該新医薬品と最も類似性の高い既存薬は、下記の4項目から総合的に判断される。ただし、薬価算定上の基準となる類似薬は、原則として薬価基準収載後10年以内の新薬であって、その後発医薬品が薬価基準に収載されていないものが用いられる。

- 効能及び効果
- 薬理作用
- 組成及び化学構造式
- 投与形態、剤形区分、剤形及び用法

【補正加算】

当該新医薬品が類似薬に比較して高い有効性等が認められる場合、あるいは希少疾病用医薬品又は小児適応を有する場合など、以下のような補正加算が認められる場合がある。

(1) 画期性加算（70％～120％の加算）
(2) 有用性加算(I)（35～60％）
(3) 有用性加算(II)（5％～30％の加算）
(4) 市場性加算(I)（10％～20％）
(5) 市場性加算(II)（5％）
(6) 小児加算（5％～20％）
(7) 先駆導入加算（10％）

個々の補正加算に関する要件の詳細は、図4を参照いただきたい。

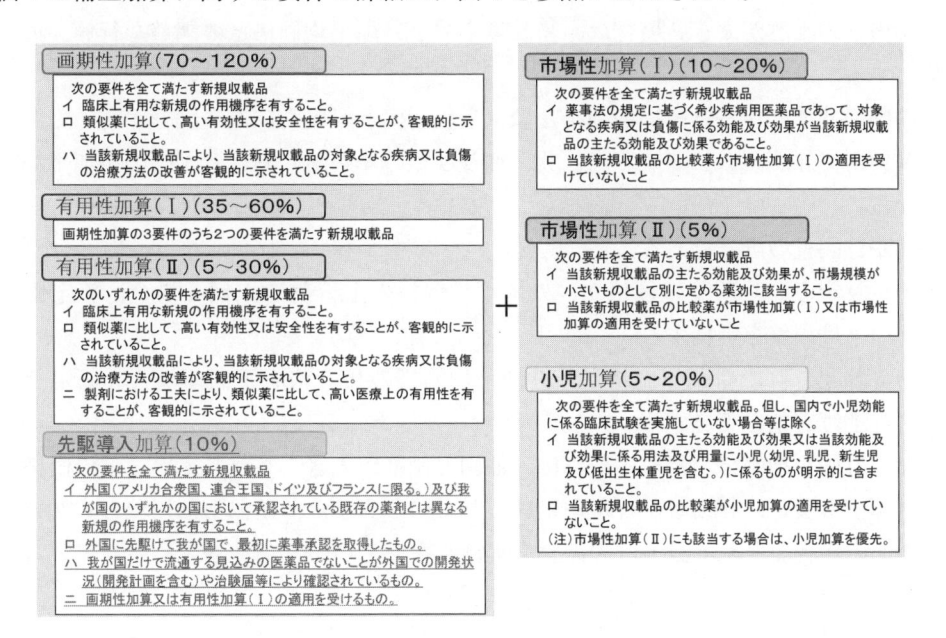

<出典：H26.4.26 中医協　総-2-1（参考1）>

図4　新医薬品の薬価算定方式に用いられる各種の加算

1.1.4　類似薬効比較方式(Ⅱ)

類似薬効比較方式(Ⅱ)とは、新規性に乏しい新医薬品に対する算定方式であり、下記の条件をすべて満たした場合に該当する。その場合、当該新医薬品の薬価は、過去数年間の薬理作用最類似薬の薬価と比較して最も低い価格に設定される。

- 補正加算の対象外である。
- 薬理作用類似薬が、３つ以上存在する。
- 最も古い薬理作用類似薬の薬価基準の収載から３年以上経過している。

1.1.5　原価計算方式

類似薬が存在しない場合は、例外的な算定ルールとして原価計算方式で算定されることになる。当該新医薬品に係る原材料費、労務費、製造経費の製品製造（輸入）原価及び販売費・研究費等、営業利益、流通経費、消費税を積み上げて新医薬品の薬価を算定する。労務費単価、製造経費率、一般管理販売費率、営業利益率、流通経費率に関しては、標準的な係数が定められている。

なお、営業利益率に関しては、当該新医薬品の革新性等の度合いに応じて、標準的営業利益率を基準に－50％から＋100％の範囲内で補正が行われる。

1.1.6　外国平均価格調整（Foreign Price Adjustment：FPA）

類似薬効比較方式及び原価計算方式のいずれの方式においても、算定された薬価と外国平均価格との乖離が大きい場合は、当該算定値と外国平均価格との調整を行い、最終的な薬価とする。

本調整の基準となる外国平均価格とは、当該新薬と組成及び剤形区分が同一であり、規格及び使用実態が類似している米、英、独及び仏の４か国における価格の相加平均額が原則となる。

下記が、調整の概略である。

- 算定された新薬の価格が、外国平均価格の 1.25 倍を上回る場合、算定価格に引下げ調整を実施する。
- 算定された新薬の価格が、外国平均価格の 0.75 倍を下回る場合、算定価格に引上げ調整を実施する。

なお、外国平均価格を定める際には、他国と価格が大きく乖離している国の価格は除外して計算するなど、詳細なルールが定められている。また、類似薬効比較方式(Ⅱ)で算定された新薬の場合などは、引上げの調整を実施しないといった条件も定められている。

1.1.7　規格間調整

当該新薬において、複数規格を同時に薬価基準収載する場合、まず、最も汎用される規格（汎用規格）の薬価を薬価算定方式に則って定める。それ以外の規格（非汎用規格）の薬価に関しては、当該汎用規格の薬価を基準として、複数規格を有する類似薬の汎用規格

と非汎用規格の規格間比（有効成分の含有量あたりの薬価の比）を基準に算定する。これを規格間調整という。

1.1.8 その他の特例ルール

新医療用配合剤の薬価算定、既収載品（ラセミ体）を光学分割した新薬の薬価算定などに係る特例ルールがある。

1.2 キット製品の薬価算定方式

プリフィルドシリンジ等を含んだ医薬品と医療機器の組み合わせ製品（キット製品）の薬価算定方式は、当該キット製品に含まれる薬剤の薬価を新薬の薬価算定ルールに基づき算定し、それに、薬剤以外の部分のうちキット製品として特徴を有する部分の原材料費を加えたものを薬価とする（図5）。

当該キット製品に含まれる薬剤について通常の新規収載品の算定ルールに従い算定される額	＋	薬剤以外の部分のうちキット製品としての特徴をもたらしている部分の製造販売に要する原材料費

＜出典：H26.4.26 中医協　総-2-1（参考1）＞

図5　キット製品の薬価算定方式

1.2.1 有用性の高いキット製品に対して与えられる加算

既収載品に比べて当該キット製品が以下のいずれかの要件を満たす場合は、前項の算定値に5％の加算を行う場合がある。なお、既収載品のキット製品と比較して、キットの構造、機能に新規性が認められる場合に限られる。

- 感染の危険を軽減すること。
- 調剤時の過誤の危険を軽減すること。
- 救急時の迅速な対応が可能となること。
- 治療の質を高めること。

1.3 後発医薬品（ジェネリック医薬品）の薬価算定方式

当該先発医薬品に対して初めて後発医薬品が薬価基準に収載される場合、基本的には先発医薬品の薬価の0.6倍で算定される。ただし、内用薬については収載希望品目数が10品目を超えた場合には、先発医薬品の薬価の0.5倍で算定されることになる。バイオ後続品の場合は、先発医薬品の薬価の0.7倍で算定される。ただし、内用薬については収載希望品目数が10品目を超えた場合には、先発医薬品の薬価の0.6倍で算定される。

なお、既に後発医薬品が薬価基準に収載されている場合には、別途詳細なルールがある。

1.4 既収載品の薬価算定

1.4.1 薬価改定（市場実勢価格加重平均値調整幅方式）

日本では、原則として2年に1回、既収載品に対して薬価改定が実施される。

薬価改定における原則的な算定ルールは「市場実勢価格加重平均値調整幅方式」であり、医療機関等への販売価格の加重平均値を基本として、改定薬価が算定される。図6は本算定方式のイメージ及び算定式である。

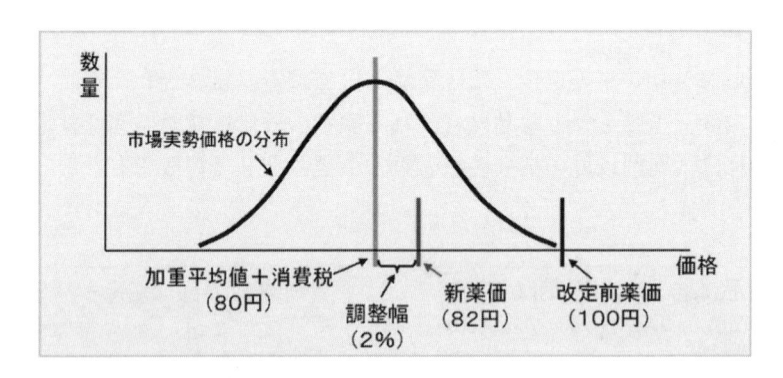

卸の医療機関・薬局に対する販売価格の加重平均値（税抜きの市場実勢価格）に消費税を加え、更に薬剤流通の安定のための調整幅（改定前薬価の2％）を加えた額を新薬価とする。

$$新薬価 = \left[\begin{array}{c} 医療機関・薬局への販売価格の \\ 加重平均値（税抜の市場実勢価格） \end{array} \right] \times \begin{array}{c} 1＋消費税率 \\ （地方消費税分含む） \end{array} ＋ 調整幅$$

<出典：H24.6.6 中医協薬価専門部会　薬-1（参考資料）>

図6　既収載品の薬価算定方式

1.4.2 新薬創出・適応外薬解消等促進加算（試行的導入）

平成22年度の薬価制度改革において試行的に導入された制度であり、一定の要件を満たす場合には薬価が下がらないというルールである。各製薬企業は、この加算で得た収益を適応外薬等の開発促進や革新的新薬の創出のために投資するという制度である（図7）。なお、平成26年時点でも試行的導入は継続したままである。

本加算の対象となるには、下記の要件をすべて満たす必要がある。対象となった既収載品は、「市場実勢価格加重平均値調整幅方式」により算定された薬価を基準に一定の加算がなされ、結果として薬価がほぼ維持されることになる。

○ 後発医薬品が上市されていない既収載品、ただし、薬価基準収載後15年を経ていない。

○ 当該品目の市場実勢価格と薬価の乖離率が、全薬価基準収載品の加重平均乖離率を超えない。

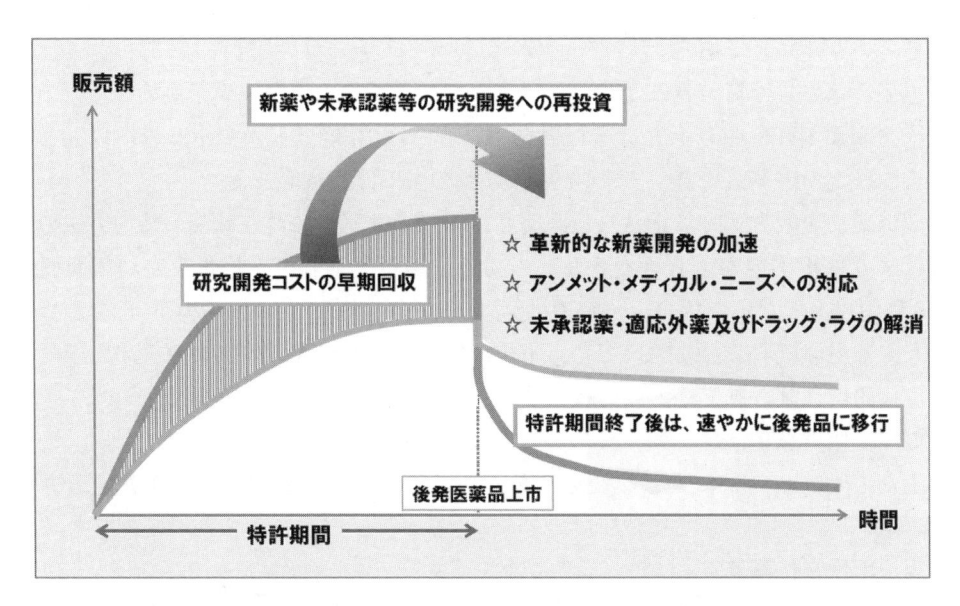

「新薬創出・適応外薬解消等促進加算」の本格導入と恒久化が望まれる

<出典：H22.6.23 中医協薬価専門部会専門委員提出資料>

図7　新薬創出・適応外薬解消等促進加算のイメージ

1.4.3　後発医薬品への置換えが進まない既収載品の特例

日本では後発医薬品の使用促進策が進められている。それを背景として、後発医薬品が収載されてから5年経過した後の薬価改定において、後発医薬品への置き換えが十分ではないとされる先発品を対象として、「市場実勢価格加重平均値調整幅方式」で算定された薬価から、さらに追加的に薬価を引下げるというルールである。引下げ率は、下記のとおり当該先発医薬品における後発医薬品シェア（置換え率）により3区分となる。

　　置換え率　20％未満　　　　　追加引下げ率　2.00％
　　置換え率　20％〜40％未満　　追加引下げ率　1.75％
　　置換え率　40％〜60％未満　　追加引下げ率　1.00％

1.4.4　薬価改定時の3加算

小児適応又は希少疾病の効能追加又は用法・用量追加を行った場合、あるいは市販後に集積された調査成績により真の臨床的有用性が直接的に検証されていることが、国際的に信頼できる学術雑誌への論文掲載等を通じて公表された場合においては、一定の基準に基づき、薬価改定時に「市場実勢価格加重平均値調整幅方式」で算定された薬価に対して、一定率の加算を受けることがある。

1.4.5　再算定

○　市場拡大再算定

当初の市場規模予測から大きく売上が拡大した場合、一定の基準に基づき薬価を引下

げるというルールである。
　原価計算方式で算定された医薬品においては、当初の市場規模予測の2倍以上かつ年間売上高が150億円以上となった場合、あるいは10倍以上かつ100億円以上となった場合、一定の計算式に基づき、10％〜25％の引下げが行われる。
　類似薬効比較方式で算定された医薬品においては、当該既収載品の使用方法の変化などにより使用実態が著しく変化し、当初の市場規模予測の2倍以上かつ年間売上高が150億円以上となった場合、一定の計算式に基づき10％〜15％の引下げが行われる。
　なお、当該既収載品において、市販後に集積された調査成績により真の臨床的有用性が直接的に検証されている場合は、補正加算が適用される場合もある。

○　効能変化再算定
　主たる効能・効果に大きな変更があった場合、一定の基準に基づき薬価を再算定する。

○　用法用量変化再算定
　主たる効能・効果の1日用量に大きな変化があった場合、一定の基準に基づき薬価を再算定する。

○　不採算品再算定
　医療上の必要性が高い医薬品であって、現行薬価では不採算となり、安定供給に支障を来たす可能性がある場合など、企業の申請により一定の基準に基づき薬価を引上げる場合がある。

1.4.6　低薬価品等の特例

　錠剤、注射剤など剤形区分ごとに最低薬価が定められている。「市場実勢価格加重平均値調整幅方式」で算定された薬価が当該剤形区分の最低薬価を下回る場合、改定後薬価は最低薬価に留まる。
　後発医薬品の薬価改定ルールは、各後発医薬品の市場実勢価格に基づき、当該先発医薬品の改定後薬価の50％以上、30％〜50％未満、30％未満の3つの価格帯に集約され、各々の価格帯に属するすべての後発医薬品の加重平均値に基づき1つの薬価が設定される。

2．医療機器・材料の保険償還

2.1　保険償還の2つの方法

　医療機器・材料（以下「医療機器等」という）は、「技術料（手術料等）に包括されて支払われるもの」と、技術料とは別に支払われる「特定保険医療材料」と呼ばれるものに大きく分けられる。「技術料に包括されて支払われるもの」とは、手術等を行った場合に支払われる技術料に、医療機器等の費用が含まれているものである。それに対して、「特定保険医療材料」は、手術等を行った場合に支払われる技術料とは別に、その手術等に用

いた医療機器等の費用が医療機関に支払われるものである。

特定保険医療材料では、その構造、使用目的、医療上の効能及び効果等を踏まえ、類似すると判断されるものを一群として機能区分が定められ、その区分ごとの基準材料価格が決められる。例えば、冠動脈用ステントセット（一般型）という機能区分の基準材料価格は169,000円、冠動脈用ステントセット（救急処置型）は307,000円、冠動脈用ステントセット（再狭窄抑制型）は261,000円と定められており、各々の機能区分には、各社の様々な製品が同一価格で収載されている。

医薬品では、医薬品の品目ごとに価格が決定される、いわゆる「銘柄別収載」であるのに対し、医療機器・材料では、機能区分ごとに価格が設定される「機能区分別収載」と呼ばれるシステムとなっている。

2.2　新規保険医療材料の評価区分

新たな医療機器等の薬事承認・認証が得られた場合に、保険償還を希望することができる。その際の評価区分には、図8に示すようにA1、A2、B、C1、及びC2の5種類がある。

新規保険医療材料の評価区分

A1（包括）
いずれかの診療報酬項目において包括的に評価されているもの
（例：縫合糸、静脈採血の注射針）

A2（特定包括）
特定の診療報酬項目において包括的に評価されているもの
（例：眼内レンズと水晶体再建術、超音波検査装置と超音波検査）

B（個別評価）
材料価格が機能別分類に従って設定され、技術料とは別に評価されているもの
（例：PTCAカテーテル、冠動脈ステント、ペースメーカー）

C1（新機能）
新たな機能区分が必要で、それを用いる技術は既に評価（医科点数表にある）されているもの（例：特殊加工の施してある人工関節）

C2（新機能・新技術）
新たな機能区分が必要で、それを用いる技術が評価されていないもの（例：カプセル内視鏡）

F　保険適用に馴染まないもの

＜出典：H26.5.28 中医協保険医療材料専門部会材-1参考＞
図8　新規保険医療材料の評価区分

A1（包括）とは、いずれかの診療報酬項目において包括的に評価されているもので、縫合糸、ガーゼなどのように材料の費用が何らかの項目に含まれているものである。A2（特定包括）は、特定の診療報酬項目において包括的に評価されているものであり、水晶体再建術に包括されている眼内レンズがその一例である。B（個別評価）は、特定保険医

療材料と言われるものであり、材料価格が個別に設定され評価されているものである。

　従来のカテゴリーの中に入っていない新たな医療機器・材料に関する保険償還の申請があった際には、以下に述べる C1 又は C2 としての評価がなされる。C1 とは、新機能を有し、新たな機能区分を必要とするが、使用されている技術自体は既に評価されている医療機器・材料に適用される区分である。冠動脈ステントを留置するという技術は既に診療報酬に設定されている中で、薬剤が溶出するという新たな機能が追加された薬剤溶出型冠動脈ステントが、この一例である。これに対して、C2 とは、その技術自体についてもまだ診療報酬が設定されていない新しい製品であり、例としては植込型補助人工心臓が挙げられる。

2.3　医療機器と医療材料の保険償還の相違

　以上、医療機器と医療材料を区別なく説明してきたが、保険償還の領域では、図9のような整理が一般的である。医薬品医療機器法上の医療機器の定義は広いが、保険償還の領域では、カテーテル等の再使用不可（ディスポーザル）なものを医療材料と一般的に呼び、Computer Tomography（CT）や Magnetic Resonance Imaging（MRI）などのように、多くの患者に繰り返し用いられるものは医療材料とは呼ばない。

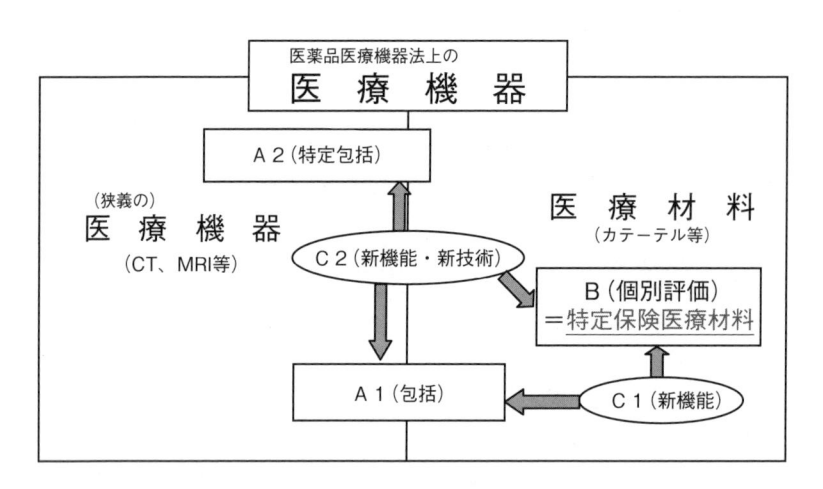

<出典：H19.5.20 中医協保険医療材料専門部会材-1-1>

図9　医療材料の診療報酬上の評価

　特定保険医療材料は、新規に保険収載される場合でも、既収載品が価格改定される場合でも、特定保険医療材料制度と呼ばれる明確なルールにより、保険償還価格が決定される。以下に、それらの価格決定ルールを紹介する。詳細は、保険局長通知を参照されたい。

2.4 新規特定保険医療材料の価格算定方法

既存の機能区分に入らない新規の特定保険医療材料の製造販売承認を取得した場合は、C1又はC2申請により、新たな機能区分の創設を目指すことになる。その際の償還価格、すなわち基準材料価格の算定方法の全体像は、図10のとおりである。

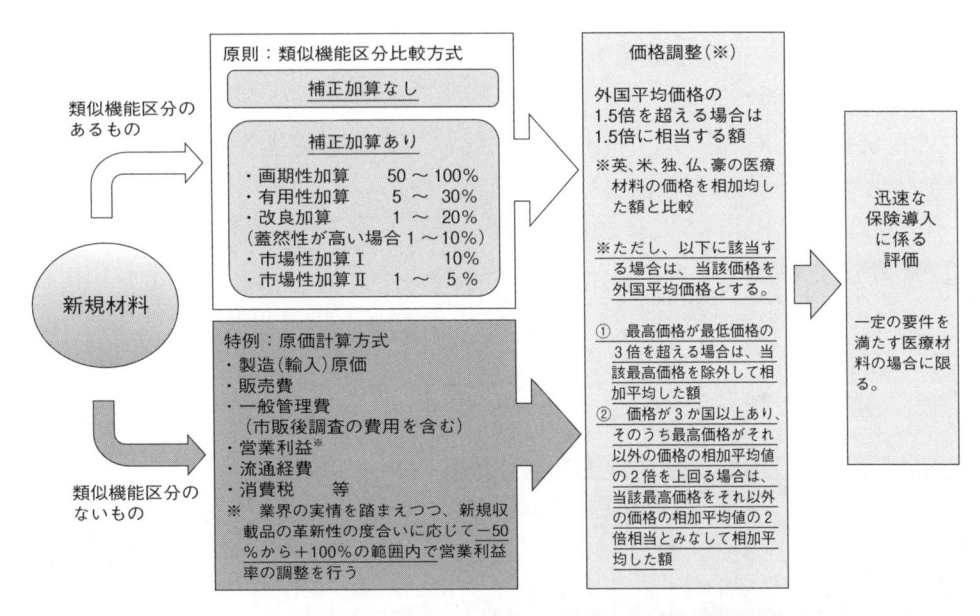

<出典：H26.5.28 中医協保険医療材料専門部会材-1参考>

図10　新規機能区分の基準材料価格の算定方法

2.4.1 類似機能区分比較方式

初めに、新規の医療機器・材料に類似の機能区分があるか否かを判断し、類似の機能区分がある場合は、「類似機能区分比較方式」が採用される。そして補正加算が検討される。補正加算には、「画期性加算」、「有用性加算」、「改良加算」、「市場性加算Ⅰ」及び「市場性加算Ⅱ」の5項目があり、各々の加算の要件は図11のとおりである。

【補正加算】

(1) 画期性加算

画期性加算は、50％～100％の範囲内で設定される加算で、以下の3つをすべて満たす必要がある。

　イ．臨床上有用な新規の機序を有する医療機器であること。
　ロ．類似機能区分に属する既収載品に比して、高い有効性又は安全性を有することが客観的に示されていること。
　ハ．当該新規収載品により、当該新規収載品の対象となる疾病又は負傷の治療方法の改善が客観的に示されていること。

(2) 有用性加算

　　有用性加算は、上のイ、ロ、ハのうち、いずれか一つを満たせば、5～30％の範囲内で設定されるものである。

(3) 改良加算

　　改良加算は、医療機器は継続的な改良・改善により進歩するという側面を評価するものであり、医療従事者の感染リスクの低減や、より安全・簡易な手技が可能になるなどの場合に、1％～20％の範囲内で設定される。

(4) 市場性加算(Ⅰ)及び(Ⅱ)

　　希少疾病用医療機器として指定された製品、又は既収載品と比較して、推定対象患者数が少ないと認められる製品に対して適用される。

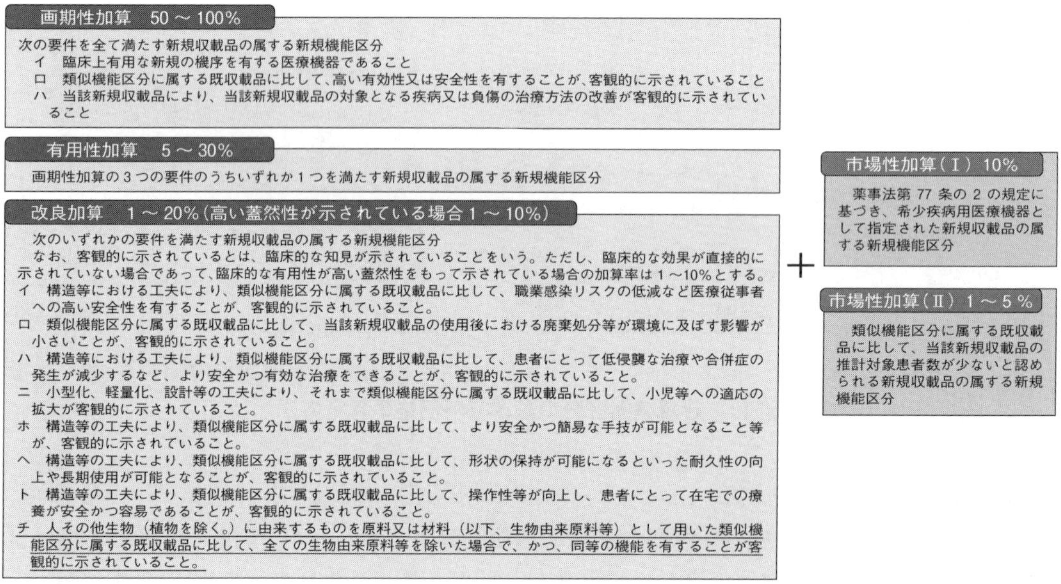

```
画期性加算　50～100%
次の要件を全て満たす新規収載品の属する新規機能区分
  イ　臨床上有用な新規の機序を有する医療機器であること
  ロ　類似機能区分に属する既収載品に比して、高い有効性又は安全性を有することが、客観的に示されていること
  ハ　当該新規収載品により、当該新規収載品の対象となる疾病又は負傷の治療方法の改善が客観的に示されていること

有用性加算　5～30%
画期性加算の3つの要件のうちいずれか1つを満たす新規収載品の属する新規機能区分

改良加算　1～20%（高い蓋然性が示されている場合1～10%）
次のいずれかの要件を満たす新規収載品の属する新規機能区分
  なお、客観的に示されているとは、臨床的な知見が示されていることをいう。ただし、臨床的な効果が直接的に示されていない場合であって、臨床的な有用性が高い蓋然性をもって示されている場合の加算率は1～10%とする。
  イ　構造等における工夫により、類似機能区分に属する既収載品に比して、職業感染リスクの低減など医療従事者への高い安全性を有することが、客観的に示されていること。
  ロ　類似機能区分に属する既収載品に比して、当該新規収載品の使用後における廃棄処分等が環境に及ぼす影響が小さいことが、客観的に示されていること。
  ハ　構造等における工夫により、類似機能区分に属する既収載品に比して、患者にとって低侵襲な治療や合併症の発生が減少するなど、より安全かつ有効な治療をできることが、客観的に示されていること。
  ニ　小型化、軽量化、設計等の工夫により、それまで類似機能区分に属する既収載品に比して、小児等への適応の拡大が客観的に示されていること。
  ホ　構造等の工夫により、類似機能区分に属する既収載品に比して、より安全かつ簡易な手技が可能となること等が、客観的に示されていること。
  ヘ　構造等の工夫により、類似機能区分に属する既収載品に比して、形状の保持が可能になるといった耐久性の向上や長期使用が可能となることが、客観的に示されていること。
  ト　構造等の工夫により、類似機能区分に属する既収載品に比して、操作性等が向上し、患者にとって在宅での療養が安全かつ容易であることが、客観的に示されていること。
  チ　人その他生物（植物を除く。）に由来するものを原料又は材料（以下、生物由来原料等）として用いた類似機能区分に属する既収載品に比して、全ての生物由来原料等を除いた場合で、かつ、同等の機能を有することが客観的に示されていること。

市場性加算（Ⅰ）10%
薬事法第77条の2の規定に基づき、希少疾病用医療機器として指定された新規収載品の属する新規機能区分

市場性加算（Ⅱ）1～5%
類似機能区分に属する既収載品に比して、当該新規収載品の推計対象患者数が少ないと認められる新規収載品の属する新規機能区分
```

<出典：H26.5.28 中医協保険医療材料専門部会材-1 参考>

図11　補正加算の要件について

2.4.2　原価計算方式

　類似機能区分が存在しない場合には、「原価計算方式」が用いられる。しかし、通常は前述した「類似機能区分比較方式」が用いられ、「原価計算方式」は例外的な方法である。原価計算方式では、まず、製造（輸入）原価が計算され、それに販売費、一般管理費（市販後調査の費用を含む）、営業利益、流通経費、消費税が上乗せされ、計算される。なお、製造原価以降に上乗せされる分については、原則として業界の平均値が上限になっている。

　ただし、営業利益率については、新規収載品の革新性の度合いに応じて、−50％から＋100％の範囲内で調整が行われる。

2.4.3　その他の調整

「類似機能区分比較方式」又は「原価計算方式」のいずれかの方式で算出された金額に対し、外国平均価格との比較による「価格調整」及び「迅速な保険導入に係る評価」の2つの調整が行われることがある。

(1)　外国平均価格調整

外国平均価格との比較による「価格調整」とは、外国平均価格調整（Foreign Average Pricing: FAP）とも呼ばれ、前述の方法で算出された価格を、英・米・独・仏・豪の5か国における外国平均価格と比較し、日本の価格が外国平均価格の1.5倍を上回る場合には、1.5倍まで引下げるというルールである。なお、外国平均価格にバラツキがある場合は、以下のプロセスが適用され、外国平均価格が再調整される。すなわち、企業より提出された5か国（又はそれより少ない外国価格）のうち、①最高価格が最低価格の3倍を超える場合は、当該最高価格を除外した相加平均とする、②価格が3か国以上あり、そのうち最高価格がそれ以外の価格の相加平均値の2倍を上回る場合は、当該最高価格をそれ以外の価格の相加平均値の2倍相当とみなして算定した相加平均とする、というルールである。

(2)　迅速な保険導入に係る評価

さらに、一定の条件を満たした場合には、「迅速な保険導入に係る評価」という期間限定の加算が受けられる。これは、イノベーションの評価及びデバイス・ラグの改善を推進する観点から設けられた制度であり、図12がその概略である。同評価の対象となる医療機器は、類似機能区分比較方式で補正加算の要件を満たした医療機器、又は原価計算方式であっても、医療材料専門組織において補正加算の要件を満たすものと同等の有用性があると判断された医療機器である。

これらの加算要件に関する要望の方法等は、厚生労働省通知「医療機器に係る保険適用希望書の提出方法等について」に、そのフォーマット、記載要領等が記されているので、参照されたい。

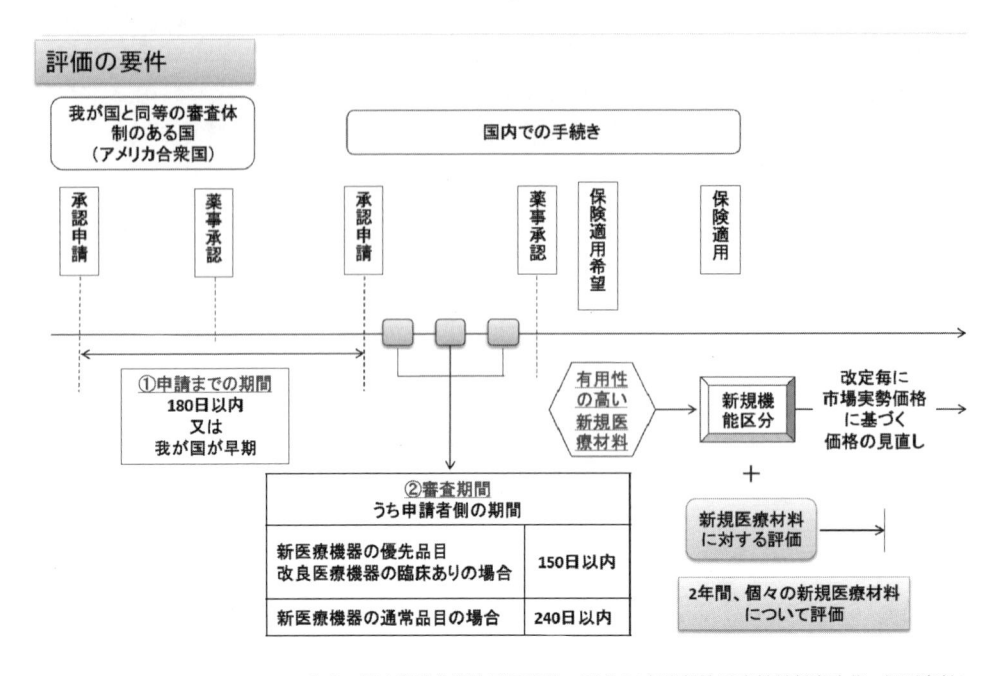

<出典：厚生労働省保険局医療課、平成24年度保険医療材料制度改革の概要資料>
図12　イノベーションの評価及び迅速な保険導入に対する評価

2.5　既収載の特定保険医療材料の価格決定ルール

「基本的なルール」としては、市場実勢価格加重平均値一定幅方式（Reasonable zone 若しくはRゾーン）という方法により、既収載品の価格改定が行われる。

価格改定の前年に、厚生労働省は全国の保険医療機関、歯科技工所及び保険薬局に販売する医療機器販売業者の販売価格及び一定率で抽出された医療機関等での購入価格を調査し（材料価格調査）、それにより、機能区分ごとの加重平均値を把握する。その市場実勢価格の加重平均値消費税を加えた算定値に一定幅（平成27年3月現在では4％）を加えた価格が、改定後の価格となる。

言い換えれば、医療機器販売業者が保険償還よりも低い価格で売れば売るほど、改定の時に保険償還価格が引下げられるというルールである。

さらに、「特例的なルール」として、再算定というものがある。これは、医療機器の内外価格差があるという指摘を受けて導入された制度で、国内価格と英・米・独・仏・豪の5カ国における外国平均価格を比較し、日本の市場実勢価格が外国平均価格の1.5倍を上回る場合、あるいは1.3倍を上回り、かつ前々回の改定での基準材料価格からの下落率が15％以内である場合には、償還価格を引下げるというものである。

2.6　技術料包括の医療機器・材料（特定保険医療材料以外）の償還制度

特定保険医療材料以外の製品、すなわち技術料に包括されるA1やA2の製品は、他の多くの技術料と共に、価格が決定・改定される。そのルールは特定保険医療材料に比べると必ずしも明確でない部分もあるが、以下、それについて述べていく。

2.6.1　技術料包括の医療機器・材料の価格決定ルール

新たに製造販売承認（認証）を取得した医療機器で、既存の技術料には包括されないと判断する場合には、C2申請をして、新たな技術料を希望（申請）することができる。ただし、新たな技術料は、診療報酬改定時（原則として2年に1回）にしか正式には設けられないので、改定のタイミング以外は既存の技術料が準用され、改定時に正式な技術料が設定される。

既存技術料が準用された場合は、当該技術に関し、関連学会が「医療技術評価提案書」を提出し、直近の改定時に正式な技術料を設定することができることとなっている。

2.6.2　既収載の技術料包括の医療機器・材料の価格決定ルール

医療機器・材料が包括された技術料の価格決定ルールは、特定保険医療材料のように実勢価や外国平均価格によって改定されるというような明示的なルールはない。他の多くの技術料（いわゆる診療報酬本体）と同様に、中医協における毎回の改定の優先事項や、学会等から提出される「医療技術評価提案」、さらに、診療報酬改定率等をもとに、政策的に設定される。

2.7　新規医療機器・材料の保険適用プロセス

製造販売承認（認証）された製品について保険適用希望書が提出されると、A2又はBの評価のものについては、前月の10日までに厚生労働省にて受付されたものは、翌月の1日に保険収載され、後に中医協に報告される（A1は希望書提出後、20営業日後に保険収載される）。

C1及びC2で提出されたものについては、厚生労働省経済課・医療課との議論の後、図13に示すように、まず保険医療材料専門組織で審議され、決定案が企業に通知される。不服がない場合は中医協で議論され、了承されると保険収載となる。不服がある場合は、2回目の保険医療材料専門組織による審議が実施される。保険医療材料専門組織では、1回目も2回目も企業が出席し、保険適用希望に関して意見を述べることができる（2回目は不服がある場合）。

C1及びC2については、保険収載されるタイミングは、1年に4回（1月、4月、7月及び10月）である。

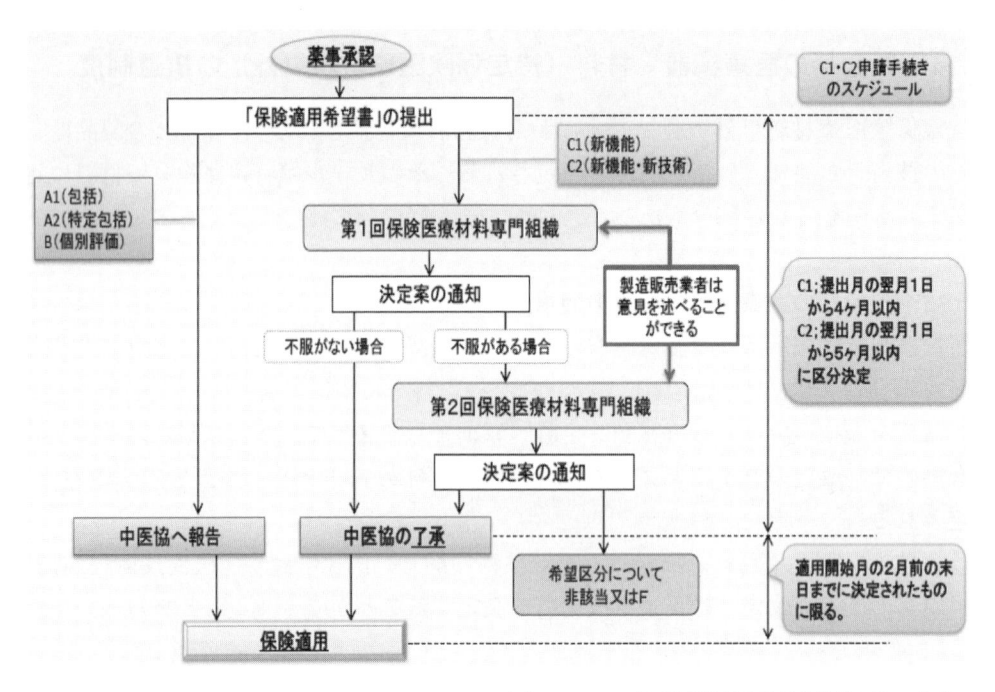

<出典：H26.5.28 中医協保険医療材料専門部会材-1参考>

図13　新規保険医療材料の区分決定の流れ

3．体外診断薬の保険償還

3.1　体外診断薬の保険償還の枠組み

　診療報酬（医科）は大きく、初診料・再診料や入院基本料などの「一般診療料」と、検査や画像診断、手術、処置、注射などの医療技術ごとに償還される「特掲診療料」に分かれている。体外診断薬は、医薬品や医療機器のように、モノ代として技術料とは別に支払われるのではなく、「検体検査料」という技術料の一項目として保険償還される。さらに「検体検査料」は、実施した検査に応じた「検体検査実施料」と、当該検査が属する区分（尿・糞便等検査判断料から微生物学的検査判断料までの6区分）に係る「検体検査判断料」に分かれ、その合計金額が支払われる。例えば、赤血球抵抗試験を実施した場合、その「検体検査実施料」の450円（診療報酬点数は45点）に加え、「検体検査判断料」として血液学的検査判断料の1,250円が加算され、併せて1,700円が医療機関に支払われる。

　なお、紹介した例は基本原則であり、医療機関の種類（一般病院、特定機能病院、DPC病院など）や外来・入院等の違いにより、検査料は細かく規定されている。さらに、検査当日に検査結果が示された場合の「外来迅速検体検査加算」や、検査に関わる医療従事者の人員配置の状況に応じて算定される「検体検査管理加算」などがあり、詳細は医学通信社から発行されている「診療点数早見表」等、最新の診療報酬点数表を参照されたい。

3.2 新規体外診断薬の保険申請区分

新たな体外診断薬の承認・認証を得た場合は、保険償還を希望することができる。申請区分には以下の3つがある。

- E1（既存）：測定項目、測定方法とも既存の品目と同じ
- E2（新方法）：測定項目は新しくないが測定方法が新しい品目で、E3（新項目、改良項目）に該当しないもの
- E3（新項目、改良項目）：測定項目が新しい品目又は技術改良等により臨床的意義、利便性の向上等を伴う既存測定項目

E1とE2は、従来の項目と同様の保険点数になることが原則である。E3は新たな保険点数となる場合がある。E3は、以前、「新測定項目」の場合だけであった。しかし、既存項目であっても、感度・特異度が改善した場合等の適切な評価を希望する業界の要望を受け、改良項目（技術改良等により臨床的意義、利便性の向上等を伴う既存測定項目）もE3として、2016年4月から申請できるようになる。

前記、「2.6.2　技術料包括の医療機器・材料の価格決定ルール」で示したとおり、新たな技術料は診療報酬改定時（原則として2年に1回）にしか正式には設けられない。そのため、改定のタイミング以外は、既存の技術料が準用され、改定時に正式な技術料が設定される。

3.3 体外診断用医薬品の保険適用プロセス

製造販売承認（認証）された製品について保険適用希望書が提出されると、E1申請の製品については、保険適用希望書が受理された日から起算して20日を経過した日から原則として保険適用される。

E2及びE3で提出された製品については、保険適用希望書提出後、翌月の1日より5か月以内に保険適用を認める旨について決定がなされる。希望書提出後、厚生労働省経済課・医療課との議論の後、決定案が企業に通知され、その後中医協で議論され、了承されれば保険収載となる。全体の流れを図14に示した。

【承認・認証品目】

承認（認証）申請 ･････････備考欄に保険適用希望の有無を記載する

↓

承認（認証）

├── E3 → 事前相談 → 保険適用希望書 → ヒアリング ⇄ 指摘事項/回答（製造販売業者）→ 中医協
├── E2 → 事前相談
└── E1 → 保険適用希望書

E1
通常は、20業務日を経過した日から保険適用される。

中医協 →（注-4）
├── E2、E3
│   保険適用希望書提出後、翌月の1日より5月以内に保険適用を認める旨の決定がなされ、その翌月1日から保険適用される。
└── 保険導入しない

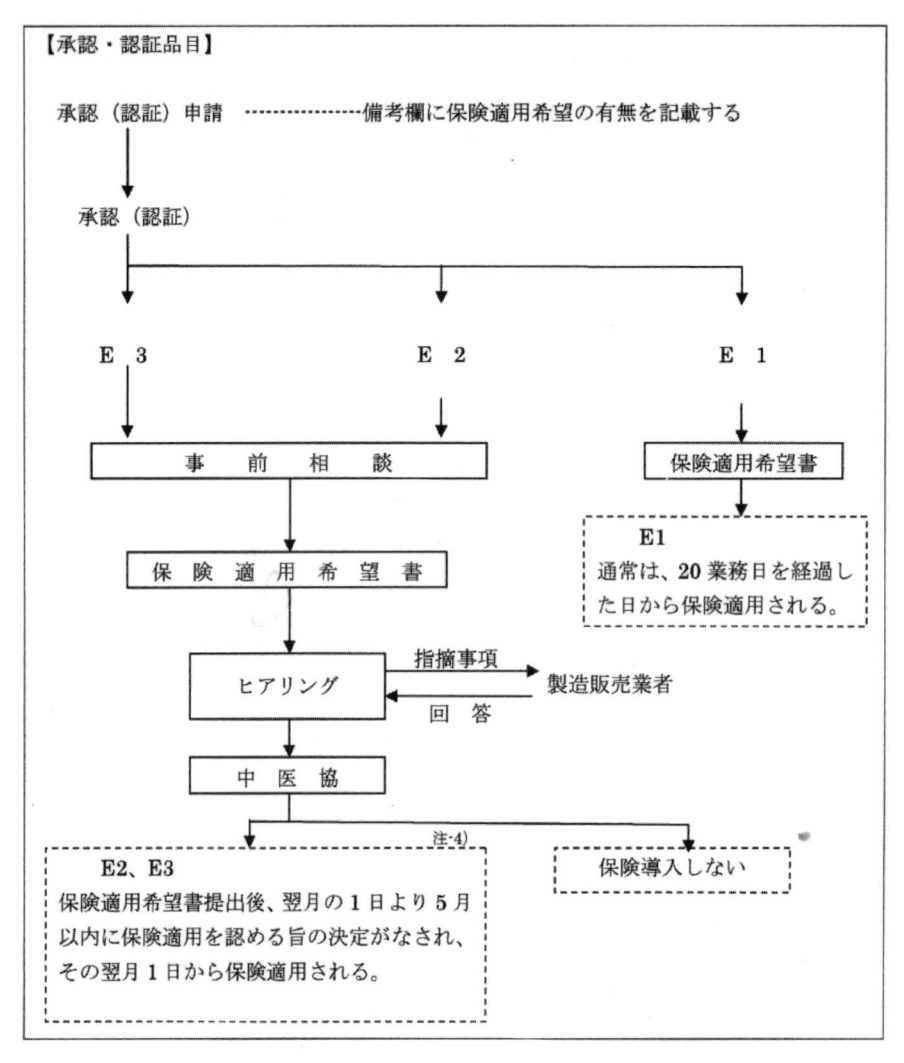

＜出典：臨床検査薬協会「対外診断用医薬品保険適用希望のための指針」(H26.7)＞

図14　体外診断用医薬品の保険適用の流れ

3.4　既収載の体外診断薬の価格決定ルール

　他の多くの技術料（診療報酬本体）と同様に、中医協における毎回の改定の優先事項や学会等から提出される「医療技術評価提案」、さらに診療報酬改定率等をもとに、政策的に設定される。

3.5　医療機器等及び体外診断薬の安定供給

　製造販売業者は、医療機器等・体外診断薬が保険適用となった場合は、当該保険適用後、遅滞なく販売等を行い、当該医療機器等・体外診断薬の医療機関への供給を開始するとと

もに、安定して供給しなければならない。また、当該医療機器等・体外診断薬の安定供給が困難な事態に至るおそれがある場合には、遅滞なく医政局経済課に報告することが求められる。

4．保険償還に関わる最近の議論

4.1 費用対効果評価

　中医協において、平成23年頃より費用対効果について議論するべきという意見が示され、平成24年度に中医協に費用対効果評価専門部会が設置された。その後、費用対効果の定義や方法論、課題、さらに費用対効果評価を日本の医療保険制度にいかに組み込むか等が、専門家からの情報提供をもとに中医協で議論されてきた。平成27年には、具体例を用いた検討が実施され、制度設計に向けた課題の抽出が行われた。その結果をもとに、①データ提出、②再分析、③アプレイザル、④評価結果を活用した意思決定、の工程案ごとに検討が進められている（平成27年6月現在）。

4.2 加算率の定量化

　新医薬品の薬価算定及び新規保険医療材料の保険償還価格の算定における有用性の評価では、類似薬又は類似機能区分と比較した補正加算及び原価計算方式における営業利益率の補正を行う。その際、各々の要件及び加算率・補正率には幅が設けられている。例えば、新医薬品における有用性加算(I)の加算率は35％～60％、また新規保険医療材料における有用性加算の加算率は5％～30％である。

　しかしながら、個別製品の有用性評価の妥当性を判断する場合の各要件の充足度合いと適応される加算率・補正率の関係が必ずしも明確にされていないことから、さらなる透明化・予見化を図るために、その定量化に関する研究が実施され、中医協へ報告された。この定量化研究の結果は、薬価算定組織及び保険医療材料専門組織における加算率等の検討に際して、参考として用いられることになった。

　具体的には、有用性評価の各要件に関して、細分化した要件項目を設定し、各々にポイントを付し、細分化した要件項目の該当ポイント数を合計して、加算率の参考にするというものである。

　事例として、新医薬品及び新規保険医療材料における画期性加算・有用性加算の要件に「臨床上有用な新規の作用機序」という要件があり、その細分化した要件項目とポイントを以下の表に示す。

＜新医薬品＞

	細分化した要件項目	ポイント
a.	薬理作用発現のための薬剤の作用点（部位）が既収載品目と大きく異なる	2p
b.	薬理作用発現のための薬剤の標的分子（酵素、受容体など）が既収載品目と異なる	1p
c.	a又はbを満たす場合であって、標準的治療法が確立されていない重篤な疾病を適応対象とする	+1p
d.	a又はbを満たす場合であって、示された新規の作用機序が臨床上特に著しく有用であると薬価算定組織が認める	+1p

＜新規保険医療材料＞

	細分化した要件項目	ポイント
a.	効果発現のための当該新規材料の作用機序が類似材料と大きく異なる	2p
b.	効果発現のための当該新規材料の要素技術が類似材料と大きく異なる	1p
c.	その他、臨床上特に有用であると保険医療材料専門組織が認める新規の機序がある	1p
d.	a～cのいずれかを満たす場合であって、標準的治療法が確立されていない重篤な疾病を適応対象とする	+1p

　上記の細分化した要件項目を満たした場合に各ポイントが積算される。1ポイントは加算率5％として換算する。ただし、従前の加算等の評価に係る運用及び解釈を変更するものではなく、あくまで加算率等の根拠について一層の透明性を推進する目安として位置づけられている。

まとめ

- ✓ 日本では、有用性・安全性が確認された医療技術は、基本的にすべて保険償還される。医薬品、医療機器・材料及び体外診断薬においても、製造販売承認を得た場合は、原則としてすべて保険償還される。
- ✓ 保険収載手続き及び保険償還価格の算定ルールは本章で示したとおりである。ただし、これらの制度に関しては、原則として2年に1回、中医協における検討を経て見直されるため中医協の議論や厚生労働省の通知などの最新の情報を入手し、参照いただきたい。

関連通知

- 厚生労働省医政局長・保険局長「医療機器の保険適用等に関する取扱いについて」医政発 0212 第 15 号、保発 0212 第 13 号、平成 26 年 2 月 12 日
- 厚生労働省保険局長「特定保険医療材料の保険償還価格算定の基準について」保発 0212 第 11 号平成 26 年 2 月 12 日
- 厚生労働省医政局経済課長・保険局医療課長「医療機器に係る保険適用希望書の提出方法等について」医政経発 0212 第 9 号、保医発 0212 第 19 号、平成 26 年 2 月 12 日
- 厚生労働省医政局長、厚生労働省保険局長「体外診断用医薬品の保険適用に関する取扱いについて」医政発 0305 第 3 号、保発 0305 第 6 号、平成 26 年 3 月 5 日
- 厚生労働省医政局経済課長、厚生労働省保険局医療課長「体外診断用医薬品の保険適用の取扱いに係る留意事項について」医政経発 0305 第 5 号、保医発 0305 第 14 号、平成 26 年 3 月 5 日
- 厚生労働省保険局長「薬価算定の基準について」保発 0212 第 7 号
- 厚生労働省医政局長「医療用医薬品の薬価基準収載等に係る取扱いについて」医政発 0212 第 8 号
- 厚生労働省医政局経済課長「医療用医薬品の薬価基準収載希望書の提出方法等について」医政経発 0212 第 4 号

索　引

あ

あらかじめ指定した者
　　　　　　　　　　189,218,266,267
安全確保業務
　　　256,257,262,264,265,268,269,276
安全管理実施部門　　　　　　　265
安全管理情報
　　　256,257,259-264,275,278
安全管理情報とは　　　　　　　260
安全管理責任者　63,116,132,183,246,
　　　247,257,259,263-269,272,273,383
安全管理統括部門　183,185,187,190,
　　　　　　　　191,256,257,264,265,271
安全性情報の収集　　　　　26,58,61
安全性薬理試験　　　　　144,145,158
安定性モニタリング
　　　　　　　　　　165,167,170,176

い

医家向け医療機器　　　　296,297,299
医機連　　　　　　　　　　49,50,59
委託が可能な業務　　　　　　　275
1日薬価　　　　　　　　　　　422
一部変更承認（認証）申請
　　　　　　373-375,396,397,400,415
一般医療機器販売業（貸与業）　102
一般用医薬品とは　　　　　　　306
一般用医薬品・要指導医薬品の添付
　　文書　　　　　　　　　　　284
一般用検査薬　379,380,401-403,405
逸脱の管理　　　　　　168,173,176
医薬情報担当者　　　　　　256,262
医薬・生活衛生局
　　　　　　15,17,22,45,46,132,325
医薬品の製造承認等に関する基本方
　　針　　　　　　　　　　　　　5
医薬品 GMP　　　　　9,43,114,123
医薬品医療機器総合機構　　　　21
医薬品医療機器法の成立　　　　10
医薬品査察協定及び医薬品査察協同
　　スキーム　　　　　　　　　162
医薬品製造管理者　　　　　　　94
医薬品たるコンビネーション製品
　　　　　　　　　　411,414,415,417
医薬品等外国製造業者　　　　　95
医薬品等適正広告基準　286,295,296
医薬品の製造業の許可の区分　92,93
医薬品副作用被害救済制度
　　　　　　　　　　　17,22,24,285

医薬品リスク管理計画
　　　244,258,263,268,269,271,272,278
医薬部外品製造販売業許可　　　90
医薬部外品等責任技術者　　　　94
医薬部外品の承認基準　　　　　334
医療機器業公正競争規約　　　　59
医療機器業公正取引協議会　　　59
医療機器責任技術者　　　　　　97
医療機器センター　　8,21,48,49,104
医療機器たるコンビネーション製品
　　　　　　　　　　　　　　　411
医療機器等総括製造販売責任者
　　　　　　　　197,199,202,217,221
医療機器とは　　　　45,74,232,346
医療機器の定義　　　　　　74,430
医療機器の添付文書　11,290-292,368
医療機器のクラス分類
　　　　　　　　　　55,58,80,237,347
医療技術評価提案　　　　　435,438
医療用医薬品とは　　　　　　　304
医療用医薬品の申請区分
　　　　　　　　　　　　306,308,310
医療用医薬品の添付文書　　　　283
インターネット販売　　　　　　101
インターネットモール事業者　　105
インフォームド・コンセント
　　　　　　　　　224,225,230,234,239

う

運営管理者　　　　　　　　146-154

え

衛生管理基準書　　　　　　　　166

お

欧州医薬品庁　　　　　　　27,237
欧州ビジネス協会　　　　　　49,59
概ね適合　　　　　　　　　117,119
卸売販売業　　　　100,101,103,106
卸・代理店　　　　　　　　　　58

か

海外製造所　　　　　9,92,96,99,216
外国指定高度管理医療機器製造等事
　　業者　　　　　　　　　198,202
外国製造医療機器等特例承認取得者
　　　　　　　　　　　　198,202,290
外国製造業者認定申請の添付書類
　　　　　　　　　　　　　　　95

外国製造業者の認定　　92,95,113,203
外国製造所登録　　　　　　　　54
外国における使用状況
　　　　　　　　311,315,318,361,365,387
外国平均価格調整　　　　　424,433
外国臨床データ　　　　　　238,240
改修　　　　　　　　　　　　　127
回収処理　　　168,174,182,185,191,192
回収着手報告　　　　　　　130-135
回収等の命令　　　　　　　　　113
回収のクラス分類　　　　　　　129
回収の終了報告　　　　　　　　135
回収の状況報告　　　　　　134,135
回収の定義　　　　　　　　　　127
回収の必要性の判断基準　　　　128
開発の経緯
　　　　315,361,363,364,371,387,392
改良医療機器　　　349,351,363,371,372
改良医療機器（承認基準なし・臨床
　　なし）　　　　　　　　　　351
改良医療機器（臨床あり）　351,363
改良医療機器（臨床なし）　371,372
改良医療機器（臨床なし）と後発医
　　療機器の場合のSTED形式　371
改良加算　　　　　　　　　431,432
閣議決定　　　　　　　　　21,40,313
閣法　　　　　　　　　　　38,39,40
画期性加算　　　　　　　423,431,439
監査　　　　　　　　　　　208,219
監視及び測定　　　　　　　121,208
管理医療機器販売業（貸与業）届
　　　　　　　　　　　　　　　102
管理監督者　　121,197-199,202,203,
　　　　　　　　　207,217,221,383
管理監督者照査　　　　　　207,217
管理薬剤師の設置　　　　　　　103

き

議員立法　　　　　　　　　　　38
規格間調整　　　　　　　　424,425
規格値外試験値　　　　　　　　163
技術料　　　　　　　　57,428,435-438
技術料包括の医療機器・材料の価格
　　決定ルール　　　　　　435,437
基準適合証　　11,60,61,124,141,202,
　　　　　　　　　214,350,360,392
基準適合証による調査の合理化　214
基準適合証の交付　　　　　　　202
基準不適合品目　385,387,391,393,395

443

索　引

キット製品　390,410-413,416,421,425
キット製品の薬価算定方式　425
機能区分　57,429-434,439
キノホルム　6
基本要件基準への適合性
　　　　　　352,361,365,393
基本要件適合性チェックリスト
　　　　　　365,366
牛海綿状脳症　9
教育訓練　62,168,170,173,175,176,
　　　　185,188,192,193,207,209,248,257,
　　　　259,263-266,277,278
業務の委託　248,275
許可申請　91,94,96,106,108,109,115,
　　　　117,119,383
許可の種類　89,90,100,103,180,181
許可要件　8,9,90,93,102,107,108,115,
　　　　120,179,180,181,183,193-195,
　　　　200,259,265,276,278,315,327,338
記録の保存
　　　　231,249,252,257,263-265,278

く

クオリティ・マネジメント・システム　62
クラス分類ごとの品目審査の相違　347

け

経営者の責任　207
経皮吸収型貼付剤　417
軽微な変更
　　　　134,234,271,373,374,397,415
軽微変更届
　　　　11,140,373,374,396,400,412,415,416
計量法　59
化粧品製造販売業許可　90
原価計算方式
　　　　422,424,428,432,433,439
検出用試薬　385,386,398
検体検査実施料　436
検体検査判断料　436
限定一般医療機器
　　　　83,199,204,208,211
限定第三種医療機器製造販売業者　211
現品交換　127,128,129

こ

コアバッテリー試験　145,158
広告規制　286,295
広告における効能効果についての表
現の制限　297
広告の制限　138,139,286,287,296-298
公正取引委員会　59
較正用基準物質　393
較正用標準物質　380,381,387,393,401
厚生労働省の組織　14,15,16
構造設備の適合性評価　119
工程・開発　62
高度管理医療機器等営業所管理者　104
高度管理医療機器等販売業（貸与業）許可　102
高度管理医療機器等販売業者等　104,105
効能追加等　273
効能変化再算定　428
後発医薬品　269,307,314,315,326,
　　　　327,421,423,425-428
後発医薬品の薬価算定方式　425
後発医薬品への置換え　427
後発医療機器
　　　　349,351,352,354,371,372
後発医療機器・承認基準あり　354
後発医療機器（承認基準あり・臨床なし）　349
基本要件基準　349,352,354,361,365,
　　　　366,381,387,393
国際共同治験　239,244
告示とは　44
国内製造所　99,123
国内品質業務運営責任者　63,116,
　　　　121,198,199,200,202,
　　　　215,217,218,221,383
国立医薬品食品衛生研究所
　　　　8,14,21,48
国立感染症研究所　395
誇大広告　138,286,287,295
コモン・テクニカル・ドキュメント　315,317
コンカレントバリデーション　172
コンパニオン診断薬　403-405
コンビネーション製品とは　410,411
コンビネーション製品に係る副作用等報告の方法　415
コンビネーション製品の承認申請　410-412,417
コンビネーション製品の製造業　413

さ

再委託が可能な業務　275
再委託の場合の注意事項　277
剤型追加に係る医薬品　308,320
在庫処理　127,128
再算定　427,428,434
最終製品の保管場所　98
再審査制度　250-252
再生医療等製品たるコンビネーション製品　411,415,417
最低薬価　428
再バリデーション　164,165,172
再評価制度　7,250-252
差分　351,364,365,372
三役　63

し

ジェネリック医薬品　30,421,425
ジェネリック医薬品の薬価算定方式　425
試験従事者　148,151
資源の運用管理　207
自己宣言書　366,393
自己点検　62,168,175,185,188,192,247,
　　　　248,257,259,263-267,277,278,380
市場拡大再算定　427
市場実勢価格加重平均値調整幅方式　426-428
市場実勢価格加重平均値一定幅方式　434
市場性加算　423,431,432
市場への出荷の可否
　　　　181,184,187-189,192,194,216
市場への出荷の管理
　　　　181,182,185,188,194
実施医療機関　229-231,234,239
指定視力補正用レンズ等　104,105
市販直後調査
　　　　263,264,268,269,271-273,278
重篤性　191,261,327
修理業許可　55,88,107-109
修理業の許可区分　108
修理業の責任技術者の資格要件　109
主たる組立て
　　　　97,98,203,205,212,358,359
出荷の管理
　　　　168,170,181,182,185,188,194
承継　11,349
照査　125,164,165,172,176,207,208,
　　　　217,220,221,368
小児加算　423
承認基準　9,144,224,331,332,334,349,
　　　　351,354,358,366,372,382,
　　　　385,387,391,393-395
承認基準外品目　385,387,391,393-395
承認基準品目　385,387,391

444

索　引

承認事項の変更　165,373,374
承認審査・調査申請　314
承認審査プロセス　19,327
承認申請時の電子データ提出　313
承認申請資料収集作成基準　325,338
承認申請書に添付する資料　158,360
承認申請書の記載事項　355
承認等の内容を変更する際の事前通知　415
承認不要品目　401
承認前試験　60,391,395,396
承認前の医薬品の広告の禁止　287
承認前の医療機器の広告の禁止　296
承認要件等に係る調査　122
症例登録方法　250
省令とは　42
条例とは　45
処方箋医薬品以外の医薬品　180,259,305
処方箋医薬品とは　305
使用上の注意　166,261,262,283,284,292,294,305,332,368,402
使用成績調査　244-247,249,250,260,269
使用成績評価制度　61
シリーズ申請　397
資料概要　315,316,336,375
新医薬品の薬価算定方式　422
新医療機器　8,19,61,77,139,244,252,349,350,351,363,370,371
新医療機器と改良医療機器（臨床あり）の場合のSTED形式　363
新医療用配合剤　233,308,309,320,425
新規医療機器・材料の保険適用　435
新規体外診断薬の保険申請区分　437
新キット製品　421
新規特定保険医療材料の価格算定方法　431
新規保険医療材料の評価区分　429
新効能医薬品　308,329
新剤型医薬品　308,320,329,330
審査管理課　8,17,18,45,46,238,239,327,337,410
新指定医薬部外品　9,334
申請区分　304,306,308,310,328,329,331,335-338,349,351,354,359,360,362,371,384,391,437
申請資料の信頼性の基準　25,237,251,325,338,355
申請の際に必要な添付資料　310,331
迅速一変　373
新測定項目　437

迅速な保険導入に係る評価　433
診断書　92,94,96
新投与経路医薬品　308,320,329
新範囲医薬部外品　334
新薬創出・適応外薬解消等促進加算　426
新有効成分含有医薬品　308,320,329,333
新用量医薬品　308,329,331
信頼性調査　24,35,56,350,354,355,374
信頼性調査業務　24
信頼性の基準　25,32,226,237,251,325,338,355
信頼性保証部門　146,148-151,153,154
診療報酬点数表　57,436
診療報酬　57,58,429,430,435-438

す

スイッチOTC　328,329,332,333,338
スモン　6,22

せ

製造管理基準書　167
製造管理者　93,94,139,163,164,173-176,184,215
製造管理者の業務と資格要件　164
製造管理責任者　184
製造業者等との取決め　185
製造業の許可　9,11,17,88,92-96,98,109,112,124,138,181,192,203,315,327,338,409,413
製造業の許可の区分　92,93
製造業（製造所）の登録　17,54,56,88,92,96-98,107,113,131,138,204,205,212,213,383,394,413
製造業（製造所）の登録の範囲　98,205,212
製造指図書　169
製造所に関するQ&A　99
製造所の変更・追加　374
製造に関する情報　361,369
製造販売許可　9,54,55,88-90,102,109,116,117,180,213,259,311,359,383
製造販売業における許可要件及び承認等の要件　115
製造販売業の許可権者　91
製造販売業の許可に係る調査　113,115
製造販売後安全管理業務　255-259,263,264,266,267,269,272,276,277
製造販売後安全管理業務手順書　257,259,263,264,266,267,269,272,276,277
製造販売後安全管理の基準　42,58,61,90,113,116,181,255,383
製造販売後安全管理の方法　43,117,118,180
製造販売後調査等管理責任者　116,244,246-248,252,264
製造販売後調査等業務手順書　246
製造販売後臨床試験　58,229,243-252
製造販売承認申請に必要な添付資料作成ガイドライン等　318
製造販売承認申請書　158,349,355,356,361,362,388,389,395,399,401
製造販売承認制度　349
製造販売届出制度　348
製造販売認証制度　348,354
製造部門　163,167-169
製品群　11,60,83,124,129,202,213-215,292
製品実現　65,98,203-205,207,208,212,216
製品標準書　62,125,165,166,170,189,206,214-216
生物学的製剤等区分　93
生物製剤等　309,320,321
生物由来製品感染等被害救済制度　17,22,24
製薬企業倫理綱領　286
製薬協コード・オブ・プラクティス　286
政令で定めるもの　42,44,74,346
政令とは　42
責任技術者　93,94,97,104,108,109,138,139,203,214,215,221
責任技術者の従事経験　214
是正措置　126,127,142,164,165,208,217,220,221
設計工程出力　62
設計工程入力　62,63,65
設計開発の記録　208
設計検証　212,361,364,367,369
セット製品　410-412
選任外国製造医療機器等製造販売業者等　198,202
先駆導入加算　423
選任製造販売業者　55,63,64,145,294
先発医薬品　326,327,425,427,428
専門協議　25,28,327,335,351,365,395,396
全例調査方式　250

索　引

そ
総括製造販売責任者の業務　116,118,183,199
総括製造販売責任者の資格要件　90
相互受入れ制度　152
総合的適合性評価　117,118
相互承認協定　170
相談業務　22,24
測定範囲等に関する資料　387,392
測定・分析及び改善　208
測定用試薬　385,386,398,399
疎明する書類　94,95,96
ソリブジン事件　8

た
第一類医薬品　101,102,306
第一種医薬品製造販売業許可　90,116,180
第一種医療機器製造販売業許可　89,90
第一種製造販売業者　259,263,264,266,267
体外診断薬の保険償還　436
体外診断用医薬品の一般的名称　83,380
体外診断用医薬品製造販売業許可　90
体外診断用医薬品のクラス分類　379
体外診断用医薬品の定義　378
体外診断用医薬品の添付文書　285
体外診断用医薬品の保険適用プロセス　437
第三種医療機器製造販売業許可　89,90
第三種製造販売業者　259
第三類医薬品　100,101,103,306
体制省令　42,43,61,90,113,115,120-122,195-200
第二種医薬品製造販売業許可　89,90,116,180
第二種医療機器製造販売業許可　89,90
第二種製造販売業者　259
第二類医薬品　100,101,103,306
貸与業許可　55,88,107,109
ダイレクトOTC　328,329,332,338
妥当性確認　217,361,364,367
短期試験　152,154

ち
治験機器　230,231,370
治験計画の届出　229,233,414
治験コンビネーション製品　414
治験審査委員会　229-231,239
治験責任医師　229-231,234,239,370
治験相談　24,236,238,239,359
治験薬　229-231,234,244
中医協　8,57,419,421,435,437-440
中央登録方式　250
直接の容器等の記載事項　280
直接の容器又は直接の被包に記載　287,290
貯蔵等の管理　185,192

つ
追加的調査　413
追加的要求事項　203,209
通達（通知・事務連絡）とは　45

て
低薬価品等の特例　428
適合　117-119,122,126,259
適合性チェックリスト　354,365,366,393
適合性調査　9,11,19,26,32,33,35,56,114,116,118,120,122,124,125,202-204,214,250,251,259,314,315,325-328,335,338,350,360,392,413
適合性調査の実施者及び方法　114
適格性評価　165,171-173
適合性評価基準　116,118-120,124
適合性評価後の措置　117,119,120,122,124
適合性評価の方法　116,118,121
適合認証基準　348,349,360,385
適合宣言書　360,366
デザイン・アウトプット　62
デザイン・インプット　62,64
デザイン・コントロール　62,63
手順書　166,168,176,185,187,188,193,263,266,267,269,272,277
電気用品安全法　59,290
電波法　59
添付資料の項目及び内容　311
添付資料　224,310-312,315-318,325,326,331,336,337,360-363,366,371,375,386,387,392,395,399,405
添付資料の概要　392,399
添付文書（案）　291,315,336,337,348,359,361,368,371,391
添付文書等記載事項の届出及び公表　291,299
添付文書届出対象品目　359
添付文書の記載事項　282,287
添付文書の記載項目及び記載順序　292
添付文書の省略　292
店舗販売業　100,101,103,106

と
答申GCP　225,232
登録申請　98,348,359,382
登録制　92,96
登録認証機関　9,26,56,60,114,124,141,142,203,214,290,346,348,349,375,381,382,398,400,405
登録販売者　100,101,103,104,284
登録を受ける製造所の製造工程　96
毒性試験　144,145,154,158
独占禁止法　59
特定一変　373,374
特定医療機器　18,83,140,208
特定使用成績調査　244,245,249,250
特定保険医療材料　57,428-431,434,435
毒薬・劇薬　281,315
特掲診療料　436
トップマネジメント　163,207,217
都道府県に委任　33
届出が必要な添付文書記載項目（事項）　282,291
届出が必要な変更　397
届出事項　348,373

な
内閣法制局における審査　38
内部監査　208,219
生データ　149-151,325,335,355,395

に
日本医療機器協会　52
日本医療機器産業連合会　49,50,296
日本薬局方　2,3,18,27,28,45,282,304,308,309,329,412
日本臨床検査薬協会　52
認証申請　55,56,60,88,212,349,374,375,382,383,398-400,405,410
認定区分　92,95,96
認定申請　95

は
バージョンアップ　99,213
バイオ後続品　30,269,308,320,425
バイオマーカー　403,405
配置販売業　100,101,103,106,139
バリデーションとは　171,172

販売・授与等が禁止	112
汎用規格	424,425

ひ

表示することが禁止	291
標準操作手順書	146,148-151
費用対効果評価専門部会	439
品質管理基準書	167
品質管理部	32,213,350
品質管理とは	169
品質管理監督システム	98,121,
	197-199,203,205-207,
	209-211,213,216,217,219
品質管理監督システム基準書	
	121,199,206,209-211,213,217
品質管理業務	
	118,164,167,175,181-189,192-194
品質管理責任者	184
品質機能展開	208
品質情報	
	61,163,165,173,174,187,190,218
品質等に関する情報	168,173,174,
	181,182,185,186,190,194,218
品質標準書	184,185,190
品質部門	
	163,165,166,168-171,173,174
品質不良等の処理	
	168,173,181,182,185,190,194
品質保証責任者	116,118,183,184,
	186,188-191,194,202,264
品質保証責任者の業務	186,194
品質保証部門	
	118,182-184,191,193,218,257
品質マニュアル	206,211,217
品質リスクマネジメント	
	163,164,176
品目の概要	361,363

ふ

不具合等報告	234
副作用・感染症報告制度	250
副作用等報告	234,260,414,415
複数場所試験	
	145,148,149,151,152,154
不採算品再算定	428
不適合	117-119,122,125,126,164,
	207,208,220,221,237,349,360,
	382,385,387,391,393-395
プログラムとは	76
プロセス・ディベロプメント	62
プロセスバリデーション	
	171,172,173

文書及び記録の管理	
	168,175,185,193,198,199,209

へ

ベリフィケーション	62
ヘルシンキ宣言	224,225
変更時のバリデーション	172
変更(の)管理	
	163,168,173,176,189,208

ほ

法案提出の方法	38
報告品目	421
放射性医薬品区分	93
包装等区分	93
邦文記載	291
法律とは	41
保険適用希望書	57,416,433,435,437
補正加算	423,424,428,431,433,439

ま

マネジメントレビュー	207,217

め

明瞭記載	291
滅菌バリデーション	359,369,373
滅菌方法に関する情報	361,369

や

薬害	5,6,9,224
薬剤師を必要としない医薬品	94
薬事監視	18,111,112
薬事・食品衛生審議会	19,20
薬事戦略相談	24
薬価改定	426,427,428
薬価基準	416,420,421,423-426
薬監証明	60
薬局	100
薬局等構造設備規則	
	11,93,102,103,108,119,161,193,202

ゆ

優先審査	7,327,351
有用性加算	423,431,432,439
輸入管理者	184
輸入届	60

よ

要改善	117,119,122
要指導・一般用医薬品の申請区分	
	328,329,331
要指導・一般用医薬品の承認審査	

	332,333,335
要指導医薬品とは	305
要指導医薬品の指定	335
要指導医薬品の添付文書	
	282,284,287
用法用量変化再算定	428
予測的バリデーション	172
予防措置	163,164,208,217,219-221

り

リスク分析	369,394
リスクマネジメント	163,164,176,
	208,220,353,361,364,368,369,387,394
リテスト	170
臨床試験成績	43,44,224,232,311,
	313,337,351,354,361,364,370

る

類似医療機器との比較	361,364,372
類似機能区分比較方式	431,432,433
類似処方医療用配合剤	308,309,320
類似薬効比較方式	422,424,428
類似薬効比較方式Ⅰ	422
類似薬効比較方式Ⅱ	424
類別	74-76,213,216,245,262,
	292,293,356,370

れ

レギュラトリーサイエンス	22,28,32
連続調査方式	250

わ

ワクチン等審査部	30
ワクチン	30,309

数字・アルファベット

30日調査	233
510(k)	347
69条調査	122,124
AMDD	49
AdvaMed	49
CCDS	262
CCSI	262
CEマーキング	237,238
CTD	315
DHF	208
EBC	49,59
eCTD	317
EDC	251
EMA	27,237
FDA	21,27,35,62,63,77,145,152-154,
	158,216,237,347,354,374,417

索　引

FD 申請	312,313	JIS T 14971	208,368,394
FPA	424	JMDN	55,74,77,78,84,293
GCP 実地調査	226,315,325	J-RMP	244,246,247
GCP 省令	43,44,224-230,232,239,246-250,252	MAD	152,158
		MDD	49,59,212
GCP 調査	237	MEDDEV	60,417
GCTP 省令	26,113	MEDIS-DC	58
GHTF	25,55,77,80,84,237,238,347,352,360	MOSS 協議	7
		MOU	170
GLP 査察手順の比較	155	MRA	170
GLP 省令	43,144-150,152-154,158	OECD GLP	152,153,154,158,159
GLP 適用承認申請資料	158,159	OECD テストガイドライン	152,159
GMDN	55,73,74,77,78,83,84,380	OOS	163
GMP 施行通知	162-167,169,170,171,173-175	PIC/S	133,162,164,165,170,171,176
		PIC/S の GMP ガイドライン	164,165,170,171
GMP 事例集	163,168,171		
GMP 省令	26,43,113,115,129,133,136,162,163,168-176,187-189,202	PMDA の主な業務	22
		PSE マーク	59,290
GMP 調査	123	PV	171
GMP 適用	181	QA	154,163,170
GMP/QMS 省令施行通知	118,119	QC	163,169
GMP/QMS 適合性調査の担当	35	QFD	208
GMP/QMS 調査要領通知	114,115	QMS 条項別評価基準	121,122
GPSP 省令	43,244-247,249,251,252	QMS 省令の改正	11,196
GQP 省令	42,90,115,118-120,129,132,136,165,179,181-183,186,189,193-195,202,209,259	QMS 省令の適用範囲	204
		QMS 体制省令	42,43,61,113,115,120,121
GQP 省令に係る適合性調査	118	QMS 体制省令に基づく調査	120
GS1 基準	57,58	QMS 体制省令通知	121
GVP 省令	42,43,61,90,113,115,116,181,183,244,255-266,268,272,273,275,278,383	QMS 調査要領通知	114,115
		QMS 調査	11,24,60,97,99,114,115,124,196,200,212-214,350,400
GVP 省令に基づく適合性調査	116	QMS 追加的調査	413
GVP 適合性評価通知	116,117	QMS 適合性調査	11,35,56,114,202,204,350,360,392,413
GVP 手順書	257,259,263,266		
GMP/QMS 省令施行通知	118,119	QMS への適合性	349,398,405
GMP/QMS 調査要領通知	114,115	QSR	347
HBD	238	RMP	244,246,247,258,268,269,271,278
HIV	9,22,30,380,385,394,395		
ICH-GCP	232,237,238,240	R ゾーン	434
IRB	231	STED	352,360,361,363,370,371,375
ISO 13485	202	UDI	57,58,84
ISO 14155	238,240		
ISO 14971	368		
ISO17065	60		
ISO/IEC 17021	349,383		
ISO/IEC 17065	383		
ISO/TC210	77		
ISO-GCP	237,240		
IS T 14971	208,368,394		
IVD-MD	378		
JIS Q 13485	216,217		

RAPS について

　RAPS（Regulatory Affairs Professional Society）は、ヘルスケア並びにヘルスケア関連製品、すなわち、医療機器、医薬品、生物学的製剤及び栄養製品等の規制に関わるプロフェッショナルのための、世界 65 か国以上に約 12,000 人[1]の会員を有するグローバルな組織です。RAPS は、レギュラトリーという専門職の確立を支援する目的で 1976 年に設立され、中立性を保ち、ロビー活動には参画しない非営利団体です。RAPS は、レギュラトリーに従事するプロフェッショナルの支援及びレギュラトリー専門職の発展に積極的に取り組んでいます。RAPS の具体的な活動として、例えば、教育・トレーニングの提供、レギュラトリー・プロフェッショナルの規範の確立、出版、研究、知識の共有、ネットワーキング及びキャリア開発の場の提供を行っており、さらに、RAC（Regulatory Affairs Certification）という資格の付与業務も行っております。後者は、一定期間の実務経験を有する優秀なレギュラトリー・プロフェッショナルを選別し、優れた能力を有することを認定する唯一の資格です。RAPS は、米国メリーランド州、ワシントン DC 近郊に本部を置き、上海及びシンガポールの事務局をはじめ、全世界に支部や提携先を有し、下記のミッションに基づく多様な活動を展開しています。

- レギュラトリー・プロフェッショナルとはいかなる業務に従事する専門職であるかを明確に定義し、その発展を促し、レギュラトリー・プロフェッショナルの規範を確立し、規範を遵守するのに必要な支援を提供し、レギュラトリー・プロフェッショナルの優秀な業績にはしかるべき高い評価を与える。

- RAPS 会員の経験を活用して、関連規制業務に関する環境及び政策の整備を促進する。

　日本における RAPS の活動としては、米国の RAPS 本部が開発する様々な教育資料・プログラムの提供、日本における薬事関連分野の出版、及び日本の薬事規制に関わるワークショップの企画・開催があります。日本の RAPS 企画運営委員も、日本の医薬品・医療機器規制に関する教育活動の推進に努めています。

連絡先：　Regulatory Affairs Professionals Society (RAPS)
　　　　　5635 Fishers Lane, Suite 550, Rockville, MD 20852 USA
　　　　　http://www.raps.org
　　　　　E-mail：raps@raps.com
　　　　　Tel　+1 301 770 2920, ext. 200
　　　　　Fax　+1 301 841 7956

---

[1] 2015 年 7 月現在

医薬品医療機器法の基礎　第一版

2016年3月1日　第1刷発行

発行者　Regulatory Affairs Professionals Society

発売元　株式会社薬事日報社
　　　　〒101-8648 東京都千代田区神田和泉町1番地　　TEL　03-3862-2141

Copyright © 2016 by the Regulatory Affairs Professionals Society. All rights reserved.
ISBN978-4-8408-1330-3　Printed in Japan